VACCINVRIJ DE WERELD IN
- het waarom en hoe -

Wendy Lydall

ISBN: 978-1-7636256-0-0

INHOUD

VOORWOORD

In het boek *VACCINVRIJ DE WERELD IN - het waarom en hoe* legt Wendy Lydall in onbedekte termen de mythen bloot die rondom vaccinaties bestaan. Het onthult vele waanideeën en misvattingen waar mijn beroep bij betrokken is. Er staat in dit volledig gerefereerde boek heel veel wat ik eerst niet wist. Het hoofdstuk over kudde-immuniteit bevat waardevolle informatie, waardoor het idee dat ouders die hun kinderen niet laten vaccineren schade toebrengen aan anderen onderuit wordt gehaald.

Veertig jaar geleden volgde ik zonder na te denken de 'experts' op en mijn dochters werden volgens het boekje gevaccineerd. Echter, dank zij speurneuzen zoals Wendy Lydall en Hilary Butler van de New Zealand Immunisation Awareness Society, werd ik voldoende geïnformeerd om mijn dochters te helpen een echt goed onderbouwde beslissing te nemen en geen van mijn vijf kleinkinderen (nu tussen de 5 en 17 jaar oud) zijn gevaccineerd. In plaats daarvan maakten zij die belangrijke kinderziekten door. Zij maken nu deel uit van een vitale groep gezonde mensen met een intact immuunsysteem dat zij kunnen doorgeven aan een volgende generatie.

Wat zou het een verschil maken wanneer dit boek van Wendy Lydall verplicht leesvoer zou zijn voor iedere student medicijnen. Op zijn minst zouden zij het onkritische en enorme en onterechte vertrouwen in het 'wondermiddel' dat vaccinaties heet nog eens heel goed doordenken. Goed gedaan Wendy en veel dank voor jouw werk waardoor deze informatie voor ouders bereikbaar is.

Mike Godfrey, MBBS
Tauranga, Nieuw-Zeeland

'DE VOORDELEN VAN VACCINATIES WEGEN OP TEGEN DE NADELEN'

Vaccin Mythe Nummer Een: Vaccinatie heeft soms nadelige bijwerkingen tot gevolg, maar deze zijn veel milder dan de ziekte waartegen men door het vaccin wordt beschermd.

Wanneer ouders proberen te beslissen hun kind wel of niet te vaccineren, krijgen zij van de autoriteiten geen goede informatie. Het is voor ouders vrijwel onmogelijk om de risico's van vaccinatie af te zetten tegen de voordelen er van, wanneer men hen niet vertelt welke risico's een vaccin inhoudt, noch hoe groot de kans is dat het vaccin inderdaad de beoogde ziekte voorkomt. In hun ijver ouders over te halen hun kinderen te vaccineren stellen zij de dreiging van infectieziekten verkeerd voor en herhalen zij en hun lakeien aldoor de mythen die rondom vaccins bestaan. Deze mythen werden al twee eeuwen lang met groot succes door de vaccinindustrie ontwikkeld, waardoor een groot deel van de wereldbevolking nu gelooft dat dit geen mythen zijn maar feiten.

De eerste mythe rondom vaccinatie is de mythe dat de voordelen groter zijn dan de nadelen. Hoewel er meer dan twee eeuwen voorbij zijn gegaan sinds het vaccineren is uitgevonden zijn noch de voordelen noch de risico's van vaccinatie goed geëvalueerd. Er bestaat dus geen basis voor deze bewering. Wetenschappers die proberen de lange termijn effecten van vaccinaties te onderzoeken worden actief tegengewerkt en sommigen zijn vervolgd. Slechts een klein deel van de ernstige reacties op vaccinaties worden door medische professionals erkend, dus het ware aantal incidenten die betrekking hebben op nadelige bijwerkingen is niet vastgelegd.

Wanneer we het hebben over de risico's van vaccineren tegenover de voordelen daarvan, is het belangrijk om een duidelijk verschil te maken tussen twee soorten infectieziekten. Daar zijn de infectieziekten die vanzelf over gaan (vaak kinderziekten genoemd) en de infectieziekten die interventie nodig hebben. De discussie over vaccinatie wordt vertroebeld wanneer we deze twee categorieën niet uit elkaar halen. De kinderziekten die vanzelf over gaan zoals mazelen, bof, rode hond en waterpokken beïnvloeden het immuunsysteem zodanig dat de meeste mensen de rest van hun leven voor deze ziekten immuun zijn, terwijl ziekten die interventie behoeven, zoals tuberculose en tetanus, dit niet doen. Vaccinatie is een gedeeltelijke kopie van een natuurlijke infectie, dus wanneer de ziekteverwekkers van een kinderziekte die vanzelf geneest in de menselijke bloedbaan worden geïnjecteerd, veroorzaken zij een kunstmatige immuniteit die geleidelijk afneemt. Hierdoor kan men de ziekte later in het leven alsnog weer krijgen. De kans op complicaties wordt hoger wanneer men deze ziekten na het vijftiende levensjaar krijgt.[1]

De bovengenoemde kinderziekten hebben tijdens hun verloop geen interventie nodig, maar wel de juiste zorg. Wanneer men niet de juiste zorg verleent kunnen er complicaties ontstaan en deze kunnen ernstig zijn, zoals longontsteking, hersenontsteking en zelfs de dood. Ouders moeten weten hoe zij veilig met deze kinderziekten kunnen omgaan en in dit boek kun je lezen hoe dat moet. Sommige mensen noemen deze kinderziekten 'ontwikkelingsziekten' omdat kinderen daarna vaak een sprong in hun ontwikkeling maken.

Wanneer de ziekteverwekkers van ziekten die interventie nodig hebben voor een vaccin worden gebruikt, maken zij inderdaad antistoffen (ook wel antilichamen genoemd) aan, maar dat aanmaken van antistoffen is niet hetzelfde als het verschaffen van immuniteit. De vaccinindustrie beschrijft een vaccin als 'effectief' wanneer het in staat is antistoffen aan te maken. Verder in dit boek heb ik beschreven hoe de theorie betreffende het aanmaken van antistoffen de commerciële ruggengraat werd van de vaccinindustrie.

Ouders hebben het recht accurate informatie over de effectiviteit van vaccins te ontvangen, maar telkens wanneer vaccins dramatisch falen, stopt de gevestigde orde alle energie in het maken van excuses in plaats van de echte betekenis van de beschikbare gegevens te onderkennen.

Toen mijn eerste kind werd geboren veronderstelde ik dat wanneer ik mijn kind zou laten vaccineren het niet ziek zou kunnen worden door de ziekte waartegen het vaccin werd ingezet. Nadat ik het risico van het poliovaccin had afgewogen tegen het risico polio te krijgen, besloot ik mijn baby Chandra het orale poliovaccin te laten krijgen. Ik wist dat homeopaten snel en effectief polio kunnen genezen, maar tijdens die periode in ons leven brachten wij veel tijd door met kamperen in de Drakensbergen van KwaZulu, waar polio endemisch voorkwam. Wanneer zij poliosymptomen zou ontwikkelen zou het teveel tijd in beslag nemen om van onze kampeerplaats naar een stad met homeopaat te gaan, dus ik vond dat het risico voor haar om polio te krijgen groter was dan een mogelijke nadelige werking van het vaccin. Ik geloofde dat orale vaccins een minder nadelige werking hadden dan geïnjecteerde vaccins en ik wist dat het feit dat zij borstvoeding kreeg wanneer zij daarom vroeg haar kans op polio verkleinde. Wat ik niet wist was het feit dat het vaccin haar niet immuun maakte voor polio.

Dus toen ik een beslissing nam voor Chandra had ik het risico van het vaccin opgewogen tegen het risico van de ziekte. Ik realiseerde mij niet dat ik een verkeerde vergelijking maakte. In die tijd, toen Chandra een baby was, was er inderdaad een polio-epidemie uitgebroken in Zuid-Afrika. Ik las toen in sommige artikelen in kranten dat de reden waarom gevaccineerde kinderen polio kregen aan het feit zou liggen dat het vaccin niet op een temperatuur was opgeslagen die laag genoeg was om ervoor te zorgen dat het zijn virulentie zou verliezen. In die tijd schonk ik hier weinig aandacht aan omdat het niet in mijn hoofd op kwam te denken dat iemand een reden zou hebben hierover te liegen.

In de officiële literatuur die het Departement van Volksgezondheid mij had gestuurd stond dat drie doses van het orale poliovaccin mijn baby immuun zou maken voor polio. Een paar maanden nadat Chandra de derde dosis had gekregen, kwam er een brief van de gemeente die mij liet weten dat het tijd was voor haar vierde dosis. Een tijdje nadat ik deze brief had gekregen werd ik opgebeld door een ambtenaar van medische zaken die mij vroeg waarom ik niet was komen opdagen voor de vierde dosis. Zij vertelde me dat Chandra nog steeds polio zou kunnen krijgen want drie doses waren niet genoeg om voor immuniteit te zorgen. Hierdoor vermoedde ik voor het eerst dat het poliovaccin niet werkt. Vanaf die tijd heeft Chandra nooit meer een dosis van welk vaccin dan ook gekregen.

Aangezien de dwingelandij in Zuid-Afrika behoorlijk intensief was besloot ik dat het nodig werd meer onderzoek te doen naar vaccineren. Naarmate mijn onderzoek vorderde werd ik verrast door de ontdekking dat de BCG (Bacille Calmette Guèrin), het vaccin tegen tuberculose, deze ziekte niet voorkwam. Ik werd zelfs nog meer verrast toen ik ontdekte dat het koepok-vaccin van Edward Jenner de pokken niet uitroeide en in feite kon ik dit eerst helemaal niet geloven. Pas toen ik de artikelen las die Jenner zelf had geschreven realiseerde ik mij dat de koepokvaccinatie niet zorgde voor immuniteit tegen pokken. Het was een vreemde gewaarwording dat iets waar ik mijn hele leven al in geloofde niet juist bleek te zijn.

Mijn tweede baby werd geboren toen de volgende polio-epidemie in Zuid-Afrika uitbrak. Toen waren we al verhuisd naar Kaapstad dat ver weg lag van de streek waar polio endemisch was. Mijn weigering om baby Kenny een aantal doses van het orale poliovaccin te laten slikken veroorzaakte een hele drukte bij de medische bureaucratie in Kaapstad. Zij stuurden zelfs een toparts van het Groote Schuur Ziekenhuis naar ons huis en ik heb de amusante details van die ontmoeting later in dit boek vastgelegd. Tegen die tijd had ik mij gerealiseerd dat vaccinatie-enthousiastelingen geneigd zijn verklaringen af te geven die van de waarheid verschillen. Dus onderzocht ik de waarheid van de excuses die werden gegeven betreffende het falen van het vaccin om tijdens die epidemie polio te voorkomen. De resultaten van mijn onderzoek zijn te vinden in Vaccin Mythe Nummer Acht.

Terwijl Kenny nog een baby was verhuisden wij naar Nieuw Zeeland en vervolgens acht jaar later naar Australië, zodat ik uit de eerste hand ervaringen opdeed met het oneerlijke gedrag van vaccin-bureaucraten in drie landen. Ik heb ook gecorrespondeerd met medische instanties overal ter wereld om hen zover te krijgen dat zij antwoord gaven op lastige vragen. Gewoonlijk geven zij ontwijkende antwoorden, maar soms laten hun antwoorden zien dat zij weten dat er geen wetenschappelijke onderbouwing bestaat die hun beweringen ondersteunt. In ieder land is de vaccinatiepraktijk doordrongen van oneerlijkheid en er bestaan serieuze financiële belangenverstrengelingen in de hogere echelons van de vaccinindustrie en de departementen van gezondheid die verantwoordelijk zijn voor vaccinveiligheid, de licentieverlening van vaccins en het te voeren beleid.

Wanneer zij ouders er van willen overtuigen hun kinderen te vaccineren vertellen overheden in de hele wereld regelrechte leugens over de veiligheid van vaccins. Een voorbeeld van hoe extreem deze leugens kunnen zijn kun je lezen in een boekje voor ouders dat wordt uitgegeven door het Australische departement van Gezondheid. Het zegt: 'ernstige reacties op het HIB-vaccin zijn niet gemeld'.[2] Toen dit boekje werd gedrukt had de Therapeutic Goods Administration in Canberra al 1161 officiële meldingen ontvangen van ernstige bijwerkingen van HIB vaccins in Australië, waarvan zestien meldingen van overlijden.[3] In ditzelfde boekje en in andere boekjes en pamfletten van het Australische departement van Gezondheid worden nog veel meer flagrante leugens verteld. Departementen van Gezondheid in andere landen vertonen hetzelfde bedrieglijke gedrag.

Het Nederlandse Rijksvaccinatieprogramma (RVP) zegt op haar website: 'Voordat een vaccin mag worden gebruikt, is het uitgebreid getest. Dat gebeurt net als bij andere medicijnen. Alleen als duidelijk is dat een vaccin werkt en veilig is, mag het aan kinderen gegeven worden. Ook tijdens het gebruik wordt de veiligheid van vaccins in de gaten gehouden. Dat gebeurt niet alleen in Nederland, maar over de hele wereld.' Dit is niet waar, zoals je verderop in dit boek kunt lezen.

Overheden overdrijven ook het gevaar van infectieziekten. Dit boek voorziet in informatie hoe je kinderen veilig door de kinderziekten die

4

vanzelf weer over gaan kunt loodsen en bespreekt de opties die er zijn voor preventie en behandeling van infectieziekten die interventie behoeven. Er wordt ook uitgelegd waarom artsen en verpleegkundigen die getraind zijn in het farmaceutische model sommige ziekten niet kunnen genezen en daardoor bij kinderziekten complicaties veroorzaken.

Ouders worden niet alleen verkeerd voorgelicht over de veiligheid en effectiviteit van vaccins, er wordt hen ook verkeerde informatie gegeven betreffende de wet. In landen waar vaccinatie niet verplicht is worden ouders routinematig belogen en verteld dat het verplicht is, of dat het verplicht wordt omdat kinderen anders niet naar school mogen, of omdat zij anders geen bijstandsuitkering krijgen. De vaccinindustrie doet er alles aan om vaccinatie in alle landen verplicht te laten worden en hoewel zij daar tot nu toe niet in zijn geslaagd neemt deze tirannie in vele landen toe.

Vaccinatie is een ritueel dat door onze moderne maatschappij in ere wordt gehouden omdat de vervalste geschiedenis van vaccineren voortdurend opnieuw wordt herhaald. Sinds het schrift is uitgevonden zijn er mensen geweest die een verkeerde versie van de geschiedenis hebben geschreven om zo de mensen te laten geloven dat gebeurtenissen op een bepaalde manier hebben plaatsgevonden, in plaats van de manier te beschrijven waarop de dingen werkelijk zijn gebeurd. De oude Egyptische overheersers deden dat, Stalin deed dat, het Apartheidsregime deed het en de vaccinindustrie doet het.

De valse geschiedenis van vaccinatie begint met het verhaal dat Edward Jenner bewees dat hij pokken kon voorkomen door een jongetje te vaccineren met koepokken. De waarheid is dat hij een heleboel mensen met allerlei zaken inentte en niet heeft bewezen dat ook maar één van deze zaken immuniteit tegen pokken opleverde. Een jongen die John Baker heette stierf nadat hij door Edward Jenner werd gevaccineerd, maar dat wordt nooit vermeld in de zo verheerlijkte versies van de vaccingeschiedenis. In 2002 publiceerde het British Medical Journal een uitgebreide versie van de valse geschiedenis van Edward Jenner en, zoals je verderop in dit boek zult lezen, weigerden zij deze misinformatie te corrigeren toen ik hen daartoe uitdaagde.

Volgend op de vervalste geschiedenis van Edward Jenner is daar het vervalste verhaal over Louis Pasteur, dan het mythische verhaal over het buiktyfusvaccin en de leugens gaan maar door. Mainstream media en de meeste media die zichzelf als alternatief beschouwen herhalen plichtsgetrouw al deze leugens steeds maar weer opnieuw, terwijl zij terughoudend zijn in het vermelden van welk negatief feit over vaccinatie dan ook. Excuses voor het falen van vaccins worden in de media gemeld alsof dat een wetenschappelijk feit is. Wanneer het vaccinatiebeleid wordt veranderd wordt er een reden opgegeven waarom dat gebeurt, maar later wordt dan weer een andere reden opgegeven en dan wordt die nieuwe reden door de media gepresenteerd alsof dat de oorspronkelijke reden is. Het overheersende verhaal is dat vaccins veilig en effectief zijn, dat zij zelden falen en dat zij slechts bij één op de miljoen mensen problemen veroorzaken. Echter, vanaf het begin dat er gestart werd met vaccineren zijn er mensen geweest die zeiden: 'Hé, wacht eens even, dat is niet waar! Laten we vertellen hoe het echt is gegaan'.

De vervalste geschiedenis van vaccinatie is gedurende hun schooltijd aan miljoenen kinderen verteld en het is voor mensen heel natuurlijk te veronderstellen dat wat zij op school leerden ook waar is. Sommigen van hen werden schrijvers die deze mythen vertelden in tijdschriften, kranten, pamfletten en in Wikipedia. En het heeft geen zin te proberen om de feitelijke geschiedenis van vaccinaties op Wikipedia te zetten, want het wordt daar binnen enkele uren verwijderd.

Herhaling is de sleutel om van een mythe een 'feit' te maken. Wanneer je mensen maar vaak genoeg iets vertelt beginnen zij te geloven dat het een feit is, niet een mening of een onwaarheid. Het principe van de herhaling, gecombineerd met het weglaten van feitelijke gegevens, is hetgeen waar de vaccinindustrie op vertrouwt om zo miljoenen mensen over de hele wereld in de vaccinatiemythen te laten blijven geloven.

Vaccinatie heeft een godsdienstige status en sommigen beschouwen het als heiligschennis om zelfs maar een vraag te stellen over de beweringen die over vaccinaties gemaakt worden. Veel mensen zijn van mening dat mensen die niet 'geloven' in vaccinaties niet alleen een gevaar voor de maatschappij vormen, maar dat zij ook gek zijn. Consumentenvertegenwoordigers die proberen het publiek dit probleem onder ogen te laten zien hebben een probleem dat vergelijkbaar is met die waarmee middeleeuwse astronomen werden geconfronteerd toen zij wilden laten zien dat de aarde rond de zon draaide. Die bewering van de astronomen klonk in die tijd absurd, want 'iedereen kan zien dat de zon rond de aarde draait'. Tegenwoordig wordt het idee dat vaccins heilzaam zijn door 'gelovigen' als een universele waarheid gezien. Het wordt als 'waar' beschouwd omdat iedereen kan zien dat pokken en difterie niet langer voorkomen. En de nadelige werkingen van vaccinaties zijn al helemaal niet duidelijk omdat zij met verschillende namen worden aangeduid.

'BIJWERKINGEN ZIJN ZELDZAAM'

Vaccin Mythe Nummer Twee: Soms heeft een vaccinatie inderdaad bijwerkingen tot gevolg zoals een huiduitslag, koorts of zwelling op de plaats van de injectie. Ernstige bijwerkingen zijn buitengewoon zeldzaam. Een ernstige reactie komt slechts **één** op de miljoen keer voor.

De gevestigde medische orde kent een effectieve manier om zich ervan te verzekeren dat de officiële cijfers betreffende de reacties op vaccins laag blijven. Geconfronteerd met een geval van vaccinatieschade ontkent men gewoon dat er een relatie bestaat tussen het vaccin en de symptomen. Zij nemen zelfs hun toevlucht tot een ontkenning wanneer een groot aantal mensen, nadat zij hetzelfde vaccin hebben gekregen, tegelijkertijd aan dezelfde ernstige reactie lijden.

Er zijn vijf manieren waarop ongewenste werkingen van een vaccin zich ontwikkelen:

- Al snel na de vaccinatie verschijnen milde symptomen die na een paar dagen verdwijnen. Het kind heeft geen last van blijvende gevolgen.
- Er verschijnen al spoedig na de vaccinatie ernstige symptomen en deze verdwijnen niet na een paar dagen. Het kind overlijdt of wordt op de een of andere manier blijvend beschadigd.
- De symptomen zijn eerst mild, maar worden langzaam erger zodat de volle omvang van de schade pas lange tijd na de vaccinatie zichtbaar is. Dit ziet men vaak gebeuren wanneer een vaccinatie epilepsie of intellectuele hersenbeschadiging tot gevolg heeft. Een peuter staart de dag na de vaccinatie regelmatig voor zich uit, stopt de volgende dag met praten, wordt een week later 'onhandig' en krijgt de eerste grand mal epileptische aanval vijf weken na de injectie. Intellectuele beperkingen worden pas heel veel later vastgesteld. De gevestigde orde gebruikt als excuus dat de epilepsie pas vijf weken na de vaccinatie begon, dus daarom

bestaat er geen verband tussen het vaccin, de epilepsie en de hersenbeschadiging. Wanneer een jonge baby een dergelijke zich langzaam ontwikkelende reactie vertoont is het moeilijk het juiste ogenblik vast te stellen waarop deze stilstand in de ontwikkeling plaatsvond, omdat de baby dingen als praten en lopen op het moment van vaccineren nog niet deed.

- Er verschijnen nog geen symptomen, maar er wordt een diep geworteld proces, dat een lange tijd nodig heeft om zich te openbaren, in werking gezet. Een voorbeeld daarvan zijn de auto-immuunziekten.
- Een kind is 'niet dezelfde' na de vaccinatie, met milde symptomen die jaren aanwezig blijven en die de gezondheid en de levenskwaliteit van het kind aantasten.

Vaccinatoren zijn graag bereid te erkennen dat de ongewenste bijwerkingen zoals koorts en zwelling op de plaats van de injectie niet ernstig zijn en na een tijdje verdwijnen, maar ze zijn niet zo bereid bijwerkingen te erkennen die iemand beroven van de mogelijkheid om van het leven te genieten. Ik leefde in de veronderstelling dat er onderzoek zou zijn gedaan naar het voorkomen van ongewenste bijwerkingen voordat een vaccin aan de bevolking wordt gegeven. Nu weet ik dat vaccins op de markt kunnen worden gebracht zonder dat er deugdelijk onderzoek naar ongewenste bijwerkingen wordt gedaan. En deze situatie bestaat al sinds de dagen van Edward Jenner en duurt voort tot op heden. Bovendien is het ook nog zo dat wanneer een vaccin eenmaal in gebruik is genomen, de echte incidentie van ernstige bijwerkingen niet wordt bijgehouden.

Er is een eenvoudige manier om uit te vinden of er wel of niet een verband bestaat tussen vaccins en chronische ziekten. Je neemt een paar duizend mensen die het vaccin hebben gekregen en een paar duizend mensen uit hetzelfde geografische gebied die het vaccin niet hebben gekregen. Vervolgens reken je uit welk percentage van elke groep lijdt aan of is overleden ten gevolge van de ziekte die je onderzoekt. Vragen als 'Veroorzaakt het Hepatitis B-vaccin diabetes?' 'Veroorzaakt het HIB-vaccin hersenschade?' 'Veroorzaakt het BMR-vaccin leukemie?' zouden beantwoord kunnen worden wanneer de medische gevestigde orde de antwoorden zou willen weten. Het is opmerkelijk dat mensen al meer dan tweehonderd jaar gevaccineerd worden zonder dat deze basale onderzoeken ooit zijn uitgevoerd.

De farmaceutische industrie en de regeringen zijn degenen die over het geld beschikken dat nodig is om onderzoek te kunnen doen. Regeringen hebben de morele verantwoordelijkheid er voor te zorgen dat vaccins deugdelijk zijn uitgetest voordat zij deze de bevolking opdringen. Helaas falen alle regeringen hierin. Zij kiezen voor de gemakkelijke weg door te geloven wat de fabrikanten over hun product zeggen. De manier waarop de farmaceutische industrie haar 'onderzoek' uitvoert wordt besproken in Vaccin Mythe Nummer Elf en de manier waarop regeringen falen in het monitoren van vaccins is te lezen in Vaccin Mythe Nummer Twaalf. Regeringen zouden grondig wetenschappelijk onderzoek naar het verband tussen vaccinatie en alle chronische ziekten financieel moeten ondersteunen en niet alleen maar steeds nieuwe vaccins aan hun vaccinatieschema moeten toevoegen.

Het meeste bewijs van vaccinatieschade is in handen van ouders die hebben bijgehouden wat er met hun kinderen is gebeurd nadat zij waren gevaccineerd. Het vaccinatie-establishment schuift dergelijk bewijs minachtend ter zijde als 'anekdotisch bewijsmateriaal'. Zij stellen dat ouders of artsen die serieuze bijwerkingen melden zich vergissen. Zij zeggen dat symptomen die na een vaccinatie verschijnen 'gewoon toeval zijn' en dat ouders die denken dat er een relatie bestaat tussen het vaccin en de opgetreden symptomen er niets van af weten. Slechts een klein aantal artsen doet melding van ongewenste reacties na een vaccin bij regeringsinstanties als Lareb in Nederland, VAERS in de USA, het HPFB in Canada, het MHRA in Groot-Brittannië en de TGA in Australië. Net als bij de meldingen van ouders worden deze rapportages ook als anekdotisch bewijs opzij geschoven en door de medische autoriteiten niet serieus genomen. Hiertoe zouden deze instanties het recht hebben als zij onderzoek zouden hebben gedaan waaruit blijkt dat anekdotisch bewijs verkeerd is.

Voor de komst van het internet waren ouders van door vaccins beschadigde kinderen van elkaar gescheiden. Radio, TV, kranten en glossy tijdschriften vinden het zelden goed dat verhalen over door vaccins beschadigde kinderen worden gepubliceerd. Daarom was het meestal niet mogelijk voor ouders van zulke kinderen om uit te zoeken of andere ouders ook dergelijke reacties na hetzelfde vaccin bij hun kind hadden gezien en of die ook van hun arts hadden gehoord dat er 'gewoon van een toevalligheid sprake was'. Deze situatie is door de komst van het internet veranderd. Ouders van kinderen met vaccinatieschade kunnen nu hun verhaal online zetten en zo contact krijgen met andere ouders. De vaccinindustrie maakt zich grote zorgen over dit verlies van controle over hun informatievoorziening en onderneemt verschillende stappen om het verlies aan winst dat hierdoor is ontstaan tegen te gaan.

Ik ben opgegroeid in de wetenschap dat vaccinschade bestaat omdat slachtoffers daarvan in mijn familie aanwezig zijn, maar ik dacht dat dit een zeldzaamheid was en dat wij gewoon een overgevoelige familie waren. Ik werd me er pas in 1991 van bewust hoe gewoon het is dat er ernstige reacties op vaccinaties optreden. Ik woonde in die tijd in Nieuw Zeeland en mijn telefoonnummer was aan het eind van een artikel over vaccinatieschade gepubliceerd in een gezondheidsmagazine. In de daaropvolgende weken werd ik overstelpt met telefoontjes van mensen wiens kinderen slecht op een vaccin hadden gereageerd en die blijvende schade hadden opgelopen. Deze ouders werden afgewezen en vermeden door hun artsen en zij waren heel erg opgelucht dat er nu iemand was die naar hen luisterde en hen serieus nam. De families van door vaccin beschadigde kinderen hebben zowel emotionele als financiële steun nodig. Geen enkele van de ouders die ik sprak kreeg enige ondersteuning van de officiële instanties waarvan mag worden verondersteld dat zij hun verantwoordelijkheid nemen. Deze stortvloed van telefoontjes leverde mij de realisatie op dat vaccinschade schrikbarend gewoon is.

Tegenwoordig word ik, wanneer ik lezingen geef of artikelen publiceer, niet langer verrast door het aantal vreselijke verhalen die ik hoor. Oude mensen vertellen verhalen over wat zij zagen na de pokkenvaccinaties, terwijl mensen die jonger zijn gebeurtenissen vertellen in verband met de moderne vaccins. Tussen de lezingen en artikelen door krijg ik een gestage stroom telefoontjes en berichten van ouders die met iemand worden geconfronteerd die nog weer een vaccin in hun al vaccinbeschadigde kind of een ander kind uit hun gezin willen injecteren. Ik heb gemerkt dat wanneer een baby of een kind na een vaccinatie is overleden het nooit de moeder is die met mij contact opneemt. Het is iemand die wat verder van het slachtoffer af staat zoals een tante of een oma.

Het feit dat ouders van een door een vaccin beschadigd kind nu op het internet hun verhaal kunnen doen werkt als een waarschuwing voor andere ouders. Maar tot nu toe heeft dat er niet toe geleid dat vaccinfabrikanten voor schade aansprakelijk zijn, noch heeft het er voor gezorgd dat regeringen hun manier om data te verzamelen over vaccinatieschade verbeteren. De meeste artsen en verpleegkundigen schuiven gevallen van vaccinatieschade die zij persoonlijk zien terzijde en doen daar geen melding van. Er is een vast patroon van reacties op ieder vaccin of een combinatie van vaccins, maar het meest consistente dat ouders mij vertellen is dat artsen ontkennen dat het vaccin verantwoordelijk was voor de reactie. Wanneer ouders op zoek gaan naar een andere arts in de hoop daar hulp te krijgen, krijgen zij gewoonlijk alleen nog vaker te horen dat het vaccin niet de oorzaak kan zijn geweest van de klachten. Soms geven artsen het toe, maar hoewel zij dit dan wel zeggen, zetten ze het niet graag op schrift. Zij hebben een goede reden om bang te zijn voor de consequenties wanneer zij zich publiekelijk uitspreken over vaccinatieschade, maar ze weten dat ze niet zullen worden afgestraft wanneer zij alleen een passieve melding doen.

Op de website van het Rijksvaccinatieprogramma (RIVM) staat:

'Je kunt een bijwerking van een vaccinatie melden bij de arts of verpleegkundige die de vaccinatie heeft gegeven. Zij geven de bijwerking dan door aan Bijwerkingencentrum Lareb. Je kunt ook zelf bij Lareb de bijwerking melden. Dat kan ook via de website 'rijksvaccinatieprogramma. nl.' Wanneer ouders een ernstige bijwerking die blijvende schade heeft veroorzaakt melden aan arts of verpleegkundige wordt echter tegen veel ouders gezegd dat de vaccinatie hiervan niet de reden kan zijn en dat er sprake is van een toevalligheid. Veel ouders zijn er niet van op de hoogte dat zij deze schade zelf kunnen melden en zij die dit wel zelf deden komen niet te weten of Lareb hen gelooft en hun rapport heeft gedocumenteerd.

Er kan niet van artsen worden verwacht dat zij ongewenste bijwerkingen van vaccinatie melden wanneer deze lang na de toediening van het vaccin verschijnen, maar er zou al een heel nieuw beeld kunnen ontstaan wanneer er een eerlijke rapportage zou worden gedaan van symptomen die in de eerste paar weken na de vaccinatie verschijnen.

Veel regeringen vertrouwen op de American Food and Drug Administration (FDA) voor de zekerheid dat de medische producten die zij kopen veilig zijn. De FDA wordt verondersteld de Amerikaanse klant te beschermen tegen gevaarlijke stoffen, maar, zoals ik later zal aantonen, het voert deze functie niet goed uit. De FDA zou onderzoek naar de effecten van vaccins op de lange termijn moeten aanmoedigen, maar in plaats daarvan ontmoedigt het dit soort onderzoek actief. Dr. Anthony Morris bijvoorbeeld, een viroloog en bacterioloog werkzaam bij de FDA, begon met wat onderzoek naar de effecten van vaccins op lange termijn. Het FDA was niet blij met zijn onderzoek en in 1976 werd hij ontslagen omdat hij naar de pers was gestapt om de bevolking te waarschuwen zich niet met het gevaarlijke varkensgriepvaccin te laten inenten dat in dat jaar in gebruik werd genomen. De FDA maakte van de gelegenheid gebruik om fysiek al het laboratoriumonderzoek dat hij hiernaar had gedaan te vernietigen.[4]

Een ander voorbeeld van het tegenwerken van onderzoek door de medische autoriteiten is een professor aan de Otago University in Nieuw Zeeland die toestemming vroeg om de veranderingen in het bloed na een vaccinatie te onderzoeken. Hiervoor zou bij elke baby vlak na de geboorte via een hielprik een bloedmonster moeten worden genomen en dan maanden later nog een keer. De aanvraag werd geweigerd met als reden dat het 'te ingrijpend' was. Hielprikken worden om allerlei, ook onbelangrijke, redenen bij baby's gedaan, maar zijn ineens te ingrijpend wanneer het daardoor mogelijk duidelijk wordt dat vaccinatie op een ongewenste manier het immuunsysteem aantast. Wanneer de vaccinindustrie zich er zeker over voelde dat vaccins zelden schadelijke gevolgen hebben, zouden zij de noodzaak onderzoek tegen te werken niet voelen. Ze zijn bang voor de gevolgen wanneer vaccinaties aan een grondig onderzoek worden onderworpen.

In de 80er jaren toen het whole-cell kinkhoestvaccin in de westelijke gebieden nog werd gebruikt, onderzochten twee professoren van de Florida University in de Verenigde Staten het bloed van zeven kinderen die hersenschade hadden opgelopen nadat zij hiermee waren gevaccineerd. Zij vonden bij zes van de zeven kinderen een bijzonder tissue typing antigeen. Hierdoor kwamen zij op de gedachte dat sommige kinderen mogelijk genetisch gepredisponeerd zijn om op dit vaccin te reageren, dus zij vroegen financiële ondersteuning aan om deze zaak te onderzoeken. Dit werd geweigerd met het flinterdunne excuus dat er 'geen bewijs is dat vaccins hersenschade veroorzaakt'.[5] In die jaren bestond er al een heleboel bewijs dat het vaccin hersenschade veroorzaakt en nu, is dat niet vreemd, nu het whole cell-vaccin in welvarende landen is vervangen door een minder gevaarlijk vaccin, zijn de vaccinatoren bereid toe te geven dat het whole cell-vaccin gevaarlijk was.

Ondanks dit soort tegenwerking gaat er toch onderzoek door. In 1995 werd er een onderzoek gepubliceerd dat de mate van aantasting van de darmen in gevaccineerden en ongevaccineerden met elkaar vergeleek.[6] Samen met een statisticus vergeleken drie artsen van het Royal Free Hospital School of Medicine in Londen de aanwezigheid van de ziekte van Crohn bij mensen die het mazelenvaccin hadden gekregen met mensen die dat niet hadden. De artsen vroegen zich af of het mazelenvaccin de ziekte van Crohn kon veroorzaken omdat het mazelenvirus in het weefsel van de darmen bij sommige mensen met de ziekte van Crohn te vinden was.[7,8] Zij vroegen zich dat af omdat in de vijftien jaar dat er in Groot-Brittannië massaal tegen mazelen werd gevaccineerd, er in Schotland drie keer zoveel ziekte van Crohn werd gezien als voor die tijd.[9] De ziekte van Crohn is een mysterieuze en akelige aandoening van de darmen die geen overeenkomst vertoont met mazelen. De Britisch Medical Research Council had in 1964 een proef gedaan met het mazelenvaccin (niet de BMR),[10] en dertig jaar later konden 3545 van de kinderen nog steeds worden gevolgd. De ouders van de kinderen die proefpersoon waren, werden in de derde week na de vaccinatie gevraagd naar de bijwerkingen, maar daarna werd hen alleen gevraagd of het kind mazelen had gekregen. Dertig jaar na dit onderzoek vergeleken deze artsen uit Londen de incidentie van de ziekte van Crohn bij de 3545 kinderen die met het enkelvoudige mazelenvaccin waren gevaccineerd met de 2541 personen van dezelfde leeftijd die niet tegen mazelen waren gevaccineerd.[6] Zij vergeleken ook de incidentie van ulceratieve colitis, coeliakie en maagzweren in deze twee groepen.

Toen ik voor het eerste dit onderzoek bestudeerde, dacht ik dat de onderzoekers een beetje dwaas waren door maagzweren en coeliakie bij deze studie te betrekken, omdat het me duidelijk leek dat het mazelenvaccin deze ziekten niet konden veroorzaken. Toen realiseerde ik mij dat ik hier niet goed naar keek. De onderzoekers hadden gelijk dat zij zowel deze ziekten als wel de ziekte van Crohn onderzochten, omdat je niet kan *weten* of een medische interventie op de lange termijn een chronische ziekte veroorzaakt tenzij je daar studie van maakt. Uit het onderzoek kwam naar voren dat het mazelenvaccin iemand een drie keer grotere kans oplevert om de ziekte van Crohn te krijgen en op ulceratieve colitis een kans die 2,5 keer groter is, maar het verhoogt niet de kans op coeliakie of maagzweren. Dit houdt in dat twee van elke drie personen met de ziekte van Crohn, een ziekte die de kwaliteit van leven duchtig verlaagt, hieraan niet zouden lijden wanneer zij in 1964 niet met het mazelenvaccin waren gevaccineerd. De mogelijkheid bestaat dat de natuurlijke mazelen ook bij sommige mensen de ziekte van Crohn veroorzaakt, maar zelfs als dat waar zou zijn toont de uitkomst van dit onderzoek aan dat het vaccin een veel groter risico oplevert dan de natuurlijke ziekte. 89% van de onderzochte ongevaccineerde personen hadden voordat zij elf jaar waren mazelen gehad en de ziekte van Crohn kwam bij hen erg weinig voor.

Ouders die zorgvuldig omgaan met de gezondheid van hun kinderen kunnen deze groep artsen dankbaar zijn voor dit buitengewone onderzoek, maar het vaccinestablishment was dit duidelijk niet. Zij waren zeer geërgerd en men probeerde de gebruikte methode in diskrediet te brengen,[11,12,13,14,15,16,17] maar al hun pogingen waren tevergeefs.[18]

Dr. Andrew Wakefield was een van de artsen die met dit onderzoek meedeed. Later deden hij en twaalf andere artsen onderzoek naar sommige kinderen die autisme hadden. Dit onderzoek resulteerde in de suggestie dat er een mogelijk verband zou kunnen bestaan tussen het BMR vaccin en autisme. De auteurs van dit onderzoek verklaarden duidelijk dat hun onderzoek niet bewees dat het BMR vaccin autisme kan veroorzaken, maar zij riepen wel op tot nader onderzoek van een mogelijk verband tussen deze twee zaken. De vaccinindustrie werd razend en de auteurs werd verteld dit onderzoek te herroepen. Tien van de auteurs capituleerden om zo hun carrière niet te schaden, maar drie van hen hielden stand. Zij zijn achtervolgd door het vaccinestablishment en gemaakt door de mainstream media.

In 2012 publiceerden vier Poolse artsen een overzicht van medische publicaties over vaccinatieschade, de verschillende bijwerkingen, de giftigheid van inhoudsstoffen en de ontwikkeling van chronische ziekten in relatie tot vaccinaties.[19] Zij kwamen tot de conclusie dat de schadelijke gevolgen van vaccinatie 'niet in verhouding staan tot de voordelen van vaccinatie wanneer het gaat om het uitroeien van gevaarlijke ziekten in de kindertijd'.[19] Wanneer deze artsen in Groot-Brittannië of de Verenigde

Staten hadden gewoond, zouden zij gestraft zijn voor de publicatie van hun informatie in een medisch vakblad.

Zolang het enkelvoudige mazelenvaccin nog steeds werd gebruikt, werden sommige sterfgevallen die hierdoor werden veroorzaakt erkend,[20] maar het juiste aantal doden dat het veroorzaakte zullen wij nooit weten omdat vaccingerelateerde sterfgevallen met opzet worden verzwegen. Tegenwoordig wordt het mazelenvaccin tegelijkertijd met andere vaccins gegeven en sterfgevallen worden altijd weggezet als 'toeval'.

In sommige landen moeten ouders die compensatie eisen voor de blijvende schade die een vaccin heeft veroorzaakt de vaccinfabrikant die het vaccin heeft vervaardigd aanklagen. Het is aan de ouders de bewijslast te leveren dat het vaccin de schade heeft veroorzaakt, terwijl de vaccinfabrikant niet hoeft te bewijzen dat hij een veilig vaccin heeft geleverd. In andere landen voorziet de wet in een compensatie op kosten van de belastingbetaler, maar in die landen is het systeem zo ontworpen dat zoveel mogelijk wordt voorkomen dat slachtoffers de compensatie waarop zij wettelijk gezien recht hebben ook werkelijk krijgen. Nieuw Zeeland is een voorbeeld van zo'n land. Volgens de wet heeft een kind dat na een vaccinatie blijvende schade oploopt automatisch recht op compensatie. In theorie is het enige dat ouders moeten doen formulier M 46 invullen en dit formulier laten ondertekenen door een arts. Dan moeten zij het formulier overhandigen aan de Accident Compensation Corporation (ACC) die een panel met experts het geval laat onderzoeken en die dan besluit of er wel of geen compensatie moet worden betaald.

De ACC heeft een heleboel geld tot haar beschikking. Het aarzelt niet om voor plastische chirurgie te betalen wanneer iemand zijn knie breekt wanneer hij recreatief rugby speelt. Het kende een groot bedrag toe aan iemand die aan veel spanning onderhevig was omdat de bank hem weigerde een lening te verstrekken om een bedrijf te beginnen. Het betaalde zelfs 10.000 dollar compensatie aan een gevangene die beide benen brak toen hij, in een poging te ontsnappen, van de gevangenismuur sprong. Wanneer echter iemand compensatie vraagt voor opgelopen vaccinatieschade verandert het gedrag van de ACC volkomen.

Voordat ouders van een vaccinbeschadigd kind er toe komen zich bij de ACC te melden, moeten zij de hindernis nemen een arts er toe te bewegen formulier M46 te ondertekenen. De moeilijkheid is dat zelfs wanneer artsen niet kwaad worden door de suggestie dat vaccinaties niet perfect zijn, zij meestal niet zoveel zin hebben dit formulier te ondertekenen omdat zij bang zijn voor het effect dat deze ondertekening kan hebben op hun carrière. Ouders hebben geen schijn van kans op een compensatie voor hulp bij de financiële gevolgen van de handicap die hun kind heeft opgelopen wanneer alle artsen die zij benaderen om hen te helpen weigeren om formeel de reden van deze handicap te bevestigen.

Om de weerstand die artsen hebben om dat wat zeer duidelijk ernstige bijwerkingen van vaccinaties zijn te bevestigen, zal ik vier gevallen beschrijven die ik heb meegemaakt tijdens mijn jaren als campagnevoerder in Nieuw Zeeland. Ik kies voor deze verhalen uit Nieuw Zeeland omdat zij laten zien hoe artsen mogelijke schuld blijven ontkennen om de reputatie van een vaccin hoog te houden. Zelfs al kunnen die artsen, noch de vaccinfabrikant worden vervolgd.

In 1991 interviewde ik een vader van een meisje dat volkomen normaal was totdat zij na een combinatie van de DPT en het Hepatitis-B vaccin niet meer kon zitten, haar hoofd niet meer omhoog kon houden en haar armen en benen niet meer onder controle had. Het enige dat zij nog kon was huilende geluiden maken wanneer zij honger had. Ik kon niet zeggen of haar intellect ook beschadigd was. Misschien werkte haar verstand normaal en was alleen het motorische deel van haar hersenen kapot gemaakt. Ik zag een uitdrukking in haar ogen die me deed vermoeden dat zij een emotionele reactie had op het gesprek dat om haar heen plaats vond. Ze kon niet praten en kon ook de richting waarin haar ogen keken niet controleren. Het interview dat ik met haar vader had werd door een cameraman van de televisie opgenomen, maar werd nooit op TV vertoond.

Auckland is de grootste stad van Nieuw Zeeland en dit gezin woonde op een eiland daar dichtbij. Op een dag vertrok hun arts naar het vasteland met de mededeling dat hij ging uitzoeken hoe zij financiële compensatie zouden kunnen krijgen. Hij keerde naar hun eiland terug als een angstig man die vertelde dat het vaccin niet de oorzaak kon zijn.

Toen de familie hun aanvraag voor compensatie deed, zei de wijkverpleegkundige dat zij hun eis zou onderschrijven. Toen werd haar gezegd dat haar baan op het spel stond wanneer zij dit zou doen omdat 'jouw actie het laat lijken of jij niet achter het immunisatiebeleid staat'. Toen ik de vader voor de televisiecamera interviewde vertelde hij hoe de specialisten die hem zouden moeten ondersteunen bij zijn verzoek om compensatie, hem met achterdocht, minachting en oneerlijkheid hadden behandeld. Wat mij bij dit interview heel erg verbaasde was het feit dat de vader, ondanks alle ervaring met deze samenzweringen in de medische wereld, nog steeds geloofde dat het behoorlijk zeldzaam is dat een kind op dezelfde manier kan worden beschadigd als het zijne. Toen ik hem later sprak over andere soortgelijke gevallen was hij zeer verbaasd te horen dat zijn kind er niet 'één uit een miljoen' was. Wanneer TV stations zulke beelden zouden mogen uitzenden zou de bevolking zich meer en meer bewust worden van de omvang van de schade die door vaccins wordt aangericht.

In een ander geval werd een meisje van 15 maanden oud in haar heup geïnjecteerd met het BMR vaccin. Heup en been werden opgezwollen en pijnlijk, er ontstond een etterige puist op het heupgewricht en het kraakbeen verdween uit het gewricht. Ze leed ook aan een systemische reactie waardoor zij drie weken in het ziekenhuis belandde. Voor ze de injectie kreeg kon ze zich vrijuit bewegen, daarna kon ze op de aangedane zijde geen gewicht meer overbrengen.

De Rode Hond-component in de BMR heeft een voorkeur het kraakbeen in gewrichten aan te tasten,[21,22,23] maar de etterige puist die zeven dagen na de vaccinatie chirurgisch werd verwijderd kon er op duiden dat de naald het bot had geraakt. (Baby's hebben hele kleine heupen en de naalden zijn lang). De chirurg die de operatie uitvoerde kwam na de operatie de vader en de oma van het meisje tegen in de gang van het ziekenhuis. Hij zei tegen hen, 'Die naald ging te ver naar binnen.'

Volgens de wet in Nieuw Zeeland, komt een kind in aanmerking voor compensatie voor pijn en lijden, voor reiskosten die er voor behandelingen gemaakt moeten worden, voor een plastic heupgewricht, voor fysiotherapie en voor alles wat er dan ook maar nodig is om de gevolgen van de vaccinatie aan te pakken. De ouders vulden formulier M46 in, maar de arts die de vaccinatie had gegeven weigerde te tekenen, zelfs al kon hij onder de wetten van Nieuw Zeeland niet aansprakelijk worden gesteld wanneer men van mening zou zijn dat hij inderdaad de naald te ver naar binnen had geduwd. Geen enkele huisarts uit de stad waar zij woonden wilde het formulier ondertekenen. De chirurg die had gezegd dat de naald er te diep was ingegaan en geen enkele andere arts uit het ziekenhuis wilde tekenen. De ouders woonden in een klein stadje op het South Island van Nieuw Zeeland, waar alle medische mensen elkaar kennen. De ouders konden het zich niet veroorloven naar een andere stad te gaan in een poging een eerlijke arts te vinden, dus vroegen zij de consumentengroep waarvan ik lid was om hulp. We waren in staat hen in contact te brengen met een van de drie artsen in Nieuw Zeeland die genoeg ruggengraat hebben om formulier M46 te ondertekenen.

Zelfs wanneer het ouders gelukt is een arts het aanvraagformulier te laten ondertekenen, moeten zij vervolgens het feit onder ogen zien dat de Accident Compensation Corporation niet wil betalen voor vaccinatieschade. De ACC plaatst de last van de bewijsvoering op de schouders van het slachtoffer en verwerpt vervolgens de bewijzen waarmee het slachtoffer op de proppen komt als 'onvoldoende bewijs'. Het gemiddelde jonge stel heeft noch de tijd, noch het geld om de geschiedenis van een vaccin te onderzoeken en zo een wetenschappelijk waterdicht bewijs samen te stellen waaruit blijkt dat het vaccin de oorzaak van die specifieke symptomen is. En wanneer zij dit proberen worden hun pogingen gewoon opzij geschoven.

Een klein deel van de vaccinbeschadigde kinderen krijgt wel financiële compensatie omdat een activist van de consumentengroep tussenbeide is gekomen. Een van die kinderen was twaalf weken te vroeg geboren. Hij had zes weken op de intensive care gelegen waar hij meer dan honderd keer sterk gestimuleerd moest worden omdat hij stopte met ademhalen. Nadat hij naar de gewone afdeling mocht omdat het veel beter met hem ging werd zijn ouders verteld dat hij over een paar dagen naar huis mocht. Zijn ouders werd ook gezegd dat hij gevaccineerd moest worden omdat hij nog zeer gevoelig voor ziekte was. Hoewel het eigenlijk nog zes weken zou duren voordat hij geboren kon worden gaven zijn ouders, naïef als zij waren, toestemming voor de DPT vaccinatie.

De ochtend na de vaccinatie wilde hij niet wakker worden voor zijn voeding. Die nacht werd hij blauw, maar de artsen zeiden tegen zijn moeder zich geen zorgen te maken. Om drie uur in de ochtend liep een verpleegkundige langs zijn wieg en merkte dat hij wel erg blauw was. Hij werd snel overgebracht naar de intensive care en werd aan de beademing gelegd. Op dat moment bespraken de artsen de mogelijkheid dat het vaccin de schuld was van deze terugval. Hij verbleef twee weken op de intensive care en mocht toen naar huis voor een leven met 'spastische quadriplegie' en 'cerebrale parese'.

Het duurde een heel jaar voordat de ouders formulier M 46 getekend kregen zodat zij een aanvraag voor compensatie voor dit ongeluk konden indienen. De artsen zagen het niet zo zitten om op papier toe te geven dat het DPT vaccin de oorzaak was van de conditie van dit kind, maar zij zaten in een lastig parket. De artsen die voor de vaccinatie hadden verklaard dat de prognose van de baby goed was, hadden dit allemaal op schrift gesteld. Toen de toekomst van de baby in een ramp veranderde, zouden zij met het afgeven van een zo goede prognose nogal stompzinnig lijken. Dus die artsen wilden dat duidelijk zou zijn dat hun prognose was gemaakt voordat de baby met het DPT vaccin was geïnjecteerd. Het lijkt er op dat artsen de waarheid over DPT willen vertellen als zij daarmee hun reputatie kunnen beschermen, maar niet wanneer het er alleen maar om gaat iemand te helpen bij het krijgen van financiële compensatie voor de kosten die bij invaliditeit gemaakt moeten worden. De handtekeningen van deze artsen maakten het deze familie mogelijk een aanvraag in te dienen bij de ACC.

Deze ouders hadden nog twee andere omstandigheden die in hun voordeel werkten. Het ene was dat de reactie plaatsvond in het ziekenhuis, onder de ogen van het medisch personeel. Het andere was dat Hilary Butler die een vrijwilliger is met een enorme hoeveelheid kennis, tachtig uur van haar tijd besteedde aan het uitkammen van medische literatuur. Hierdoor kon zij beargumenteren dat het gebeurde geen 'toeval' was en dat het vaccin in feite de oorzaak was van de aandoening.

De hotemetoten bij het ACC raakten overtuigd door de bewijsvoering die Hilary had geleverd en zij besloten dat er compensatie moest worden betaald. Echter, iemand die in de hiërarchie van het ACC lager stond vond het besluit niet zo leuk en stuurde de ouders een brief waarin stond dat de compensatie was afgekeurd. Per ongeluk kwam deze brief in handen van een van de voornoemde hotemetoten en drie dagen later werd een eenmalige betaling uitgekeerd. Geen enkele arts die had toegegeven dat het vaccin de oorzaak van de handicaps van het jongetje heeft hiervan melding gedaan bij het Adverse Reactions Committee.

Een ander schrijnend geval betreft de dood van een 32-jarige vrouw. Zij had een hart- en leververgroting ontwikkeld nadat zij in Auckland Hospital was bevallen. Tijdens de acht maanden dat zij ziek was werden er vele testen uitgevoerd, maar haar familie kreeg geen uitleg over haar toestand. Ze werd overgebracht naar het Greenlane Hospital voor een operatie met het plan wat gezwollen hartweefsel te vervangen door plastic. Voordat zij geopereerd werd, kreeg zij een vaccinatie met een vaccin dat de buitenste schillen bevat van 23 stammen ziekteverwekkers die longontsteking kunnen veroorzaken. Zij raakte in coma en haar lichaam zwol op en werd rood.

De artsen verontschuldigden zich zeer bij de familie dat zij haar het vaccin hadden gegeven, omdat de officiële regel bij dat vaccin is dat het niet aan iemand gegeven mag worden die ziek is. Maar er werd niets op papier gezet. Niet alleen lieten de artsen na het feit dat zij op het vaccin had gereageerd te documenteren, zij documenteerden ook niet dat zij het vaccin had gekregen. Al wat ze deden was op de patiëntenkaart schrijven dat 'de operatie was afgezegd' en haar naar het Auckland Hospital terugsturen.

Toen de vrouw ontwaakte uit haar coma was haar huid zeer pijnlijk bij aanraking en begon deze op een sneeuwverbranding te lijken. De huidaandoening werd minder maar werd weer erger na de hartoperatie. De aandoening bestond nog steeds toen zij 25 dagen na de vaccinatie overleed na een hartstilstand. Er was sprake geweest van een ernstige en pijnlijke huiduitslag, een teken van een ernstige verstoring in haar lichaam. Haar familie is ervan overtuigd dat zij haar hartkwaal zou hebben overleefd, ware het niet dat zij dat vaccin had gekregen. Tegenover het medisch establishment staan zij machteloos. Wat doet een vaccin, waarvan wordt verondersteld dat het niet gegeven mag worden aan zieke mensen, in een koelkast op de intensive care? Er bestaat geen aansprakelijkheid voor datgene wat in de naam van 'immunisatie' wordt gedaan.

HET CRUCIALE VERSCHIL TUSSEN DE INFECTIEZIEKTEN DIE VANZELF OVER GAAN EN INFECTIEZIEKTEN DIE INTERVENTIE NODIG HEBBEN

De discussie over de effectiviteit van vaccinaties wordt vertroebeld wanneer er geen duidelijk onderscheid wordt gemaakt tussen de twee categorieën infectieziekten. Infectieziekten worden gewoonlijk geclassificeerd naar het type ziekteverwekker waardoor ze worden veroorzaakt, dus er wordt gezegd dat er bacteriële ziekten zijn, virusziekten, aan rickettsia verwante ziekten, protozoa ziekten en ga zomaar door. Deze methode van classificeren helpt ons echter niet het effect te begrijpen dat deze infectieziekten op de mens hebben. Gezien vanuit het oogpunt van preventie, behandeling en immuniteit is het nuttiger infectieziekten in twee groepen in te delen gebaseerd op hun interactie met het humane immuunsysteem, dan gebaseerd op het type ziekteverwekker waardoor ze worden veroorzaakt. In de eerste groep zitten de kinderziekten die vanzelf over gaan en waarvan je verwacht dat een kind ze voor de tienertijd krijgt zoals mazelen, de bof en waterpokken. Het zijn er acht. In de andere groep zitten de ziekten die interventie nodig hebben zoals polio, difterie en tuberculose. Sommige medische mensen noemen polio en difterie ten onrechte een kinderziekte. Polio komt inderdaad bij kinderen vaker voor dan bij volwassenen maar bij difterie is dat niet het geval. Polio, difterie en tuberculose gaan niet vanzelf over; zij hebben interventie nodig om er voor te zorgen dat zij zo snel mogelijk genezen.

Wanneer de kinderziekten op de goede manier worden begeleid hebben zij op lange termijn een gunstige invloed op de gezondheid van het kind. Wanneer zij verkeerd worden behandeld kunnen zich complicaties ontwikkelen die schadelijk zijn en zelfs tot de dood kunnen leiden. Zij komen automatisch uit zichzelf tot een eind. Daarvoor is geen enkele actie nodig. Kinderziekten kunnen niet worden voorkomen door goede voeding, maar de voedingstoestand heeft wel invloed op de wijze waarop het kind de ziekte doormaakt. Één dosis van de ziekte zorgt voor levenslange immuniteit. De vaccins die bedoeld zijn deze ziekten te voorkomen hebben

19

een ander effect op het immuunsysteem dan de natuurlijke infectie. Zij creëren een aangetaste soort immuniteit die geleidelijk minder wordt zodat gevaccineerde personen in hun tienertijd of als volwassene kwetsbaar zijn voor de ziekten waartegen zij gevaccineerd zijn.

Infectieziekten die vanzelf over gaan	Infectieziekten die interventie behoeven
De zesde ziekte	Polio
Rode Hond	TB (tuberculose)
De Bof (parotitis)	Difterie
Mazelen (rubeola)	Tetanus
Waterpokken (varicella)	Cholera
Kinkhoest (pertussis)	Buiktyfus
De vijfde ziekte	Meningitis
Roodvonk	Tyfus
	Hepatitis A
	Hepatitis B
	Hepatitis C
	Rabiës
	Haemophilus
	Pokken
	Gele Koorts

De infectieziekten die interventie nodig hebben zijn niet de ziekten waarvan we kalmpjes aannemen dat onze kinderen ze wel zullen krijgen. Deze ziekten veroorzaken paniek en terecht. Tetanus, TB, polio, difterie, cholera, rabiës, de pest, tyfus en gele koorts zijn ziekten die voor de slachtoffers geen enkel voordeel opleveren. Sommige van deze ziekten kunnen worden voorkomen door een goede hygiëne, maar de ziekteverwekkers die door de lucht worden verspreid kunnen tijdens een uitbraak niet worden vermeden. Echter, deze laatsten zullen alleen ziekte veroorzaken bij iemand die daarvoor gevoelig is en goede voeding vormt daarbij een belangrijke beschermende functie.

Een belangrijk kenmerk van deze categorie infectieziekten is het feit dat wanneer iemand ziek wordt en dat overleeft, dit niet betekent dat deze persoon de ziekte later nooit meer kan krijgen. De medische website MedicineNet onthult meer dan zij waarschijnlijk van plan waren toen zij dit zeiden over tetanus: 'Na herstel zullen patiënten nog steeds actief geïmmuniseerd moeten worden omdat het doormaken van de ziekte tetanus niet betekent dat er een natuurlijke immunisatie tegen tetanus heeft plaatsgevonden.' Australische medische bureaucraten drukken zich wat eenvoudiger uit: 'Tetanus hebben maakt je niet immuun, dus moet je gevaccineerd worden'.

Toen mijn zoon Kenny drie jaar was kreeg hij de mazelen. Hij vond de vlekken niet leuk omdat het zijn uiterlijk verpestte. Hij raakte van streek van zijn aanblik in de spiegel. Ik troostte hem door hem te vertellen dat hij, wanneer het over was, nooit meer mazelen zou krijgen. Een paar maanden later kreeg hij buikgriep en hij voelde zich vreselijk. Met een bedroefd gezichtje zei hij: 'gelukkig betekent het dat ik dit nooit meer zal krijgen'. Ik moest hem slecht nieuws vertellen want buikgriep krijgen betekent niet dat je immuun daarvoor wordt en de virussen zweven vaak in de lucht, dus hij kon het opnieuw krijgen.

Men kan alleen maar een ziekte krijgen wanneer de ziekteverwekkers van de betreffende ziekte zich in het milieu bevinden. De vaccinindustrie laat ons graag geloven dat de mensheid, ware het niet dat zij door vaccinaties wordt beschermd, overal door dodelijke ziekteverwekkers zouden worden belaagd. De ziekteverwekkers die infectieziekten kunnen veroorzaken zijn echter niet altijd in de omgeving aanwezig en wanneer zij dit wel zijn kan hun virulentie toe- of afnemen.

De ziekteverwekkers die infectieziekten veroorzaken die niet vanzelf over gaan komen uit drie verschillende bronnen: sommigen leven in water, sommigen zweven in de lucht en met sommigen kom je via het bloed van iemand anders in aanraking.

In sommige landen is het veiliger om er van uit te gaan dat cholera en tyfus altijd in het milieu voorkomen. Tyfus en cholera huizen in water dat is vervuild met rioolwater. De enig veilige manier om ziekte te voorkomen is er zeker van te zijn dat het water dat je drinkt niet is vervuild. Fit en goed gevoed zijn vormen er geen garantie voor dat cholera en tyfus je immuunsysteem niet de baas kunnen.

De ziekteverwekkers die kinderziekten veroorzaken zweven door de lucht en een concentratie daarvan bevindt zich rond de persoon die zich in de incubatietijd bevindt of die de ziekte heeft. Deze ziekteverwekkers steken iedereen aan, maar niet iedereen wordt ziek. Sommigen hebben de ziekte al gehad en zijn immuun, andere krijgen de ziekte nooit of krijgen die op een later tijdstip. Sommige kinderen worden herhaaldelijk aan ziekteverwekkers blootgesteld door ouders die graag willen dat hun kinderen de kinderziekten eindelijk krijgen, maar de lichamen van die kinderen weigeren koppig ziek te worden. Hoe goed of slecht een kind gevoed is heeft geen invloed op het wel of niet krijgen van een kinderziekte, maar het maakt wel degelijk een verschil voor de manier waarop de ziekte wordt doorgemaakt. Het irriteert mij wanneer anti-vaxxers ouders vertellen dat een kind dat borstvoeding en alleen maar gezonde voeding heeft gekregen geen mazelen zal krijgen. Dat is niet waar.

Infectieziekten die vanzelf over gaan	Infectieziekten die interventie behoeven
Zijn ziekten die vanzelf over gaan en die de juiste zorg nodig hebben om te voorkomen dat er complicaties ontstaan, maar die geen interventie nodig hebben.	Zijn ziekten die niet vanzelf over gaan en zonder interventie is overlijden een mogelijk gevolg.
Kunnen niet worden voorkomen door goede voeding.	Goede voeding heeft een preventieve werking.
Kunnen niet worden voorkomen door goede hygiëne.	Sommige van deze ziekten kunnen worden voorkomen door goede hygiëne.
Kunnen door volledige quarantaine worden voorkomen.	Kunnen worden voorkomen door volledige quarantaine.
Zorgen voor een levenslange immuniteit tegen de doorgemaakte ziekte.	Geven na het doormaken van de ziekte geen immuniteit tegen de ziekte.
Vaccins zorgen voor een tijdelijke, kunstmatige immuniteit.	Vaccins zijn of ineffectief of hebben niet bewezen effectief te zijn.

Goedbedoelende mensen adviseren je wellicht kinderziekten 'te genezen' met homeopathie of hoge doseringen vitaminen. Verder in dit boek zal ik uitleggen waarom dat een slecht advies is.

Gezondheidsbewuste gemeenschappen geven 'mazelenfeestjes' om zoveel mogelijk kinderen de kans te geven mazelen te krijgen. Dit moet worden gedaan op een manier die past bij de behoeften van het zieke kind. Soms moeten bijvoorbeeld kinderen die elkaar helemaal niet aardig vinden met elkaar spelen. Ondanks deze inspanningen zullen er kinderen zijn die gewoon niet ziek worden. Dit is een ergerlijke zaak, want wanneer iemand een kinderziekte krijgt wanneer hij volwassen is, is het risico op complicaties veel groter.[1] Een uitzondering hierop vormt kinkhoest. Een kleine baby is kwetsbaar voor de complicaties van kinkhoest wanneer er

22

niet goed met de ziekte wordt omgegaan, terwijl complicaties bij oudere mensen bijna nooit voorkomen, zelfs niet bij een zo slecht mogelijke medische behandeling.

Mijn schoonmoeder had drie broers die allemaal als kind de bof kregen, maar zij kreeg het niet. Al haar zeven kinderen kregen de bof en zij zorgde heel intensief voor hen, maar zij kreeg het niet. Het zou moeilijk voor haar zijn geworden wanneer zij de bof had gekregen in de tijd dat zij voor haar gezin moest zorgen. Tot haar vermaak kreeg ze de bof van een van haar kleinkinderen toen ze 62 was. Ze wist precies wat ze moest doen. Ze dook haar bed in, las boeken en ging breien, totdat ze wist dat het veilig was weer op te staan. Ze woonde bij een dochter die haar regelmatig van voedzame soep voorzag. Iedereen die de bof heeft, op welke leeftijd dan ook, moet goed verzorgd worden. Maar een volwassene die de bof heeft en die niet in bed blijft is extra gevoelig voor complicaties.

We zijn er op geconditioneerd bang te zijn voor kinderziekten in plaats van ons te leren hoe er mee om te gaan. Ouders die bang zijn voor de kinderziekten vragen zich af welk *risico* er wordt gelopen wanneer hun kind een van deze ziekten krijgt. Wanneer zij van deze angst, die door de vaccinindustrie wordt aangewakkerd, verlost zijn verandert hun denkwijze. Zij vragen zich dan af hoe *waarschijnlijk* het is dat hun kind een kinderziekte krijgt. Wanneer we eenmaal weten hoe kinderziekten veilig te behandelen hoeven we er niet bang voor te zijn. We moeten echter een gezond, goed geïnformeerd respect hebben voor infectieziekten die niet vanzelf over gaan en waarbij snel gehandeld moet worden wanneer zij opduiken.

KOORTS: EEN VRIEND EN GEEN VIJAND

Ouders van nu wordt geleerd bang te zijn voor koorts alsof koorts een ziekte is die, mocht hun kind koorts krijgen, zo snel mogelijk moet verdwijnen. Wanneer je echter koorts onderdrukt, of door medicijngebruik of door de patiënt te laten afkoelen, doe je iets dat gevaarlijk is en er soms zelfs de oorzaak van is dat een patiënt overlijdt. Dit komt omdat het maken van koorts een van de manieren is waarop het lichaam zichzelf beschermt wanneer het wordt aangevallen door een ziektekiem of door een toxine. Wanneer de koorts tijdens het verloop van een infectieziekte wordt onderdrukt wordt de patiënt kwetsbaar voor de ziekteverwekker die de ziekte veroorzaakt. Besmette mensen die koorts krijgen hebben een grotere kans op overleving dan besmette mensen die geen koorts krijgen.[24,25,26,27,28,29] Het onderdrukken van koorts verhoogt eveneens het risico op een longontsteking die zich als complicatie van een infectieziekte kan ontwikkelen.[30]

Veel ouders zijn bang dat wanneer zij de koorts niet omlaag brengen, hun kind een stuip zal krijgen en hersenschade kan oplopen. Voor dit geloof wordt propaganda gemaakt, zelfs terwijl wetenschappelijk onderzoek heeft aangetoond dat dit niet zo is. Wanneer een patiënt koorts heeft zal die koorts stijgen, een tijdje op een hoogtepunt blijven en dan weer gaan dalen. Er schuilt geen gevaar in die verhoogde temperatuur omdat de temperatuurstijging stopt wanneer bereikt is wat bereikt moest worden.[31,32]

Aan de andere kant kan hyperthermie gevaarlijk zijn. Hyperthermie ontstaat wanneer het lichaam te heet wordt door een oorzaak die buiten het lichaam ligt, bijvoorbeeld door een teveel aan lichaamsbeweging, of omdat de luchttemperatuur te hoog is, zoals gebeurt wanneer iemand op een warme dag in een auto zit opgesloten. Dit is dus wat anders dan koorts, wanneer het lichaam zichzelf vrijwillig warmer maakt dan normaal als reactie op het binnendringen van een ziekteverwekker of een toxine. Iemand die te warm is geworden ten gevolge van oververhitting moet worden afgekoeld. Maar iemand moet niet worden afgekoeld wanneer het lichaam spontaan koorts maakt.

We hebben nog steeds niet helemaal door hoe het immuunsysteem werkt. Sommige mechanismen waardoor koorts helpt het lichaam te beschermen tegen het binnendringen van ziektekiemen zijn echter bekend. Leukocyten zijn cellen die het immuunsysteem helpen vijandige ziekteverwekkers te bestrijden. Zij vechten ook tegen de toxinen die gemaakt worden door vijandige bacteriën. Leukocyten bewegen sneller wanneer de temperatuur stijgt[33,34] en zij kunnen de binnengedrongen vijandige ziekteverwekkers sneller 'opeten'.[35] Wanneer vreemde ziektekiemen het lichaam binnendringen maken sommige leukocyten een eiwit aan dat endogeen pyrogeen heet.[36,37] Men is het niet eens over de manier waarop dit eiwit koorts stimuleert, maar het feit dat het dit eiwit is dat de koorts provoceert wordt niet betwist. Wanneer de koorts begint wordt het ijzergehalte in het bloed verlaagd zodat vreemde bacteriën zich hiermee niet kunnen voeden.[38,39,40] Het verdwijnen van ijzer uit het bloed wordt niet direct door de temperatuurstijging veroorzaakt, het is een apart afweermechanisme dat met de koorts samenwerkt om de ziekteverwekkers te verslaan.[41] Het lichaam maakt vervolgens ook interferonen aan.[42] Dit zijn stoffen die virussen en bacteriën doden en er voor zorgen dat leukocyten actiever worden.[42,43] Interferonen werken sneller bij een hogere temperatuur,[44] en werken drie keer beter bij een temperatuur van 40° C dan bij 39° C.[44] Antibiotica werken ook beter bij koorts.[45] Vitamine C helpt leukocyten ziekteverwekkers te doden en wanneer de temperatuur hoger is werkt ook vitamine C beter.[46]

Leukocyten reageren sneller en beter wanneer de temperatuur naar 40° C stijgt,[47] ze zijn sneller op de plaats van bestemming en blijven op de plaats waar zij nodig zijn wanneer de temperatuur hoger wordt.[42,48] Een belangrijk type leukocyt is de T-cel die wordt gemaakt in de thymus. Wanneer er koorts is maakt de thymus meer T-cellen aan.[49,50,51] Bacteriën worden zwakker en zijn daardoor gemakkelijker te doden bij een hogere temperatuur.[52,53]

Reptielen genereren weinig lichaamswarmte, dus zij hebben de zon of een andere warmtebron nodig om zichzelf te kunnen opwarmen. Wanneer reptielen besmet zijn door schadelijke ziekteverwekkers, zoeken zij een warme plek op. Wanneer zij zo'n warme plek niet kunnen bereiken, sterven ze.[54] Dit toont aan dat zij een verhoogde lichaamstemperatuur nodig hebben om de infectie te kunnen bestrijden. Heel jonge zoogdieren, zoals menselijke baby's of puppies lijken in die zin op reptielen omdat hun eigen lichaam niet genoeg warmte kan produceren. Instinctief houden hun moeders hen warm, maar wanneer zij door schadelijke ziekteverwekkers worden geïnfecteerd en niet voldoende warm worden gehouden, gaan ze dood.[31,35,55] Verzwakte mensen van welke leeftijd dan ook die geen koorts kunnen produceren wanneer dat nodig is, sterven aan infecties.[45]

Medicijnen die zowel in reptielen als in zoogdieren koorts laten dalen zijn voor hen nadelig. Er is een onderzoek gedaan waarbij twaalf

Iguana's met een kwade ziektekiem werden geïnfecteerd en in een warme omgeving werden gehouden, maar zij kregen ook aspirine. Bij vijf van de twaalf werkte de aspirine niet, hun temperatuur steeg en zij bleven in leven. In de andere zeven slaagde de aspirine erin te voorkomen dat hun lichaamstemperatuur steeg en zij stierven alle zeven.[56] Het geven van medicatie aan konijnen om bij hen de koorts te laten dalen resulteerde in een hoger sterftecijfer ten gevolge van infectie.[57]

In een ziekenhuis in Miami besloten twaalf artsen om 'de invloed te evalueren van antipyretische therapeutische strategieën op hun resultaat bij ernstig zieke patiënten', omdat 'ondanks de grote hoeveelheid bewijs van de heilzame werking van koorts bij de gastheer, antipyretische therapie gewoonlijk wordt ingezet bij ernstig zieke patiënten'.[58] Antipyretische therapie betekent dat men medicijnen geeft om de koorts te drukken. Deze artsen begonnen een onderzoek waarbij het de ene groep patiënten werd toegestaan 40° C koorts te krijgen, maar niet hoger, terwijl bij de andere groep patiënten de koorts onderdrukt werd. Het experiment moest op ethische gronden worden stopgezet nadat slechts 82 patiënten bestudeerd waren. De reden hiervoor was dat het sterftecijfer zes keer zo hoog was bij de patiënten waarbij de koorts was onderdrukt. Het resultaat van dit onderzoek werd in 2005 in een medisch tijdschrift gepubliceerd, maar in ziekenhuizen gaat men nog steeds door met mensen te laten sterven door koorts te onderdrukken.

Het medisch establishment zal om twee redenen niet veranderen. Ten eerste zijn zij onvermoeibaar gehersenspoeld door de farmaceutische industrie die wil dat men gelooft dat koorts onderdrukt moet worden. En ten tweede geven zij niet graag toe dat wat zij al die tijd gedaan hebben schadelijk is. Dr. Panagiotis Kiekkas is een Griekse arts die geprobeerd heeft de medische beroepsgroep te onderwijzen over voordelen van koorts. Hij meldt dat verpleegkundigen in zijn ziekenhuis meer geïnteresseerd zijn in het onderdrukken van koorts dan in pijnbestrijding, de voedselvoorziening of het zorgen voor een goede hygiëne en toen hij probeerde hen te laten handelen vanuit wetenschap en niet vanuit traditie, stuitte hij op enorme weerstand.[59]

Een onderzoek uit 2011 dat ernstig zieke patiënten betrof in ziekenhuizen in Groot-Brittannië, Nieuw Zeeland en Australië levert nog meer bewijs op dat koorts geïnfecteerde personen helpt te overleven. Hoe hoger de temperatuur van ernstig zieke mensen met een infectie was, hoe minder waarschijnlijk het was dat zij zouden sterven.[60] Het tegenovergestelde gebeurde met ernstig zieke patiënten die geen infectieziekte hadden: hoe hoger hun temperatuur was, hoe meer kans zij hadden om te overlijden.[60] Er bestaan enkele ziekten die niet besmettelijk zijn, inclusief hersenletsel, waarbij de lichaamstemperatuur van de patiënt beneden de 39° C moet worden gehouden.

Ooit was er een tijd dat koorts in elke cultuur werd ondersteund als onderdeel van de zorg voor een zieke, maar tegenwoordig bestaan er nog maar enkele traditionele vormen van geneeskunde waar koorts nog steeds belangrijk geacht wordt voor de genezing van een zieke. Het idee dat koorts schadelijk is begon te ontstaan toen aspirine commercieel werd geproduceerd. Aspirine werd in het begin beschouwd als een pijnstiller, maar al spoedig kwam men er achter dat het als nevenwerking koorts kon verminderen. Dus de fabrikanten van aspirine promootten het idee dat verlagen van koorts een verstandige zet was. Het gebruik van aspirine als koortsremmer wordt tegenwoordig ontmoedigd en het is nu in de mode daarvoor in de plaats paracetamol of ibuprofen voor te schrijven.

In 1980 startte een Amerikaanse kinderarts een onderzoek. Hij kwam er achter dat veel ouders geloofden dat koorts hersenschade en andere vormen van blijvende schade kon veroorzaken, sterfte incluis. Veel van de ondervraagde ouders geloofden ook dat koorts maar zou blijven stijgen wanneer er niet zou worden ingegrepen.[61] Deze kinderarts stelde dat ' bij voorlichting over gezondheid het routine zou moeten zijn deze koorts-fobie aan de kaak te stellen'. In een ander artikel zegt hij: 'Het is duidelijk dat het nodig is ouders voor te lichten over koorts'.[62] Hij heeft gelijk, maar het probleem is dat de farmaceutische industrie degene is die zorgt voor de voorlichting. De farmaceutische industrie verdient miljarden aan de verkoop van koortswerende medicijnen. Daarom maken ze gebruik van tijdschriften, TV en radio om ouders te leren dat koorts onderdrukt moet worden. Zij controleren ook de informatie die artsen en verpleegkundigen krijgen tijdens hun opleiding, dus medisch personeel gelooft dat koorts moet worden onderdrukt. Artsen die de wetenschap willen inzetten tegenover dit geloof (en dat zijn er vele) krijgen te maken met serieuze tegenstand. Het is dan ook niet verrassend dat een ander onderzoek in 2001 naar de overtuigingen van ouders over koorts liet zien dat veel ouders nog steeds geloven dat koorts een ziekte is die hersenschade en dood kan veroorzaken en dat koorts maar blijft stijgen wanneer die niet behandeld wordt.[63] De conclusie van de auteurs van dit onderzoek uit 2001 luidt dan ook: 'De koorts-fobie bestaat nog steeds'.

De mythe bestaat dat iemand zich tijdens koorts ongemakkelijk voelt en dat de patiënt zich meer op zijn gemak zal voelen wanneer hij met water of koude lucht wordt afgekoeld. Dat is helemaal niet waar. Het zijn de omstanders die zich ongemakkelijk voelen over de koorts, niet degene die koorts heeft. Wanneer je alleen maar observeert zie je dat mensen met koorts zich gemakkelijker voelen wanneer zij warm gehouden worden. En tot mijn grote vreugde heeft iemand hier wetenschappelijk onderzoek naar gedaan die dit bewijst.[64] In dit onderzoek rapporteerden alle mensen die koorts hadden dat zij zich beter voelden wanneer zij warmer werden gehouden dan wanneer zij gekoeld werden. In het onderzoek kwam men er achter dat het koelen van een koortsige patiënt niet alleen discomfort veroorzaakt, het verhoogt ook de zuurstofopname, het activeert het autonome zenuwstelsel, het verhoogt de bloeddruk en er verschijnen stress-indicatoren in het bloed. De auteurs van het onderzoek noemen dit 'substantiële metabolische kosten'.[64]

Een kind met mazelen dat hoge koorts heeft voelt zich niet ongemakkelijk. Het gedrag van het kind is anders dan normaal, vooral omdat hij of zij daar maar ligt en niets doet. Maar het kind voelt zich o.k. Wanneer een kind met mazelen pijn of discomfort ervaart betekent het dat er iets niet klopt. Wanneer er iets niet in orde is, is het niet de koorts waaraan wat gedaan moet worden. Wanneer je de koorts onderdrukt zorg je er voor dat het kind gevoeliger wordt voor datgene wat niet klopt. Het onderdrukken van de koorts bij iemand met mazelen verhoogt het risico op het ontwikkelen van complicaties. Het geven van paracetamol aan een kind met waterpokken zorgt voor meer jeuk en zorgt er voor dat de ziekte langer duurt.[65] En toch wordt ouders routinematig aangeraden hun kind met waterpokken paracetamol te geven. En het wordt zonder meer gevaarlijk wanneer de staf van een ziekenhuis een kankerpatiënt met waterpokken een koortsremmend geneesmiddel geeft. Het onderdrukken van de koorts bij iemand die een meningokokken meningitis heeft is eveneens heel erg gevaarlijk en toch is dit wat artsen doen wanneer iemand met die ziekte in het ziekenhuis terecht komt. Paracetamol maakt een kou alleen maar erger,[66] doch veel mensen zijn zo geprogrammeerd dat zij naar paracetamol grijpen wanneer zij een kou hebben opgelopen. Paracetamol verlamt de neutrofielen, basofielen en eosinofielen die witte bloedcellen zijn die een cruciale rol spelen in het bevechten van bacteriële, virale en parasitische infecties.[67] In feite hebben alle koortswerende medicijnen een verwoestend effect op het immuunsysteem.[68,69,70,71] Dit houdt dus in dat wanneer iemand met een infectieziekte een medicijn krijgt om de koorts te drukken, hem op twee manieren schade berokkend wordt. De voordelen van koorts worden hem ontnomen en zijn immuunsysteem kan op dat moment door de medicatie ook minder goed zijn werk doen.

Door gedachteloos de koorts bij patiënten met een infectieziekte te onderdrukken saboteert de medische beroepsgroep de poging van het lichaam zichzelf te beschermen. Het resultaat is dat goed gevoede, welvarende kinderen enkele uren lang immuungecompromiteerd worden en daardoor kwetsbaarder worden voor het oplopen van schade door infectieuze ziektekiemen. Wanneer het lichaam van een kind moet omgaan met een gebrek aan koorts bevindt hij of zij zich in een situatie die lijkt op die waar arme, ondervoede kinderen voortdurend mee moeten omgaan.

Het immuunsysteem van een ernstig ondervoed kind kan geen koorts oproepen om invasieve ziektekiemen te lijf te gaan. Deze onmogelijkheid koorts te maken is er de oorzaak van dat veel kinderen uit arme landen sterven aan infectieziekten. De meeste kinderen uit welvarende landen eten geen gezond voedsel dat bestaat uit biologisch, ongeraffineerd en onbewerkt voedsel, maar zij krijgen genoeg voeding om ervoor te zorgen dat hun immuunsysteem kan functioneren. Het gevolg van het eten van kunstmatig bemeste, geraffineerde en sterk bewerkte levensmiddelen is, dat kinderen uit welvarende landen nu opgroeien terwijl ze ziekten krijgen die tegenwoordig 'normaal' worden geacht voor mensen die ouder zijn dan 50, zoals diabetes type 2, kanker, hartkwalen en arthritis. Maar zij kunnen in ieder geval ziekteverwekkers lang genoeg buiten de deur houden om op te groeien en deze moderne beschavingsziekten te krijgen. Kinderen met Kwashiorkor (ernstige ondervoeding) kunnen geen pyrogeen aanmaken en als gevolg daarvan ook geen koorts maken wanneer zij met ziekteverwekkers worden besmet.[72,73] Infecties zijn in die omstandigheden vaak fataal.[72] Dr. G. J. Ebrahim heeft intensief met deze kinderen gewerkt en hij zegt:

> Ondervoede kinderen zijn zeer gevoelig voor infectie. Het afweersysteem van het lichaam is niet in staat een adequaat antwoord te hebben op de microbiële uitdaging zodat ook maar de kleinste infectie zich kan verspreiden en levensbedreigend kan worden. In ernstige gevallen is het klinische antwoord op een infectie, zoals koorts en fagocytose, mogelijk afwezig en het eerste teken van een uitgebreide infectie kan een plotselinge achteruitgang in de algemene conditie, het weigeren van voedsel en hypothermie zijn.[74]

Hypothermie betekent kouder worden. Dus in plaats van het krijgen van koorts wanneer het kind bijvoorbeeld mazelen krijgt, wordt het lichaam van een ondervoed kind kouder. Het hebben van mazelen zonder koorts is een gevaarlijke toestand. De meeste kinderen die goed gevoed zijn overleven het wanneer hun koorts kunstmatig wordt onderdrukt, maar niet allemaal.

Een kind dat koorts heeft ten gevolge van een kinderziekte heeft een rustige omgeving nodig en moet weten dat er een ouder of vertrouwde verzorger in de buurt is. Een baby die wakker is, wil waarschijnlijk dat er voortdurend een ouder aanwezig is. Iemand met koorts moet regelmatig drinken en in bed liggen en worden toegedekt met warme dekens. Wanneer de koorts stijgt zal de patiënt instinctief de deken tot de kin optrekken en weer laten zakken als de koorts afneemt. Baby's kunnen dat zelf niet regelen dus zij hebben hulp nodig om ervoor te zorgen dat zij het niet te koud of te warm krijgen. Rillen is een teken dat de koorts stijgt en dat er warmte nodig is. Zweten is een teken dat de koorts is verdwenen en dat het lichaam zichzelf afkoelt. Dwing een zwetend kind niet onder de dekens te blijven liggen maar doe ook niets om hem er toe te brengen zichzelf sneller te laten afkoelen dan de natuur het heeft bedoeld. Het lichaam kan dit allemaal prima zelf regelen. Wanneer de koorts zijn werk heeft gedaan, sluit het pyrogeen zijn productie af.[75] Wanneer er weer koorts nodig is, treedt het pyrogeen weer in werking en stimuleert de koorts. Dat is de reden waarom koorts tijdens een ziekte komt en gaat en niet voortdurend constant aanwezig is.

Wanneer we kijken naar de rol die koorts heeft bij infectieziekten zijn we beter in staat de patiënt bij zijn herstel te helpen. In Europa bestond een lange traditie om in bepaalde omstandigheden een ziekte te genezen door de koorts te stimuleren. De Zulu's behandelden een ziekte waar koorts bij aanwezig was ook door mensen te verwarmen. Dr. Henry Francis Fynn beschreef zijn ervaringen met Zulu geneeskunde in 1823.

> Ik ontdekte dat hun hoofdman, Shaka, voor mij op een te grote afstand resideerde om hem te kunnen bereiken. Afgezien daarvan werd ik behoorlijk ziek, dus ik ging terug naar ons schip, waar ik onmiddellijk in bed werd gelegd met een ernstige koortsaanval. Gedurende mijn afwezigheid had Maynard de schoener laten komen, dus ik bleef achter met slechts een zeeman die de hele tijd bij me was geweest. Ik kreeg een hut zoals die in Delagoa en daar lag ik verscheidene dagen. Ik moet delirieus zijn geweest, want het eerste dat ik mij herinner is dat ik uit de hut werd gehaald door een inheemse dokter en verscheidene vrouwen. Toen ik op een open ruimte kwam tilden zij me op en plaatsten mij in een gat dat zij hadden gegraven en waarzij een groot vuur in hadden gemaakt. Grassen en kruiden waren er in gelegd om de voorkomen dat mijn voeten zouden verbranden. Ze zetten mij rechtop en vulden het gat tot aan mijn nek op met aarde. De vrouwen hielden een mat om mijn hoofd. Zo hielden ze mij ongeveer een half uur in die positie. Toen droegen zij me terug naar mijn hut en gaven mij inheemse medicijnen. Ik voelde dat ik beter werd. Op de derde dag was ik in staat contact op te nemen met het schip.[76]

Tweehonderd jaar geleden vond een groep inheemse Bunurong Australiërs een zieke Europeaan die in de wildernis rondzwierf en zij hielpen hem op dezelfde manier.

Toen zij zagen dat Buckley ziek was, groeven zij een kuil in de grond, staken een vuur aan in die kuil, doofden het vuur later, legden Buckley er in en bedekten hem met warme aarde. Deze methode bleek succesvol en hij herstelde volledig.[77]

Er bestaat ook een verslag over het genezen van een Europeaan doordat Indianen hem verwarmden toen hij koorts had.[78]

In 1930 schreef Dr. Benjamin Spock een boek over kinderverzorging dat een revolutie teweeg bracht in de manier waarop westerse kinderen werden opgevoed. In dit boek wijdt hij vierenhalve pagina aan het vertellen hoe ouders bij een kind de temperatuur moeten opnemen en vervolgens zegt hij: "Aan de andere kan is de temperatuur bij een gevaarlijke ziekte mogelijk nooit hoger dan 101 graden Fahrenheit." Dan gaat hij verder en adviseert aspirine te geven en het kind te koelen met water en zegt vervolgens: "onthoud goed dat koorts niet de ziekte is. Koorts is een van de manieren die het lichaam gebruikt om een infectie te kunnen overwinnen".[79] Begrijp jij het nog?

Het opmeten van de temperatuur wanneer een kind koorts heeft voorziet niet in informatie die je kan helpen bij de beslissing welke zorg er nodig is. De conditie van het kind is belangrijk. Het is normaal voor een koortsig kind om te gaan liggen, glazig uit zijn ogen te kijken en niet te willen praten. Deze symptomen duiden niet op een gevaarlijke situatie. De symptomen die horen bij een kinderziekte duiden ook niet op gevaar. Maar pijn, stijfheid, toevallen, overgeven, verward zijn en niet reageren of een uitslag van kleine rood-paarse vlekken zijn tekenen van gevaar. Dan moet de oorzaak worden onderzocht en behandeld. Wanneer er een medicijn wordt gegeven om de koorts te drukken zal dat een goede behandeling tegenwerken.

Tijdens een kinderziekte wordt de koorts 's nachts vaak hoger. Wanneer je naast het kind slaapt betekent het dat je het merkt wanneer hij of zij wil drinken. Een baby met de Zesde ziekte zal 's nachts meer willen drinken. Wanneer een baby borstvoeding krijgt is het niet nodig deze aan te vullen met water. In het onderzoek uit 2001 staat dat 85% van de ouders hun slapende kind wakker maakten om het een koorts onderdrukkende medicijn te geven.[63] Je moet het kind laten slapen en de koorts moet met rust gelaten worden om zijn werk te kunnen doen. Wanneer de koorts wordt veroorzaakt door een gevaarlijke onderliggende oorzaak, dan is spoedige behandeling nodig. Niet de koorts moet behandeld worden maar de onderliggende oorzaak.

Wanneer een kind regelmatig lage koorts heeft kan dat betekenen dat er ergens iets ernstig mis is, zoals bij kanker of lupus. Koortsverlagende medicijnen zijn dan niet de oplossing. Wanneer steeds terugkerende koorts met homeopathie wordt behandeld moet het doel zijn de onderliggende oorzaak aan te pakken en niet alleen maar de koorts te stoppen. Zomaar onnadenkend bij koorts gepotentieerde Aconitum of Belladonna te geven is bijna net zo verkeerd als het geven van aspirine of paracetamol. Aconitum en Belladonna zijn briljante middelen wanneer zij correct worden gebruikt. Ze moeten niet worden gebruikt met als enig doel het stoppen van de koorts.

Malaria is een ziekte die gekarakteriseerd wordt door steeds terugkerende koorts. De ziekte is gemakkelijk met homeopathie te genezen door homeopathisch gepotentieerde kinine (China officinals 30) te geven. Dit zorgt er voor dat het lichaam de parasiet die malaria veroorzaakt doodt. Niet-homeopathische kinine of een van haar derivaten laten de koorts tijdelijk afnemen, maar genezen niet de onderliggende oorzaak van de ziekte. Er kunnen ook ernstige bijwerkingen optreden, psychotische gewelddadigheid incluis, terwijl de homeopathische kinine geen bijwerkingen heeft. Er zijn ook kruiden die het immuunsysteem versterken zoals olijfblad, knoflook en echinacea. Het gebruik van kruiden kan helpen om iemand die regelmatig lage koorts heeft te ondersteunen, maar kruiden moeten niet worden ingezet om acute koorts te laten zakken.

HYPERTHERMIE

Hyperthermie is anders dan koorts omdat het lichaam hierbij opwarmt ten gevolge van invloed van buitenaf. Het kan daarbij steeds warmer en warmer worden totdat er schade wordt veroorzaakt aan cellen of dood gaat. Wanneer een lichaam merkt dat het te heet wordt, probeert het instinctief de lichaamstemperatuur te verlagen door bijvoorbeeld te gaan zweten, in de schaduw te blijven of iets kouds te drinken. Kleine baby's zijn niet in staat iets aan de situatie te doen wanneer zij te warm zijn ingepakt en oververhitting wordt in verband gebracht met wiegendood.[80,81,82] Een kind in een warme auto achterlaten kan hersenschade of dood door oververhitting tot gevolg hebben en volwassenen kunnen last krijgen van hyperthermie door een teveel aan lichaamsbeweging. Wanneer iemand een zonnesteek oploopt moet iedereen die in de buurt is helpen om de lichaamstemperatuur te laten dalen, zelfs wanneer je daarvoor koud water over iemand heen moet gooien. Drugs als cocaïne en heroïne produceren koorts in een poging om het lichaam te beschermen, maar zij maken de hypothalamus onwerkzaam, dus de temperatuur stijgt en stijgt. De hoge temperatuur draagt bij aan de schade die door drugs wordt veroorzaak en de patiënt die gewoonlijk niet meer op zijn benen kan staan, moet worden gekoeld, samen met de andere behandelingen die nodig zijn.

KOORTSSTUIPEN

Het is een populaire mythe dat het nodig is bij een koortsig kind de koorts te dempen omdat de koorts koortsstuipen kan veroorzaken die kunnen leiden tot permanente hersenbeschadiging. Koortsconvulsies en koortsstuipen zijn hetzelfde. Een uitgebreid onderzoek onder 54000 kinderen met verschillende achtergronden, die zijn gevolgd vanaf hun geboorte totdat zij zeven jaar waren, werd gepubliceerd in 1978.[83] Het onderzoek wees uit dat 4% van de kinderen voor hun zevende levensjaar koortsstuipen hadden gehad. Geen van deze stuipen had sterfte of hersenbeschadiging noch epilepsie tot gevolg. Een derde van de kinderen met stuipen had minstens één koortsstuip gehad voor hun zevende jaar.

De auteurs van dit onderzoek dachten er over na hoe de mythe dat koortsstuipen hersenbeschadiging konden veroorzaken heeft kunnen ontstaan. Zij deden de suggestie dat deze gedachte, voordat zij hun onderzoek hadden gedaan, heeft kunnen ontstaan doordat er ook kinderen met neurologische problematiek bij betrokken waren. Sommige van deze kinderen hadden in het verleden koortsstuipen gehad en dit heeft tot de verkeerde veronderstelling geleid dat de koortsstuip de neurologische problemen had veroorzaakt.

Twintig jaar later werd in een ander grootschalig onderzoek bevestigd dat kinderen die last hadden gehad van koortsstuipen het op academisch, intellectueel gebied en gedragsmatig net zo goed deden als andere kinderen.[84]

Mensen met een lage convulsiedrempel krijgen waarschijnlijk sneller een koortsstuip dan mensen bij wie die drempel normaal is.[85,86] Koortsstuipen veroorzaken geen epilepsie,[87,88] maar zijn alarmerend om naar te kijken. Ouders ervaren shock en stress wanneer ze zien dat hun kind een koortsstuip heeft.

Sommige mensen geloven dat stuipen niet door de hoogte van de koorts worden veroorzaakt maar door een snelle stijging en daling van de temperatuur. Sommige verpleegkundigen en ambulancepersoneel geloven dat het geven van koortsmedicijnen de kans op een stuip verhogen, omdat de temperatuur daardoor zeer snel lager wordt en wanneer de werking daarvan ophoudt de koorts plotseling stijgt. De fabrikanten van koortsverlagende medicijnen hebben op dit gebied nog geen onderzoek gedaan. De paramedici die ik ken hebben nooit het gevoel dat zij tijd verspillen wanneer ze bij een kind met koortsstuipen worden geroepen, omdat zij weten hoe angstaanjagend dit is voor ouders.

De farmaceutische industrie benadrukt het gevaar van stuipen die door een natuurlijke koorts worden veroorzaakt, terwijl zij convulsies ten gevolge van vaccinaties banaliseren. Veel kinderen krijgen jarenlang anti-epileptica na slechts één koortsstuip, zelfs al maakt het medicijn geen verschil voor de neurologische conditie van het kind op lange termijn.[89] In 1977 werd in de Verenigde Staten officieel bevestigd dat koortsstuipen onschadelijk zijn en dat koortswerende medicijnen deze niet voorkomen.[90] Deze informatie is niet doorgedrongen tot artsen, verpleegkundigen en ouders omdat medicijnen een grote melkkoe zijn.

GEVAARLIJKE ZIEKTEN MET KOORTS

Wanneer er een gevaarlijke ziekte broeit, helpt het de patiënt niet wanneer de koorts wordt onderdrukt. De ziekte zelf moet worden behandeld en niet het koortssymptoom. Sommige levensbedreigende, zich snel ontwikkelende ziekten produceren koorts wanneer het immuunsysteem van de patiënt goed werkt. Bijvoorbeeld polio en meningokokken meningitis zijn ziekten die gewoonlijk koorts produceren. Wanneer iemand die aan deze ziekten leidt paracetamol neemt, helpt dit medicijn de ziekteverwekker het lichaam aan te vallen. Aan de andere kant betekent het wanneer er geen koorts is niet, dat er geen reden tot alarm is. Polio, meningokokken meningitis, tyfus, hepatitis-A en veel andere levensbedreigende ziekten kunnen een hele tijd voordat de koorts aantreedt al in het lichaam aanwezig zijn. Het is gevaarlijk om te denken dat er geen problemen zijn wanneer er geen koorts is.

Er zijn veel bacterie- en virusstammen die meningitis kunnen veroorzaken. Degenen die veroorzaakt worden door een bacterie kunnen met succes behandeld worden met antibiotica. Haemophilus, longontsteking en de veteranenziekte en sommige vormen van streptokokken-infecties kunnen ook behandeld worden met antibiotica. Maar wanneer artsen tegelijkertijd koortsonderdrukkende medicatie geven ondermijnen zij hun eigen behandeling. Koorts helpt de patiënt direct zich te verzetten tegen de ziekteverwekkers en helpt bovendien de effectiviteit van de antibiotica te verhogen.[45,52]

Wanneer een huiduitslag er uit ziet als kleine paars-rode vlekjes of als gevlekte blauwe kneuzingen kan dat een symptoom zijn van meningokokken meningitis. Iemand kan daar zonder behandeling binnen enkele uren aan sterven. Ongelukkigerwijs wordt er bij deze vorm van meningitis niet altijd een huiduitslag gevormd. Er zijn veel tragische verhalen van mensen met een meningokokken meningitis die naar het ziekenhuis gaan omdat zij zich ellendig voelen en bijna collaberen en dan door de overwerkte ziekenhuisstaf naar huis worden gestuurd. Dat doen ze dan, om een paar uur later te overlijden.

Meningitis ontstaat wanneer er een infectie en ontsteking van de hersenvliezen is. De hersenvliezen bestaan uit drie membraanlagen die zich rondom de hersenen en het ruggenmerg bevinden. Een encefalitis ontstaat gewoonlijk plotseling en de eerste symptomen zijn hetzelfde als die van een meningitis. Symptomen van een meningitis zijn een stijve nek en hoofdpijn, de nek wordt stijf, de patiënt krijgt overal pijn die steeds erger wordt, sufheid, overgeven, verwardheid en overgevoeligheid voor licht.

Stuipen zie je meestal niet bij menigitis, maar bij sommige mensen zie je ze wel. Soms trekt het hoofd achterover en de rug kromt zich. Dat is een zeer slecht teken. Sommige ziekteverwekker veroorzaken heel snel een meningitis, anderen doen dat langzaam en sluipend. Het terugdringen van koorts maakt het alleen maar lastiger voor het lichaam de ziekteverwekker te bestrijden.

Baby's kunnen zijn aangevallen door meningitis-verwekkers zonder dat zij ook maar andere tekenen dan een hoge koorts laten zien. Een zo langdurige hoge koorts bij baby's zonder dat er een reden voor lijkt te zijn moet medisch onderzocht worden of behandeld door een ervaren, gekwalificeerd homeopaat. Mensen die je zeggen homeopathisch Belladonna te gebruiken bij iedere koorts weten niet wat zij doen. Zolang de fontanel van een baby nog niet gesloten is kun je daaraan zien of er gevaar dreigt. Wanneer de fontanel is ingetrokken wijst dat op ernstige uitdroging. Wanneer de fontanel uitpuilt kan er sprake zijn van meningitis.

KOELEN

Het drukken van koorts met medicijnen geeft het afweersysteem van het lichaam een dreun en voorkomt dat het lichaam met het onderliggende probleem aan de slag kan gaan. Het drukken van koorts door de patiënt te koelen brengt veel risico's met zich mee, een van de meest voorkomende is longontsteking. Dit is echter niet vanzelfsprekend voor mensen die gehersenspoeld zijn door de werkwijze van de moderne geneeskunde. Hun advies is om kleding te verwijderen en het kind in de tocht te zetten. Dit advies wordt serieus genomen door volgers van de moderne geneeskunde. Ik hoorde eens een stel debatteren over de meest tochtige plaats in hun huis zodat zij daar konden gaan zitten met hun baby die de Zesde ziekte had. Bronchitis en oorinfecties zijn de meest voorkomende gevolgen van de medische obsessie patiënten te koelen, maar een longontsteking kan zich ook zeer snel ontwikkelen. De moderne illusie is dat de ziekteverwekkers die bronchitis, oorontsteking en longontsteking veroorzaken onafhankelijk van hun milieu acteren.

De baby van een nichtje van mijn man werd met kroep naar het Red Cross Children's Hospital in Kaapstad gebracht en kreeg daar een uitgebreid assortiment medicijnen waardoor hij koorts kreeg. Hij werd toen tot op zijn luier uitgekleed en voor een open raam gezet. Kaapstad staat bekend om zijn wind, dus je kunt voor elk raam verzekerd zijn van een flinke tocht. De baby kreeg prompt longontsteking en een van de verpleegkundigen zei tegen zijn moeder: 'Maak je geen zorgen. Het is heel normaal dat een baby in het ziekenhuis longontsteking krijgt'.

'VOEDT EEN KOU EN LAAT KOORTS VERHONGEREN'

Deze oude wijsheid wordt door 'farmafielen' verworpen, maar in werkelijkheid zie je dat koorts een gebrek aan eetlust veroorzaakt, terwijl iemand die het koud heeft hongerig is als een wolf. Wanneer kinderen koorts hebben willen zij geen vast voedsel, zij willen drinken en dat hebben zij ook nodig. Gedurende koorts moeten zij voldoende drinken anders drogen ze uit. Op het hoogtepunt van de koorts kan een kind te slap zijn om naar drinken te vragen, dus biedt het ze regelmatig aan. Een van de gevolgen van een tekort aan vloeistoffen kan zijn dat het lichaam de koorts niet kan volhouden waardoor de binnendringende ziektekiemen het kunnen overnemen.

Nadat de koorts bij een kinderziekte afneemt begint het kind honger te krijgen. Hoe intensiever de koorts is geweest, hoe groter de honger zal zijn. Dit is de tijd om je kind vol te stoppen met goede, gezonde voeding en niet met ijs en wittebrood.

OVER DE THEORIE DAT DE KINDERZIEKTEN DIE VANZELF OVER GAAN, EEN HEILZAME WERKING HEBBEN

Kinderen doen een sprong in hun ontwikkeling wanneer zij een van deze ziekten doormaken, daarom noemen sommige mensen het ook ontwikkelingsziekten. Soms klaart een chronische toestand door zo'n ziekte ineens op en er zijn zelfs artikelen over dit verschijnsel gepubliceerd in medische tijdschriften. Er bestaat een eeuwenoude theorie dat op een natuurlijk wijze doormaken van een van deze zichzelf oplossende kinderziekten ervoor zorgen dat het minder waarschijnlijk wordt dat iemand later in zijn leven kanker of een andere degeneratieve ziekte krijgt. Tegenwoordig is er genoeg onderzoek voor handen om met vertrouwen te kunnen zeggen dat deze theorie klopt.

Tal van Duitse onderzoeken hebben aangetoond dat de met koorts gepaard gaande infectueuze kinderziekten beschermen tegen kanker.[91,92,93,94,95] Een Zwitserse studie toonde aan dat mazelen, bof, rode hond, roodvonk en waterpokken beschermden tegen carcinomen, behalve tegen borstkanker.[96] Een Italiaanse studie vond dat mazelen, bof, rode hond, waterpokken, kinkhoest en roodvonk het risico om Hodgkin lymfoom te krijgen verminderde en dat mazelen dat ook deed met het risico op Non-Hodgkin lymfoom.[97] Een beoordeling van de gepubliceerde onderzoeken liet zien dat mazelen, de bof, rode hond en waterpokken de kans op kanker later in het leven verkleinden, terwijl chronische infecties zonder koorts de kans daarop verhoogden.[98] Deze beoordeling vond ook dat hoe vaker er acute infecties voorkwamen hoe groter de beschermingsfactor tegen kanker werd.[98]

De interesse naar de mogelijke bescherming die de bof biedt tegen eierstokkanker werd gewekt door een onderzoek dat in 1966 werd gepubliceerd. Hier had men gevonden dat vrouwen met eierstokkanker aanzienlijk minder vaak de bof hadden doorgemaakt vergeleken met vrouwen met goedaardige eierstokcysten.[99] Er volgden een aantal kleine onderzoeken waaronder een die een significant beschermend effect vond van zowel mazelen, rode hond als de bof.[100] Een beoordeling van alle beschikbare onderzoeken betreffende de bof en eierstokkanker liet een afname van het risico op kanker in relatie tot het doormaken van de bof zien van 19%.[101]

Onderzoeken laten zien dat het natuurlijk doormaken van waterpokken het risico op de ontwikkeling van de meest voorkomende vorm van kwaadaardige hersentumoren significant verkleint.[102,103,104,105]

De onderzoeken hebben zich gericht op kanker vanwege de eeuwenoude theorie over de relatie tussen kinderziekten en kanker, maar nu bestaat er ook bewijs dat deze ziekten eveneens beschermen tegen hartkwalen. Een onderzoek dat werd uitgevoerd in een Zweeds universiteitsziekenhuis vond dat enterovirus, herpes simplex en chlamydia pneumoniae het risico op een hartkwaal later in het leven verhoogden,[106] terwijl mazelen, de bof, rode hond, roodvonk, waterpokken en klierkoorts (besmettelijke mononucleosis) hiertegen beschermden.[106] Er werd ook gevonden dat hoe meer van deze kinderziekten iemand had doorgemaakt hoe beter zij waren beschermd. Het doormaken van twee van deze kinderziekten verkleinde het risico met 40%, vier met 60% en zes met 90%.[106] Dus de 'slechte' ziekten verhoogden het risico op een hartkwaal en de 'goede' ziekten verlaagden het. Een Japans onderzoek onder 103.000 mensen toonde aan dat mazelen en de bof het risico op een hartkwaal verminderden en wanneer men zowel mazelen als de bof had gehad werd dat risico zelfs nog lager.[107]

Een onderzoek onder 50.000 mannen toonde aan dat mazelen het risico op de ziekte van Parkinson vermindert.[108] Afgezien van kanker, hartkwalen en de ziekte van Parkinson zijn er mogelijk nog andere levensbedreigende omstandigheden waarop het risico wordt verminderd door het doormaken van mazelen of een van de andere kinderziekten. Het is hard nodig dat er meer onderzoek wordt gedaan naar de relatie tussen heilzame kinderziekten en ernstige chronische ziekten.

Minder ernstige aandoeningen waarnaar onderzoek werd gedaan zijn allergieën, astma en eczeem. Zij die waterpokken hebben gehad hebben minder kans op eczeem, astma en hooikoorts,[109,110] maar zijn niet minder gevoelig voor voedselallergieën.[109] Het vaccin tegen waterpokken verlaagt het risico op eczeem, astma en hooikoorts echter niet.[110] Een Brits onderzoek vond dat kinderen die eerder mazelen hadden gehad een verlaagd risico liepen op astma en toonde aan dat bij degenen die tegen mazelen waren gevaccineerd voordat zij op een natuurlijke manier mazelen hadden doorgemaakt, dat verlaagde risico minder groot was dan bij degenen die niet gevaccineerd waren voordat zij mazelen kregen.[111] Het onderzoek liet ook zien dat kinkhoest, de bof en kroep het risico op allergieën verhoogden.[111]

Onderzoek uit Turkije, Noord-West Europa en Guinee-Bissau toonde aan dat het natuurlijk doormaken van mazelen het risico op de ontwikkeling van allergieën verlaagt,[112,113,114] maar een Fins onderzoek vond juist meer astma en eczeem bij mensen die de mazelen hadden gekregen.[115] Het is duidelijk dat het nodig is meer onderzoek te doen naar de effecten van infectieziekten met koorts, waarbij ook de gegevens van toegediende medicatie zijn verzameld. Hierdoor zou het mogelijk worden de effecten van medicatie op het verloop van de ziekte te differentiëren van de werkelijke effecten van deze ziekten. Medicaties die tijdens een kinderziekte de koorts onderdrukken zijn slechts een soort van medicijnen die de heilzaamheid van deze ziekten op termijn zou kunnen saboteren.

Een grote studie in Tasmanië die in 1964 van start ging en de deelnemers tot op middelbare leeftijd volgde, toonde aan dat rodehond, bof en waterpokken tientallen jaren lang tegen astma beschermden, maar dat mazelen en kinkhoest alleen tijdens de kinderjaren tegen astma beschermden.[116] Uit deze studie bleek dat longontsteking tijdens de kinderjaren het risico op astma verhoogde, maar wanneer de effecten van longontsteking werden vergeleken met de effecten van de andere ziekten, had men in het algemeen toch baat bij het doormaken van voornoemde kinderziekten.[116]

De positieve resultaten van al deze onderzoeken doet vermoeden dat mogelijk gelijksoortige uitkomsten gevonden kunnen worden wanneer de relatie tussen kinderziekten en andere chronische condities zou worden bestudeerd.

De andere kant van de medaille is dat deze ziekten eerder bestaande chronische ziekten kunnen opruimen. Het effect van een kinderziekte is behoorlijk verbluffend wanneer het een chronische conditie opruimt die eerder bestond. Ik ken een jongetje die vanaf zijn geboorte eczeem had en die verdween volledig, zonder ooit terug te keren, nadat hij waterpokken had gehad. Het was een ernstig geval van waterpokken, zijn hele lichaam zat onder de blaasjes. Toen de waterpokblaasjes verdwenen, was ook het eczeem weg en die kwam nooit meer terug. De dokter had Zovirax voorgeschreven om de waterpokken wat 'lichter' te maken, maar zijn moeder had hem die niet gegeven omdat zij Zovirax had gegoogled. Toen kwam ze er achter dat Zovirax alleen aan oudere mensen moet worden gegeven, of aan mensen met een gecompromitteerd immuunsysteem en aan niemand anders. Geen wonder dat BigPharma Dr. Google haat.

Rapportages over genezing van psoriasis na mazelen zijn gepubliceerd in medische tijdschriften.[117,118,119,120,121]

Er bestaat een gepubliceerd verslag over de genezing van rheumatoïde arthritis in een 65-jarige man nadat hij waterpokken kreeg[122] en een waarbij een meisje van zeven met jeugdreuma na waterpokken hiervan genas.[123]

Kankerpatiënten zijn soms genezen of tijdelijk in remissie doordat zij mazelen kregen[124,125] en hetzelfde gebeurde na rodehond.[124] Men heeft ook waargenomen dat het nefrotisch syndroom bij kinderen kan worden genezen of in remissie kan worden gebracht door hen expres te besmetten met mazelen[126,127] of wanneer dit op een natuurlijke manier gebeurt.[128] Dit ziet men ook gebeuren wanneer men op een natuurlijke manier waterpokken kreeg.[129]

Mazelen geneest soms Hodgkin lymfoom (een type kanker) en soms ontstaat er daardoor een langdurige remissie.[130,131,132,133] Burkitt's lymfoom is een andere kanker die kan verdwijnen door mazelen.[134,135]

Wanneer je de Lancet van 1971 te pakken kunt krijgen kun je kijken naar de foto's van een jongetje dat snel genas van kanker toen hij in het ziekenhuis mazelen kreeg. De eerste foto laat hem zien met een tumor boven en rondom zijn rechter oog. In de tweede foto zie je hem met een lichaam vol mazelenuitslag en de tumor wordt dan al kleiner. In de derde foto zijn de mazelen over en de tumor is verdwenen. Toen het artikel vier maanden later werd geschreven was de jongen nog steeds in 'complete remissie', terwijl hij geen andere behandelingen tegen kanker had gekregen.[135]

Sommige soorten kanker zijn er gevoeliger voor het genezen worden door mazelen dan andere. Niet iedereen met kanker reageert op dezelfde manier wanneer zij mazelen krijgen.

- Sommigen overleven de mazelen hoewel zij mogelijk later aan kanker overlijden.
- Anderen sterven meteen omdat de kanker of de behandeling daarvan hen niet in staat stelt goed met mazelen om te gaan.
- Anderen worden van kanker genezen door mazelen te hebben gehad.

Er zijn mensen die geloven dat mazelen een eliminatieproces in gang zet. Er bestaat hierover momenteel nog geen onderzoek, dus dat idee kan niet worden ondersteund noch worden afgewezen. Een kind met mazelen begint vreselijk te stinken wanneer de huiduitslag verschijnt. De rottingslucht is sterk genoeg om in een aangrenzende kamer opgemerkt te worden. Sommigen speculeren dat deze lucht veroorzaakt wordt doordat iets dat ongewenst is uit het lichaam van het kind wordt verwijderd.

Nadat het mazelenvirus via de slijmvliezen het lichaam is binnengedrongen trekt het verder en vermenigvuldigt zich in het lymfesysteem.[136] Wanneer het virus van de ene cel naar de andere beweegt dringt het door de celwand en maakt tijdelijk van twee cellen één grote cel.[136] Deze fase neemt 10 tot 14 dagen in beslag en hoewel het niet zichtbaar is dat het kind mazelen heeft zullen de oplettende ouders merken dat het gedrag van het kind anders is dan anders. Sommige van de mazelenvirussen gaan kapot, anderen blijven intact.[136] Aan het einde van de incubatiefase verplaatsen de virussen zich naar het bloed, de Koplikse vlekjes verschijnen in de mond en andersoortige vlekken verschijnen ook op de slijmvliezen.[136] Na een of twee dagen verschijnt de voor mazelen zo typische huiduitslag.[136] Als ze al gemaakt worden is dit hèt moment waarop antilichamen in het bloed worden gemaakt,[136] waar ze gedurende die eerste vier dagen van de huiduitslag in grote aantallen kunnen worden aangetroffen.[137] Het aantal virussen in de huid neemt af en dan verdwijnen zij helemaal al voordat de huiduitslag vervaagt.[137]

Niets van het voorgaande verklaart die smerige lucht die uit de huid opstijgt. Dus de vraag of het proces dat door mazelen in gang wordt gezet inderdaad de cellen van het menselijk lichaam goed doet blijft onbeantwoord totdat er meer onderzoek wordt gedaan naar het gedrag van het virus wanneer het zich door de verschillende celsoorten heen beweegt.

Tenzij de patiënt ernstig ondervoed is voordat hij de mazelen krijgt, verdwijnt het mazelenvirus 12 dagen nadat de huiduitslag voor het eerst verscheen uit het lichaam.[138] In sommige weldoorvoede individuen verdwijnt het mazelenvirus niet uit het lichaam en kan het chronische ziekten als Subacute Scleroserende Panencefalitits (SSPE) of de ziekte van Crohn veroorzaken. Wanneer het mazelenvirus direct in de bloedbaan wordt geïnjecteerd zoals het geval is bij de mazelenvaccinatie, ondergaat het niet die eerste 10 tot 14 dagen waar het bestreden wordt door het immuunsysteem in de lymfeklieren. SSPE en aanverwante desintegratieve stoornissen komen vaker voor na vaccinatie dan na de ziekte zelf[139] en de ziekte van Crohn komt zeer veel vaker voor na vaccinatie dan na de ziekte.[6] Een mogelijke reden hiervoor is de verschillende manier waarop het virus binnen is gekomen.

Wanneer bij mazelen de acute fase voorbij is, wordt het kind zo hongerig als een wolf. Het heeft in het bijzonder eiwitten nodig. Een heleboel goede en gezonde voeding is nodig om de groeispurt die na mazelen volgt te kunnen begeleiden.

Kinderen worden tijdens een kinderziekte met een sprong rijper. Het feit dat deze ziekten niet kunnen worden voorkomen door een goede voeding, impliceert sterk dat de natuur deze zichzelf oplossende kinderziekten als een weldaad beschouwt.

Ondanks het gebrek aan onderzoek is het idee dat mazelen het immuunsysteem van een gezond persoon versterkt een wijdverbreide overtuiging. De Pharmacy Guild of New Zealand vertelde in een promotiebrochure in 1989:

'...gewone infecties als mazelen en waterpokken bestaan nog steeds. Deze kinderziekten helpen bij het opbouwen van

41

immuniteit zodat later in het leven infecties bestreden kunnen worden'[140]

Ik was verbaasd over deze mening vanuit een dergelijke bron, dus ik schreef hen en vroeg hen hoe zij aan deze wetenschap kwamen. Zij deden een stapje terug en zeiden dat zij dit niet zo hadden bedoeld.

Hier volgen enkele commentaren van ouders. Het betreft hun subjectieve waarnemingen van de effecten van mazelen, rode hond en waterpokken. 'Hij schijnt meer zeker van zichzelf te zijn,' 'Het kan leeftijdsgebonden zijn, maar het lijkt alsof er een sprong in zijn ontwikkeling is gemaakt,' 'Ze lijkt zich snel te ontwikkelen, snapt beter wat ik zeg, is onafhankelijk en staat alleen op,' 'Toen hij geen koorts meer had kende hij meer woorden en maakte meer zinnen. Hoe kan dat nu?' 'Ik vraag me af, dat wanneer je bedenkt dat deze ziekten een sprong in de ontwikkeling veroorzaken en dat vaccins die gemaakt worden van deze ziektekiemen soms een achteruitgang in de ontwikkeling veroorzaken, of deze regressie eigenlijk door het vaccin wordt veroorzaakt die het tegenovergestelde doet als de natuurlijke ziekte en dat het niet gewoon het resultaat is van een neurologische beschadiging.'

Mijn dochter Chandra kreeg mazelen toen zij drie jaar oud was. Zij had tweeënhalve dag hoge koorts, maar haar temperatuur bleef niet constant. Er waren pieken en dalen, soms was de koorts zeer hoog, soms laag. Ik nam de temperatuur niet op omdat ik wist dat de temperatuur van dat moment irrelevant was voor haar welbevinden. Uit nieuwsgierigheid had ik echter nu wel willen weten hoe hoog de koorts op die piekmomenten is geweest. Toen de koorts op dag drie daalde was zij merkbaar anders. Haar gevoel voor humor was veranderd. Het was nog steeds kinderlijk, maar anders. Zij wilde niet meer bij ons in bed slapen, wat een grote opluchting voor ons was omdat zij een ontzettend beweeglijke bedgenote was. Het geluid van haar huilen was ook veranderd en het duurde even voordat ik aan dat nieuwe geluid gewend was. Twee weken na de acute fase, toen zij nog steeds aan het herstellen was, kwamen vier moeders met hun kinderen op de thee. De kinderen speelden in Chandra's kamer en steeds wanneer er iemand begon te huilen stond ik op om te zien of het Chandra was. Het is erg vreemd voor een moeder het gehuil van haar eigen kind niet te herkennen, maar ik had er een tijdje voor nodig. Ze at ook gulzig en ze bloeide op veel moeilijk meetbare manieren op.

Ze kreeg mazelen van haar drie jaar oude vriendje Reuben. Op een dag vroeg hij aan zijn moeder: 'Was Chandra jarig?' 'Nee', zei zijn moeder. 'Waarom heb ik haar dan mazelen gegeven?', vroeg hij. En op een bepaalde manier was het inderdaad een geschenk.

'MAAR KINDEREN GAAN TOCH DOOD DOOR MAZELEN'

Voordat het mazelenvaccin in Groot-Brittannië geïntroduceerd werd was het sterftecijfer 1: 5000,[1] maar in sommige welvarende landen lag dat sterftecijfer wel op 1: 2000. Dit laatste cijfer wordt gebruikt om vaccinatie te promoten. De juiste feiten worden echter niet aan het publiek verteld. Een kind sterft alleen aan mazelen wanneer hij of zij:

- lijdt aan een ernstige onderliggende kwaal voordat het mazelen kreeg, òf
- lijdt aan ernstig calorie/eiwit gebrek, òf
- per ongeluk of doelbewust is afgekoeld terwijl het mazelen had, òf
- er zijn medicaties toegepast om de koorts te onderdrukken.

Artsen en verpleegkundigen wordt geleerd dat een kind dat mazelen heeft moet worden afgekoeld en dat het medicijnen moet krijgen om de koorts te onderdrukken. Ouders van kinderen met mazelen wordt geadviseerd hun kinderen te laten afkoelen en koortsonderdrukkende medicatie toe te dienen. Zowel het laten afkoelen als de medicatie zijn voor een kind met mazelen schadelijk. Afkoeling veroorzaakt mogelijk longontsteking, terwijl koortswerende medicatie het werk van het immuunsysteem belemmert.[67,141,142,143,144,145,146] Longontsteking is een complicatie van mazelen en geen symptoom. Maar wanneer een kind ten gevolge van deze complicatie sterft, zegt men dat hij of zij dood ging door mazelen en niet door longontsteking.

Koortswerende medicatie heeft een direct effect op de cellen van het immuunsysteem, verlamt ze, waardoor ze het werk waarvoor zij zijn ontworpen niet meer kunnen uitvoeren.[67,141,142,143,144,145,146] Een patiënt met koorts die dit soort medicatie krijgt wordt op twee manieren geschaad. De patiënt lijdt omdat de medicatie het immuunsysteem belemmert en bovendien loopt hij ook schade op door een gebrek aan koorts. Ik heb eerder uitgelegd hoe koorts deel uitmaakt van het afweermechanisme van het lichaam en hoe een patiënt zonder koorts meer kans heeft aan

43

een infectieziekte dood te gaan. De moderne medicatie doodt ontelbare mensen die worstelen met infectieziekten doordat zij het natuurlijke afweermechanisme van het lichaam saboteert. En het zijn niet alleen maar mensen die mazelen hebben die sterven omdat men hen niet warm genoeg hield en omdat zij ongeschikte medicatie kregen.

In verarmde gemeenschappen is het sterftecijfer door mazelen hoger dan 1: 2000. In ernstig ondervoede kinderen ziet men andere dan de klassieke symptomen van mazelen en is het risico op sterfte hoger. De voorstanders van vaccinatie zeggen vaak dat mensen met niet-Europese voorouders in het bijzonder een risico lopen aan mazelen dood te gaan, maar dat is niet waar. Een grote gevoeligheid om aan mazelen te sterven wordt niet genetisch bepaald,[147] het wordt bepaald door armoede.[147]

In 1984 werd het mazelenvirus in Nieuw Zeeland virulent en gedurende de daarop volgende epidemie stierven twee kinderen. Dit gebeuren werd gebruikt om ouders in zowel Nieuw Zeeland als Australië angst aan te jagen. De bangmakers vertelden er niet bij dat beide kinderen terminaal ziek waren toen zij mazelen kregen en dat een van hen 'volledig geïmmuniseerd was'.[148]

De volgende mazelen-epidemie in Nieuw Zeeland, in 1992, was al drie maanden aan de gang voordat er een kind stierf. Zodra dit gebeurde kwam de propagandamachine in actie. Nadat er drie sterftegevallen waren gemeld kwam er een rectificatie en het officiële sterftecijfer ging terug naar twee. Toen ging het weer omhoog naar vier. Op de dag dat het derde sterfgeval werd gemeld, sprak ik een chiropractor die in de stad woonde waar het sterfgeval had plaatsgevonden. Hij vertelde dat het kind tegen mazelen was gevaccineerd en dat toen de medici dit ontdekten zij besloten de doodsoorzaak te wijzigen. Ik was lid van een comité van een consumentengroep die de Immunisation Awareness Society (IAS), heet en we volgden deze zaak zo nauwgezet als maar mogelijk is. Hoewel de propaganda campagne van het departement van gezondheid maar een week duurde bleven de media de volgende paar maanden steeds herhalen dat 'vier baby's' aan mazelen waren gestorven omdat niet voldoende kinderen waren gevaccineerd.

Terwijl de epidemie nog steeds aan de gang was publiceerde een gezondheidsmagazine een artikel[149] dat ik over mazelen schreef. Hierin voorspelde ik dat de autoriteiten de volledige gegevens over deze sterfgevallen nooit zouden onthullen. Het enige wat het officiële rapport zich liet ontglippen was dat een van de 'baby's' die stierven 12 jaar oud was. Een lid van de IAS schreef de huisarts van deze twaalfjarige aan en vroeg naar de omstandigheden van diens dood. Hij antwoordde: 'Dit geval betrof een uiterst zeldzame complicatie van mazelen en het is niet waarschijnlijk dat dit ooit weer gebeurt'. Hij zei niet of het kind wel of niet gevaccineerd was. Een verpleegkundige die in het Wellington ziekenhuis werkte, waar een van de baby's overleed, vertelde ons dat de baby vanwege longontsteking was opgenomen en in het ziekenhuis mazelen had gekregen. Dus lukte het ons het feit te bevestigen dat twee van de vier niet alleen maar aan mazelen waren gestorven. Ik weet zeker dat wanneer ons spionageteam goed genoeg zou zijn geweest wij dergelijke feiten over de twee andere sterfgevallen boven water hadden gekregen.

IAS schreef het Departement van Volksgezondheid en vroeg:

- of de kinderen die waren overleden oud genoeg waren om gevaccineerd te zijn geweest
- of er onderliggende gezondheidsproblemen aanwezig waren voordat zij mazelen kregen
- en wat hun vaccinatiestatus was.

Zij weigerden deze informatie te verstrekken, hoewel het tegen de wet is om deze informatie achter te houden.

In november 2012 begon een mazelenuitbraak in Groot-Brittannië. Toen de uitbraak vijf maanden duurde stierf een 25-jarige man die mazelen had aan longontsteking. Hij was een volwassene en geen kind en leed aan twee ernstige chronische ziekten voordat hij mazelen kreeg. Hij was ernstig ondervoed (wat in Engeland heel ongewoon is) en hij kreeg als complicatie longontsteking. Bovendien werd hem geadviseerd paracetamol te nemen. De dag voordat hij overleed bracht zijn moeder hem naar het medisch centrum omdat hij een mazelenuitslag had, hoge koorts, een infectie in zijn borst en het moeilijk vond om te kunnen staan. Zelfs al was er een algemene hysterie in het land over mazelen, toch kwam het bij de drie huisartsen die hem onderzochten niet op dat hij misschien mazelen zou kunnen hebben en dat de ontsteking in zijn borst een longontsteking zou kunnen zijn. Zij vertelden zijn moeder hem mee naar huis te nemen en hem paracetamol te geven. Dit deed ze en hij stierf die nacht. Omdat hij ongezond was had hij kunnen sterven aan de longontsteking zonder de extra belasting van paracetamol. Maar het heeft hem geen goed gedaan dat de paracetamol zijn immuunsysteem verzwakte en hij daardoor die longontsteking minder goed kon bevechten. Wanneer hij in een ziekenhuisbed was gelegd voorzien van een infuus met electrolyten, hem antibiotica was gegeven tegen de longontsteking en vitamine A omdat hij zo ondervoed was, was er een goede kans op overleving geweest elfs al had men hem daarbij ook paracetamol gegeven. De officiële doodsoorzaak was longontsteking. Medische bureaucraten gebruikten de dood van deze arme man om angst te zaaien voor mazelen en het BMR-vaccin te promoten. Ze hebben de factoren die tot zijn dood leidden niet vermeld en ook niet dat de officiële oorzaak van dit sterfgeval een longontsteking was. En natuurlijk werden de artsen door wiens nalatigheid de man overleed niet verantwoordelijk gehouden.

In Nieuw Zeeland kreeg ik soms de gelegenheid over vaccinaties te spreken voor een groep Public Health verpleegkundigen. Toen Chandra tien jaar was nam ik haar mee naar een van deze lezingen omdat ze influenza had en niet naar school ging. De influenza was onder controle omdat zij al een paar dagen in bed had gelegen, ze biologische citroen- en honingdrankjes dronk en een heleboel vitamine C kreeg. Ik wist dat ze geen terugval zou krijgen wanneer ik haar meenam naar deze lezing omdat ze van een warm huis in een warme auto naar een warme zaal zou gaan. Ze had influenza gekregen omdat ze in de regen netball had gespeeld en in een koude wind naar huis was gelopen en dat in een tijd dat er een gemeen influenzavirus rondging. Wanneer er een poliovirus had rondgewaard zou ik voorzichtiger zijn geweest en haar die dag hebben verboden netball te spelen ondanks de negatieve sociale consequenties die zo'n actie zou hebben uitgelokt.

Toen wij in de zaal aankwamen zette ik haar neer in de voorste hoek, voorzien van haar spullen om kunstwerken te maken. Ze ging hiermee aan de slag, maar haar oren waren gespitst om te horen wat er om haar heen gebeurde. Een van de verpleegkundigen zei dat ze niet ziek was en op school behoorde te zijn. Anderen beaamden dat. Zij hadden er geen idee van hoe je kunt voorkomen dat een infectie zich ontwikkelt tot een ernstige ziekte. Er zaten een paar agressieve dames in deze groep die kwaad werden van bijna alles wat ik vertelde. Toen ik zei dat tuberculose wordt veroorzaakt door verkeerde voeding en een vochtige behuizing, brulden schreeuwden ze dat tuberculose door immigranten werd veroorzaakt. Dit komt overeen met de campagne in de kranten die toentertijd tegen immigranten werd gevoerd.

Toen ik zei dat kinderen uit voorsteden niet aan mazelen sterven tenzij er met hen iets anders mis is, probeerde een van de dames dit te weerleggen door het verhaal te vertellen van een kind dat stierf aan mazelen en dat zij had verpleegd. 'Hij was een perfect gezond kind. Er was helemaal niets mis met hem. En ik herinner me duidelijk dat ik hem gelei en ijs voerde vlak voor mijn dienst eindigde. Hij moest worden gevoerd omdat hij bronchitis had en beademingsapparatuur moest gebruiken. De volgende morgen hoorde ik op de radio dat hij was gestorven'.

En luid gefluister kwam vanuit de kunstfabriek in de hoek. 'Mama, mama! Gelei en ijs, gelei en ijs!' Chandra maakte zich zorgen dat ik niet had gehoord dat zij het kind gedwongen gevoed had met dingen die bronchitis erger maken. Niet alleen verhogen de ingrediënten van gelei en ijs de hoeveelheid slijm in de longen, maar zij onderdrukken ook het immuunsysteem.[150]

Ik vertelde de verpleegkundigen waarom Chandra wees op gelei en ijs en dit veroorzaakte een opschudding. Een van hen riep vernietigend: 'dus jij zegt dat (naam) de dood van het kind heeft veroorzaakt door hem gelei en ijs te geven?'

'Ja', antwoordde ik, 'het heeft zeker tot zijn dood bijgedragen en is mogelijk de oorzaak geweest'. De opschudding veranderde bijna in een opstand. Deze bijeenkomst vormde de eerste ervaring van Chandra met een dergelijke massale vijandigheid en alle irrationaliteit die ermee gepaard gaat. Op weg naar huis sprak ze opgewonden over de verpleegkundigen en een van de vragen die zij op mij afvuurde was: 'Waarom denken zij dat iemand met bronchitis helemaal gezond is?' Ik laat het aan psychologen over deze vraag te beantwoorden, maar ik ben dankbaar voor de verpleegkundige die zich uitsprak omdat zij mijn punt prachtig bewees.

WAT ZIEKE KINDEREN NODIG HEBBEN IS GOEDE ZORG

Een ziek kind heeft voldoende rust nodig en moet door een volwassene verzorgd worden totdat hij of zij helemaal beter is. Dit lijkt misschien een logische zaak, maar veel ouders zijn er tegenwoordig van overtuigd dat wanneer een ziek kind maar de goede medicijnen krijgt het op dezelfde wijze kan functioneren als in de normale situatie. Het kan moeilijk zijn voor een ouder om thuis te blijven en voor een ziek kind te zorgen wanneer het risico bestaat ontslagen te worden of een belangrijk deel van het inkomen te verliezen. In dit soort situaties zou het ideaal zijn een vertrouwde verzorger in huis te hebben die tijdens werktijd voor het kind kan zorgen.

Departementen van Gezondheid verspreiden informatie onder ouders die pro medicatie is. En dit komt in plaats van informatie die hen leert hoe kinderen veilig door een kou, influenza en kinderziekten te begeleiden. De mensen die voor de Departementen van Gezondheid werken kunnen geen goed advies geven omdat zij volgens het farmaceutische model zijn getraind en dus ook niet weten hoe deze kinderziekten veilig te behandelen.

Een kind dat koorts heeft tijdens een griep of een kinderziekte moet in bed liggen en goed warm gehouden worden. Wanneer de koorts wordt veroorzaakt door een gevaarlijke infectieziekte moet er regulier medisch of homeopathisch worden ingegrepen. Het kind moet niet afgekoeld of al uitgeput zijn voordat met die interventie wordt begonnen. En het allerbelangrijkste is dat er geen koortsonderdrukkende medicatie mag worden gegeven, noch dat het kind met water of door koude lucht wordt gekoeld.

Artsen en verpleegkundigen hebben in hun opleiding niet geleerd dat een zieke warm moet worden gehouden. Zij hebben in feite geleerd dat een persoon met koorts moet worden gekoeld, ook al toont de wetenschap aan dat de persoon warm moet worden gehouden. Enkele wetenschappers van de Yale University infecteerden enkele humane longcellen met virussen die een kou veroorzaken. Zij ontdekten dat het antwoord van het immuunsysteem van deze longcellen hierop beter in staat was deze virussen te bestrijden wanneer deze cellen warm waren.[151]

Als iemand het niet warm genoeg heeft, kan hij in eerste instantie een infectie oplopen. Een onderzoek in Wales vergeleek het aantal mensen dat kou had gevat nadat zij hun voeten twintig minuten lang heel erg koud hadden gemaakt met het aantal mensen die dit niet hadden gedaan. De deelnemers waren niet vrijwillig geïnfecteerd met virussen die een kou veroorzaken, zij waren op een normale manier blootgesteld aan welke ziektekiemen dan ook die in die periode in het milieu voorkwamen. In het algemeen vatten er maar weinigen in dat onderzoek kou, maar dat aantal was veel hoger in de groep met koude voeten dan in de groep die geen koude voeten had gehad.[152]

Door de manier waarop in de moderne geneeskunde kinderziekten worden behandeld, wordt het risico op complicaties en overlijden verhoogd. Er wordt medicatie gegeven om de koorts te drukken die echter het immuunsysteem verzwakt. Ook wordt aanbevolen het kind te koelen terwijl het eigenlijk warm ingepakt moet worden. Er ligt geen nadruk op het feit dat het kind in bed moet liggen in een rustige omgeving. En het kind wordt tijdens de acute fase van de ziekte gedwongen wat te eten in plaats van daarmee te wachten tot de hongerige fase in het herstel is aangebroken. Evenmin wordt aandacht geschonken aan het feit dat er een herstelperiode nodig is. Kortom: men doet het helemaal verkeerd. Sommige artsen hebben genoeg gezond verstand om deze zaken anders aan te pakken maar dat zijn er veel en veel te weinig.

Het onderdrukken van koorts is een van de gevaarlijkste dingen die in de orthodoxe geneeskunde wordt gedaan. Daarom heb ik de functie van koorts zo uitgebreid beschreven in het hoofdstuk 'Koorts: een vriend en geen vijand'. Als je een kind met mazelen niet warm houdt kan de ontwikkeling van bronchitis, longontsteking, oorontsteking of hersenvliesontsteking hiervan een gevolg zijn. De laatste twee aandoeningen kunnen doofheid of hersenbeschadiging tot gevolg hebben. De bof kan ook hersenletsel en doofheid tot gevolg hebben wanneer het een kind wordt toegestaan rond te rennen. Ten gevolge van de bof kan, wanneer het kind gewoon mag rondlopen, hersenschade en doofheid worden veroorzaakt, de pancreas worden beschadigd waardoor diabetes kan ontstaan en de bof kan onvruchtbaarheid veroorzaken bij een persoon die de puberteit voorbij is. Roodvonk kan hart en nieren beschadigen en waterpokken kan in hersenletsel eindigen wanneer de patiënt in de paar dagen van de acute fase niet rustig in bed wordt gehouden.

Wanneer men een kinderziekte krijgt als tiener of volwassene is het risico op complicaties groter. Het kan heel moeilijk zijn een tiener of een volwassene die gedreven wordt door zijn verantwoordelijkheden gedurende die acute fase het bed te laten houden en het kalm aan te laten doen tijdens de herstelfase. School- en sportverplichtingen kunnen evenveel druk op een tiener leggen als je brood verdienen of de zorg voor kinderen op een volwassene. Net zoals volwassenen willen tieners hun bed uit en hun alledaagse dingen doen in plaats van rustig ziek te zijn. Gedurende de wintermaanden wordt op radio en televisie geadverteerd met medicijnen die de symptomen van een kou of griep voor een deel kunnen onderdrukken. In deze advertenties wordt mensen geadviseerd deze medicijnen te kopen en zo hun verplichtingen jegens hun familie en hun zaken te kunnen blijven vervullen. Wanneer mensen overlijden omdat zij deze raad hebben opgevolgd kunnen hun families de fabrikant niet vervolgen omdat die niet aansprakelijk zijn.

Zieke kinderen moeten niet met stimulerende prikkels worden overvoerd. Wanneer zij luieren betekent het niet dat zij zich vervelen. Het betekent dat zij rust nodig hebben. Tieners die normaal gesproken verslaafd zijn aan popmuziek willen die niet horen wanneer zij mazelen hebben. Wanneer zij de beat wel weer willen horen betekent het dat ze aan de beterende hand zijn. Een kind moet niet naar school worden gestuurd zodra hij of zij 'goed genoeg is om dat aan te kunnen'. Het concept van de herstelperiode is bijna verdwenen uit onze moderne maatschappij. Het kind zo snel mogelijk 'op de been' te krijgen wordt gezien als een belangrijke overwinning, maar voor het kind is dat geen goede zaak.

Op een dag hielp ik in de middag mee op de kleuterschool en er was een jongetje dat er stilletjes bij zat en niet wilde spelen. De leerkracht belde zijn moeder en vroeg haar hem te komen ophalen. Toen zijn moeder arriveerde vertelde ze dat haar zoontje 's morgens koorts had. Zij had hem tussen de middag paracetamol gegeven zodat hij naar de kleuterschool kon. Toen ze weg was uitte een andere moeder haar boosheid. Ze zei dat de vrouw niets om haar kind gaf en dat ze hem naar de kleuterschool had gestuurd om een paar uur van hem af te zijn. Toevallig wist ik dat deze moeder dol was op haar kind en dat het pure onwetendheid was die haar tot deze actie had aangezet. Gelukkig was deze koorts geen voorbode van iets ernstigs, anders was haar zoon in de problemen gekomen.

Deze onwetendheid als het koorts betreft was er de oorzaak van dat vrienden van mij hun zoon die mazelen had op een hele koude nacht meenamen om naar het vuurwerk te kijken. Hij kreeg om 9 uur 's avonds een koortsstuip, waarschijnlijk door het koude water dat hij dronk om de volgende dosis paracetamol in te nemen. De gedachte dat ouders een koortsig kind op een koude nacht mee naar buiten nemen verbijstert mij. Maar ik moet me realiseren dat ik in die omstandigheden waarschijnlijk hetzelfde zou hebben gedaan, ware het niet dat mijn onderzoek naar vaccinaties mij andere inzichten heeft verschaft.

De wisselwerking tussen een koortsig kind en zijn ouders of verzorgers verloopt anders, maar het kind is zich desondanks bewust van hun aanwezigheid. Dat levert voor het kind een gevoel van veiligheid op en het is bovendien zeer verstandig dat iemand goed let op een patiënt met een kinderziekte. Zo kan bij symptomen die duiden op een afwijking in het normale verloop van de ziekte direct actie worden ondernomen waardoor een ernstige complicatie als longontsteking of hersenvliesontsteking kan worden voorkomen. Een koorts behoort in de gaten te worden gehouden voor het geval dat die het begin is van iets ernstigs. Ziekten als polio, difterie en meningokokken meningitis kunnen er in het begin heel onschuldig uitzien en wanneer zij verder kunnen gaan voordat er wordt ingegrepen, kan de uitkomst grimmig zijn.

Bij kinderziekten is het niet nodig dat wordt ingegrepen, je moet ze gewoon verdragen. Het is echter nodig dat ze op een goede manier worden verdragen omdat zich anders complicaties kunnen voordoen. Bij complicaties moet worden ingegrepen, maar bij de ziekte zelf niet. Soms worden homeopathische geneesmiddelen gebruikt om de duur van de kinderziekte te bekorten. Dat is niet verstandig. Mensen die mazelen niet volledig doormaken lopen meer risico op chronische ziekten later in het leven.[153] Het is goed om gebruik te maken van homeopathie om mogelijke complicaties te behandelen, maar het is niet juist om homeopathie of welk ander middel dan ook te gebruiken om het natuurlijke verloop van deze kinderziekten te verstoren. Homeopathie is ook goed wanneer een kinderziekte niet goed is doorgemaakt, bijvoorbeeld wanneer een kind na kinkhoest elke winter hoestklachten heft, of wanneer waterpokken opnieuw tevoorschijn komt als herpes zoster.

Wanneer iemand gevaar loopt te overlijden aan een infectieziekte zou de eerste ingreep een injectie met vitamine C moeten zijn.[154,155,156] Dr. Archie Kalokerinos heeft de levens van Australische kinderen gered met injecties met vitamine C.[154,155,156] Hij heeft de medische stand hierover willen onderrichten, maar men wilde er niets van weten. Op een avond vertelde ik over het werk van Archie aan een groep verpleegkundigen in Auckland en een van hen ging mij te lijf met een vinnige karaktermoord op Archie. Waarom voelt een verpleegkundige in Nieuw Zeeland zich zo bedreigd door een arts die het leven van kinderen in de Australische outback redde? Archie publiceerde *Every Second Child* in 1974. Honderdduizenden baby's en kinderen zijn sinds die tijd overleden omdat medici te arrogant zijn om gebruik te maken van zijn ontdekking.

ZORGEN VOOR EEN KIND MET:

INFANTUM ROSEOLA (de zesde ziekte)

Wanneer een kind deze ziekte al zou krijgen gebeurt dat tijdens de eerste drie levensjaren. De symptomen bestaan uit koorts en een huiduitslag die lijkt op die van mazelen.[157] Sommige mensen noemen deze ziekte 'baby-mazelen' en soms stellen artsen de verkeerde diagnose 'mazelen'. Daardoor kunnen ouders denken dat hun kind voor de tweede keer mazelen krijgt wanneer het echt mazelen heeft gekregen. Sommige artsen zijn niet op de hoogte van het bestaan van de infantum roseola. Het virus dat deze ziekte veroorzaakt heet HVV-6. Wanneer er een vaccin wordt gemaakt dat dit virus bevat zullen we horen dat infantum roseola een dodelijke ziekte is waartegen gevaccineerd moet worden.

Sommige baby's met roseola krijgen hoge koorts, terwijl anderen zo weinig koorts hebben dat men pas wanneer de huiduitslag verschijnt merkt dat zij infantum roseola hebben. De koorts komt eerst en dan volgt de huiduitslag en gewoonlijk verschijnt die uitslag pas wanneer de koortsperiode afloopt. Soms zit er een hele dag tussen de koorts en de uitslag. Totdat de symptomen zijn verdwenen dient de baby warm en rustig gehouden te worden. Wanneer je toch met de baby naar buiten moet gaan, moet je hem heel warm inpakken en het gezichtje tegen wind beschermen. Vaak borstvoeding geven of een andere vorm van vloeistof is al wat de baby gedurende die koortsperiode nodig heeft. Wanneer de baby al vaste voeding krijgt moet je die niet meer geven zolang de koorts nog aanwezig is.

De ziekte dient zijn natuurlijke verloop te hebben en zichzelf te kunnen genezen zonder de interventie van reguliere medicijnen, homeopathie, kruiden of vitaminen. Het gebruik van welk hulpmiddel dan ook om de koorts te onderdrukken is onverstandig, zoals eerder in het hoofdstuk over koorts is uitgelegd. De ziekte gaat vanzelf over, maar er moet wel voor worden gezorgd dat het kind warm gehouden wordt en niet oververmoeid raakt.

MAZELEN

Mazelen is een ziekte die met respect behandeld moet worden. Complicaties als bronchitis, longontsteking, hersenvliesontsteking, oorontsteking, blindheid en overlijden kunnen een kind met mazelen overkomen wanneer het niet de juiste zorg krijgt. Het kind moet buitengewoon goed warm worden gehouden gedurende de middelste fase van mazelen en er mag niet verwacht worden dat hij of zij in welke fase dan ook de normale routine van alledag kan volgen. Hoewel het verkeerd is te proberen mazelen te voorkomen door vaccinatie of door homeopathie, is het belangrijk eventuele complicaties te voorkomen. Het onderdrukken van de koorts met medicatie verhoogt het risico op complicaties en het vrijwillig blootstellen van het kind aan afkoeling is buitengewoon gevaarlijk. Het gebruik van een niet passend homeopathische geneesmiddel kan ook problemen veroorzaken. Dus raadpleeg altijd een kundig homeopaat die de complicatie behandelt en die niet probeert het ziekteproces te beëindigen of te onderdrukken.

Het is voor ouders belangrijk het verschil te kennen tussen de symptomen van mazelen en de symptomen van een eventuele complicatie. In iemand die niet gevaccineerd is, zijn de volgende symptomen op te merken: koorts, een vieze lichaamslucht, rode opgezwollen ogen, een huiduitslag die begint met separate vlekken en dan helemaal vlekkerig wordt, een oppervlakkige hoest, gevoelige ogen en extreme vermoeidheid. Te vaak krijgen ouders die niet weten wat je bij mazelen kunt verwachten, een flinke schok wanneer zij deze symptomen bij hun kind zien. Vervolgens haasten zij zich naar het ziekenhuis waar de medische staf soms voor complicaties zorgt door het kind te laten afkoelen en koortsonderdrukkende medicatie te geven.

De natuurlijke, klassieke mazelen bestaat uit drie fasen. Eerst is daar de incubatietijd waarin de ziekte stilletjes aanwezig is. Dan volgt er een acute fase waarin het kind koorts heeft en in bed gestopt hoort te worden. Daarna volgt er een herstelfase waarin het net zo belangrijk is dat deze goed wordt aangepakt als de acute fase. Wanneer iemand die tegen mazelen is gevaccineerd mazelen krijgt zijn de symptomen niet hetzelfde als bij de natuurlijke vorm. En deze symptomen zijn zeker niet 'milder'. Mazelen in een gevaccineerd persoon wordt 'atypische mazelen' genoemd. Deze vorm manifesteert zich op verschillende manieren, waar ik later op terug zal komen. Individuen die ernstig ondervoed zijn wanneer zij mazelen krijgen, ondervinden ook andere symptomen dan die van de natuurlijke mazelen. Dit wordt 'ernstige mazelen' genoemd, hoewel de term 'ernstige mazelen' ook door sommige artsen gebruikt wordt wanneer zij refereren aan mazelen met complicaties.

De eerste aanwijzing dat een kind besmet is met het mazelenvirus is dat hij of zij zeurderig en overmatig aanhankelijk wordt. Terwijl het kind nog steeds chagrijnig is ontstaat er een flauwe geur van bederf die je niet kunt missen. Dan krijgt het een loopneus, er begint een oppervlakkige maar hardnekkige hoest, er ontwikkelt zich een rode rand rond de ogen en het kind ziet er over het algemeen 'waterig' uit. De meeste kinderen voelen zich aan het eind van deze fase nog steeds miserabel, maar sommigen worden weer wat vrolijker. Gedurende deze fase verliezen zij hun eetlust en die is bijna helemaal verdwenen tijdens de volgende fase, de acute fase.

In de acute fase zijn koorts en huiduitslag de voornaamste symptomen. Gewoonlijk begint de koorts voordat de huiduitslag verschijnt, maar soms verschijnen zij tegelijkertijd. Zodra de eerste koorts zich voordoet moet het kind in bed liggen onder warm beddengoed. Eerst zie je kleine rode vlekjes op het gezicht en daarna op de buik verschijnen.

Het wit van de ogen wordt roder, het gezicht opgeblazen, de oogleden zwellen op en de vreselijke geur wordt sterker. De ogen worden gevoelig voor licht, maar deze gevoeligheid is in baby's over het algemeen minder dan in oudere kinderen. Witte vlekken die Koplikse vlekken worden genoemd zijn korte tijd aanwezig in de mond.[158] Deze Koplikse vlekken helpen bij het onderscheiden van mazelen van rode hond. De narigheid met de Koplikse vlekken is dat zij moeilijk te zien zijn wanneer het kind niet wil meewerken en dat zij ook weer snel verdwijnen. Hun aanwezigheid bevestigt de diagnose mazelen, maar wanneer zij er niet zijn sluiten zij die niet uit. Bij rode hond zijn de klieren achter de oren en in de hals opgezet en dat zie je niet bij mazelen. De huiduitslag bij mazelen is donkerder dan die van rode hond. De huiduitslag bij mazelen verspreidt zich vanuit het gezicht naar beneden en verandert van kleine rode vlekjes tot grote vlekkerige plekken. De vlekken op de voeten verdwijnen het laatst. Bij atypische mazelen kan de uitslag op handen en voeten beginnen en zich zo naar het midden en naar boven begeven. De vlekken kunnen wat opgezwollen zijn en kunnen zelfs gaan bloeden. Het bloeden van de huiduitslag komt vaak voor bij ernstig ondervoede kinderen.

Het enige waar een kind met hoge koorts behoefte aan heeft is water, sap of fruit of aan moedermelk wanneer hij of zij nog steeds aan de borst is. Probeer het kind geen normale voeding op te dringen. Blijf vloeistoffen aanbieden. Niet-zure tropische vruchten zijn goed wanneer zij rijp zijn, probeer anders tomaten of komkommer of houdt het gewoon bij water. Veel kinderen vinden het lekker warm water te drinken waarin een theelepel honing is opgelost. Het verdient de voorkeur biologische honing te gebruiken die niet is gefiltreerd of verhit voor de botteling. Het kind zal intuïtief weten hoeveel voeding het nodig heeft, dus probeer hem niet te

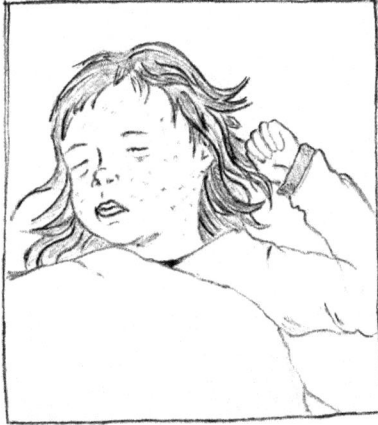

Chandra met mazelen

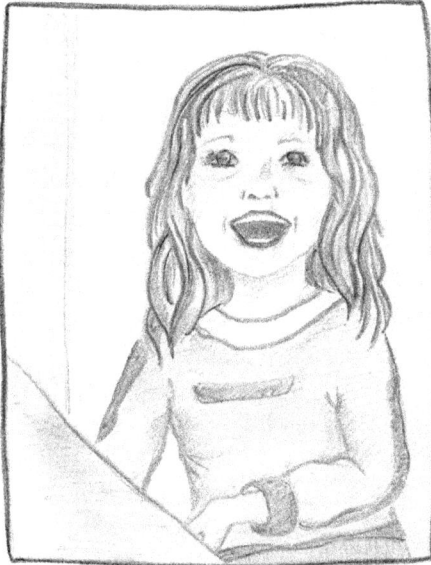

Chandra een maand nadat zij mazelen had

dwingen meer te eten dan hij of zij wil. Blijf echter drinken aanbieden, vaak is het kind te moe om er om te vragen. Zorg er voor dat er een goede voorraad eiwitrijke en volwaardige voeding in huis is, want als de herstelfase aanbreekt zal het kind honger hebben als een wolf.

Tijdens de mazelen kan de koorts heel hoog worden en gedurende een periode van een dag of drie, soms langer, zal hij komen en gaan. Het is van cruciaal belang dat het kind gedurende deze koortsperiode goed wordt warm gehouden, zonder dat hij het te warm krijgt. Er moet heel erg goed op worden gelet dat hij of zij het niet koud heeft. Een koude tocht van een minuut of drie kan voor de patiënt al voldoende zijn om op het hellend vlak van bronchitis, oorontsteking en longontsteking te geraken. Het is vaak moeilijk voor verzorgers om op het voorkomen van tocht te letten omdat een fitte volwassene luchtbewegingen nauwelijks opmerkt. Zelfs het op blote voeten over de koude badkamervloer lopen kan er al de reden van zijn dat een kind met mazelen teveel afkoelt, waardoor de ziekteverwekkers die bronchitis en longontsteking veroorzaken profiteren van de kwetsbaarheid van het kind.

Wanneer de koorts een aanvang neemt begint die vieze mazelengeur sterk te worden en ouders krijgen dan de neiging het kind in bad te stoppen. Zij overtuigen zichzelf er vaak van dat het kind zich door een bad beter zal voelen, terwijl het eigenlijk zo is dat de ouders zich druk maken om de asociale lucht. Sommige mensen voelen het als sociaal onaanvaardbaar om een bad drie dagen uit te stellen, er bestaat echter geen enkele noodzaak het kind te wassen. De buren zullen er niets van merken, dus ga het risico op complicaties alsjeblieft niet lopen. Die geur verdwijnt vanzelf. Toen Chandra mazelen had nam ik foto's van haar gevlekte gezichtje en ik wilde ook een foto nemen van haar buik omdat die er, met huiduitslag, zo grappig uitzag. Maar ik ging nadenken. Met die ouderwetse niet-digitale camera's duurde het wel een minuut om in een donkere kamer een foto te kunnen maken. Als haar buikje maar een minuut aan koude lucht was blootgesteld, had ze bronchitis of een longontsteking kunnen oplopen.

Artsen en verpleegkundigen wordt geleerd met minachting naar het gevaar van afkoeling te kijken. Afkoeling kan tot longontsteking leiden en longontsteking is de meest voorkomende oorzaak van sterfgevallen bij mazelen.[159,160]

De conventionele behandeling van mazelen bestaat uit het geven van antibiotica en koortsremmende medicatie. De antibiotica verminderen het risico op bronchitis en longontsteking terwijl de medicatie die de koorts onderdrukt de effectiviteit van de antibiotica vermindert. In sommige ziekenhuizen worden kinderen met mazelen gedwongen te eten, ze kleden ze uit en waaieren hun koude lucht toe. De meeste artsen en verpleegkundigen begrijpen het verschil niet tussen de symptomen van mazelen en de complicaties ervan. Krantenartikelen over mazelen die de lezer angst aanjagen maken melding van infusen en meerdere injecties voor kinderen die met mazelen in het ziekenhuis liggen.

Goedbedoelende mensen die mazelen willen 'genezen' zullen je trots vertellen dat wanneer je hoge doseringen vitamine C geeft, de ogen niet meer rood en waterig zullen zijn, de oppervlakkige hoest zal verdwijnen, de koortsaanvallen zullen stoppen en de huiduitslag zich niet zal ontwikkelen. Deze interventie maakt de patiënt vatbaar voor mazelen wanneer hij volwassen is[136] en verhoogt het risico op chronische ziekten zoals kanker later in het leven.[96,97,98,153]

De intensiteit van licht moet drastisch worden verlaagd om de ogen van een kind met mazelen te beschermen. Wanneer de gordijnen dun zijn, doe hier dan een deken of donkere doek overheen zodat er minder licht binnenkomt. Je kunt ook bruin papier tegen de ramen plakken en dan de gordijnen dicht doen. Toen Kenny mazelen had lag hij in onze kamer en we lieten het bruine papier op de smalle zijramen nog heel lang daarna zitten omdat het de kamer een mooie kleur gaf.

Als de koorts tenslotte voorbij is wordt het kind ontzettend hongerig. Dit komt doordat mazelen altijd gevolgd wordt door een periode van snelle groei. Het kind zal instinctief een heleboel eiwitten willen eten. Mazelen veroorzaakt een plotselinge groeistilstand die wordt gevolgd door een snelle groei-inhaalrace.[161] Kinderen die niet genoeg eiwitten en calorieën binnen krijgen tijdens de herstelperiode zullen nooit de volledige omvang van hun genetische potentie behalen.[162] In arme gemeenschappen bereiken kinderen die mazelen hebben overleefd maar niet voldoende voedsel kregen tijdens die herstelperiode, nooit hun werkelijke lengte.[162] Veel kinderen in arme landen sterven tijdens de herstelperiode omdat zij in die tijd van verhoogde behoefte niet voldoende te eten hebben.

Wanneer de koorts is afgenomen wil het kind opstaan en gaan spelen. Het is moeilijk om goed met die herstelperiode om te gaan omdat het nodig is een balans te vinden tussen de wens van het kind om actief te zijn en de benodigde rust. Het immuunsysteem van het kind heeft het zeker nog een paar weken na de mazelen moeilijk, dus ouders moeten erg goed opletten dat hun kind warm gehouden wordt wanneer het buiten zijn bed speelt. Hij of zij wil bezig gehouden worden en eten, maar het wordt gauw moe en er moet zeker nog twee weken kalm aan worden gedaan. Warme kleding is in deze fase van groot belang en het kind mag niet buiten spelen tenzij het warm is en er geen wind staat. Medische folklore promoot nog steeds het idee dat 'frisse lucht' goed is voor mazelen, maar niets is minder waar. Zelfs wanneer je in de tropen woont kan 'frisse lucht' precies de reden zijn dat je bronchitis of longontsteking oploopt. Ook kan een beetje wind oorpijn veroorzaken en dat is erg pijnlijk. Aanhangers van de farmaceutische industrie geloven dat ziektekiemen de enige veroorzaker van oorpijn zijn dus zij zien er de noodzaak niet van in een kind met een nog minder goed werkend immuunsysteem niet te laten buiten spelen op een koude winderige dag. Gewapend met kennis over de gevaren van kou kun je nu gebruik maken van je beoordelingsvermogen met betrekking tot het buitenspelen.

Eeuwenlang werd al gemerkt dat mazelen kinderen vatbaar maakte voor secundaire infecties en de eerste poging om het waarom uit te vinden werd gepubliceerd in 1908.[163] Ondanks veel onderzoek is het nog steeds niet bekend hoe het immuunsysteem tijdens mazelen precies werkt.[164] Het is bekend dat gedurende drie weken na het verschijnen van de huiduitslag het aantal NK -lymfocyten in het bloed zeer wordt gereduceerd en dat de lymfocyten die overblijven minder actief worden.[165] Andere onderdelen van het immuunsysteem doen ook minder gedurende enkele weken na de besmetting.[164] De zichtbare veranderingen in het immuunsysteem zijn aantoonbaar klinisch van belang.[159,160]

De farmaceutische geneeskunde verzuimt te erkennen dat wanneer deze verlaagde immuniteit wordt gecombineerd met een gebrek aan warmte iemand nog meer vatbaar is voor ziekteverwekkers. Ogen blijven gevoelig voor licht tot ongeveer een week nadat de koorts is gedaald, maar die gevoeligheid kan ook wel een week of vijf duren. Toen Chandra geen koorts meer had liet mijn oom haar zien hoe ze een doily moest maken. Dat had een epidemie van doily's maken tot gevolg. We deden alle gordijnen in huis dicht zodat ze overal kon rondlopen en in elke kamer ontstond een piramide van doily's die uit printpapier waren geknipt. We mochten van haar geen enkel kostbaar papiertje weggooien, zelfs niet de flintertjes die waren uitgeknipt om het patroon te kunnen maken. Altijd wanneer ik aan mazelen denk, denk ik aan die stapels papier in elke kamer. Het was een ideale manier om haar binnenshuis bezig te houden. Haar broertje is niet zo gek op knip- en plakwerk, dus hem moesten we tijdens de herstelperiode na mazelen op een andere manier bezig houden.

Tegenwoordig is het normaal kinderen weer naar kleuterschool of school te laten gaan wanneer zij andere kinderen niet meer kunnen besmetten. Dat is erg onverstandig omdat het kind op die manier geen tijd heeft om goed te herstellen. Kinderen blijven nog twee weken overgevoelig voor geluid, een pijnlijke overgevoeligheid voor de normale geluiden op een kleuterschool of een klas. Denk er aan dat het immuunsysteem nog zeker drie weken nadat de huiduitslag verschijnt onder druk staat![164,165] Honderden jaren was er niets bekend over de werking van het immuunsysteem tijdens mazelen, maar het was bekend dat het roekeloos was kinderen de normale bezigheden te laten verrichten voordat zij volledig waren hersteld.

Het is onverstandig om een homeopathisch middel te gebruiken om de mazelen te 'genezen'. Mensen die willen dat je van de mazelen afkomt zodra het verschijnt vertellen je misschien om gepotentieerde Pulsatilla te gebruiken, omdat Pulsatilla past bij de symptomen van roodheid van de ogen, aanhankelijkheid, lethargie en melancholie bij een persoon die normaal gesproken opgewekt is. Dit advies komt van mensen die niet begrijpen dat dit normale symptomen van de mazelen zijn en deel uitmaken van het proces dat met rust moet worden gelaten om zichzelf op te lossen. De bekende homeophaat uit Kaapstad, Dr. Jimmy Jones, vertelde mij dat het toedienen van Morbillinum, wat het gepotentieerde mazelenvirus is, aan een kind met de mazelen epileptische aanvallen kan veroorzaken. Doe het niet.

Wanneer jij je homeopathische geneesmiddelen goed kent, of wanneer er iemand in de buurt is die ze kan voorschrijven is het prima een homeopathisch geneesmiddel te gebruiken om complicaties te voorkomen. Bijvoorbeeld, Drosera 30 kan voorkomen dat een wat hoestend kind bronchitis krijgt, zonder het mazelenproces te stoppen. Wanneer het te lang duurt voordat de huiduitslag verschijnt of wanneer die zich niet tot een duidelijke mazelenuitslag ontwikkelt, kan Bryonia 30 deze tot bloei brengen en daarna over laten gaan. Wanneer zich long- oog- of oorcomplicaties ontwikkelen roep dan de hulp in van een homeopaat om de situatie te beoordelen. De homeopaat zou het kind thuis moeten bezoeken. Een homeopaat die verwacht dat een kind dat mazelen heeft uit bed moet worden gehaald en naar de kliniek gebracht, heeft weinig ervaring met mazelen. Hetzelfde kan niet worden gezegd van een regulier arts die het normal vindt dat een kind met mazelen naar de spreekkamer van de arts wordt gebracht. Artsen hebben veel ervaring met kinderen die mazelen hebben, maar zij beschouwen het als 'normaal' dat er complicaties zijn.

Tegenwoordig is het in sommige kringen in de mode om te zeggen dat kinderen met mazelen vitamine A moeten hebben, maar denk goed na voordat je dat advies opvolgt. De suppletie van vitamine A is levensreddend wanneer ernstig ondervoede kinderen mazelen krijgen. Vitamine A gebrek is normaal in verarmde gemeenschappen waar mensen geen vetten en voedzame groenten in hun dieet vinden. De watervoorziening in deze gemeenschappen is vaak vervuild met bacteriën die diarree veroorzaken. Wanneer hier kinderen mazelen krijgen, sterven er velen aan de complicaties van longontsteking of diarree. Er zijn onderzoeken gedaan die uitwijzen dat het dan heilzaam is vitamine A te suppleren aan ernstig ondervoede kinderen met mazelen, in het bijzonder wanneer zij jonger zijn dan twee jaar.[166,167,168] De World Health Organisation doet de aanbeveling dat twee doses van 200.000IU Vitamine A moeten worden gegeven aan ieder ernstig ondervoed kind dat mazelen heeft en wanneer deze aanbeveling wordt gevolgd brengt dat inderdaad het sterftecijfer omlaag.[169,170,171] Dit betekent niet automatisch dat aan een kind dat niet ernstig ondervoed is vitamine A moet worden gegeven wanneer hij of zij mazelen heeft. Onder normale omstandigheden wordt vitamine A alleen giftig in hoge doseringen, maar een kind dat mazelen heeft kan ziek worden van een dosering die veel lager is dan de toxische dosering.[172,173] Een beetje teveel vitamine A kan hoofdpijn, misselijkheid en braken veroorzaken.[172,173] Elke vorm van vitamine A of visolie zal slapeloosheid veroorzaken bij mensen met of zonder mazelen, wanneer teveel is gegeven, zelfs wanneer het maar een klein beetje teveel is. Ook kan de juiste dosering slapeloosheid veroorzaken wanneer het halverwege de ochtend wordt gegeven. Kinderen moeten kunnen slapen wanneer zij mazelen hebben. Wanneer je denkt dat je kind een gebrek heeft aan vitamine A, doe er dan niet pas wat aan wanneer het mazelen heeft gekregen.

Mazelen zijn voor ouders zeer lastig omdat het kind tijdens de acute fase heel veel zorg en aandacht nodig heeft en zo'n twee weken naderhand ook goed in de gaten moet worden gehouden. Vaccineren wordt gezien als een handige oplossing om mazelen te voorkomen. Vaccinatie vormt echter geen garantie dat je kind tijdens de kindertijd geen mazelen zal krijgen en het verhoogt de kans dat je kind hier na de kindertijd mee te maken krijgt. De bijwerkingen van het mazelenvaccin kunnen ook tot gevolg hebben dat je kind de rest van zijn of haar leven speciale zorg nodig heeft. En dat is nog veel lastiger dan je kind met mazelen twee of drie weken thuis houden van school. Tieners en volwassenen die mazelen hebben moeten dezelfde mate van zorg krijgen als een kind met mazelen.

Voor mazelen hoef je niet bang te zijn wanneer er op een goede manier met de ziekte wordt omgegaan. Zie hoe je kind een sprong maakt in zijn of haar lichamelijke en emotionele ontwikkeling nadat het mazelen heeft gehad. Denk er aan dat koorts deel uitmaakt van het antwoord van het immuunsysteem op binnendringende ziektekiemen. Geef geen enkel medicijn, regulier, homeopathisch of een kruidenremedie, om de koorts te onderdrukken. Koel het kind niet met koud water af. Houdt het kind warm en behaaglijk.

DE BOF

Onderschat niet de schade op lange termijn die kan worden aangericht door de bof. Een kind dat de bof heeft moet binnen blijven en veel rust krijgen om complicaties te vermijden. Een volwassene met de bof is zelfs nog kwetsbaarder voor complicaties. De bof tast de speekselklieren aan zodat de wangen opzwellen en de patiënt er enigszins lachwekkend uitziet. Het virus kan ook ontstekingen in de pancreas, eierstokken, testikels, hersenen en oren veroorzaken. Daaruit volgt dat ten gevolge van onvoldoende goede zorg diabetes, steriliteit, hersenletsel of doofheid kan ontstaan bij een persoon die de bof heeft.

Bij aantasting van de pancreas kan het virus diabetes veroorzaken. Dit werd het eerst gemeld in 1899.[174] Eierstokken en testikels kunnen niet worden aangetast bij iemand die nog niet in de puberteit is. Hieruit volgt dat het een goede zaak is de bof in de kindertijd te krijgen. Een volwassen man is het meest kwetsbaar voor de bof en dat is problematisch omdat sommige mannen het moeilijk vinden enkele dagen rustig in bed te blijven liggen. Een buurman die mij probeerde over te halen mijn kinderen tegen de bof te vaccineren, vertelde mij over een beroemde atleet uit Nieuw Zeeland die door de bof een hersenontsteking ontwikkelde en daarna gedeeltelijk verlamd was. Toen ik hem vroeg om nadere details bleek dat deze atleet een race gelopen had terwijl hij in de acute fase van de bof zat. Ooit wisten mensen dat je geen race moet lopen als je de bof hebt. In een ouderwets medisch boek lees je:

De testikels zijn gezwollen, pijnlijk en erg gevoelig. Wanneer de ontsteking afneemt kan het zijn dat de patiënt onvruchtbaar is geworden. Deze mogelijkheid bestaat vooral wanneer hij tijdens de acute fase van de ontsteking niet goed voor zichzelf heeft gezorgd.[175]

Vaccinatie verhoogt het risico op steriliteit omdat vaccinatie ervoor zorgt dat men de bof op oudere leeftijd kan krijgen.

Veel bangmakerij over bof spitst zich toe op het feit dat bof doofheid kan veroorzaken. Het zou nuttig zijn wanneer er degelijke gegevens werden bijgehouden zodat we kunnen zien of het gebruik van koortswerende medicatie het risico op doofheid verhoogt. Voorstanders van vaccinatie zeggen ook dat er bij de bof een groot risico bestaat op hersenontsteking, zonder daarbij te vermelden dat dit risico met de juiste zorg kan worden vermeden. Toen het BMR vaccin in Nieuw Zeeland het mazelenvaccin verving, vertelde een medische hotemetoot op de televisie dat de bof inderdaad voorkomen moest worden omdat het in 1 van de 7 gevallen hersenontsteking veroorzaakt. Wij schreven hem herhaaldelijk aan om referenties te vragen en uiteindelijk gaf hij toe dat wat hij had gezegd niet waar was. Degene die deze leugen op de Nieuw Zeelandse televisie heeft verteld is nu een hooggeplaatst voorstander van vaccinatie bij de World Health Organisation.

De zwelling van de wangen kan heel pijnlijk zijn, maar de pijn kan worden verminderd door warme of koude applicaties op het gezwollen gebied. Dit moet je gewoon uitproberen omdat elk kind weer anders op warmte of koude kan reageren. Tinctuur of olie gemaakt van Arnica, Calendula en Hypericum (St. Janskruid) verlicht de pijn van die gezwollen wangen. Deze zijn gemaakt van Europese planten en handig gebotteld voor wereldwijde distributie, maar de natuur heeft elk werelddeel voorzien van planten die hiervoor gebruikt kunnen worden. Het is gewoon een kwestie van weten welke planten dat zijn. De tincturen en oliën moeten op de wangen aangebracht worden en niet worden ingenomen. Elke medicatie moet voorzichtig worden aangebracht omdat te veel druk pijn veroorzaakt.

Kinderen met bof moeten gevoed worden naar hun wens, je moet niet kijken naar de hoeveelheid die ze normaal gesproken opeten. De koorts is niet zo heftig als bij mazelen, maar wanneer het kind koorts heeft zal het niet willen eten. Al het voedsel moet vloeibaar zijn omdat kauwen pijn doet.

Hoewel kinderen met bof er niet heel erg ziek uitzien nadat de koortsperiode voorbij is moet je toch voorzichtig zijn. Houdt ze binnen, houdt ze warm en houdt ze rustig. Ze hebben tijd nodig om volledig te herstellen.

RODE HOND

Rode hond is over het algemeen minder heftig dan mazelen en de bof. De koorts is meestal niet zo hoog en duurt niet zo lang, maar terwijl de rode hond-koorts komt en gaat moet je kind in bed blijven en warm worden gehouden. Wanneer je kind geen koorts meer heeft, moet het zich een paar dagen kalm houden. Hij of zij kan veilig zo nu en dan gedurende de dag het bed uit komen en mag zelfs even bij een ander kind thuis spelen wanneer de moeder van dat kind tenminste niet zwanger is. Vermijd plotselinge temperatuursveranderingen zoals het vanuit een warme auto ergens binnenstappen waar de airconditioning aan staat. Een supermarkt binnengaan is geen goed idee, noch voor het kind noch voor het daar aanwezige publiek. Zwangere vrouwen kunnen rode hond krijgen hoe hun vaccinatiestatus ook is. Vanuit het kind gezien zijn er in een supermarkt teveel prikkels en de lucht is er te koud. Hoewel het risico op complicaties lager is dan bij mazelen of de bof kunnen zij wel optreden wanneer er maar genoeg provocaties zijn. Kouvatten is minder gevaarlijk voor een kind met rode hond dan voor een kind met mazelen.

Rustig spelen betekent geen activiteiten zoals bijvoorbeeld trampolinespringen. Chandra's vriendinnetje Sarah voelde zich zo goed toen ze rode hond had, dat ze vergat dat ze ziek was. Na een paar minuten trampolinespringen kreeg ze erge hoofdpijn en dat duurde de rest van de dag. Teveel activiteit kan leiden tot stuipen en overgeven. Pijnlijke gewrichten komen vaak voor bij rode hond en wanneer de patiënt niet goed op zichzelf let kan dit leiden tot arthritis.

De uitslag lijkt op die van de mazelen, maar is minder duidelijk. De uitslag verplaatst zich van het gezicht naar beneden, maar het verschijnt en verdwijnt veel sneller. Om rode hond te onderscheiden van de mazelen kun je kijken naar de gezwollen klieren achter in de nek of achter de oren. Rode hond gaat bij kinderen met een donkere huid vaak ongediagnosticeerd voorbij omdat de huiduitslag te vaag kan zijn om te kunnen zien. De ouders van zo'n kind merken wel dat het kind moe en lusteloos is en wat koortsig, maar tenzij ze de gezwollen lymfeklieren achter in de nek ontdekken realiseren zij zich mogelijk niet dat hun kind rode hond heeft.

Omdat rode hond zo'n milde ziekte is werd het vaccin geïntroduceerd onder het mom de noodzaak aangeboren schade ten gevolge van rode hond te voorkomen. Het Congenitaal Rubella Syndroom is de naam die werd gegeven aan een serie problemen waarmee een baby geboren kan worden wanneer de moeder gedurende de eerste drie maanden van de zwangerschap rode hond heeft gehad. Het virus dat rode hond veroorzaakt kan het hart, oren, ogen en hersenen aantasten gedurende de eerste drie maanden van de zwangerschap. Wanneer een vrouw voordat er sprake is van een zwangerschap echter een hoog aantal antilichamen heeft, betekent dat niet dat zij een kind krijgt dat niet is aangetast door het Congenitaal Rubella Syndroom.[176,177,178,179,180,181] Een meisje kan het beste rode hond krijgen als zij nog een kind is zodat ze een natuurlijke immuniteit kan ontwikkelen tegen de ziekte, waardoor het veel minder mogelijk zal zijn dat ze de ziekte krijgt wanneer ze zwanger is.

Het massaal vaccineren van meisjes voordat zij volwassen zijn heeft niet geleid tot eliminatie van het Congenitaal Rubella Syndroom, evenals het massaal vaccineren van baby's (jongens en meisjes) wanneer zij twaalf maanden zijn, gevolgd door hervaccinatie op 9-jarige leeftijd. Men streeft er naar alle volwassen vrouwen opnieuw tegen rode hond te vaccineren.[182]

Het Rubella-vaccin veroorzaakt bij sommige volwassene acute en chronische arthritis.[23,183,184] Bij de roep om hervaccinatie van vrouwen worden de mogelijke bijwerkingen niet genoemd, noch wordt vrouwen verteld dat het vaccin gemaakt is van onder andere weefsel van geaborteerde baby's. Het Rubella-vaccin was een van de eerste vaccins dat werd gemaakt met longcellen uit het lichaam van een geaborteerde baby.[185,186]

KINKHOEST

Kinkhoest komt al meer dan honderd jaar steeds minder voor, hetgeen betekent dat tegenwoordig maar weinig kinderen dit nog krijgen. Echter, het is nodig dat iedere ouder weet hoe om te gaan met een kind dat kinkhoest heeft om het comfortabel en veilig te houden. Een baby met kinkhoest levert andere problemen op dan een ouder kind met kinkhoest. Ik begin met te vertellen hoe je moet zorgen voor een kind met kinkhoest.

De eerste twee weken na de besmetting met kinkhoest lijkt kinkhoest op een zware kou met milde koorts en zo nu een dan een hoestaanval. Plotseling wordt de hoest intenser en het kind wordt 's nachts wakker met krampachtige hoestaanvallen. Wanneer je die eerste gierende hoest hoort, weet je dat je kind kinkhoest heeft en dit kan niet worden genegeerd. Dan is het tijd de gelederen te sluiten en jezelf voor te bereiden op slapeloze nachten en lange dagen. Wanneer je probeert kinkhoest te 'genezen' met kruiden, klinische of complex-homeopathie, medicijnen of vitaminen is het mogelijk dat je de ontwikkeling van een levenslange immuniteit verstoort. Het kind steunen in het doormaken van de ziekte zonder medicatie is niet hetzelfde als de poging voortijdig een einde te maken aan het ziek zijn.

Twee dingen maken kinkhoest dragelijker: vastberadenheid en een plastic kom. De eerste gierende hoestbuien zijn alarmerend om mee te maken maar je raakt er snel aan gewend. Wanneer je in paniek raakt wordt het kind meer gespannen en zal het nog meer naar lucht gaan happen. Kinkhoest is veel erger voor de ouders dan voor het kind. Hoe sneller je gewend raakt aan de routine van overgeven en opruimen, des te gemakkelijker het wordt voor de familie. (Het kind geeft over en jij ruimt het op). De hoestbuien zijn geen fraaie aanblik. De ogen puilen uit en uit een dichtzittende keel moet lucht worden gehaald, wat dat afschuwelijke gierende geluid veroorzaakt. Aan het eind van elke hoestbui geeft het kind dik slijm en soms voedsel op. Tussen de hoestbuien door slaapt hij of zij goed of is vrolijk aan het kletsen. Kinkhoest veroorzaakt, in tegenstelling tot mazelen en de bof, geen humeurigheid.

Het gierende geluid hoor je niet altijd bij baby's die jonger zijn dan zes maanden, maar zij zullen hun tong uitsteken en hun ogen zullen uitpuilen en door de hoest wordt slijm en voedsel opgegeven. Er bestaan soorten zware hoest die geen kinkhoest zijn en vaak worden die in baby's foutief gediagnosticeerd als kinkhoest. Dit kan er toe leiden dat ouders geloven dat hun kind de gewenste immuniteit tegen kinkhoest heeft verworven terwijl dat niet zo is.

De twee grote problemen die zich voordoen wanneer je een kind met kinkhoest moet begeleiden zijn ten eerste dat ouders oververmoeid raken doordat zij 's nachts vaak wakker worden gemaakt en ten tweede dat het kind ondervoed kan raken omdat het vaak moet overgeven. De oplossing voor het laatste probleem is dat je het kind eten geeft meteen nadat het heeft overgeven. Wacht geen tien minuten, geef het meteen te eten. Dan blijft het voedsel binnen. Vermijd kruimelig voedsel omdat daardoor de keel wordt geïrriteerd en zo weer de neiging tot overgeven ontstaat. Dingen zoals noten die in kleine stukjes zijn gebeten geven die neiging ook. Een beetje eten na elke aanval houdt de inname van calorieën op peil en voorkomt dat het kind teveel gewicht verliest. Bekijk op welke voeding het kind het beste reageert. Sommige kinderen willen vet voedsel, sommigen houden van zetmeel. Geef 's nachts na elke aanval een slokje water.

Zorg ervoor dat het kind elke keer wanneer het hoesten begint rechtop zit zodat hij of zij niet in het braaksel kan stikken. De vader van een kind dat ernstige hersenschade had opgelopen door het kinkhoestvaccin, vertelde me dat het hersenletsel het erg lastig maakte om het kind te overtuigen rechtop te blijven zitten gedurende de hoestaanval, hoewel ze vier jaar was toen ze kinkhoest kreeg. Naast het kind slapen maakt een en ander eenvoudiger en zorgt er voor dat je het kind snel rechtop kunt zetten wanneer het hoesten begint. Houdt een plastic kom bij de hand zodat het beddengoed niet vies wordt. Toen Chandra kinkhoest had waste ik de plastic kom 's nachts niet af. Ik zette het na elke aanval op de grond en ging slapen zodra ze weer tot rust was gekomen. Vervolgens gooide ik 's morgens de inhoud onder een struik en waste de kom af.

In het begin komen de aanvallen elk half uur, later worden ze minder frequent. Ze kunnen zes weken duren of zes maanden, maar gewoonlijk is alles in een week of tien voorbij. In een gezin in Australië kregen drie van hun vier kinderen tegelijkertijd kinkhoest. Alle vier waren ze volledig tegen kinkhoest gevaccineerd. Oma en een tante werden van Nieuw Zeeland ingevlogen om nachtdiensten te draaien zodat de ouders overdag konden functioneren zoals nodig was. Wanneer alle families elkaar zo zouden steunen zou kinkhoest een minder schadelijk effect hebben op de gezondheid van de ouders.

Opwinding of lichamelijke inspanning zal een hoestaanval opleveren. Bezoekers worden gewoonlijk begroet door de aanblik van een kind met rood aangelopen gezicht dat met uitpuilende ogen naar adem hapt en vervolgens grote klodders weerzinwekkend slijm opgeeft. De ouders leggen dan glimlachend uit dat dit allemaal gebeurt omdat het kind blij is hen te zien.

Laat niemand de lucht met rook verontreinigen als er een kind met kinkhoest in de buurt is. Dat zou het aantal hoestbuien doen toenemen.

Sommige ouders geven hun kind een electrolyten-oplossing te drinken om uitdroging te voorkomen. Dat is, hoewel niet perse nodig, een goed idee. Een electrolyten-oplossing kun je kopen bij de apotheek en het smaakt lekker.

Antibiotica kan, wanneer meteen bij het begin van de hoest gegeven, de duur van de hoestaanvallen verkorten, maar ze maken geen verschil wanneer de hoestaanvallen eenmaal zijn begonnen.[187,188,189] En, zoals altijd het geval met antibiotica, begint de bacterie resistent te worden.[190] Soms wordt antibiotica gegeven om longontsteking te voorkomen of om te proberen de verspreiding van de kinkhoestbacterie tegen te gaan. Er is geen bewijs dat het geven van een antibioticum aan patiënten de verspreiding naar nauwe contacten voorkomt.[189] Antibiotica doden de goede darmbacteriën die helpen bij de vertering. Het doden van deze bacteriën lijkt mij geen goed idee wanneer het nodig is dat er een optimale opname van voedingsstoffen gewenst is bij een beperkte hoeveelheid voedselopname, zoals dat is bij kinkhoest.

Na de eerste week met kinkhoest is het niet nodig dat het kind de hele dag in bed blijft liggen. Gebrek aan warmte is bij kinkhoest niet zo gevaarlijk als bij mazelen. Maar een kind met kinkhoest is veel meer vatbaar voor bronchitis, oorontstekingen en longontsteking door kou dan een kind dat geen kinkhoest heeft. Sommige artsen vinden het normaal dat een baby met kinkhoest symptomen vertoont van een kou, omdat zij er aan gewend zijn baby's te zien die niet warm genoeg worden gehouden. Longontsteking door een beetje kou zal niet ontstaan na een moment van onoplettendheid, maar wanneer een baby of kind voortdurend te koud is wordt het vatbaar voor een longontsteking. Soms realiseren ouders zich niet dat hun kind niet warm genoeg gekleed is. Negentig procent van de sterfgevallen bij kinkhoest zijn het gevolg van een longontsteking.[191]

Gevaccineerde kinderen met kinkhoest worden soms officieel gediagnosticeerd met 'kroep' om het falen van het vaccin te verdoezelen. Maar de symptomen van kroep zijn heel anders dan die van kinkhoest. Kroep is een ernstige aandoening die veroorzaakt kan worden door een variëteit aan bacteriën en virussen. De gevoeligheid daarvoor is individueel. De keel zwelt op zodat de luchtweg geblokkeerd wordt. Met homeopathie kan de acute situatie worden genezen en ervoor zorgen dat een kind niet meer vatbaar is voor deze afschuwelijke en levensbedreigende aandoening. Regulier werkende artsen behandelen de acute aandoening door te intuberen zodat er weer lucht kan passeren, maar het enige dat zij kunnen doen aan de gevoeligheid van het kind voor deze aandoening is te wachten totdat deze er overheen is gegroeid. Kroep verschilt echt van kinkhoest. Het dichtzitten van de keel gebeurt bij kinkhoest tijdens een aanval en de luchtweg gaat daarna weer open. In kroep kunnen de lippen blauw worden en kan de dood intreden als gevolg van zuurstofgebrek. Tot 1860 werd het verschil tussen kinkhoest en kroep heel goed onderkend, maar nu wordt het verschil vertroebeld om het falen van de vaccins te verbergen.

Een kind dat kinkhoest heeft gaat beter niet naar buiten totdat de ziekte bijna over is. Hij of zij wordt met name ongemakkelijk door bewegende luchtstromen. Wat voor een volwassene aanvoelt als een licht briesje wordt door een kind met kinkhoest gevoeld als een storm. Zelfs een kind dat zich normaal vervelend en verveeld voelt wanneer het geen sociale contacten heeft, zal tevreden thuis spelen wanneer het kinkhoest heeft. Mensen zullen zeggen dat je kind 'frisse lucht' nodig heeft nadat het zoveel weken binnen opgesloten heeft gezeten, maar je kind heeft helemaal geen behoefte aan 'frisse lucht'.

Wanneer de complicatie longontsteking optreedt moet er zonder uitstel worden begonnen met antibiotica. Het homeopatische geneesmiddel Drosera 30 helpt het antibioticum zijn werk tegen longontsteking te doen, maar het idee om Drosera 30 te gebruiken om kinkhoest te genezen is een andere zaak. Drosera 30 is een homeopathisch geneesmiddel dat soms bij kinkhoest wordt aangeraden omdat de symptomen van kinkhoest lijken op de symptomen die worden veroorzaakt door het eten van de Drosera-plant (Ronde Zonnedauw). De Drosera opeten (wat niemand met gezond verstand die niet meewerkt aan een experiment zou doen), veroorzaakt een diepe hoest, dus wanneer er van Drosera een homeopathische potentie wordt gemaakt vormt het een uitstekende remedie tegen diepe hoest.

Wanneer een kind ouder is dan een jaar, is het niet zo'n goed idee om de kinkhoest te 'genezen' en wel om twee redenen. Ten eerste kan het de ontwikkeling van de immuniteit verstoren en ten tweede kan het ook betekenen dat wanneer iemand later in het leven een volwaardige kinkhoest oploopt er nog steeds geen immuniteit ontwikkeld kan worden.

Wanneer iemand die tegen kinkhoest is gevaccineerd toch op een natuurlijke manier kinkhoest krijgt kan hij geen levenslange immuniteit tegen kinkhoest opbouwen omdat bij die persoon het vaccin hun immuunsysteem op een verkeerde manier heeft geprikkeld.[192,193] Zowel het cellulaire als het a-cellulaire kinkhoest vaccin leidt niet tot een natuurlijke immuniteit en bovendien voorkomen deze vaccins de ontwikkeling van een natuurlijke immuniteit in de toekomst.[192,193] Dus zelfs wanneer een gevaccineerd persoon op een natuurlijke manier een stevige kinkhoest oploopt kan zijn immuunsysteem geen natuurlijke immuniteit meer opbouwen. Deze persoon blijft er voor gevoelig steeds weer kinkhoest op te lopen. Kinkhoest verkorten met hoge doseringen vitamine C of met een homeopathisch geneesmiddel kan hetzelfde effect hebben omdat het gedurende de natuurlijke ziekte minstens twee weken duurt voor het lichaam volledige bescherming ertegen heeft ontwikkeld. Echter, het heeft de voorkeur een baby met kinkhoest oraal vitamine C te geven om zo complicaties te voorkomen, ook al bestaat dan de mogelijkheid dat er geen levenslange immuniteit wordt opgebouwd. Zelfs wanneer de baby later in het leven een aantal keren kinkhoest zou kunnen krijgen.

Wanneer een kleine baby kinkhoest krijgt is dit voor de ouders erg stressvol. De baby moet overeind gehouden worden zodat het slijm goed kan worden uitgehoest. Toen mijn bejaarde buurvrouw Chandra zo gierend hoorde hoesten verwachtte ik dat zij over de schutting zou hangen en mij een dreun zou verkopen omdat ik haar niet 'geïmmuniseerd' had. Maar in plaats daarvan vertelde ze mij hoe ze er onder geleden had toen haar zoon Jonathan drie weken oud was en kinkhoest kreeg. 'We waren net naar Johannesburg verhuisd. Ik voelde me nog zwak na de bevalling, Ted moest voor zaken weg en ik moest Jonathan de hele nacht op mijn schouder rechtop houden. Soms zat ik in een stoel tussen twee hoestaanvallen te doezelen en soms liep ik heen en weer terwijl ik op zijn rugje klopte. Het was vreselijk. Ik vergeet het nooit meer'. Ik was verbaasd om dat te horen, want in dat stadium van mijn leven dacht ik dat men er van uit ging dat kleine baby's aan kinkhoest overlijden. De baby die zij beschreef was toen een man die ik vaak zag wanneer hij met zijn kinderen bij zijn ouders kwam.

Sindsdien heb ik geleerd dat ouders van vorige generaties wisten dat zij een baby met kinkhoest 's nachts rechtop moesten houden en dat zij hem of haar ook warm moesten houden. Miljoenen kinderen hebben genoten van de boeken over Noddy, De Beroemde Vijf en De Club van 7, allemaal geschreven door Enid Blyton. Enid Blyton kreeg kinkhoest toen zij drie maanden oud was en haar vader bleef de hele nacht op om haar rechtop en warm te houden tijdens de acute fase van haar ziekte.[194] Hij gelooft dat ze dood was gegaan als hij dit niet zo had gedaan.[194] Door haar vast te houden gaf hij haar ook het extra voordeel van zijn lichaamswarmte mee, wat heel belangrijk was in een onverwarmd huis in de winter in Londen.

De bacterie die kinkhoest veroorzaakt scheidt een toxine uit die voor een baby gevaarlijk kan zijn. Het toxine zet een proces in beweging dat, onder andere, het hart, de longen en de hersenen nadelig kan beïnvloeden. In de medische literatuur vindt veel discussie plaats over welke medicijnen en behandelingen moeten worden gebruikt wanneer een patiënt die lijdt aan de effecten van dit toxine in het ziekenhuis wordt opgenomen, maar het profijt van vitamine C wordt genegeerd. In 1936 werd voor het eerst aangetoond dat vitamine C het toxine ontgift, de virulentie van de kinkhoestbacterie vermindert en de conditie van de kinkhoestpatiënt verbetert.[195] Daarop volgen er een aantal artikelen waarin artsen die lage doseringen vitamine C gebruikten kleine verbeteringen zagen in de conditie van hun patiënten. Het scheen niet tot hen door te dringen dat hogere doseringen grotere verbeteringen zouden laten zien. Het feit dat lage doseringen vitamine C meer verbeteringen lieten zien in baby's dan in oudere kinderen is één van de redenen die onderzoekers had moeten doen denken aan het gebruik van hogere doseringen.

Dr. Suzanne Humphries heeft met succes hoge doseringen vitamine C gebruikt bij haar behandeling van baby's met kinkhoest. Nu reist zij de wereld rond in een poging artsen en ouders hierover te onderwijzen. Zij beveelt bij kinkhoest het orale gebruik van vitamine C aan en niet de vitamine C per injectie. Zij zegt dat het voordeel van de orale dosering is dat je beter kan zien wanneer je teveel geeft of wanneer je de volgende dosering moet geven. Teveel zou diarree kunnen veroorzaken met uitdroging tot gevolg en dat is bij kinkhoest niet verstandig.[196] Bovendien ontgift oraal gegeven vitamine C de darmen en de lever beter dan de geïnjecteerde vitamine C.[196] Zij geeft er de voorkeur aan geïnjecteerde vitamine C bij andere besmettelijke ziekten te gebruiken, maar 'aan de andere kant vereist kinkhoest dag en nacht een constant hoge dosering (niet mega zoals intraveneus) en een voortdurende uitscheiding van endotoxine via de ontlasting.'[196] Dit regiem voorkomt een toxische shock. In een crisissituatie, wanneer bijvoorbeeld een baby met kinkhoest al een toxische shock heeft, zou zowel oraal als geïnjecteerd vitamine C moeten worden gebruikt, maar wanneer de crisis voorbij is, zal het zorgvuldig oraal gebruik van vitamine C de toxine onder controle houden.

De suggestie dat vitamine C bij kinkhoest zou moeten worden gebruikt veroorzaakt woede onder de trollen op social media, maar de meeste artsen reageren niet omdat zij alles wat hen op de medische faculteit niet wordt geleerd beneden hun waardigheid vinden.

In 2008 werd in een artikel in de British Medical Journal de behandeling beschreven van twee baby's met kinkhoest die in het ziekenhuis waren opgenomen en die dood zijn gegaan.[197] Over de ene baby werd het volgende gezegd: 'Binnen 24 uur na opname op de intensive care van de kinderafdeling stierf het kind, ondanks maximale behandeling'. Over de andere baby zei men: 'Ze stief binnen 30 uur, ondanks maximale behandeling, inclusief het inhaleren van nitric oxide en inotroop'. Deze baby's hebben geen maximale behandeling gekregen omdat er geen vitamine C is ingezet. Ik schreef een van de auteurs van het artikel aan:

Kunt u mij vertellen of u overweegt het nut van vitamine C als interventie voor zuigelingen met kinkhoest te onderzoeken. Vitamine C is in staat toxines onschadelijk te maken en dat zou bijzonder nuttig kunnen zijn voor zuigelingen die lijden aan, of dreigen te lijden aan de effecten van kinkhoesttoxine.

In de jaren dertig van de vorige eeuw rapporteerden artsen gematigde successen met kleine doses vitamine C tegen kinkhoest en nu is er ongepubliceerd anekdotisch bewijs van groot succes wanneer voldoende grote doses worden gebruikt. Er moet goed onderzoek worden uitgevoerd. Het doel van vitamine C voor kinkhoest is niet de ziekte te stoppen, maar ervoor te zorgen dat de patiënt deze zonder gevolgen overleeft.

Kunt u mij mededelen of u bereid zou zijn in uw ziekenhuis de effecten van voldoende hoge doses vitamine C voor zuigelingen met pertussis te bestuderen.

Zoals verwacht kon worden antwoordde hij mij niet.

Het typische gedrag van artsen wanneer het om vitamine C gaat wordt weerspiegeld in het verhaal van Allan Smith, wiens leven werd gered door het feit dat hij drie assertieve zonen had.[198] Allan kreeg varkensgriep met als complicatie een longontsteking en de artsen zeiden tegen de familie dat er niets meer voor hem gedaan kon worden, zij moesten toestemming geven hem niet langer kunstmatig in leven te houden. De artsen weigerden hem met vitamine C te behandelen. Allan's zonen namen contact op met een advocaat die de behandelend artsen dwong hun vader met vitamine C te behandelen. Sommige artsen lijken liever een patiënt te laten sterven dan het feit te onderkennen dat er iets belangrijks bestaat dat hen niet op de universiteit is geleerd. Allan herstelde op 'een wonderbaarlijke manier'.

Niet bereid het hierbij te laten, kwamen fans van de farmaceutische industrie met het tegenargument dat Allan op zijn buik was gelegd toen de behandeling met vitamine C begon, dus het kon ook de verandering in houding zijn waardoor de virale longontsteking plotseling verdween. Als iemand omdraaien zo'n goed middel is tegen virale longontsteking is het toch vreemd dat zijn artsen er niet aan dachten hem op zijn buik te leggen voordat zij een campagne begonnen om zijn leven te beëindigen.

Een van de problemen in ziekenhuizen is het feit dat zij een baby met kinkhoest niet warm genoeg houden. Dit veroorzaakt de complicatie longontsteking en longontsteking is de grootste doodsoorzaak bij kinkhoest.[191]

In 1992 hield de New Zealand Immunisation Awareness Society zijn eerste internationale symposium over vaccinatie. Terwijl dit symposium werd georganiseerd telefoneerde Judy Gilbert, lid van de organisatiecommissie, met een kinderarts van het Auckland ziekenhuis en zei hem dat het zijn plicht was dit symposium te bezoeken. Hij schreeuwde door de telefoon 'Ik kom naar jullie symposium als jullie naar het ziekenhuis komen om naar alle kinderen met kinkhoest te komen kijken'. Wij wilden het ziekenhuis ontzettend graag bezoeken. Wij wilden weten welke medicijnen die kinderen kregen, hoeveel vaccinaties elk kind had gekregen voordat het kinkhoest kreeg en, dat was het meest belangrijk, of zij de kinderen warm genoeg hielden om longontsteking te voorkomen. Er is helaas nooit iets van dat bezoek gekomen, want er lagen geen kinderen met kinkhoest in het ziekenhuis. En hij bleef weigeren naar het symposium te komen.

Medische boeken bevelen sommige behandelingen aan die schadelijk of nutteloos zijn zoals het immuno serum globuline en sommige behandelingen die kunnen helpen zoals een constante warme kamertemperatuur. Sommige sterfgevallen in de beginjaren van de moderne geneeskunde werden veroorzaakt door de vreselijke behandelingen die men gebruikte zoals injecties met ether. Tegenwoordig is afkoeling de grootste doodsoorzaak.[191]

De vaccinindustrie probeert ouders angst aan te jagen door hen te laten geloven dat kinkhoest een hoog sterfterisico in zich draagt. In veel landen staat in folders die vaccinatie promoten dat een op de 200 baby's onder de leeftijd van zes maanden aan kinkhoest zal overlijden. Dit klinkt heel angstaanjagend en dat is ook de bedoeling. Sommige ouders wordt verteld dat het risico op hersenbeschadiging ten gevolge van vaccinatie een op de miljoen is, terwijl het risico op overlijden door niet te vaccineren een op de 200 is. Wanneer artsen en verpleegkundigen dit vertellen, zijn zij helemaal niet eerlijk.

Het cijfer 'een op de 200' wordt consistent in vele landen gebruikt, dus ik dacht dat dit ergens op gebaseerd moest zijn, niet zomaar verzonnen zoals wel gebeurt met sommige officiële cijfers. Ik vond het moeilijk om de bron hiervan op te sporen, omdat de meeste mensen die deze cijfers gebruikten het uit andere bronnen hadden waarvan geen referenties te vinden waren. Uiteindelijk vond ik uit dat deze cijfers kwamen uit informatie over kinkhoest dat in de USA gedurende de jaren 1986-1988 was verzameld.[199] Gedurende die tijd stierf uiteindelijk een van elke tweehonderd baby's die jonger waren dan zes maanden en waarvan gemeld was dat zij kinkhoest hadden. In het gepubliceerde rapport staat dat het cijfer betreffende complicaties als longontsteking en encephalopathie hoger was in deze leeftijdsgroep dan in welke andere groep ook, maar het vertelt niet wat het cijfer dan was. Het wekt geen verbazing dat er niet aan de lezer wordt verteld hoeveel baby's die in die jaren zijn overleden gevaccineerd waren. Het vertelt ons dat 85% van de gevallen in alle leeftijdsgroepen werden behandeld met antibiotia. Maar het vertelt ons niet of de baby's die overleden zijn antibiotica of koortsonderdrukkende medicijnen hebben gehad of teveel zijn afgekoeld. In het rapport wordt toegegeven dat 90% van de kinkhoestgevallen in de USA niet worden gerapporteerd.

Het is misleidend wanneer men zegt dat elke baby een kans van een op de 200 heeft om te overlijden wanneer het niet gevaccineerd wordt. Het is ook oneerlijk om te zeggen dat iedere baby die kinkhoest krijgt een kans van een op de 200 heeft om te overlijden. Het risico van overlijden wordt bepaald door de zorg die kan worden verleend en door nog andere factoren. In Zweden heerste er van 1977 tot 1979 een epidemie met 19.000 kinkhoestgevallen, waarbij niemand is overleden.[200] Wanneer ik deze statistiek zou gebruiken in een folder om zo te vertellen dat kleine baby's met kinkhoest geen kans hebben te overlijden, zou ik even oneerlijk zijn als diegenen die vaccinaties propageren.

De meeste kinderen die tijdens de uitbraak van kinkhoest in 1974 en 1977 in Engeland overleden waren al chronisch ziek toen zijn kinkhoest kregen.[201] Zij die proberen het vaccineren te stimuleren herhalen de bewering dat de vaccinatiegraad in Engeland in 1976 daalde en een grote kinkhoest epidemie en vele doden tot gevolg had. Dit is een leugen waarmee ik afreken in het hoofdstuk over kudde-immuniteit.

Druppeltjes speeksel zijn zes weken besmettelijk, gerekend vanaf het moment dat de slijmerige symptomen starten. Een kind of volwassene met kinkhoest moet weggehouden worden van baby's en ernstig ondervoede kinderen ook al zijn die baby's of ernstig ondervoede kinderen gevaccineerd.

Toen Chandra niet langer besmettelijk was en genoeg hersteld was om naar buiten te willen, nam ik de plastic kom altijd mee. Ze had hem naast zich liggen in de auto en wanneer ze had overgegeven wisten we dat we wat tijd hadden om boodschappen te doen voordat de volgende aanval zich aandiende. Op een keer moest ze overgeven tijdens haar vioolles en haar leraar schreeuwde tegen mij omdat ik haar niet 'geïmmuniseerd had'. Dankzij de plastic kom is er geen ramp gebeurd met het tapijt van de vioolleraar.

Na elf weken reisden we met de auto van Kaapstad naar Johannesburg. We reden 's nachts zodat ze tijdens de reis kon slapen en niet van verveling zou gaan zeuren. We stopten in een klein Karroo stadje om te tanken en ze werd wakker toen de bewegingen van de auto stopten. Ze kreeg toen een aanval en de pompbediende schrok daar heel erg van. Hij dacht waarschijnlijk dat ze zou stikken. Hij sprak geen Engels, dus we konden hem niet uitleggen dat dit alleen maar het laatste staartje van kinkhoest was. Hij was van streek omdat wij er zo gemakkelijk over deden en keek heel bezorgd toen we de nacht in reden.

Haar laatste aanval kwam dertien weken na de eerste. Terwijl we in Johannesburg waren bezochten we het ministadje dat een replica is van de stad en toen we aankwamen stond de minitrein op het punt om te vertrekken. We moesten rennen om hem te halen en de opwinding en de inspanning leidde tot een aanval. Ik had geen plastic kom meer bij me omdat we die al een hele tijd niet meer nodig hadden en maakte een kommetje van mijn handen. En daarin gaf ze over. Toen vergat ze mij en genoot van de opwinding van het rijden in een minitrein in een ministad, terwijl ik daar zat en me afvroeg wat ik toch moest doen met deze hand vol viezigheid. Toen we een mini-beekje tegenkwamen gooide ik de troep daarin en gebruikte mijn enige papieren zakdoekje om mijn handen schoon te maken. Maar deze beproevingen van het ouderschap onderga ik veel liever dan dat ik zou moeten omgaan met een kind met hersenschade, of verdriet zou moeten hebben over een leven dat verkort werd door een vaccin.

WATERPOKKEN

Waterpokken kunnen variëren in intensiteit. Een kind dat een milde vorm heeft kan tussen de koorts door spelen met een kameraadje, maar een kind dat zich moe voelt en flinke koortspieken heeft moet in bed blijven en goed warm worden gehouden. Wanneer er niet goed met waterpokken wordt omgegaan kunnen zich ernstige complicaties ontwikkelen. Het risico op complicaties is bij volwassenen veel groter dan bij kinderen en nog groter bij volwassenen die roken. Het is essentieel dat een volwassene met waterpokken zeker drie dagen het bed blijft houden omdat zich anders complicaties kunnen voordoen. Bij ongecompliceerde waterpokken lijden volwassenen gewoonlijk emotioneel onder de jeuk en de aanvallen van duizeligheid, maar wanneer dat voorbij is voelen zij zich geweldig. Zij kunnen het gevoel dat zij schoon en vernieuwd zijn beschrijven, doch voor kinderen is het moeilijk dit te vertellen.

Artsen, verpleegkundigen, apothekers, glossy tijdschriften en buren vertellen ouders hun kinderen met waterpokken paracetamol te geven. Zoals met veel medische praktijken werd dit een dogma zonder dat er onderzoek naar is gedaan. In april 1984 werd er een onderzoek van een jaar gestart om te onderzoeken of paracetamol invloed had op de duur van waterpokken.[65] Dit was voor het eerst dat het gebruik van paracetamol gedurende waterpokken werd bestudeerd. Het onderzoek wees uit dat de medicijnen de jeuk wat erger maakten, de ziekte een dag langer duurt en het maakt absoluut geen verschil voor wat betreft overgeven, slapeloosheid, hoofdpijn, buikpijn of onrust. De resultaten werden gepubliceerd in 1989 en dit zou een goed moment zijn geweest voor de gevestigde medische orde iedereen te informeren dat een kind met waterpokken niet wordt geholpen wanneer er paracetamol wordt gegeven.

Het onderzoek werd gedaan in het John's Hopkins, dat een prestigieuze instelling is in de USA. De website van het John Hopkins adviseert ouders echter kinderen met waterpokken paracetamol te geven, wat aantoont hoe weinig zij om wetenschap geven. Hun eigen wetenschappelijke onderzoek toont aan dat het geven van paracetamol aan een kind met waterpokken een slecht idee is en toch adviseren zij juist dat te doen.

De vlekken die veroorzaakt worden door waterpokken verschillen behoorlijk van die van mazelen, roseola (de zesde ziekte), of rode hond. Elke vlek ziet er in het begin uit als een pukkeltje en dan wordt er bovenop een geel, waterig blaartje gevormd. Dit blaartje verandert in een korstje dat na enige tijd verdwijnt en een schone huid achter laat. Er moet op worden gelet dat deze korstjes blijven zitten totdat zij er vanzelf af vallen. De vlekken jeuken, wat niet het geval is bij de vlekken van mazelen, rode hond en roseola en de patiënt heeft de neiging tot krabben. Wanneer de vlekken door het krabben worden geïnfecteerd blijven er kleine littekens achter. Gewoonlijk laten de ongeïnfecteerde vlekken geen littekens achter, maar een paar onaangepaste vlekken kunnen dat wel doen. Op sommige kinderen worden de vlekken erg groot en laten littekens achter wanneer zij openbarsten, maar dit komt zelden voor. Wanneer de huid is genezen kun je op het litteken vitamine E-olie of gehydrogoneerde lanoline smeren om te helpen de littekenvorming te verminderen.

De vlekken verschillen op nog een andere manier van die van mazelen, rode hond en roseola. Nieuwe vlekken verschijnen als andere vlekken al redelijk oud zijn. Wanneer de plekken teveel jeuken om nog door je kind verdragen te worden, is het een goed idee ze te deppen met bijvoorbeeld Calamine Lotion, Rhus-tox zalf of Rhus-tox tinctuur, een pasta gemaakt van havermout of Gentiaan-violet (dat vlekken maakt op de lakens) om het jeuken een halt toe te roepen. Wat je ook gebruikt, het zal alleen een tijdelijk effect hebben en het zal steeds opnieuw op elke vlek apart moeten worden aangebracht, soms al na een half uurtje. Er zijn tincturen en zalven die helpen tegen de jeuk bij urticaria of vlooienbeten, maar die houden de jeuk van waterpokken niet tegen. Wanneer je iets hebt gebruikt waardoor de jeuk niet stopt, ga er dan niet mee door maar probeer iets anders uit.

Waterpokken hoeven niet te worden 'genezen'. Mensen die het gebruik van homeopathische geneesmiddelen of vitamine C aanprijzen om duur ervan te verkorten of waterpokken te genezen begrijpen de rol van de zichzelf herstellende kinderziekten niet. Soms lossen waterpokken zichzelf echter niet op en blijft het virus in het lichaam rondzwerven. Later kan het virus gereactiveerd worden en dan een pijnlijke huiduitslag veroorzaken die gordelroos heet. Met homeopathie kan gordelroos worden genezen.

In de tijd voordat er gevaccineerd werd kwamen de meeste gevallen van waterpokken voor bij kinderen onder de vijftien jaar.[202] Het sterftecijfer

74

ten gevolge van waterpokken in de USA was 1 op de 25.000 per hoofd van de bevolking.[202] Het sterftecijfer was onder volwassenen 25 keer zo hoog als onder kleuters,[203] en was onder baby's vier keer zo hoog als onder kleuters.[203] Het overgrote deel van de sterfgevallen kwam voor onder degenen die niet eerder een immuun compromitterende ziekte hadden gehad en de voornaamste doodsoorzaken waren longontsteking, complicaties die betrekking hadden op het centraal zenuwstelsel (encephalitis incluis), secundaire infecties en hemorragische aandoeningen.[203] Artsen dachten dat het syndroom van Reye een natuurlijke complicatie was van waterpokken totdat zij er achter kwamen dat het wordt veroorzaakt door aspirine.[202] Het merendeel van de complicaties bij waterpokken die werden geregistreerd als encephalitis kunnen in feite het syndroom van Reye zijn geweest.[203] Paracetamol en Ibuprofen veroorzaken bij waterpokken geen syndroom van Reye, maar zij onderdrukken de werking van het immuunsysteem en verhogen op die manier het risico op complicaties.

Het waterpokken-vaccin wordt gemaakt met weefsel van geaborteerde baby's.[204,205,206] Het veroorzaak vreselijke, levensbedreigende bijwerkingen,[207,208] waarvan de omvang niet wordt erkend, noch in post marketing berichtgeving nadat het vaccin in de handel is gebracht, noch in passieve verslagen.[207,208] Zoals met alle vaccins het geval is worden het merendeel van de ernstige reacties op het waterpokken vaccin gewoon door de vaccinindustrie genegeerd. Zij gebruiken vervalste gegevens waaruit zij vervolgens concluderen dat het risico op schade van natuurlijke doorgemaakte waterpokken groter is dan dat van het vaccin. Zij komen tot deze conclusie door drie belangrijke factoren te negeren. Ten eerste: veel complicaties die voorkomen bij natuurlijke waterpokken worden veroorzaakt door orthodox medisch handelen. Ten tweede: niemand kent het werkelijke risico van het vaccin. En ten derde: wanneer waterpokken goed begeleid worden, wordt het risico op kanker en hartkwalen later in het leven verminderd.[102,103,104,105,106] Wanneer een patiënt met waterpokken goed verzorgd wordt kunnen de meeste complicaties worden vermeden, terwijl het buitengewoon moeilijk is langdurige schade bij een kind dat een ernstige reactie vertoont op het vaccin te voorkomen.

Ten gevolge van de vaccinaties van kinderen krijgen nu pubers en jong volwassenen waterpokken.[209] De onvermijdelijke reactie is dus de introductie van herhaalde vaccinaties.[210,211,212] Doordat er nu minder waterpokken voorkomt onder kinderen, ziet men een toename van gordelroos onder oudere mensen.[213] Het antwoord van de vaccinindustrie hierop is de ontwikkeling van een vaccin tegen gordelroos te ontwikkelen. Het bevat menselijk eiwit, varkenseiwit en kalfsserum. Onderzoeken die willen 'bewijzen' dat er geen sprake is van toename van gordelroos hebben niet gekeken naar gevallen van gordelroos in de huisartsenpraktijk, zij hebben alleen gekeken naar de cijfers van ziekenhuizen. Het risico dat mensen overlijden aan gordelroos is vijf keer groter dan dat van waterpokken.[214]

In sommige landen waar het waterpokken vaccin geïntroduceerd werd, is de ziekte gepresenteerd als 'een dodelijke ziekte', terwijl de autoriteiten van andere landen terughoudender zijn. Zij zeggen dat het vaccin nodig is omdat het slecht is voor de economie wanneer ouders en zorgverleners niet kunnen werken omdat zij voor een kind met waterpokken moeten zorgen.

In Engeland is aangekondigd dat zij het waterpokken vaccin niet gaan introduceren. Een Engelse moeder, Katy, vertelde me dit verhaal:

Ik was deze week bij mijn dokter om de bijsluiters te vragen van de vaccins en de verpleegster ging mij vertellen hoe gevaarlijk kinderziekten waren. Ik vertelde haar dat ik als kind mazelen, waterpokken en rode hond heb gehad en al mijn vriendjes ook. Ik dacht dus niet dat ieder geval zo gevaarlijk was als zij zei. Ik gaf ook aan dat men in de US tegen waterpokken vaccineerde en dat zij daar nu mensen bang maakten door hen te laten denken dat waterpokken een gevaarlijke ziekte is. Zowel de verpleegster als mijn dokter zeiden dat men zich absoluut geen zorgen hoefde te maken over waterpokken. Het is gewoon een van de kinderziekten, het is goed om ze als kind te krijgen en het is belachelijk om kinderen daar tegen te vaccineren. (Zij begrepen niet wat ik hen duidelijk wilde maken. Ik was niet bezorgd over waterpokken, ik wilde alleen laten zien hoe twee landen met verschillend onderliggend motief totaal verschillende inzichten hebben en daarom kan ik wat er over andere dingen wordt gezegd niet serieus nemen! Maar hun beider antwoord maakte mijn punt in ieder geval duidelijk). Ik dacht er later nog over na. Wanneer het vaccin in de UK toch geïntroduceerd zou worden, durf ik te wedden dat deze twee medische mensen mij gaan vertellen hoe gevaarlijk waterpokken zijn omdat zij in dat geval een financiële beloning zullen krijgen die goed is voor hun praktijk.

SLAPPED CHEEK ROSEOLA (de vijfde ziekte)

Deze ziekte wordt veroorzaakt door een virus dat Parvovirus B19 heet. Het komt epidemisch voor en het verspreidt zich door scholen en voorschoolse opvang en levert commentaar op omdat de kinderen

76

er komisch uitzien. Het virus maakt ze echter niet erg ziek. Het meest opvallend is dat wangen en zijkant van de kaak knalrood worden. Het ziet er niet echt uit alsof zij geslagen zijn omdat de roodheid te duidelijk en te uitgebreid is.

Er verschijnt een vlekkerige en kantachtige huiduitslag op het lichaam en het bijzondere van deze ziekte is dat de huiduitslag komt en gaat. Soms jeukt het en douchen maakt de jeuk erger. Deze jeuk is echter bij lange na niet zo erg als bij waterpokken. De koorts wordt niet zo hoog als bij mazelen en de vermoeidheid is ook niet zo extreem als bij mazelen. Desondanks moet men de kinderen geen paracetamol geven en moeten zij ook niet hun normale dagelijkse dingen doen: zij moeten rust hebben. Soms kunnen kinderen wel naar school terwijl ze ziek zijn, maar sportieve activiteiten moeten absoluut vermeden worden.

Volwassenen die deze ziekte oplopen hebben soms last van pijnlijke gewrichten. Die pijn kan behoorlijk ernstig zijn en in zeldzame gevallen kan het lang duren voordat deze is verdwenen.

'WANNEER GEVACCINEERDE KINDEREN TOCH DE ZIEKTE KRIJGEN WAARTEGEN ZIJ ZIJN INGEËNT, KRIJGEN ZIJ HET IN EEN MILDE VORM'

Vaccin Mythe Nummer Drie: Gevaccineerde kinderen krijgen soms toch de ziekte waartegen zij zijn ingeënt, maar wanneer zij ziek worden is de ziekte veel minder ernstig.

Wanneer ik iemand die zich verontschuldigd voor het falen van een vaccinatie dat hoor zeggen, ben ik geneigd te vragen of het minder ernstig is dood te gaan ten gevolge van de mazelen wanneer je gevaccineerd bent dan wanneer je dat niet bent. Een gevaccineerd kind met mazelen ondervindt niet de typische symptomen van de gewone klassieke mazelen, maar krijgt wat wordt genoemd 'atypische mazelen'. Ongevaccineerde kinderen met mazelen voelen zich prettiger dan kinderen die atypische mazelen hebben.

De huiduitslag bij een gevaccineerd kind is vaak minder dan bij gewone mazelen wat geen reden tot vreugde is. Een Deense onderzoeker vond dat een minder duidelijke huiduitslag bij mensen die antilichamen tegen mazelen in hun bloed hadden, geassocieerd wordt met kanker en degeneratieve ziekten later in het leven.[153] De onderzochte personen in zijn studie waren gemiddeld 38 jaar oud en geen van hen was ingeënt. Zij die geen mazelen hadden gekregen, maar wel antilichamen tegen mazelen in hun bloed hadden, of doordat zij door het wilde mazelenvirus waren geïnfecteerd of omdat zij waren geïnjecteerd met immuun serum globuline, hadden een veel hoger percentage van verscheidene degeneratieve ziekten dan degenen die mazelen hadden gekregen met een flinke huiduitslag.

De eerste mazelenvaccins bevatten dood mazelenvirus in plaats van levend. Wanneer mensen die met het dode virus waren ingeënt mazelen krijgen kunnen de symptomen zo afwijken van die van gewone mazelen dat het vaak moeilijk is te ontdekken wat er mis is. De huiduitslag lijkt niet op die van gewone mazelen en start niet in het gezicht en gaat niet van daaruit naar beneden. Het begint op handen en voeten en beweegt zich naar het centrum. Het kan er uitzien als een ernstige allergische reactie of als waterpokken en het jeukt en steekt. Soms wordt het aangezien voor meningitis, roodvonk, Rocky Mountain gevlekte koortsbesmetting, een allergische reactie op medicijnen, pleuritis of longkanker. Het grootste gevaar van het hebben van atypische mazelen na vaccinatie met het dode virus is dat artsen mogelijk schadelijke, ingrijpende onderzoeken doen in hun poging uit te zoeken wat er mis is. Wanneer je de ziekte zijn verloop laat hebben zal er een spontane genezing volgen hoewel het maanden kan duren voordat dit plotseling gebeurt.

Ik ben geïntrigeerd door het feit dat iemand die wordt geïnjecteerd met een dood virus een ernstiger vorm van atypische mazelen krijgt dan iemand die wordt geïnjecteerd met een levend virus. In de medische literatuur wordt wel gespeculeerd over de vraag hoe of dit kan.

Cijfers uit Zambia laat zien dat het sterftecijfer ten gevolge van een mazelenepidemie hoger was onder gevaccineerden dan onder niet-gevaccineerden.[215]

In de USA heeft vaccinatie er toe geleid dat zuigelingen en volwassenen in plaats van kinderen nu mazelen krijgen en het sterftecijfer is meer dan drie keer zo hoog geworden.[216]

Toen difterie nog voorkwam werden ouders, wiens kinderen ondanks de vaccinatie toch deze ziekte kregen, afgescheept met de bewering dat de ziekte minder ernstig was omdat het kind gevaccineerd was, natuurlijk tenzij het kind was overleden. In Vaccin Mythe Nummer Zeven bespreek ik een onderzoek dat werd gedaan door de British Medical Research Council die een verklaring zocht voor het falen van het vaccin dat difterie moest voorkomen. De arts-onderzoekers verwachtten dat de gevaccineerde patiënten met heel veel antilichamen in hun bloed een minder ernstige vorm van de ziekte zouden hebben dan gevaccineerde patiënten met weinig antilichamen. Maar die verwachting kwam niet uit: '....er bestond echter geen significante overeenkomst tussen ernst van de ziekte en de hoeveelheid aanwezige antitoxine'.[217]

'DANKZIJ MASSAVACCINATIE IS DIFTERIE AFGENOMEN'

Vaccin Mythe Nummer Vier: Difterie verdween toen de massa immunisatie van baby's werd geïntroduceerd. Daarvoor stierven veel kinderen aan deze ziekte. Tegenwoordig is het nog steeds nodig alle kinderen tegen difterie te vaccineren, omdat wanneer de vaccinatiegraad onder de 95% daalt de ongevaccineerde kinderen niet meer door de kudde-immuniteit worden beschermd.

Difterie is niet verdwenen, maar zeer zeldzaam geworden. Wanneer er een loflied op het difterievaccin wordt gezongen, vergeten de verdedigers van het vaccinatiebeleid te vermelden dat het aantal difteriegevallen veel meer afnam vòòr het vaccin werd geïntroduceerd dan gebeurde nadat het vaccin werd ingezet. Dat difterie tegenwoordig zo zeldzaam is heeft helemaal niets met het vaccin te maken, omdat het vaccin niet werkt. In de tijd dat difterie nog heel gewoon was, was de helft van de slachtoffers volwassen en de ander helft bestond uit kinderen.[218] Massavaccinatie begon in 1940[219] en neurologische reacties werden 'soms' gerapporteerd.[220] De British Medical Research Council voerde een onderzoek uit naar het niveau van antilichamen in het bloed om te zien of de reden dat gevaccineerde personen toch difterie kregen aan het feit lag dat zij niet genoeg antilichamen hadden aangemaakt.[221] Dit onderzoek wordt besproken in Vaccin Mythe Nummer Zeven.

Engeland is een van de weinige landen ter wereld die lange tijd gegevens heeft bijgehouden betreffende besmettelijke ziekten. Vanaf 1866 werden in Engeland en Wales de sterftecijfers ten gevolge van difterie bijgehouden. Het Britse Ministerie van Volksgezondheid publiceert het volgende in een boekje dat er op is gericht vaccinaties te promoten:

De introductie van immunisatie op nationale schaal tegen difterie in 1940 resulteerde in een dramatische afname van het aantal gevallen en doden ten gevolge van deze ziekte. In 1940, werden 46.281 gevallen met 2480 doden gemeld, vergeleken met 37 gevallen en 6 doden in 1957. Vanaf 1979 tot 1986 werden slechts 26 gevallen en slechts 1 dode gemeld.[219]

Wanneer je naar een grafiek kijkt betreffende deze daling die na 1940 plaatsvond, lijkt het vaccin zeer effectief in het uitschakelen van sterfte ten gevolge van difterie. Daarom gebruiken ministeries van volksgezondheid in de hele wereld deze statistieken van het Britse onderzoek uit 1940 om vaccinatie te promoten. Het verschil tussen hun grafieken en mijn grafiek is dat het mijne er minder goed uitziet omdat ik deze handmatig heb gemaakt.

Aantal sterfgevallen ten gevolge van Difterie sinds de introductie van het vaccin

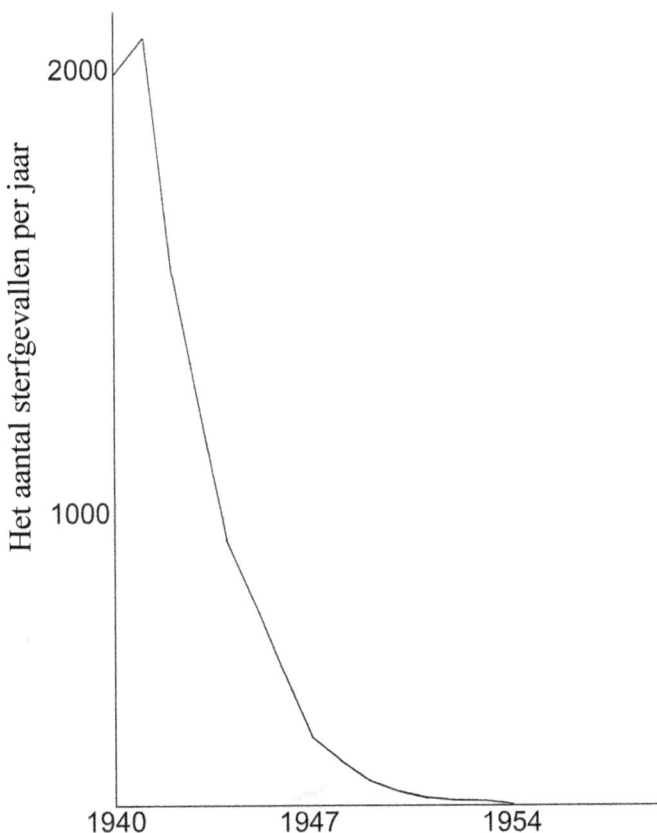

©Wendy Lydall

Maar de grafiek wordt een heel stuk minder imponerend wanneer je kijkt naar de geschiedenis van de daling die na 1902 is opgetreden.

Aantal sterfgevallen ten gevolge van Difterie sinds 1902

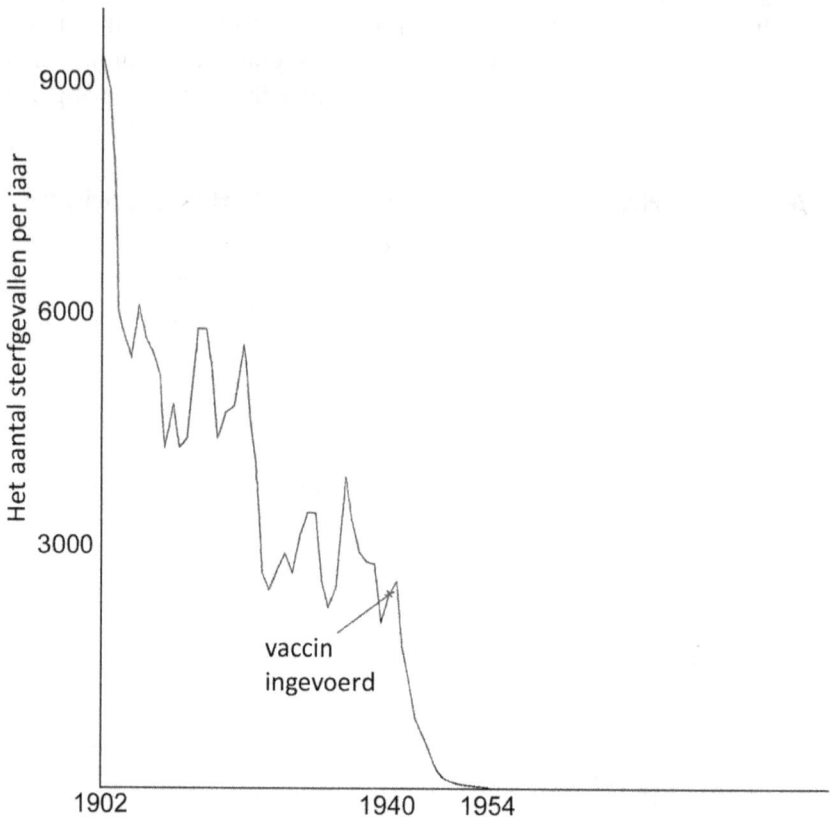

©Wendy Lydall

Maar ook die vertelt niet het hele verhaal. Vanaf 1866 tot 1893 vond er een grote stijging plaats van het aantal doden ten gevolge van difterie. Dit ontwikkelde zich tot een hoogtepunt in het laatste decennium van de 19e eeuw en daarna ontstond er een daling. Het aantal doden ten gevolge van difterie in 1899 was drie keer zo hoog als in 1869, terwijl de bevolking slechts met twee vijfde was gegroeid.

Aantal sterfgevallen ten gevolge van difterie sinds 1866

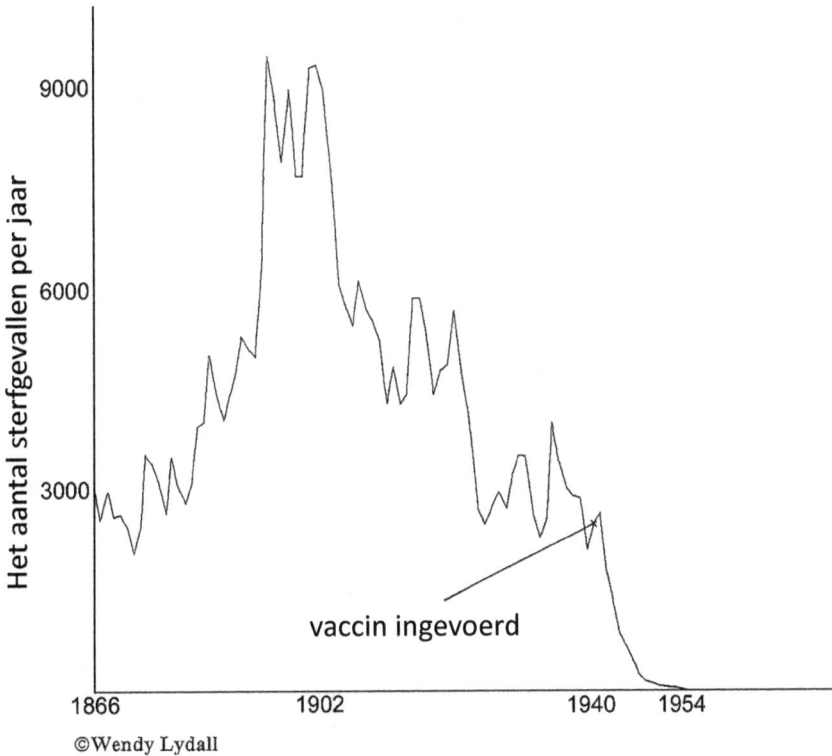

©Wendy Lydall

Moeten we de mensen die het boek over 'Immunisatie' van het Britse Ministerie van Volksgezondheid hebben samengesteld het voordeel van de twijfel geven en veronderstellen dat zij misschien de geschiedenis van difterie in hun land niet kenden? Maar wanneer zij iets dat zo fundamenteel is niet wisten, waarom betaalde de Britse belastingbetaler dan hun salaris? Ik geloof dat zij vrijwillig hebben geprobeerd de lezer te misleiden.

Het idee dat goede voeding en hygiënische omstandigheden difterie hebben doen dalen is ook niet te onderbouwen. Een blik op de geschiedenis van besmettelijke ziekten laat zien dat voeding en hygiëne voor het komen en gaan van ziektekiemen irrelevant zijn. Hygiënische leefomstandigheden beschermen tegen ziekten die via besmet water worden overgedragen zoals cholera en tyfus, maar niet tegen ziekten die via de lucht worden overgedragen zoals difterie. Ondervoeding maakt mensen veel gevoeliger voor een besmetting wanneer er een ziektekiem voorbij komt. Maar wat iemand eet en hoeveel iemand eet zorgt er niet voor dat een ziektekiem de omgeving binnenkomt of daaruit vertrekt.

Als de hygiënisten gelijk hadden, dan zou de stijging van difterie in Engeland gedurende de tweede helft van de 19e eeuw zijn veroorzaakt door armoede en onhygiënische leefomstandigheden. De leefomstandigheden in de steden waren zeer slecht ten tijde van de industriële revolutie en de import van granen uit Noord Amerika was er de oorzaak van dat veel mensen op het platteland wanhopig werden en naar de steden trokken. Dus vond er in die tijd een stijging plaats van het aantal ernstig ondervoede en slecht behuisde mensen. Voordat we verklaren dat dit de reden was waarom difterie in die tijd veel meer voorkwam, moeten we ons afvragen waarom sterfte ten gevolge van kinkhoest en roodvonk in die tijd sterk daalde. Soms bestaat er een toevallig verband tussen de stijging en daling van via de lucht overgedragen besmettelijke ziekten en de verslechtering of verbetering van leefomstandigheden van de mens, maar over het geheel genomen is er geen verband.

In het Victoriaanse Engeland leefde het grootste deel van de bevolking in schrijnende armoede en de corrupte ambtenaren die deze arme bevolking moesten bijstaan, deden zo weinig mogelijk hun best. Een vrouw genaamd Charlotte Despard besloot dat de werkhuizen en andere instituten die de armoede lieten voortbestaan, moesten worden afgeschaft.[222] Zij realiseerde zich dat gebrek aan voeding zorgde voor een slechte gezondheid van arme kinderen, hetgeen inging tegen de in die tijd heersende overtuiging en ze dwong de regering te starten met voedselprogramma's voor scholen.[223] Er zijn een straat en een pub in Londen naar haar vernoemd.

Rachitis is een botziekte die uitsluitend wordt veroorzaakt door socio-economische factoren als slechte voeding en gebrek aan zonlicht. Het heeft geen eigen levenscyclus en wordt niet veroorzaakt door ziektekiemen. In Centraal Londen heerste permanent een dikke smog die de zon blokkeerde en de verarmde mensen die daar woonden kregen misvormde botten ten gevolge van de smog en het gebrek aan voedsel. Rijke mensen geloofden dat arme mensen rachitis hadden gekregen omdat zij van een inferieure soort waren. De rijke Charlotte Despard werd door vrienden en bekenden als een enorme sufferd beschouwd omdat zij vertelde dat rachitis werd veroorzaakt door armoede.

Charlotte Despard heeft ook het initiatief genomen tot de controle van overheidswege op de gezondheid van baby's,[224] wat nu gedegenereerd is tot een andere manier om farmaceutische producten te verkopen. Ze had macht omdat ze rijk was en ze heeft sociale hervormingen doorgevoerd die rachitis terugdrongen en een eind maakten aan sommige oorzaken van kindersterfte. Deze hervormingen waren echter niet de reden dat ziekten als difterie en roodvonk, die worden overgedragen door de lucht, werden teruggedrongen. Het ziekmakende vermogen van deze ziektekiemen wordt niet aangetast door behuizing en sanitaire voorzieningen. Ziekten als de Engelse Zweetziekte en de Builenpest zijn verdwenen ten gevolge van natuurlijke krachten die we niet begrijpen en die niemand onderzoekt. In 1963 schreef Ethel Douglas Hume:

> Het Ministerie van Gezondheid en het Departement van Gezondheid van Schotland gaven toe dat er gedurende de vier jaar van 1941 tot 1944 onder gevaccineerde kinderen 23000 gevallen van difterie waren geweest, waarvan er meer dan 180 fataal waren.'

> Voor wat betreft de afname van difterie in Groot-Brittanië in 1943 en 1944, worden we er aan herinnerd dat 58 Britse artsen, die in 1938 een memorandum tegen verplichte immunisatie in Guernsey ondertekenden, konden wijzen op de virtuele verdwijning van difterie in Zweden zonder welke immunisatie dan ook. Anderzijds vinden we dat, wanneer we kijken naar Duitsland, na het bevel van Dr. Frick in april 1940 om kinderen massaal te immuniseren, dit land in 1945 werd gezien als het episch centrum van difterie in Europa. Van 40.000 gevallen eerder, groeide dat uit tot 250.000 gevallen later.

> Een artikel in het nummer Maart 1944 van een publicatie die Pour La Famille heet, wordt de stijging van het aantal difterie gevallen na verplichte immunisatie beschreven. In Parijs bijvoorbeeld was de stijging wel 30 procent en in Lyon steeg het aantal gevallen van 162 in 1942 tot 239 in 1943. In Hongarije, waar de verplichting tot immunisatie sinds 1938 bestond, was de stijging binnen twee jaar 35%. In het canton Genève, waar immunisatie sinds 1933 werd opgedrongen, was het aantal gevallen van 1941 to 1943 drie keer zo hoog.[225]

Wanneer de bacteriën die difterie veroorzaken in een bepaald gebied virulent worden ademen de meeste mensen die daar wonen de difteriebacterie in. Sommige mensen die difteriebacteriën in hun keel hebben blijven vrolijk en gezond terwijl anderen ziek worden en de symptomen van difterie vertonen. Dit komt omdat het immuunsysteem van de eerste groep in staat is de bacterie onder controle te houden. Het vermogen van het immuunsysteem om dit te doen hangt er niet van af of je wel of niet gevaccineerd bent, noch of je veel antilichamen bezit.[221] Mensen bij wie difterie bacteriën in hun keel leven maar die geen symptomen van de ziekte vertonen worden 'dragers' genoemd. Wanneer difterie bacteriën in de keel worden gevonden van iemand die symptomen van difterie vertoont, dan worden deze bacteriën de oorzaak van het ziek zijn geacht. Het vinden van difterie bacteriën in de keel van iemand zonder symptomen bevestigt dat er op dat moment difterie bacteriën in de lucht aanwezig zijn.

Er is een tijd geweest dat 'dragers' als een gevaar voor anderen werden beschouwd. The Evening News van 4 juni 1920 rapporteerde dat de medische autoriteiten in het stadje Alperton in Middlesex, Engeland, kweken namen uit de keel van 700 kinderen en deze onderzochten op difterie bacteriën. Er werden in de kweken van 200 kinderen bacteriën gevonden, dus deze kinderen werden geacht 'dragers' te zijn en in quarantaine gehouden.[226] Het blijkt dat de autoriteiten hun lesje hebben geleerd en men ging niet verder met het opjagen en gevangen houden van 'dragers'. Zij realiseerden zich dat er veel te veel 'dragers' waren om op te sluiten en dat het beter was er niet meer naar te zoeken.

Alhoewel difterie een zeldzame ziekte is geworden, zijn er nog steeds sporadische uitbraken. In juni 1992 kreeg een tienermeisje uit een van Hilary Butler's gymnastiekklassen in een stadje in het zuiden van Auckland, difterie. Het leek eerst op alleen op een akelige hoest. Ze deed niet kalmer aan, hoewel ze zowel op school als ook lichamelijk overbelast was. Toen haar toestand ernstig werd, werd ze naar het ziekenhuis gebracht, waar haar tante haar kwam opzoeken. Haar tante had als verpleegkundige in de jaren 1950 in Engeland difterie gevallen verpleegd en zij vertelde dat haar nichtje typische symptomen van difterie vertoonde. Het meisje werd per helikopter naar een groter ziekenhuis in Auckland gebracht waar zij een kweek uit haar keel namen en bevestigden dat er sprake was van difterie. Toen zij hoorden dat het meisje volledig was gevaccineerd zei een van de artsen tegen haar moeder 'Dan kan het geen difterie zijn'. Zij veranderden de diagnose in bacteriële luchtpijpontsteking.

Veel kinderen in dezelfde stad hadden last van dezelfde akelige hoest, maar slechts één ander meisje kreeg een echte difterie. Toen zij in het ziekenhuis terecht kwam met dezelfde klassieke difteriesymptomen bevestigde de kweek dat ze difterie had. Weer weigerde men het difterie te noemen omdat het meisje up-to-date was gevaccineerd. Dit geval werd een ontsteking van het strotklepje en besmettelijke astma genoemd.

We weten niet hoeveel van dit soort gevallen er toen in Nieuw Zeeland zijn geweest. We weten alleen wat van deze twee omdat dit in de omgeving van Hilary gebeurde. De medici wilden niet op papier zetten dat deze twee meisjes difterie hadden, omdat er dan een officiële melding van het falen van het vaccin zou zijn. Hilary vroeg de medische autoriteiten om een kweek te nemen van alle kinderen die in de regio milde symptomen van difterie vertoonden, maar zij weigerden dit. Het is waarschijnlijk dat veel kinderen die last hadden van een 'akelige hoest' in feite bezig waren met een gevecht tegen difterie bacteriën. Het is eveneens waarschijnlijk dat veel mensen die in die streek woonden en helemaal geen symptomen vertoonden, allemaal ook difterie bacteriën in hun keel hadden.

Het oneerlijke gedrag van medici die bij deze twee gevallen in Nieuw Zeeland betrokken waren wordt waarschijnlijk in de hele wereld gerepliceerd wanneer difterie bacteriën in de omgeving actief worden. Hilary vertelde mij: 'Stel je voor wat er gebeurd zou zijn wanneer mijn kind deze symptomen had gekregen. Het zou voorpaginanieuws zijn geworden dat ik een uitbraak van difterie had veroorzaakt. Maar natuurlijk zouden mijn kinderen geen difterie hebben gekregen, want ik geef ze voldoende vitamine C.'

Tegelijkertijd met deze kleine uitbraak in Nieuw Zeeland, was er in Rusland sprake van een behoorlijk grote uitbraak van difterie. De vaccinindustrie gebruikte deze uitbraak in Rusland als een excuus om miljoenen meer doses van het difterievaccin te verkopen. Zij drongen er bij hun lakeien in de departementen van gezondheid overal ter wereld op aan er beleid van te maken tieners en volwassenen iedere vijf tot vijftien jaar te vaccineren met het difterievaccin. Zij hebben het difterietoxine gecombineerd met het tetanustoxine en de meeste mensen die een tetanusinjectie krijgen weten niet dat dit een gecombineerd vaccin is.

De vaccinindustrie beweerde dat de difterie uitbraak in Rusland in het begin van de jaren negentig werd veroorzaakt door een daling van de vaccinatiegraad. Er was echter geen daling in de vaccinatiegraad en toen de vaccinatiegraad werd opgevoerd in antwoord op de epidemie, maakte dit geen verschil.[227,228] De WHO zei dat de reden voor deze epidemie bestond uit het feit dat een vaccin geen levenslange immuniteit oplevert, zoals het doormaken van de ziekte wèl doet.[228] Wanneer dat het geval zou zijn, zouden er overal elders ook epidemieën moeten uitbreken, omdat elk ander land ter wereld het difterievaccin alleen aan baby's had gegeven en aan niemand die ouder was. In ieder geval geeft een natuurlijke dosis difterie geen levenslange immuniteit zoals dat het geval is bij een natuurlijke dosis mazelen. Hygiënisten stellen dat de epidemie werd veroorzaakt door de armoede die het resultaat was het opbreken van de Sovjet Unie. Het is waar dat wijdverbreide ondervoeding meer slachtoffers van de virulente bacterie zal eisen, maar ondervoeding maakt de bacterie niet virulent.

Omdat de geschiedenis van deze ziekte pas sinds 150 jaar wordt bijgehouden, kunnen we niet met zekerheid zeggen hoe het in de toekomst zal gaan. Het is mogelijk dat difterie op grote schaal terugkomt. We kunnen er niet van uitgaan dat difterie helemaal verdwijnt alleen maar omdat het zo gegaan is met de Engelse Zweetziekte.

Wanneer de difterie bacterie besluit weer virulent te worden zullen gevaccineerde personen difterie krijgen en het hele circus van excuses en beschuldigingen zal weer van start gaan. Wanneer difterie voortaan weg blijft, zal men blijven beweren dat het vaccin hiervan de oorzaak is.

De geschiedenis van roodvonk in Engeland en Wales geeft wat inzicht in de stijging en daling die je kunt vinden wanneer er virulente ziekten voorkomen. In 1879 stierven er in Engeland en Wales twaalf keer zoveel mensen aan roodvonk dan aan difterie. Roodvonk maakte nooit deel uit van het vaccinatieschema, doch de aanwezigheid er van daalde zo dramatisch dat het vanaf 1950 uit de Britse statistieken verdween.

Aantal doden ten gevolge van Roodvonk sinds 1866

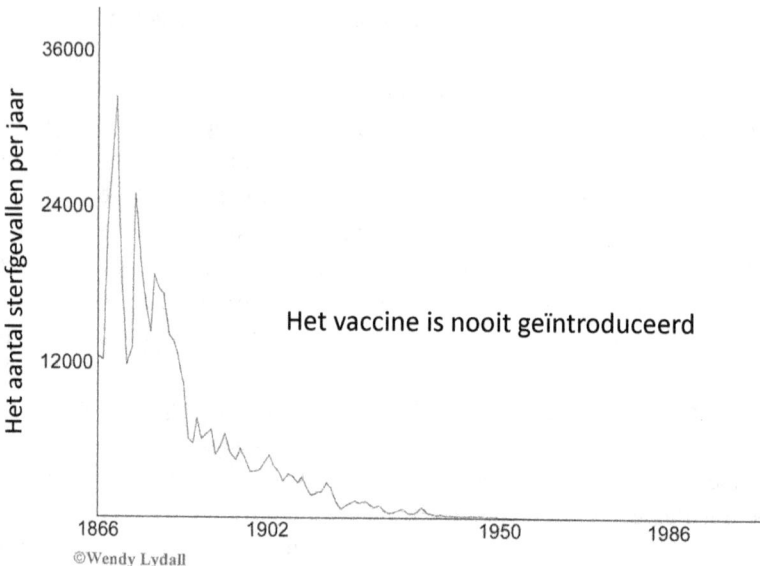

© Wendy Lydall

Tijdens de jaren 1930-1940 werd in sommige artikelen die in de medische literatuur werden gepubliceerd de lof gezongen over de verschillende roodvonkvaccins. Ondanks alle pogingen van de fabrikanten werd geen enkele van deze vaccins geïntroduceerd als onderdeel van de vaccinatieschema's van welk land dan ook. Wanneer dit wel het geval zou zijn geweest zouden de vaccinindustrie en hun lakeien voortdurend in de media hebben laten weten dat de wereld van roodvonk is gered ten gevolge van de vaccinaties. Zij zouden ouders die weigeren het vaccin te accepteren ervan beschuldigen dat zij onverantwoordelijk zijn en een gevaar voor de maatschappij. Het amuseert mij dat sommige mensen

88

geloven dat het roodvonkvaccin deel uit maakt van het vaccinatieschema voor kinderen en dat daarom roodvonk niet meer voorkomt.

Net zoals bij difterie, is roodvonk niet helemaal verdwenen. Uitbraken zijn zeldzaam, maar komen nog steeds voor. In 1989, toen wij in Nieuw Zeeland woonden, waren er enkele gevallen van roodvonk in onze buitenwijk. In de IAS nieuwsbrief vroeg ik lezers of zij andere gevallen kenden en vanuit heel Nieuw Zeeland kreeg ik berichtjes waarin stond dat hun kinderen roodvonk hadden gehad. De opflakkering van roodvonk in 1989 kan zich mogelijk ook in andere delen van de wereld hebben voorgedaan. Misschien komt roodvonk weer een keer terug, misschien was het alleen een achterhoedegevecht.

Wanneer vaccinatie tegen roodvonk routinematig was toegepast, zou men de gevallen hebben verklaard met òf 'het vaccin is slechts 99% effectief', òf de ziekte zou simpelweg een andere naam hebben gekregen, net zoals bij de difteriegevallen die Hilary zag. Maar omdat er geen vaccin bestaat tegen roodvonk hield het Departement van Gezondheid zich stil. Wanneer er wel een vaccin zou hebben bestaan, hadden zij ouders gezegd dat er extra doseringen van het vaccin nodig zijn en zij zouden ouders van ongevaccineerde kinderen er van hebben beschuldigd de kwaaie pieren te zijn die deze uitbraak hadden veroorzaakt.

In de volgende grafiek heb ik de geschiedenis van de twee ziekten boven elkaar gezet. Roodvonk was een veel grotere moordenaar dan difterie, zoals verpletterend zichtbaar wordt in de statistiek.

Roodvonk en Difterie

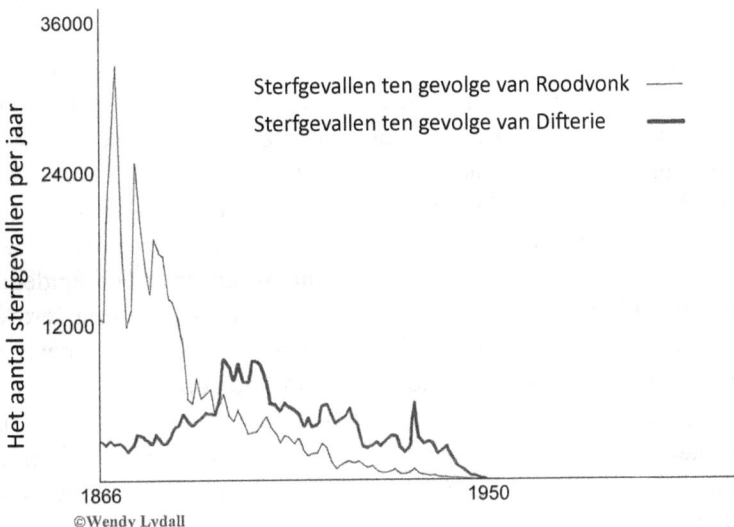

© Wendy Lydall

89

'ZONDER VACCINATIES ZOUDEN ER EPIDEMIEËN ZIJN'

~~~~~~

Vaccin Mythe Nummer Vijf: De wereld werd overspoeld door dodelijke ziekten voordat vaccinaties daar een eind aan maakten. Wanneer de vaccinatiegraad gaat dalen, komen er opnieuw epidemieën aan.

~~~~~~

Niemand kent de oorzaak van het komen en gaan van epidemieën, noch waarom zij zich lokaal ophouden terwijl anderen zich verspreiden. Het 'waarom' onderzoeken van het natuurlijke eb en vloed van een epidemie is geen onderwerp dat aantrekkelijk is voor de farmaceutische industrie. Zij hebben er geen baat bij wanneer de antwoorden bekend zouden worden. Sommige epidemieën komen snel opzetten en zijn plotseling verdwenen terwijl andere langzaam opkomen, een tijdlang op hun hoogtepunt blijven en dan langzaam wegebben. Binnen de algemene toe- en afname ziet men hoogte- en dieptepunten waardoor de geschiedenis van een ziekte er in een grafiek nogal piekerig uitziet. Wanneer een epidemie zich verspreid over een groot deel van de wereld noemt men dat een pandemie. Menselijke activiteiten kunnen een verschil maken voor het aantal mensen dat gedurende een epidemie ziek wordt, maar mensen hebben geen zeggenschap over het komen en gaan van de ziekteverwekker.

Adviseurs en beleidsmakers op het gebied van infectieziekten willen dat men denkt dat wij zonder hun interventie voortdurend worden bedreigd door vreselijke ziekten. Wanneer er geen epidemie is zeggen ze dat dit komt doordat er mensen gevaccineerd zijn. Wanneer er een epidemie is zeggen zij dat hun vaccin ervoor kan zorgen dat deze epidemie verdwijnt. Soms gaat de vaccinatie-machine in een hogere versnelling wanneer er een ziekte uitbreekt en worden gevaccineerde mensen opnieuw gevaccineerd en niet-gevaccineerden bang gemaakt. Wanneer dan de uitbraak minder wordt claimen zij het succes van hun vaccin. Ik heb een hond die denkt dat zij onweer kan verslaan. Als ze maar lang genoeg blaft houdt het onweer op en zij heeft dan een air van voldoening over zich. Zij gelooft dat zij heeft gewonnen en dat zij huis en haard met succes tegen deze dreiging heeft verdedigd. Het komt de vaccinindustrie heel goed uit dat de medische bureaucratie hetzelfde denkt als mijn hond.

Een treffend voorbeeld van dit hondachtige denken is de claim die werd gedaan door degenen die het verplicht vaccineren hebben doorgedrukt bij de Chassidische gemeenschap in New York: daardoor is de mazelenuitbraak in 2019 gestopt. Ondertussen waren zij er echter niet in geslaagd genoeg slachtoffers te vaccineren om de vereiste 'kudde-immuniteit' te bereiken maar de uitbraak verdween uit zichzelf, zoals dat altijd gaat met mazelen.

Epidemieën van infectieziekten hebben een natuurlijke cyclus van komen en gaan en de redenen daarvoor zijn niet bekend. Sommige ziekten zijn zelfs helemaal verdwenen en de reden daarvoor is een mysterie. Eens was de Zweetziekte een grotere killer dan de pokken, doch deze ziekte verdween spoorloos voordat de microscoop was uitgevonden. Twee en een half duizend jaar geleden bestond er een besmettelijke ziekte die een groot deel van de bevolking van Noord Afrika en Griekenland uitroeide. Twee geschiedschrijvers uit het oude Griekenland beschreven de symptomen van deze ziekte en deze lijken op geen enkele ziekte die tegenwoordig voor kan komen. De builenpest heeft een geschiedenis van plotselinge uitbraken die de wereld rond gingen en miljoenen mensen hebben gedood. Het waarom is niet bekend en waarom de ziekte langdurig ondergronds gaat is ook niet bekend. Een roodvonkpandemie begon in 1820, bereikte een hoogtepunt in de jaren 1870 en daalde uit zichzelf gestaag. Ik kom nog steeds mensen tegen die geloven dat roodvonk door vaccins in bedwang is gehouden.

Het is onder sommige anti-vaxxers modieus om te claimen dat moderne hygiëne er de reden van is waarom sommige ziekten minder voorkomen, maar deze theorie houdt onder minutieus onderzoek geen stand. Ziekten als cholera en typhus worden door besmet water verspreid en zijn in die delen van de wereld waar het water wordt gechloreerd geëlimineerd. Ziekten die worden verspreid door luizen kunnen niet standhouden in gebieden waar de bevolking genoeg mogelijkheden heeft om hygiënisch te leven. Echter ziekten als difterie en roodvonk die door de lucht worden verspreid worden niet tegengehouden door het wassen van je handen of veilig drinkwater. Een andere moderne mythe is dat moderne voeding de reden is dat sommige ziekten geen probleem meer vormen. Dat is niet waar. Om te beginnen zijn de meeste mensen niet goed gevoed, maar nog belangrijker is dat voedingsfactoren noch de duur, noch de plaats van een uitbraak beïnvloeden.

Gedurende epidemieën van ziekten die interventie behoeven maakt goede voeding een verschil voor de individuele kans deze ziekte op te lopen, maar het heeft geen invloed op het gedrag van de ziekteverwekker in de omgeving. De situatie is anders wanneer we kijken naar kinderziekten die zich zelf kunnen oplossen. Goede voeding maakt geen verschil voor de individuele kans de ziekte te krijgen, maar het helpt zeker om het individu te beschermen tegen de ontwikkeling van complicaties.

Mensen die er van uit gaan dat goede hygiëne en een betere voeding de reden waren voor de afname van pokken en difterie baseren hun geloof op het feit dat de afname van deze ziekten samenviel met de introductie van hygiëne en betere voeding in Noord-Amerika en Europa. Zij halen correlatie en oorzaak door elkaar. Hygiëne en voeding kunnen niet de reden zijn van de afname omdat deze ziekten overal afnamen, niet alleen in Noord-Amerika en Europa. En grote delen van de wereld hebben nog steeds geen toegang tot hygiënische leefomstandigheden en goede voeding en toch komen deze ziekten daar ook niet meer voor.

Mensen hebben soms bijzondere ideeën over de redenen waarom epidemieën beginnen en eindigen. In de 12e eeuw brak de builenpest uit in China en toevallig kwamen er daar in die tijd een heleboel aardbevingen voor. Veel mensen dachten dat de aardbevingen de veroorzakers waren van de builenpest. In dit nieuwe millennium wordt er nog steeds vaak onwetenschappelijk gedacht over infectieziekten. Het geloof dat de Grote Brand van Londen de builenpest in Europa deed verdwijnen komt nog steeds veel voor, zelfs al is dat totaal onlogisch. In 1665 leed Londen onder een ernstige uitbraak van de builenpest en in het jaar daarop werd een derde van de stad vernietigd door de Grote Brand. De timing van de brand was de reden dat sommigen geloofden dat hierdoor de pest werd weggevaagd, redenerend dat de ratten die de builenpest verspreiden werden gedood door het vuur. Het vuur verspreidde zich echter langzaam en verklaringen van ooggetuigen beschrijven hoe de ratten sneller wegrenden van de vlammen dan de mensen die zoveel mogelijk bezittingen probeerden te redden. Het vuur brandde alleen aan de noordkant van de Theems, dus alle ratten aan de zuidkant van de rivier konden nog van een oude dag genieten. De brand zorgde er niet voor dat de pest uit Londen zelf verdween, laat staan dat die uit de rest van Europa verdween. Toch leren boeken en websites voor kinderen ons dat de Grote Brand van Londen een eind maakte aan de pest.

Builenpest is een vreselijke ziekte die wordt veroorzaakt door een bacterie die leeft in de maag van een vlooiensoort die gewoonlijk verblijft in de vacht van ratten en andere knaagdieren. Geïnfecteerde vlooien zijn op knaagdieren gevonden, zelfs wanneer er geen sprake was van een epidemie. De vlooien kunnen ook overleven zonder knaagdieren, dus soms verplaatsen zij zich op vrachtgoed of andere mensen. Het eerste symptoom van de builenpest zijn rode vlekken in kruis en oksels. De vlekken zwellen op en groeien samen tot grote knobbels die buboes worden genoemd. Deze buboes barsten open wanneer zij zo groot zijn als eieren en vervolgens gaat het slachtoffer binnen vijf dagen dood of herstelt. Tegenwoordig is er een heleboel bekend over deze bacterie, maar niet waarom deze zich plotseling onder mensen kan verspreiden.

De builenpest pandemie die de grootste invloed uitoefent op het moderne denken is de zogenoemde e Dood. Deze uitbraak van de builenpest begon in Centraal Azië, bewoog zich naar het oosten China in, zuidelijk naar India en westelijk naar Europa. Het sprong van de e Zee per schip Italië binnen, waar het in 1348 aankwam. Niemand weet precies hoeveel procent van de bevolking gedurende de e Dood overleed. In plaatsen waar de getallen werden bijgehouden varieerde het sterftecijfer tussen de 12% en de 66%, waarbij het percentage hoger werd in de omgeving van de zee. Geschiedkundigen schatten dat ongeveer een derde van de Europese bevolking stierf. Deze ramp had een groot sociaal effect. De Renaissance begon en het lokte een krankzinnige vervolging uit van minderheidsgroepen als Joden, Arabieren, weduwen, mensen met een misvorming en mensen met lepra.

Een andere builenpest pandemie die miljoenen levens eiste en een groot sociaal en politiek effect had was de pandemie die in 541 na Christus begon. Deze wordt de 'Pest van Justinian' genoemd en deze had een diepgaand negatief effect op de economie van het Byzantijnse Rijk.

Nadat de builenpest is uitgebroken wordt deze razendsnel verspreid en de meeste dodelijke slachtoffers vallen in de eerste paar maanden, maar de epidemieën eindigen niet abrupt. Zij blijven sluimerend aanwezig en bloeien sporadisch op. De uitbraak die Londen teisterde in 1665 werd gevormd door het staartje van de pandemie die de e Dood werd genoemd. Tijdens deze opleving van de builenpest bestelde een kleermaker uit een landelijk Engels dorp stof uit Londen en ongelukkigerwijs was deze stof besmet met de builenpest-bacterie. De kleermaker stierf spoedig nadat hij de stof had gekregen en vervolgens stierven ook 267 van de 350 mensen die in dat dorp woonden.

Alhoewel de orthodoxe geneeskunde niet direct de eer opeist voor de afwezigheid van de builenpest, gebruikt het wel de verschrikkingen van deze ziekte om de algemene angst voor infectieziekten aan te wakkeren. Een in Engeland gemaakt 'educatief' televisieprogramma dat herhaaldelijk in Australië en Nieuw-Zeeland wordt vertoond vertelt het verhaal van de dorpsgemeenschap die werd verwoest door de stof die de pest uit Londen meebracht. En dan wordt het mythische verhaal verteld van de manier waarop Edward Jenner een vaccin ontdekte dat de pokken uitroeide. Daarna laat het zien hoe schoolmeisjes in de rij staan voor hun rode hondvaccinatie zodat ze hiertegen beschermd zijn. Dit is een klassiek voorbeeld van manipulatie door associatie. Het conditioneert mensen vaccinaties te accepteren. Toen Chandra nog een baby was vertelde iemand mij dat vroeger een op de zeven mensen stierf aan de pest en als de vaccinaties er niet waren, dan zou dit opnieuw gebeuren. 'Stel je eens voor hoe het zou zijn wanneer een op de zeven mensen zou sterven' gaf ze aan als een van haar redenen waarom ik zou moeten toestaan dat Chandra een kinkhoestvaccinatie kreeg.

Cholera is een andere ziekte die door de tijden heen in de wereld rondwaart en een grote hoeveelheid dodelijke slachtoffers heeft gemaakt. De oorsprong van cholera ligt in de delta van de rivier de Ganges, waar het sinds de 7e eeuw bestaat. In 1817 verspreidde de ziekte zich plotseling, reisde westwaarts Europa in en oostwaarts Azië. Het nieuws van de epidemie ging in Europa de ziekte vooruit en de bevolking werd op voorhand helemaal paranoïde. Cholera is een ernstige, zich snel ontwikkelende ziekte die krampen veroorzaakt die het slachtoffer in doodsnood laat kronkelen en waarbij hij ten gevolge van heftig overgeven en ernstige diarree snel veel vocht verliest. De dood wordt veroorzaakt door vochtgebrek, tenzij de ziekte door homeopathie wordt gestopt, of de patiënt voortdurend vocht krijgt toegediend gedurende vijf tot zeven dagen. Zonder behandeling kan de dood binnen 24 uur na de besmetting intreden.

Tijdens de 19e eeuw werden in de orthodoxe geneeskunde alle middelen om cholera te behandelen uit de kast gehaald: kwik, aderlaten, opium en laudanum. Woedende argumenten gingen heen en weer tussen degenen die geloofden dat cholera werd verspreid door de lucht en degenen die beweerden dat het van mens op mens werd overgedragen. Nu wordt het als vanzelfsprekend beschouwd dat cholera kan worden voorkomen door de watervoorziening vrij te houden van rioolwater, maar het heeft vreselijk lang geduurd voordat men daar achter kwam. Toen de mensen die het verband ontdekten tussen cholera-epidemieën en watervervuiling hun bevindingen publiceerden werden zij uitgelachen en veroordeeld. Dr. John Snow leverde het meest duidelijke bewijs dat cholera ontstaat door water dat was vervuild door rioolwater en hij werd op gemene wijze belachelijk gemaakt door de gevestigde orde. Eerder al werd hij door het medisch establishment als een vreemde eend in de bijt gezien omdat hij weigerde wrede experimenten op dieren uit te voeren toen hij nog een medisch student was. (Tegenwoordig kunnen mensen die weigeren vivisectie uit te voeren geen arts worden.)

Van 1817 tot 1902 kwamen er acht cholera pandemieën voor die zich als een golf verspreidden over grote delen van de wereld. De eerste golf begon in India en stopte in zijn westwaartse beweging in Turkije. De tweede trok door Rusland, Europa en Noord-Amerika. Overal ontstond de ziekte plotseling en had ze desastreuze gevolgen. In 1840 begon een derde golf in India en deze bereikte ook Noord-Amerika. De vierde pandemie volgde een andere route; deze ging van het Middelandse Zeegebied naar Rusland in plaats van andersom en deze bereikte Amerika niet. De vijfde startte in China, reisde westwaarts naar Europa en bereikte vervolgens via de zee Amerika. Amerika leed hevig onder deze pandemie. Toen kwam er een zevende in 1891. Het moet de bewoners van Europa geleken hebben dat cholera-epidemieën voortaan iedere paar jaar over land van oost naar west voorbij kwamen. Echter de achtste golf, die begon in 1902, ging niet verder dan Zuid Europa en naarmate hij verder ging kwamen er minder slachtoffers. In minder dan honderd jaar had cholera zich bijna zelf uitgeroeid en men begon een gevoel van veiligheid te krijgen. Maar in 1961 stak cholera weer de kop op en epidimiologen waren er zeer ontevreden over dat geen van hun interventies, het opsluiten van reizigers in vieze gevangenissen incluis, kon voorkomen dat de ziekte zich naar West-Europa verspreidde.

Niemand weet waarom cholera zich meer dan duizend jaar op één plaats bevond en zich toen plotseling ging verspreiden, noch weet men of het zich weer net zo kwaadaardig zal ontwikkelen. Cholera steekt nog steeds zo nu en dan de kop op en de reden waarom dat gebeurt en waarom het de rest van de tijd niet voorkomt op plaatsen waar het slecht gesteld is met de hygiëne, wordt door niemand begrepen. Wat wel duidelijk is, is dat de ziekte zich niet kan verspreiden wanneer de watervoorziening zuiver is. Het Rode Kruis en andere hulporganisaties worden steeds succesvoller in hun streven om mensen die hun schone watervoorziening kwijt zijn geraakt door politieke onrust of natuurrampen, van schoon water te voorzien en hiermee worden levens gered. Wanneer zij gebruik zouden maken van homeopathie zouden zij in deze omstandigheden nog meer levens kunnen redden. Toen Rwandese vluchtelingen in 1994 geen andere keus hadden dan met cholera besmet water te drinken, werden degenen onder ons die TV keken geconfronteerd met beelden van vrachtwagens vol lichamen die in kuilen werden gegooid. Hoe anders zou het geweest zijn wanneer het homeopaten was toegestaan in die gebieden te helpen en het leven van die mensen te redden. Wanneer de artsen die bij Artsen Zonder Grenzen werken de principes van de homeopathie zouden begrijpen, zouden zij in staat zijn cholera, buiktyfus, tyfus, E-coli en al die andere infectieziekten die verarmde en ontheemde gemeenschappen treffen te genezen. De homeopathische medicijnen om iedere patiënt te kunnen genezen kosten maar een paar centen, wat de belangrijkste reden is waarom farmaceutische bedrijven zich zo inspannen om de homeopathie te onderdrukken.

'WANNEER ER GENOEG MENSEN ZIJN GEVACCINEERD, ZAL DE ZIEKTE UITSTERVEN'

Vaccin Mythe Nummer Zes: Wanneer er genoeg mensen zijn gevaccineerd, zijn de ongevaccineerde mensen beschermd en zullen ze de ziekte niet krijgen. Wanneer de infectieuze stof geen dierlijk reservoir heeft kan de ziekte van deze planeet worden verwijderd door een voldoende hoge vaccinatiegraad onder de humane bevolking te bewerkstelligen. Wanneer voldoende mensen immuun worden voor de ziekte kunnen zij anderen niet meer besmetten en dan sterven de ziekteverwekkers uit. Deze status van kudde-immuniteit wordt bereikt wanneer 55 % van de bevolking is gevaccineerd. Eh, sorry, dat moet 75% zijn. We weten nu dat 95% van de bevolking gevaccineerd moet zijn om deze kudde-immuniteit te bereiken. Eigenlijk, 98% is nog niet genoeg, dus we moeten iedereen vaccineren en hen elke tien jaar een booster geven. Nee, dat moet elke vijf jaar zijn. Misschien zou elke drie jaar nog beter zijn...

De theorie van de kudde-immuniteit berust niet op een wetenschappelijke basis, maar het is een uitstekend hulpmiddel dat pro-vaxxers kunnen gebruiken wanneer zij het publiek willen laten geloven dat vaccinvrije gezinnen voor iedereen een bedreiging zijn. Een onderzoek dat in de 20e eeuw in de stad Baltimore, USA, werd gedaan, is misbruikt om de theorie van de kudde-immuniteit te staven. Het Departement van Gezondheid in Baltimore hield een verslag bij van elk geval van mazelen van 1900 tot 1931. Dr. A.W. Hedrich, die in Baltimore woonde, wilde weten hoe groot het percentage kinderen was dat op eender welk moment mazelen had. Om hierachter te komen analyseerde hij minutieus de gegevens uit dat onderzoek, maand voor maand. Hij wist hoeveel kinderen onder de 15 jaar er in Baltimore woonden in elke maand van 1900 tot 1931 en hij werkte uit hoeveel van hen al mazelen had gehad. Uit zijn analyse kwam naar voren dat het aantal kinderen onder de 15 jaar die mazelen had gekregen gedurende die 32 jaar nooit boven de 53% uitkwam en ook nooit lager werd dan 32%.[229,230] Dit betekent dat wanneer er een eind kwam aan een mazelenuitbraak tenminste 47% van de kinderen in Baltimore eerder nooit mazelen had.

Het onderzoek van dr. Hedrich werd door vaccinproducenten foutief weergegeven door er een absurde draai aan te geven. Zij stelden dat wanneer 55% van de kinderen immuun waren voor mazelen, ofwel omdat zij mazelen hadden gehad ofwel omdat zij tegen mazelen waren gevaccineerd, een epidemie zich niet kan ontwikkelen.[231,232] Dat is onzin, omdat er een groot verschil is tussen een mazelenuitbraak die op natuurlijke wijze uitdooft wanneer 53% van de kinderen al eerder was geïnfecteerd en een uitbraak die ten einde loopt *omdat* 53% al geïnfecteerd was.

Sindsdien is de vaccinatiegraad die verondersteld wordt kudde-immuniteit te bewerkstelligen van 55% verhoogd naar 95%, maar het mazelenvirus heeft die instructies niet gelezen. Mazelen wordt virulent wanneer de natuur daar ook maar zin in heeft en mazelenuitbraken ontstaan zelfs wanneer er een vaccinatiegraad van 98% of 100% bestaat.[216,233,234,235,236,237,238,239] Tijdens zulke epidemieën krijgen zowel gevaccineerde als ongevaccineerde mensen mazelen.

Er is heel veel onzin geschreven over kudde-immuniteit[232,240] en niets daarvan berust op feitelijk wetenschappelijk bewijs. Volgens de theorie van kudde-immuniteit worden ongevaccineerde kinderen door gevaccineerde kinderen beschermd tegen ziekte wanneer maar genoeg kinderen gevaccineerd zijn. De vaccin-enthousiastelingen produceren uitgebreide rekenkundige formules die volgens hen bewijzen dat kudde-immuniteit ongevaccineerde kinderen bescherming biedt. Zij stellen ook dat deze rekenkundige formules aantonen dat een hoge vaccinatiegraad uitbraken van ziekte voorkomt. Echter, in werkelijkheid biedt een hoge vaccinatiegraad geen bescherming aan ongevaccineerden en voorkomt het ook geen uitbraken. Wanneer een ziekteverwekker van een infectieziekte in het milieu virulent wordt en men merkt dat de kudde-immuniteit niet heeft gewerkt, is het excuus van deze voorstanders van vaccinatie dat er een andere rekenkundige formule gebruikt had moeten worden voor deze populatiegroep. De mythe van de kudde-immuniteit is een politiek wapen en geen wetenschappelijk feit.

Het feit dat het mazelenvaccin een tijdelijke immuniteit oplevert leidt tot het waanidee dat het mogelijk is mazelen uit te bannen. Toen het mazelenvaccin werd geïntroduceerd was de belofte dat één vaccinatie zou leiden tot levenslange immuniteit. Binnen een jaar bleek duidelijk dat dit niet het geval was. Vervolgens ontdekte men dat moeders die zelf mazelen hadden gehad tijdens de zwangerschap via de placenta antistoffen doorgaven aan de baby. Bij de meeste baby's blijven deze antilichamen in het bloed totdat zij een maand of negen oud zijn. Men dacht dat deze moederlijke antistoffen wel moesten ingrijpen in de ontwikkeling van het eigen immuunsysteem van de baby. Dus werd verklaard dat wanneer een kind het mazelenvaccin krijgt wanneer het 10 maanden oud is het zijn eigen antistoffen kan opbouwen en daardoor levenslang immuun zou zijn. Maar het vaccin werkte nog steeds niet. Dus werd besloten dat het immuunsysteem van een 10 maanden oude baby nog niet ontwikkeld genoeg was om genoeg antistoffen te produceren en het dogma werd veranderd en vervolgens moest het vaccin op de leeftijd van 12 maanden worden toegediend. Toen dat ook niet werkte werd de juiste leeftijd opgeschroefd naar 15 maanden. Bij veel mensen is het resultaat dat men nu als tiener of nog later mazelen krijgt. Toen er epidemieën uitbraken onder gevaccineerde tieners besloot men dat het nodig was dat kinderen een booster vaccinatie moesten krijgen wanneer zij 11 jaar zijn.

In sommige landen wordt de tweede dosis gegeven op de leeftijd van 4 jaar, terwijl anderen twee doses in de eerste jaren geven en dan een derde dosis op vierjarige leeftijd. In Nederland wordt de eerste dosis gegeven met 14 maanden en de tweede als het kind 9 jaar is. In Finland geeft men de eerste dosis bij 15 maanden, de tweede met 18 maanden en de derde met vier jaar. Dit heeft er niet toe geleid dat kinderen geen mazelen meer krijgen.[241] Finland is een van de vele landen dat te maken heeft met een epidemie van autisme.

Omdat het vaccin een tijdelijke immuniteit creëert, ontstaat er altijd na de introductie van massa vaccinatie een periode waarin het er op lijkt dat het vaccin mazelen overwint. In de USA werd het vaccin in 1963 geïntroduceerd.[231] De overheid zei dat het doel was het mazelenvirus tegen 1982 in de USA te hebben uitgeroeid.[231] Men dacht dat massale vaccinatie gedurende 20 jaar het voor het virus onmogelijk zou maken nog te overleven. Massale vaccinatie op de leeftijd van 15 maanden veroorzaakte in het begin een enorme afname van het aantal mazelengevallen in de USA. Toen de kunstmatig opgewekte immuniteit begon af te nemen, gingen de cijfers in de statistieken weer omhoog. De medische bureaucraten hebben een bedrieglijke manier om dit minder op een falen van het vaccin te laten lijken. In sommige verhandelingen wordt iedereen die mazelen heeft en die gevaccineerd is toen hij jonger dan een jaar was, of iemand die geen boostervaccinatie heeft gekregen op 11-jarige leeftijd, als 'ongevaccineerd' geclassificeerd, ook al werd hun ouders verteld dat zij 'volledig geïmmuniseerd waren'.

De geschiedenis met mazelen in Hongarije laat zien dat zoiets als kudde-immuniteit niet bestaat. Wat in Hongarije gebeurde toont ook aan dat het voor de mens niet mogelijk is het mazelenvirus uit te roeien. Toen Hongarije onder communistisch bewind stond, handhaafden de autoriteiten daar 14 jaar lang een vaccinatiegraad van 98% en gaven ze boosterdoses.

Maar mazelenepidemieën bleven voorkomen.

Het vaccin werd in 1969 in Hongarije geïntroduceerd. Hoewel de 'juiste leeftijd' voor vaccinatie op 10 maanden werd gesteld werden alle kinderen van de leeftijd van 9 tot 27 maanden gevaccineerd tijdens massale vaccinatiecampagnes. In 1974 werd het vaccin onderdeel van de routinematige kindervaccinaties en de massale campagnes werden stopgezet. Men hield hierna de vaccinatiegraad op 98%.

In 1978 werd 'de juiste leeftijd' voor vaccinatie veranderd van 10 maanden in 14 maanden. Vijf jaar na de introductie van het vaccin werd het virus virulent en waren het vooral ongevaccineerde 6- tot 9- jarigen die mazelen kregen. Zes jaar later kwam er weer een epidemie en waren het vooral 7- tot 10- jarigen die mazelen kregen. Na deze ervaring besloot men dat, wanneer 10 maanden niet de goede leeftijd was om het vaccin te krijgen, alle kinderen die op de leeftijd van 10 maanden waren gevaccineerd een booster vaccinatie nodig hadden. In 1988 werd het mazelenvirus nogmaals virulent in Hongarije en er volgde een epidemie die zes maanden duurde. Tijdens deze epidemie waren de oudste slachtoffers 21 jaar oud. Kinderen die 11-16 jaar oud waren hadden een boostervaccinatie gekregen. 57% van de gevallen waarvan de leeftijd was genoteerd waren tussen de 16-21 jaar oud. Het aantal gevallen was het hoogst bij 17-jarigen en het op één na hoogst bij 18-jarigen. Uit deze cijfers blijkt duidelijk dat booster vaccinaties bij sommige individuen extra uitstel oplevert op het oorspronkelijke uitstel.

De Hongaarse statistieken zijn gepubliceerd in een rapport[242] van het Center For Disease Control (CDC) dat in Atlanta, USA, is gestationeerd. De samenstellers van dit rapport geven het volgende commentaar: 'Het beoordelen van de afname van immuniteit kan moeilijk zijn omdat vrijwel alle personen van 17-21 jaar ongeveer hetzelfde aantal jaren voordat de epidemie uitbrak waren gevaccineerd'. Dit is echt een vreemde verklaring. Denken zij dat kunstmatige immuniteit bij ieder individu in dezelfde mate zal afnemen? En geloven ze echt dat het mazelenvirus voortdurend in het milieu aanwezig is?

In 1971 dacht de World Health Organisation dat mazelen uit het Afrikaanse land Gambia was verdwenen omdat 96% van de bevolking in 1967 was gevaccineerd.[243] In 1972 kwam mazelen op uitgebreide schaal terug, maar nog steeds dachten zij dat het sterke vertrouwen dat moeders hebben in de moderne geneeskunde hun zou helpen in 'de strijd om mazelen in het jaar 2000 in de hele wereld onder controle en uitgeroeid te hebben'.[243]

In de jaren voordat een door een vaccin opgewekte immuniteit afneemt, slaagt de mazelenvaccinatie er in het aantal gevallen van mazelen te doen afnemen, maar het slaagt er niet in mazelen te voorkomen bij ongevaccineerde individuen. Een uitbraak van mazelen in een dorpje in Gambia in 1984 liet duidelijk zien dat een vaccinatiegraad van 90% niet voorkwam dat ongevaccineerde kinderen mazelen kregen.[244] 30,1% van de ongevaccineerde kinderen in het dorp kregen mazelen, terwijl slechts 3,6% van de gevaccineerde kinderen dit kregen.[244] Dit laat zien dat het vaccin mazelen bij gevaccineerden voorkomt of uitstelt en dat kudde-immuniteit niet bestaat. Wanneer een totalitaire staat streng genoeg is om een vaccinatiegraad van 100% aan hun bevolking op te dringen, dan nog zou men niet in staat zijn het virus uit te roeien. Dictators kunnen mensen dwingen, maar niet het mazelenvirus.

Een typisch idee over mazelen is 'Mazelen is een ziekte die uitgeroeid kan worden...mensen zijn de enige natuurlijke gastheer en de epidemie verspreid zich...kan slechts onderhouden worden.....een keten van seriële directe transmissies van het virus waarbij acuut getroffen individuen betrokken zijn.'[245] Dit is volstrekte onzin. Het mazelenvirus wordt op een van twee manieren door mensen opgepikt. Het wordt overgedragen door iemand die mazelen heeft, of het komt door de lucht. Het virus hoeft zich niet in een mens te bevinden om te kunnen overleven. Van tijd tot tijd wordt het virus virulent en veroorzaakt dan een mazelenuitbraak. In de tussentijd gaat het slapen, maar het is nog steeds levend en wel. Sommige uitbraken van mazelen worden veroorzaakt doordat er een geïnfecteerde reiziger de streek binnenkomt terwijl andere uitbraken worden veroorzaakt doordat het virus wakker wordt en de kop opsteekt.

Degene die het eerst bij een uitbraak mazelen krijgt wordt 'patiënt 0' genoemd. Vaccin-fanatiekelingen verspreiden graag het idee dat een mazelenuitbraak begint bij ongevaccineerde personen die mazelen krijgen en gevaccineerde personen besmetten. Tegenwoordig wordt dit verklaard terwijl men ervoor zorgt dat het publiek niet kan uitvinden wat de vaccinatiestatus van patiënt 0 is. In 1983 was er een uitbraak van mazelen op een school waar 100% van de studenten was gevaccineerd en de autoriteiten onderzochten niet alleen wie patiënt 0 was, maar publiceerden hun bevindingen ook.[233] Er waren vier ongevaccineerde kleuters in de gemeenschap aanwezig die mazelen kregen, dus volgens de medische mythologie zouden zij de eersten geweest moeten zijn die mazelen kregen. Echter, patiënt 0 was een 17-jarige jongen die 'volledig geïmmuniseerd' was. De auteurs zeiden dat 'de bron van zijn infectie niet was geïdentificeerd'.[233]

Ik kan hen wel vertellen wat de bron van zijn besmetting is geweest. Het was een virus dat onlangs in zijn virulente fase was gekomen en in de lucht aanwezig was. Hoe eenvoudig kan het zijn. Maar zij wilden geloven dat mazelen alleen door een acuut met het mazelenvirus besmet persoon kan worden overgedragen op iemand anders. Vanuit dit gezichtspunt gezien is het nodig dat een reiziger bij wie een acute mazelenbesmetting sluimerend aanwezig is, een gemeenschap moet binnenkomen voordat er een epidemie kan uitbreken. Het negeert de mogelijkheid dat het virus een hele tijd kan slapen en dan ineens virulent kan worden. Wat bij deze uitbraak gebeurde was dat de 17-jarige jongen die patiënt 0 was, de eerste voor het virus gevoelige persoon was die het virus inademde toen dat virus ontwaakte en virulent werd.

In het redactionele commentaar staat het volgende: 'Deze uitbraak toont aan dat de overdracht van mazelen kan geschieden binnen de populatie van een school met een gedocumenteerde immunisatiegraad van 100%. Deze vaccinatiegraad werd bevestigd gedurende het onderzoek van deze uitbraak.'[233] Niet alleen wordt hier zichtbaar dat mazelen kan worden overgedragen binnen een volledig gevaccineerde populatie van een school, het laat ook zien dat mazelen binnen zo'n populatie kan ontstaan.

Toen de Centers for Disease Control 93 uitbraken van mazelen in de USA onderzochten, vonden zij dat 20 van deze uitbraken een patiënt 0 hadden die van overzee kwam, terwijl 73 van de patiënten 0 zich plaatselijk bevonden en er geen infectiebron kon worden gevonden. Dit wijst er op dat de meeste uitbraken van mazelen worden veroorzaakt door het slapende virus dat virulent wordt. Bij deze uitbraken was 47% van de patiënten 0 volledig gevaccineerd.[246]

Ik kan wel begrijpen waarom het concept van een virus dat zich in slaapstand bevindt vreemd is voor het heersende denkbeeld, omdat zoveel mensen tegenwoordig helemaal vervreemd zijn van de natuur. Ik had het geluk in het Afrikaanse veld op te groeien waar ik van dichtbij getuige kon zijn van het fenomeen dat het leven op zoveel manieren uit het 'niets' kan opbloeien. Dat bijvoorbeeld een stuk land dat in de winter een stofnest is, verandert in een grote vijver vol waterinsecten die elkaar genadeloos opvreten als de zomerregens komen. Wanneer het vee in de winter die plek passeert, waaien hun hoeven niets dan stof op en ik vraag me af hoe de eieren van insecten hier kunnen overleven.

Er zijn bepaalde delen van Australië waar het jaren achtereen niet regent en de schepsels die in die gebieden leven moeten lange tijd zonder water zien te overleven. Er leven in die gebieden kikkers, zelfs al hebben kikkers voortdurend vocht nodig om in leven te blijven. Wanneer er regen valt, vormen zich poelen en moerassige plekken op de grond en ontstaat er een overvloed aan kikkers. Wanneer het water na een tijdje opdroogt graven de kikkers zich 30 cm onder de grond in, waar zij lichaamscellen afwerpen om een waterdichte cocon rondom zichzelf te vormen. Zij kunnen verscheidene jaren binnen deze cocon in leven blijven totdat het weer begint te regenen. Zodra het volgende regenseizoen begint krabbelen zij naar de oppervlakte en beginnen te kwaken om een partner.[247]

Ik vermoed dat ziekteverwekkers die lange tijd niet aanwijsbaar aanwezig zijn en dan plotseling opduiken, in staat zijn in een soort winterslaap te gaan die wij ons moeilijk kunnen voorstellen. Niemand weet wat het mazelenvirus tussen de epidemieën door doet. Misschien bestaat de technologie die nodig is om het mazelenvirus op te sporen tussen de epidemieën in al wel. Men weet ook niet waardoor het virus aan het eind van zo'n slaaptijd geprikkeld wordt virulent te worden. De gezondheid van de menselijke gastheer is niet de trigger, noch de beweging van mensen, nog de omvang of de bevolkingsdichtheid van een gemeenschap. Voor de gedachte dat een virus slapend kan zijn is geen plaats bij mensen die het mazelenvaccin willen verkopen. Wanneer er geld zou worden vrijgemaakt om deze zaak te onderzoeken, zou mogelijk ontdekt kunnen worden dat mazelenvirussen epidemieën gebruiken om hun DNA te versterken. Mogelijk kan het virus zichzelf kopiëren terwijl het slaapt en wint het erbij wanneer het mazelen veroorzaakt bij mensen.

Volgens de theorie van de kudde-immuniteit worden ongevaccineerde kinderen door gevaccineerde kinderen beschermd als er maar voldoende kinderen gevaccineerd zijn. Dit is ook onzin die verspreid wordt. Hoe zit het dan met al die ongevaccineerde volwassenen die verondersteld worden ziektekiemen te verspreiden?

In Zuid Afrika hoorde ik in 1980 een arts zeggen dat de e bevolking tegen de ziekte werd beschermd omdat alle witte mensen waren gevaccineerd. In feite beweerde hij dat een vaccinatiegraad van 20% voldoende was om kudde-immuniteit te creëren. Zelfs nog lachwekkender is de bewering dat het koepokvaccin dat Edward Jenner maakte er de oorzaak van was dat in Engeland aan het einde van de 18e eeuw het aantal pokkengevallen afnam. Het vaccin wordt verondersteld dit te hebben gedaan met een vaccinatiegraad van minder dan 1%.

Mensen die gezinnen die op hun gezondheid letten intimideren zodat zij zich laten vaccineren, wijzen hen er voortdurend op dat de ongevaccineerden zijn beschermd omdat de gevaccineerden zorgen voor de kudde-immunteit. Zij proberen de publieke opinie te beïnvloeden zodat mensen denken dat ouders die hun kinderen niet laten vaccineren egoïstische mensen zijn die profiteren van hen die wel gevaccineerd zijn. In maart 1992 begonnen voorstanders van vaccinatie de media in Nieuw Zeeland met het idee te voeden dat polio- en difterie-epidemieën zouden uitbreken omdat er te veel ouders hun kinderen niet lieten vaccineren. Het scheen hen niet te lukken een beslissing te nemen over wat precies de vaccinatiegraad zou moeten zijn om kudde-immuniteit te bewerkstelligen, maar het schommelde zo rond de 80-90%. Wat zij voorzichtigheidshalve niet aan het publiek vertelden was, dat de vaccinatiegraad al tijdenlang 'te laag' was geweest om epidemieën te voorkomen. En die waren er in die tijd helemaal niet geweest. Het bestaan van een vaccin is niet de reden voor de algemene afwezigheid van difterie.

Bij de landelijke verkiezingen in Nieuw Zeeland in 1993 probeerden sommige kandidaten stemmen te winnen door de zeggen dat zij het land van infectieziekten zouden vrijwaren door vaccinatie te promoten. Dit was aanleiding voor de media en medische bureaucraten een enorme angstcampagne te starten over ziekten en de leugen dat de mazelenepidemie van 1991 was veroorzaakt door ongevaccineerde kinderen werd steeds maar weer opnieuw verteld. Tegen die tijd had men besloten welk percentage zou zorgen voor 'kudde-immuniteit' omdat zij maar bleven melden dat een vaccinatiegraad van 95% noodzakelijk is om verdere uitbraken te voorkomen.

De World Health Organisation stelde de datum waarop mazelen de wereld uit zou zijn op het jaar 2000 en vervolgens werd die datum verschoven naar 2007.[248] De nieuwste datum is 2020, maar hun bewering geldt nu slechts voor bepaalde gebieden en niet voor de hele wereld.[249] Het doel is om op lange termijn voor alle bewoners van deze aarde immuniteit te verkrijgen door iedereen op zijn minst twee keer te vaccineren. Met de mythe van de kudde-immuniteit hebben de voorstanders van vaccinatie een geweldig wapen in handen, omdat families die niet willen 'meewerken' meteen worden weggezet als de kwade pieren in dit toneelstuk.

Degenen die denken dat zij de natuur onder controle kunnen hebben door op grote schaal in te grijpen zonder onverwachte gevolgen te veroorzaken, doen uiteindelijk altijd meer kwaad dan goed. Mensen met deze mentaliteit leren niets van de fouten die anderen maken. Een typisch voorbeeld van deze manier van denken gebeurde in China tijdens het bewind van een megalomaan die Mao Tse Tung heette. Hij introduceerde het communistische economische model in China dat enorme ontberingen veroorzaakte onder de bevolking. Van tijd tot tijd organiseerde hij 'verbeteringscampagnes' om de mensen af te leiden van hun werkelijk problemen en om hun vaderlandsliefde op te krikken. Een van deze campagnes was gericht tegen mussen, waarbij hij de bevolking ervan overtuigde alle mogelijke middelen die er maar waren in te zetten om mussen te doden. De zogenaamde reden hiervoor was dat mussen de oogst opeten en daarom een bedreiging vormden voor de voedselvoorraden van de mensen. Het land kwam in beweging. Scholen en dorpen wedijverden met elkaar om te zien wie de meeste mussen had gedood. Vrachtwagens vol dode mussen werden door de straten gereden. Dode mussen werden opgehangen en tentoongesteld en het aantal mussen in China daalde drastisch. De disbalans die vervolgens in de natuur ontstond was er de oorzaak van dat insecten de oogst vernielden en het voedselgebrek nog groter werd. Natuurlijk was de bevolking er niet in geslaagd elke mus te doden en het aantal mussen in China is nu weer normaal. De voorstanders van vaccinaties denken niet aan de onvoorziene gevolgen die zij ontketenen door hun pogingen mazelen te elimineren. Meer kanker en hartziekten zijn enkele factoren waar ze over moeten nadenken.

In juni 1992 lanceerde het Departement van Gezondheid in Nieuw Zeeland een massale vaccinatiecampagne voor de BMR op scholen, met 11-jarigen als de doelgroep. De Immunisation Awareness Society (IAS) liet op sommige scholen een informatiefolder over het BMR vaccin circuleren. Dit maakte het Departement van Gezondheid woedend. De medische bureaucraten in Wellington gaven een persbericht uit waarin gezegd werd dat 'Nieuw Zeeland nu de kans had het eerste land ter wereld te worden waar mazelen waren uitgebannen, maar dat deze pogingen van de gezondheidsinstanties werden gedwarsboomd door de IAS, die 'misleidende' en 'volstrekt onjuiste' informatie verspreid.' "Nieuw-Zeeland was eerste op veel gebieden en er is geen reden waarom we niet de eerste zouden moeten zijn om mazelen uit te roeien," klaagden ze. Zij zeiden dat mazelen waarschijnlijk de volgende ziekte zou zijn die wereldwijd was verbannen, na pokken en polio. Zij hielden zich met betrekking tot polio voor de gek omdat de datum waarop polio verdwenen zou moeten zijn toentertijd was gesteld op het jaar 2000.[250] De World Health Organsation verklaart nog steeds dat het polio van de planeet gaat verwijderen, zelfs nu de datum van die eliminatie al verlopen is.[250] Hoewel polio zich momenteel in een betrekkelijk slaperige fase bevindt (terwijl het vanaf de jaren 1880 tot de jaren 1960 van zich liet horen), doen verslagen uit oude en middeleeuwse tijden vermoeden dat het weer terug zal komen. Wanneer de poliopandemie die nog steeds op de loer kan liggen helemaal ten einde komt, zullen de voorstanders van vaccineren zeggen dat dit door de vaccinaties komt. Aan de andere kant, wanneer het poliovirus weer virulent zou worden, zullen zij zeggen dat dit komt omdat men niet voldoende doses heeft gekregen van het vaccin.

Het laatste geval van polio deed zich in 1959 voor in Fiji. De poliovaccinatie is pas in 1963 in Fiji geïntroduceerd, toch zegt men dat de epidemie beëindigd werd door het vaccin.[251]

In 1991-92 was er een polio-uitbraak in Vellore, India, ondanks een vaccinatiegraad van 98%.[252] Wat was er gebeurd met de kudde-immuniteit? Alle kinderen die polio kregen waren 'volledig geïmmuniseerd'.[252] Bij de 2% ongevaccineerden werd geen polio aangetroffen. Een brief in de Lancet zegt dat dit laat zien dat het niet mogelijk is polio uit te wissen met een schema van vier doses. Zij bevelen daarom een schema aan met zeven doses.

Er was een polio-uitbraak in Oman, op het Arabisch schiereiland, in 1988-89. Dit baarde sommige functionarissen van het CDC, UNICEF en de

WHO zorgen, omdat dit aantoonde dat het niet mogelijk ging zijn polio uit te bannen. De titel van het CDC/UNICEF/WHO- rapport was: '*Uitbraak van paralytische poliomyelitis in Oman: bewijs voor wijdverspreide besmetting onder volledig gevaccineerde kinderen*'.[253] In het rapport staat verder: 'Een van de meest zorgwekkende kenmerken van deze uitbraak is dat het kon gebeuren ondanks een uitmuntend immunisatieprogramma en dat een wijdverspreide besmetting had plaatsgevonden in een dun bevolkte, voornamelijk landelijke omgeving....[en] een substantieel deel van volledig gevaccineerde kinderen deel heeft uitgemaakt van de besmettingsketen.' Zij willen geloven dat gevaccineerde kinderen de ziekte niet kunnen doorgeven, dus bewijs dat dit niet klopt geeft hen een ongemakkelijk gevoel.

Het gebeurt steeds weer dat gevaccineerde kinderen de ziekte waartegen zij zijn gevaccineerd doorgeven. In 1996 stierven vier baby's aan kinkhoest in New South Wales. Drie van de vier hadden kinkhoest gekregen van een gevaccineerd persoon en een baby van iemand waarvan de vaccinatiestatus onbekend was.[254]

Het geloof in kudde-immuniteit leidt tot veel waandenkbeelden. Een ervan is dat wanneer het aantal geïmmuniseerde mensen in een gemeenschap beneden een zeker punt daalt, dat de reden ervoor is dat een volgende epidemie sneller komt. In 1976 werd bekend dat er in Engeland slechte reacties volgden op het kinkhoestvaccin en als reactie hierop daalde de vaccinatiegraad voor kinkhoest van 76% naar 42%. De medische bureaucraten verwachtten dat deze daling in de vaccinatiegraad zou leiden tot een kinkhoestepidemie die veel erger zou zijn en zij verwachtten ook dat die er eerder aan zou komen. Maar de kinkhoestbacterie trok zich niets aan van deze menselijke theorieën en de ziekte volgde zijn gewone timing van zijn natuurlijke cyclus van virulentie. Kinkhoest heeft een voorspelbare cyclus, anders dan mazelen en bof. Elke 44 maanden bereikt het een hoogtepunt[255] en dat bleef zo, ook toen de vaccinatiegraad daalde tot 42%. De medische bureaucraten spraken hun verbazing uit over het feit dat de epidemie niet eerder begon ten gevolge van deze daling van de vaccinatiegraad.[256] Ook kwamen er tijdens deze epidemie minder gevallen van kinkhoest voor en ook minder doden. Deze veel lagere vaccinatiegraad van 42% maakte geen verschil voor de timing van het hoogtepunt van de virulentie en ook niet in de afname van kinkhoest op de lange termijn, zoals men dat al honderd jaar kon waarnemen.

Een onderdeel van hun pro-vaccinatiecampagne is de bewering van voorstanders van vaccinatie dat daling van de vaccinatiegraad in Engeland in 1976 de oorzaak was van een kinkhoest-epidemie waarbij veel doden vielen. Deze epidemie werd niet veroorzaakt door een daling van de vaccinatiegraad en er waren ook minder doden te betreuren tijdens deze epidemie dan tijdens vorige epidemieën.[257] De volgende epidemie begon in 1981 en bereikte een hoogtepunt in 1982. Het natuurlijke patroon dat door kinkhoest wordt gevolgd werd totaal niet aangetast door veranderingen in de vaccinatiegraad.

Het Central Public Health Laboratory in Londen stelde een rapport samen over het verschil tussen de epidemie die plaatsvond voordat de vaccinatiegraad daalde (1974-1975), en de epidemie die plaatsvond nadat deze was gedaald (1977-1979). Daarin staat:

> Sinds de neergang in de pertussis immunisatie is er een onverwachte daling in het aantal kinkhoest-gevallen en sterftecijfer ontstaan – een daling die kinderen van alle leeftijden en vaccinatiestatus omvat.[201]

Wanneer men had gekeken naar de geschiedenis van kinkhoest op de lange termijn, had men kunnen zien dat de daling die toen plaatsvond niet onverwacht was. Functionarissen die verklaren dat een daling in de vaccinatiegraad in Engeland een dodelijke uitbraak van kinkhoest veroorzaakte vertellen de waarheid niet. Dr. Gordon Stewart zegt:

> De epidemieën van 1977-1979 en 1981-1982 zijn in feite de te verwachte cyclische terugkeer van kinkhoest elke 44 maanden.[255]

De onderstaande grafiek laat zien dat kinkhoest al meer dan honderd jaar in Engeland afneemt.

Sterfgevallen ten gevolge van kinkhoest

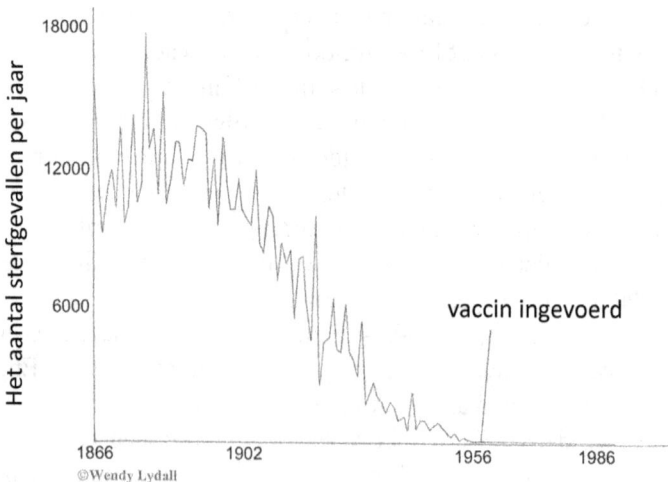

©Wendy Lydall

Dezelfde daling zie je in andere landen gebeuren. Tegen deze achtergrond hiervan komen kleine ups en downs in virulentie voor. Het zijn de 'ups' in virulentie die wij kennen als epidemieën. Deze stijging en daling in virulentie gebeurt op onze hele planeet rond dezelfde tijd. Daarom is het niet verwonderlijk dat de twee epidemieën waarover Gordon Stewart het heeft exact hetzelfde verloop hadden in Zweden als in Engeland. Deze epidemieën begonnen, bereikten hun hoogtepunt en zwakten vervolgens af op dezelfde tijd in Engeland als in Zweden. Dit omdat de ziekteverwekker op een natuurlijke manier in virulentie verergert, een hoogtepunt bereikt en dan weer afneemt, dit alles volgens een voorspelbare cyclus. De eerste epidemie piekte laat in 1978 en de tweede in september 1982.[258]

De vaccinatiegraad in Zweden verschilde zeer met die in Engeland gedurende deze twee hierboven besproken epidemieën, maar dit had geen invloed op het gedrag van de bacterie. Ook het feit dat in Zweden zelf een dramatisch verschil in vaccinatiegraad bestond tijdens de eerste en de tweede epidemie had geen invloed op het verloop van het ziekteproces. Tijdens de eerste epidemie was de vaccinatiegraad in Zweden 84%,[259] terwijl het 0% was tijdens de tweede epidemie. De eerste epidemie liet zien dat het vaccin 100% onbetrouwbaar was, omdat 84% van de kinderen die kinkhoest kregen gevaccineerd was.[259] Dus, anders dan bij regeringen van andere landen, stopte de Zweedse overheid met het gebruik van het vaccin. Dit gebrek aan vaccinatie in Zweden in 1982 maakte geen verschil voor het gedrag van de bacterie die kinkhoest veroorzaakt. Mensen die stellen dat de vaccinatiegraad in een bepaald gebied een epidemie kan veroorzaken of voorkomen vertellen onzin.

De natuurlijke afname in de incidentie van kinkhoest is een reden voor vaccinvoorstanders zich te verenigen in hun propaganda. Zij zeggen dat het feit dat kinkhoest minder voorkomt bij zowel ongevaccineerde als gevaccineerde mensen laat zien dat de kudde-immuniteit werkt.[260,261] Dit is een gebrekkige gedachte omdat het helemaal niet laat zien dat kudde-immuniteit werkt. Kinkhoest komt minder voor bij ongevaccineerde mensen omdat kinkhoest al meer dan honderd jaar op natuurlijke wijze afneemt en die afname gaat nog steeds door.

Vaccinvoorstanders gebruiken deze natuurlijke afname van kinkhoest in hun voordeel. Zij stellen dat ze deze ziekte op aarde uitbannen. Er zijn echter momenten in het verleden geweest dat zij de waarheid hebben toegegeven. Wanneer je het volgende uittreksel leest dat gaat over de afname van kinkhoest in de USA, houdt dan in je achterhoofd dat de schrijver iemand is die heel enthousiast het gebruik van vaccins promoot.

Het behoeft geen vraag dat het natuurlijke verloop van sommige infectieziekten over de jaren spontaan kan veranderen en dat de reden daarvoor niet heel duidelijk is. Een voorbeeld van een dergelijke ziekte is Pertussis [kinkhoest], die in de Verenigde Staten in 1900 een sterftecijfer liet zien van 12,2 per 100.000 inwoners. Aan het einde van de jaren 1930 was het sterftecijfer, al voordat de uitgebreide immunisatie tegen kinkhoest begon, gedaald tot ongeveer 2 per 100.000. In 1975 werden er slechts 8 sterfgevallen ten gevolge van kinkhoest gedocumenteerd in de Verenigde Staten.

Of deze afname aan de wijdverspreide immunisatie (of zelfs veranderingen die volgen op immunisatie), aan veranderingen in het organisme, veranderingen in de gastheer, of andere niet-onderzochte factoren, te danken is, is onduidelijk.[262]

Kinkhoest is vrij zeldzaam geworden als gevolg van een natuurlijke afname die al 80 jaar lang volop aan de gang was voordat het vaccin werd geïntroduceerd. Kinkhoest heeft kleine cycli binnen de grote, overal voorkomende cyclus. Tijdens de kleine cyclus ziet men elke 44 maanden een uitbraak en dit is de reden dat de lijnen in de grafiek zo op en neer bewegen. De regelmaat van deze mini-cyclus is niet zo duidelijk op de grafiek, omdat deze mini-cyclus wordt opgedeeld volgens onze menselijke kalenderjaren. Niemand kan voorspellen of kinkhoest helemaal gaat verdwijnen, zoals dat het geval was met de Engelse Zweetziekte of dat het heel weinig zal voorkomen en dan een comeback zal maken.

De natuurlijke afname van kinkhoest is sterk en gelijkmatig geweest en het blijkt dat sommige medische bureaucraten geloven dat de ziekte helemaal gaat verdwijnen. Zij lijken het plan te hebben dit toe te schrijven aan het vaccin. Zoals ik eerder heb beschreven, worden kinderen die kinkhoest hebben vaak anders gediagnosticeerd om het feit dat het vaccin faalt te kunnen verbergen. Er is nu ook nog een andere ontwikkeling gaande. Absurd genoeg willen sommige artsen en sommige laboratoria een kind met kinkhoest niet meer testen, omdat zij zeggen dat 'de ziekte niet langer bestaat'[263]

In landen die de PCR-test op kinkhoest hebben geïntroduceerd doen de voorstanders van vaccinatie het tegenovergestelde. Zij doen aan bangmakerij en zeggen dat er een toename is van kinkhoest die wordt veroorzaakt door de weigering van sommige ouders hun kinderen te vaccineren. De werkelijke reden van de toename van kinkhoest in deze landen is dat zij de PCR-test hebben geïntroduceerd die in staat is gevallen van kinkhoest die in vorige, minder gevoelige tests als negatief waren beoordeeld, nu te identificeren.

In 1991 was er een uitbraak van kinkhoest in Kaapstad, Zuid Afrika, die duidelijk liet zien dat kudde-immuniteit niet bestaat. De Apartheid begon in te storten en er werden fondsen aangewend om e kinderen te vaccineren. Deze uitbraak vond plaats tegen de achtergrond van een hele hoge vaccinatiegraad en het gepubliceerde commentaar was verfrissend eerlijk.

> [Vaccinatie] elimineert de circulerende ziektekiemen niet. Zolang dit het geval is zullen ongevaccineerden vatbaar blijven zelfs in het geval van een hoge of zeer hoge vaccinatiegraad.[264]

Deze zeldzame bekentenis heeft bewezen waar te zijn. Echter, de voorbije tijd heeft ook aangetoond dat gevaccineerde mensen vatbaar blijven ondanks een hoge of zelfs zeer hoge vaccinatiegraad.

'IMMUNITEIT KAN WORDEN AFGEMETEN AAN DE HOEVEELHEID ANTILICHAMEN IN HET BLOED'

Vaccin Mythe Nummer Zeven: Wanneer ziekteverwekkers die een bepaalde ziekte veroorzaken worden verzwakt en dan in het menselijk lichaam worden geïnjecteerd, zal het lichaam antistoffen (of antilichamen) opbouwen die een verdediging vormen tegen die bepaalde ziekte. Wanneer er voldoende antistoffen in het bloed aanwezig zijn zal de persoon immuun zijn voor die ziekte. De hoeveelheid antistoffen die per cc in het bloed aanwezig is, bepaalt de mate van immuniteit. Iemand die geen antistoffen in zijn bloed heeft zal de ziekte krijgen wanneer hij aan de ziekteverwekker wordt blootgesteld.

Het idee dat de hoeveelheid antistoffen iets zegt over iemands immuniteit wordt als een wetenschappelijk feit gebruikt omdat het de basis is voor het vermarkten van vaccins. De vaccinindustrie promoot de mythe dat antistoffen het belangrijkste deel vormen van het immuunsysteem omdat door de vaccins antistoffen worden aangemaakt. De technologie die nodig is om de hoeveelheid aanwezige antistoffen te meten is steeds meer verfijnd sinds deze werden ontdekt, maar de theorie die hierachter schuilt is nooit wetenschappelijk verantwoord geweest.

Wanneer zich een natuurlijke infectie voordoet is de vorming van antistoffen slechts een onderdeel van het antwoord hierop door het immuunsysteem. Zoals ik zal aantonen, kunnen mensen met een heleboel aanwezige antistoffen in hun bloed toch ziek worden en mensen zonder antistoffen kunnen gezond en wel blijven ondanks dat zij zijn blootgesteld aan de ziekteverwekkers van de ziekte. Het niveau van antistoffen in het bloed dat wordt verondersteld te kunnen voorkomen dat iemand ziek wordt is niet door wetenschappelijk onderzoek vastgesteld, het is slechts willekeurig gekozen. De geschiedenis van de ontdekking van antistoffen verklaart waarom deze theorie betreffende de drempelwaarde van

110

antistoffen door de medische wereld werd geaccepteerd.

Elie Metchnikoff, een in Rusland geboren zoöloog[265] was degene die ontdekte dat zich in de lichamen van mensen en dieren cellen bevinden die indringers bevechten en dat deze cellen door het hele lichaam rondreizen, zelfs in dieren die geen bloed hebben. Hij noemde deze cellen fagocyten. Hij ging werken voor het Pasteur Instituut in Parijs en hij veronderstelde dat fagocyten de reden waren dat het lichaam zich tegen ziekteverwekkers kon verdedigen. Hij experimenteerde met verschillende soorten bacteriën en publiceerde veel papers en een boek waarin hij zijn fagocyten-theorie promootte.

Deze theorie werd niet goed ontvangen door Duitse wetenschappers die geloofden dat immuniteit werd veroorzaakt door iets in het bloed. Hoewel Metchnikoff in Rusland was geboren, was hij een patriottische Fransman geworden en in die tijd zo kort na de Frans-Pruisische Oorlog, waren Duitsers en Fransen niet bepaald vrienden van elkaar.

Duitse wetenschappers konden bewijzen dat er iets in het bloed aanwezig was dat ziektekiemen kon doden en zij zagen het als hun vaderlandslievende plicht te bewijzen dat de fagocyten-theorie van Metchnikoff niet juist was. Een verhit en niet erg beleefd debat ging jarenlang door. De ene kant stelde dat het mobiele cellen waren die ziekteverwekkers doodden, de ander dat er iets in het bloed aanwezig was dat dit deed.

De Duitsers leverden het bewijs dat fagocyten niet altijd ziekteverwekkers 'opeten' en dat de aanwezigheid van bloed ervoor zorgt dat fagocyten effectiever kunnen zijn en dat ziekteverwekkers soms door bloed kunnen worden gedood zonder dat er fagocyten aanwezig zijn. Aan de andere kant bewezen de Fransen dat, hoe effectief bloed een bacterie in een testbuisje ook kan doden, het niet noodzakelijkerwijs zo was dat de eigenaar van dat bloed in staat was de ziekte te weerstaan.

Zowel de Duitsers als de Fransen hadden natuurlijk gelijk, maar deze woordenstrijd hield niet op door de realisatie dat hun beider ontdekkingen even belangrijk waren. De woordenstrijd eindigde in een overwinning van de Duitsers omdat hun theorie commercieel profijtelijk was. De grote doorbraak van de theorie 'er zit iets in het bloed' kwam toen Emil von Behring en Shibasaburo Kitasato ontdekten dat bloed antistoffen kan aanmaken tegen het difterie- en het tetanus-toxine. Zij beweerden dat het enige wat nodig is om iemand immuun te maken tegen difterie het aanmaken van antistoffen was. Een jaar nadat antistoffen waren ontdekt maakte Robert Koch publiekelijk bekend dat de fagocyten-theorie dood was. Paul Ehrlich publiceerde diagrammen over mogelijke werking van antistoffen en deze afbeeldingen spraken overal ter wereld tot de verbeelding van laboratoriummedewerkers overal ter wereld. Men weet nu dat zijn theorie over de werking van antistoffen niet klopt, maar voornoemde afbeeldingen maakten in die tijd diepe indruk.

Hoewel wetenschappers het over fagocyten bleven hebben, focuste het onderzoek zich op antistoffen. Deze waren veel gemakkelijker te bestuderen dan de fagocyten en het onderzoek was ook opwindender omdat bloed antistoffen kan maken tegen om het even welke materie. Bloed kan antistoffen maken tegen allerlei in de natuur voorkomende stoffen, zoals ziekteverwekkers, konijnenvlees of gist en het kan antistoffen maken tegen stoffen die door de mens zijn gemaakt zoals plastic en neomycine. Het enige wat moet gebeuren is dat de stof in de bloedbaan moet worden geïnjecteerd en dan zal het bloed daar antistoffen tegen maken. De stof die is geïnjecteerd heet een 'antigeen'. De belangrijkste reden waarom antistoffen worden beschouwd als een manier om de immuniteit te meten is dat menselijke wezens het maken van antistoffen kunnen veroorzaken. Er is geen economische winst te behalen aan de mededeling dat fagocyten van groot belang zijn voor het verkrijgen van immuniteit wanneer je deze fagocyten niet kunt maken.

Omdat de fagocyten-theorie in 1891 uit de mode raakte, werd onderzoek naar fagocyten zo'n 60 jaar lang genegeerd, hoewel de technologie om dit te doen al in de 19e eeuw bestond. In de jaren 1960 startte het onderzoek naar fagocyten serieus opnieuw[265] en nu bestaat de concensus dat fagocyten en antistoffen voor het verkrijgen van immuniteit even belangrijk zijn. Maar de vaccinindustrie is niet van plan de theorie van de antistoffen te verlaten.

Difterie wordt veroorzaakt door de toxinen die door de difterie bacterie wordt geproduceerd, niet direct door de bacterie zelf. Antistoffen tegen dit toxine verschijnen in het bloed wanneer iemand met difterie wordt besmet. De tegenwoordige vaccinindustrie noemt deze antistoffen 'antitoxines' en zij beweren dat het hebben van antitoxines in je bloed hetzelfde is als immuun zijn voor difterie.

Toen klinisch onderzoek aantoonde dat het hebben van antistoffen in het bloed iemand niet noodzakelijkerwijs immuun maakt voor een ziekte, kwam Bela Schick op een idee de antistoffen-theorie plausibel te maken. Bela Schick was een Hongaarse wetenschapper die Amerikaans staatsburger werd in 1923. Hij stelde dat iemand een bepaalde hoeveelheid antistoffen in het bloed moest hebben om met succes in staat te zijn ziekteverwekkers te bestrijden. Wanneer de hoeveelheid antistoffen in een milliliter bloed onder de kritische drempel was, zou de persoon ziek worden. Wanneer de hoeveelheid antistoffen in een milliliter bloed boven die kritische drempel was zou de persoon de ziekte niet krijgen. Hij ging zelfs zover te verklaren dat de kritische drempel voor difterie 1/30e was van een eenheid antitoxine. Dus nu hebben we in plaats van een antistoffen-theorie een antistoffen-drempelwaarde theorie.

In 1924 werd in Engeland een vaccin tegen difterie geïntroduceerd, maar deze werd niet gebruikt voor massavaccinatie. Het nieuwe vaccin was gemaakt van difterie-toxine en het idee erachter was dat wanneer iemand hiermee werd gevaccineerd, hij antistoffen zou maken tegen de toxine en vervolgens immuun zou zijn voor de ziekte. Voorstanders van vaccinatie verklaren onjuist dat het bestaan van dit vaccin de reden is dat difterie tegenwoordig zeldzaam is.

Zoals de grafieken in Vaccin Mythe Nummer Vier duidelijk laten zien is vaccinatie niet van belang geweest voor de afname van difterie. Wanneer er tegenwoordig uitbraken van difterie voorkomen kan worden waargenomen dat gevaccineerde personen niet beschermd zijn. De ineffectiviteit van het vaccin was duidelijker in de eerste jaren van zijn bestaan omdat difterie toen nog virulent in het milieu aanwezig was.

In 1940 startte de Medical Research Council in Engeland met een tien jaar durend onderzoek om te bekijken of zij een verklaring konden vinden voor het feit dat gevaccineerde mensen difterie kregen. Negen artsen voerden het onderzoek uit en het werd gepubliceerd in 1950.[221] De auteurs van dit onderzoek had verwacht dat gevaccineerde personen die difterie kregen een laag niveau van antistoffen hadden en dat hun contacten die geen difterie kregen een hoog antistoffenniveau zouden hebben. Zij hoopten dat zij het publiek zouden kunnen uitleggen dat gevaccineerde personen met difterie degenen waren die er niet in geslaagd waren genoeg antistoffen te maken toen zij waren gevaccineerd.

> Met het oog op het bevorderen van de programma's voor actieve immunisatie die men wil invoeren en om een meer gedetailleerd onderzoek naar die gevallen van difterie waarvan men heeft gerapporteerd dat zij voorkwamen bij gevaccineerde personen aan te moedigen, bood de Subcommissie aan nader onderzoek te doen naar pathologisch materiaal van deze gevallen. Er werd geregeld dat deze dienstverlening zou bestaan uit onderzoek van de bacteriële flora uit neus en keel van de patiënt en een raming van het circulerende antitoxine in het serum, gescheiden van bloedmonsters die tegelijkertijd of, in ieder geval, voor het difterie antitoxine was toegediend als therapeutische maatregel.[266]

Het idee dat er een antistof-drempelwaarde bestaat waarboven iemand immuun wordt voor difterie is zonder vragen te stellen geaccepteerd en een onderdeel van het medisch dogma geworden. In het voorwoord van het rapport van de Medical Research Council verklaren de auteurs:

In tegenstelling tot onze verwachting werd gevonden dat een aanzienlijk aantal gevallen van difterie voorkwam in gevaccineerde personen die, wanneer men het antitoxine gehalte in hun serum beziet, worden geacht veilig te zijn voor een besmetting.

Men begon het onderzoek met het meten van het antitoxine gehalte in bloedmonsters van 62 gevaccineerde personen die in Engeland en Wales difterie hadden. Toen de resultaten tegenstrijdig bleken, stopten zij het onderzoek en herzagen hun methode.

De tegenstrijdigheid zat hem in het volgende: herhaaldelijk vond men dat een serummonster van een patiënt met een duidelijke vaccinatiegeschiedenis die volgens klinisch onderzoek een of meer klassieke symptomen van difterie liet zien dat de neus- of keeluitstrijkjes behoorlijk grote hoeveelheden difterie antitoxinen bevatten. Wanneer men uitgaat van Schick, kunnen personen wiens serum niet minder dan 1/30 van een eenheid antitoxine per milliliter bevat of, volgens onderzoekers in dit en andere landen, wiens serum niet minder dan 1/100^e van een eenheid antitoxine per milliliter bevat, geen difterie krijgen. Echter bij 62 van de onderzochte patiënten voor april 1942 werd bij niet minder dan 25 (40%) 1/10^e van een eenheid of meer van het difterie-antitoxine per milliliter serum gevonden. En van deze personen bevatten er vijf 10 eenheden of meer, zeven 1 tot 4 eenheden en dertien van hen bevatten 0,1 tot 0,8 eenheden per milliliter serum. Er bestond echter geen significante overeenkomst tussen de ernst van de klachten en de hoeveelheid antitoxine.[217]

Dus men zag ook dat een hoog niveau aan antistoffen difterie niet kon voorkomen en ook dat dit er niet voor zorgde dat de ziekte een milder verloop had. De tabel die zij maakten laat zien dat volgens het dogma van 'onderzoekers in dit land en andere landen' 69,3% genoeg antistoffen had om hen voor difterie immuun te maken en 8% bezat meer dan duizend keer de hoeveelheid antistoffen die verondersteld werden nodig te zijn om immuniteit te verwerven. Dus in plaats dat zij het falen van het vaccin aan het publiek konden uitleggen, kwamen de onderzoekers in het bezit van bewijs dat de antistof-drempelwaarde theorie vals is.

Zij besloten vervolgens dat er een fout moest zitten in hun onderzoeksmethode. Zij dachten dat de glazen injectiespuiten die gebruikt waren om bloedmonsters te nemen mogelijk nog antitoxines bevatten van paardenbloed of menselijk bloed omdat men ze eerder had gebruikt. Dus besloten zij een tweede onderzoek op te zetten waarbij zij er zeker van konden zijn dat de injectiespuiten behoorlijk gedesinfecteerd waren voordat zij gebruikt werden voor het afnemen van bloed bij een difteriepatiënt. Het tweede deel van dit onderzoek focuste zich op de regio's Newcastle en Gateshead en alle mogelijke voorzorgen werden in achtgenomen om er zo voor te zorgen dat met zekerheid kon worden gezegd dat geen enkel onderdeel van hun uitrusting met ander bloed was verontreinigd.

> Het voornaamste doel van het tweede deel van deze onderzoeken was vast te stellen of het waar was dat klinisch vastgestelde difterie voorkomt bij patiënten wiens serum een antitoxineconcentratie bevat die een adequate bescherming tegen de ziekte biedt en wel zoals die oorspronkelijk door Schick werd vastgesteld. (1/30ᵉ van een eenheid antitoxine per milliliter). Men ging er van uit dat een antwoord op deze vraag zou kunnen worden verkregen als men zich strikt zou houden aan zekere voorwaarden die betrekking hadden op de selectie van patiënten, de verzameling van pathologisch materiaal en het onderzoek daarvan.[267]

Wel, men kreeg inderdaad antwoord op de gestelde vraag en het antwoord hield in dat klinisch vastgestelde difterie inderdaad voorkomt bij mensen die meer antitoxine in hun bloed hebben dan de scherp vastgestelde hoeveelheid volgens Schick. Men besloot de resultaten uit Gateshead en Newcastle gescheiden te houden, zodat ze het zouden merken als er een probleem was met hun onderzoeksmethoden als zou blijken dat de uitkomsten in deze twee regio's verschillend waren. Echter, de uitkomsten waren in beide regio's gelijk.

Dus hier is in werkelijkheid sprake van twee onderzoeken en zij toonden beide hetzelfde aan. Zij bewezen beide dat gevaccineerd zijn en het hebben van een hoge concentratie antistoffen in het bloed iemand niet beschermt tegen difterie. Sommige van deze slachtoffers hadden een 121 maal hogere concentratie in het bloed dan de concentratie waarvan werd verondersteld dat het hen zou beschermen.[268]

Nog iets waarover de onderzoekers verbijsterd waren was het feit dat zij vonden dat veel verpleegkundigen en familieleden die in nauw contact hadden gestaan met difteriepatiënten en die een lage concentratie antistoffen in hun bloed hadden en ook levende difterieverwekkers in hun keel, geen difterie kregen.[269]

Op bladzijde 154 van het Medical Research Council Rapport worden de resultaten van een onderzoek in Kopenhagen gepubliceerd. De Deense studie was grondiger dan het Britse onderzoek omdat het controlegroepen gebruikte. Zij maten de concentratie antistoffen in vier groepen mensen.

- Gevaccineerden met difterie
- Gevaccineerden zonder difterie
- Ongevaccineerden met difterie èn
- Ongevaccineerden zonder difterie

De Deense studie toonde aan dat gevaccineerde difteriepatiënten hetzelfde spreidingsniveau aan antistoffen hadden als gevaccineerde mensen die geen difterie hadden en beide groepen hadden een veel hogere concentratie antistoffen dan de derde en de vierde groep. Door deze studie kan men concluderen dat vaccinatie inderdaad zorgt voor de vorming van antistoffen, maar dat het niet zorgt voor immuniteit.

Men refereerde ook aan eerdere onderzoeken die aantoonden dat de antistof-drempelwaarde theorie niet juist was:

> Al in 1920 toonden Solis-Cohen et al. aan dat het bloed van sommige mensen difteriebacteriën kon vernietigen terwijl dat bij anderen niet het geval was en dat dit resultaat niet afhankelijk was van de concentratie antitoxinen; anderen (Bloomfield, 1924; Arnold, Ostram en Singer, 1928) benadrukten het belang van het slijmvlies van de neus en keel in het verwijderen van opzettelijk aangebrachte micro-organismen en Digby (1923) schreef een belangrijke rol toe aan de tonsillen en het subepithele lymfeweefsel om eenzelfde verwijdering en vernietiging van micro-organismen te bewerkstelligen.[270]

Dus in de jaren 1950 was er al een stevige hoeveelheid bewijs van de nutteloosheid van de vaccinatie tegen difterie aanwezig en ook van de onjuistheid van de antistoffen-drempelwaarde theorie. Toch wordt de difterie-vaccinatie tegenwoordig nog steeds aan baby's opgedrongen. Het Medical Research Council onderzoek van 1950 werd gedaan door negen artsen van een gerenommeerd instituut van orthodoxe geneeskunde en toch wordt het vastberaden genegeerd door de medische wereld. De les die de medische wereld door dit onderzoek heeft geleerd is dat ze de relatie tussen antistoffen en immuniteit niet moeten bestuderen, omdat het voor de promotie van vaccinaties van groot belang is deze mythe van de antistof-drempelwaarde theorie in stand te houden.

In 1980 had een vaccinvoorstander die de geschiedenis van mazelenvaccinatie in de USA evalueerde en aanbevelingen deed voor het toekomstige beleid, dit te zeggen:

Wij moeten ons er ook van bewust zijn dat er vragen blijven betreffende de serologie van mazelen – bijvoorbeeld, welke titer komen we overeen om te bepalen wanneer immuniteit niet meer aanwezig is?[231]

Serologie is de studie van bloed en de titer betekent, in deze context, de concentratie antistoffen. Wanneer een zekere hoeveelheid antistoffen in het bloed zou betekenen dat de verwekkers van die ziekte zich in de eigenaar van dat bloed niet kunnen vermenigvuldigen, dan zou het mogelijk moeten zijn, door daar onderzoek naar te doen, uit te vinden wat die kritische hoeveelheid dan is.

Wanneer het bloed van iemand antistoffen maakt, wordt dat in medisch jargon beschreven als 'seroconversie'. Een ander woord dat opduikt in vaccinatiegesprekken is 'immunogene effectiviteit'. Dit is medisch jargon voor 'de effectiviteit immuniteit te genereren'. Voordat een nieuw vaccin op de markt wordt gebracht wordt het getest om te bekijken of het 'voldoende' antistoffen produceert. De concentratie antistoffen dat wordt geaccepteerd als 'voldoende' wordt niet door klinische experimenten ondersteund. Men besluit dit door met elkaar aan tafel te gaan zitten en een schatting te doen. Wanneer het vaccin 'voldoende' antistoffen produceert in 80% van de proefpersonen zegt men: 'Het immunogene effect van het vaccin is 80%'.

Antistoffen kunnen allerlei verschillende dingen doen. Zij kunnen een binnendringende ziektekiem bedekken om het zo voor de fagocyten van het immuunsysteem gemakkelijker te maken deze op te eten. Zij kunnen complementaire eiwitten aantrekken en naar een plek op de oppervlakte van een bacterie sturen zodat deze complementaire eiwitten een gat in de bacterie kunnen maken en deze opblazen. Zij kunnen ook een virus immobiliseren door dit virus op bepaalde plaatsen vast te pakken en het zo voor dit virus onmogelijk maken zich te reproduceren.[271] Dit is allemaal bijzonder nuttig, maar het feit dat antistoffen hiertoe in staat zijn betekent niet automatisch dat de aanwezigheid van een zeker aantal antistoffen in het bloed de klinische symptomen van een ziekte in eender welke persoon kan voorkomen.

Er bestaat een genetisch erfelijke toestand die er voor zorgt dat iemand niet in staat is welke antistof dan ook aan te maken. Kinderen die deze erfelijke eigenschap hebben krijgen op de gewone manier mazelen en verwerven immuniteit ondanks het niet aanmaken van antistoffen.[272,273] Dit toont aan dat er iets anders is dat voor immuniteit kan zorgen.

Veel mensen die over het immuunsysteem hebben geschreven gaan er van uit dat de hoeveelheid antistoffen de immuniteit bepaalt en zij vragen zich niet af of deze veronderstelling wel valide is. Voorstanders van vaccinatie houden van grafieken die de stijging en daling van antistoffen nadat een vaccin oraal is ingenomen of is geïnjecteerd laten zien. Het idee dat het enige waar we rekening mee moeten houden wanneer het om immuniteit gaat de antistoffen zijn, zit zo in het denken van vaccinatiegelovigen ingebakken dat zij de woorden 'antistoffen' en 'immuniteit' inwisselbaar achten. In vele artikelen in medische tijdschriften gebruiken zij het woord 'immuniteit' als zij in wezen spreken over de hoeveelheid antistoffen. Deze vertekende manier van denken leidt tot verwarring in de geesten van de bureaucraten die het vaccinatiebeleid moeten bepalen.

Een voorbeeld van deze vertekende manier van denken werd zichtbaar nadat de Immunisation Awareness Society een informatiefolder over het BMR-vaccin verspreidde onder scholen in Nieuw Zeeland. Het Hoofd Medisch Advies van het Departement van Gezondheid schreef een repliek op onze informatiefolder waarin werd geprobeerd ouders er van te overtuigen niet te geloven wat er in onze folder stond. Een van de punten die in onze informatiefolder werd gemaakt is dat het mazelenvaccin niet voorkomt dat je mazelen krijgt, maar dat het niet meer doet dan ervoor zorgen dat de persoon op een latere leeftijd dan gewoonlijk mazelen krijgt. De manier waarop de medisch adviseur dit punt probeerde te weerleggen was door te zeggen dat het vaccin 'er aantoonbaar voor zorgt antistoffen te produceren in meer dan 90-95% van de gevaccineerde personen'. Dit laat zien dat hij gelooft dat het aanmaken van antistoffen hetzelfde is als het verwerven van levenslange immuniteit. Wat in het bijzonder verbazingwekkend was aan deze gebrekkige repliek was dat hij dit schreef vlak na een mazelenepidemie in Nieuw Zeeland waar gevaccineerde kinderen mazelen kregen als jong-volwassenen terwijl ongevaccineerde kinderen als kleuter of als basisschoolleerlingen mazelen kregen.

Korte tijd voordat de mazelenepidemie begon gaf ik een lezing over de gevaren van vaccinatie aan een groep verpleegkundigen. Dit werd gevolgd door een lezing door een arts over de verdiensten van vaccinaties. In plaats dat zij de informatie die ik had gegeven weerlegde, bracht zij haar deel van de tijd door met het maken van grafieken op een schoolbord die lieten zien wat er gebeurt met de hoeveelheid antistoffen na een vaccinatie bij de overgrote meerderheid van mensen. Zij legde uit dat een vaccin met levend virus zoals het mazelenvaccin maar één keer wordt gegeven omdat het al bij één vaccinatie genoeg antistoffen produceert, terwijl andere vaccins drie keer worden gegeven omdat de eerste dosis slechts weinig antistoffen produceert, terwijl volgende doses zorgen voor genoeg antistoffen.

Ik vermaakte mij terwijl zij aan het woord was met de lichaamstaal van de toehoorders. Mijn supporters van de Immunisation Awareness Society zakten in van moedeloosheid. De jonge verpleegkundigen die twijfelden aan de wijsheid om te vaccineren keken verveeld omdat zij al deze onzin al eerder hadden gehoord, maar de verpleegkundigen die voor vaccinaties waren zaten kaarsrecht, met gespitste oren en stralende ogen. Zij zogen dit alles in zich op omdat het een rechtvaardigheid was van hun dagelijkse werk.

Op elke grafiek tekende de arts een lijn op het niveau waarop men veronderstelt dat immuniteit wordt bereikt. Toen ze de poliografiek besprak vroeg ik haar of zij onderzoeken kende waarin dat specifieke niveau van polio-antistoffen dat echt zorgt voor klinische immuniteit werd bevestigd. Ze antwoordde dat ze die niet had. Ik zei toen dat ik naar zulke onderzoeken had gezocht maar die niet had kunnen vinden. Zij bleef totaal onbewogen bij dit gebrek aan bewijs om dit dogma te ondersteunen. Ik denk dat zij ervan uitging dat omdat zoveel mensen in de medische wereld geloof hechten aan dit dogma er vast wel ergens een bewijs zou moeten bestaan.

Er zijn beschrijvingen van vrouwen met een hoge concentratie antistoffen in hun bloed die toch rode hond krijgen tijdens de zwangerschap en van een baby die wordt geboren met het congenitale rubella-syndro om.[176,177,178,179,180,181] De mythe dat de hoeveelheid antistoffen immuniteit reflecteert zal door overheidsambtenaren die vaccins kopen van de farmaceutische industrie blijvend als waar worden aangenomen totdat het publieke bewustzijn een verandering tot stand brengt.

Voordat antitoxines en antistoffen waren ontdekt gebruikte de medische stand een andere, maar even onwetenschappelijke theorie om te beslissen of een vaccin voor immuniteit zorgde. Als het krassen van pokkenpus in de huid een opvlamming rond de kras teweeg bracht, zei men dat het vaccin had gewerkt. Wanneer er geen huidreactie ontstond betekende dit dat het vaccin onwerkzaam was geweest en dat er opnieuw gevaccineerd moest worden. Voor deze theorie bestond geen enkele wetenschappelijke basis, het was gewoon verzonnen. Misschien was het wel ontstaan als een manier om mensen gerust te stellen die niet blij waren met de pijn die door deze opvlamming veroorzaakt werd.

Enkele data die licht brachten in de duisternis werden verzameld gedurende een uitbraak van pokken in Italië die van 1887 tot 1889 aanwezig was. Voordat de uitbraak begon was 98,5% van de bevolking op zijn minst een keer gevaccineerd en velen waren meer dan één keer gevaccineerd. Alle soldaten waren iedere zes maanden opnieuw gevaccineerd. Het Italiaanse leger hield een dossier bij waarin vermeld werd bij wie de vaccinatie had 'gewerkt' en bij wie niet. Gedurende deze epidemie stierven

47,772 mensen aan pokken.[274] Onder de soldaten was het aantal gevallen met pokken groter onder degenen bij wie de vaccinaties hadden 'gewerkt'. Onder hen die de ziekte kregen, was het sterftecijfer twee keer hoger dan bij degenen wiens vaccinaties hadden 'gewerkt'.[274] Het is duidelijk onwaar dat een slechte reactie op de pokkenvaccinatie betekende dat de vaccinatie immuniteit tot gevolg heeft.

'HET VACCIN FAALDE OMDAT....'

Vaccin Mythe Nummer Acht: Het vaccin faalde omdat de persoon niet genoeg doses heeft gekregen. We weten nu dat je twee/vier/vijf doses van dat vaccin nodig hebt om immuniteit te verkrijgen. Het kan niet zijn dat het vaccin goed was opgeslagen wanneer het na zoveel doses faalde. Het vaccin werkte niet omdat het op de verkeerde leeftijd werd gegeven. De stam die voor de uitbraak van de ziekte verantwoordelijk is moet een andere zijn dan die voor het vaccin werd gebruikt.

De vaccinproducenten beweren dat de reden waarom de meeste mensen niet lijden aan infectieziekten is dat er gevaccineerd wordt, terwijl er feitelijk het grootste deel van de tijd geen virulent van nature aanwezige ziektekiem in het milieu aanwezig is om uit te testen of mensen wel of niet immuun zijn. Een vaccin krijgt alleen de gelegenheid om te falen wanneer de ziekteverwekker in het milieu terecht komt. Erg weinig mensen krijgen ooit te maken met een infectieziekte anders dan griep en de kinderziekten die vanzelf over gaan. Wanneer er een epidemie van een van de minder vaak voorkomende infectieziekten uitbreekt, wordt slechts een klein deel van de mensen daadwerkelijk door die ziekte aangetast. Een uitzondering hierop is de builenpest die, toen deze op zijn hoogtepunt was, een groot deel van de bevolking trof.

Wanneer een ziekteverwekker virulent wordt en dat een uitbraak tot gevolg heeft, worden gevaccineerde mensen ziek. In sommige gevallen voelen medische autoriteiten zich geroepen excuses te maken voor het falen van het vaccin. Ik ben 13 excuses tegengekomen waar vaccinvoorstanders gebruik van maken wanneer zij worden geconfronteerd met bewijs dat het vaccin heeft gefaald.

DERTIEN EXCUSES VOOR HET FALEN VAN VACCINS

Excuus nummer 1: 'Er is iets mis gegaan met de koudeketen.'

Dit is een uitstekend excuus omdat het heel moeilijk bewijzen is dat er niets is misgegaan met de koeling. Elk flesje met vaccin moet voortdurend op een temperatuur onder 4° C worden gehouden vanaf het moment dat het de fabriek verlaat totdat het wordt gebruikt. Wanneer zo'n flesje niet op een temperatuur die lager is dan 4° C wordt gehouden totdat het gebruikt wordt, zegt men dat de koudeketen is verbroken en dat het vaccin zijn werking mogelijk kan zijn verloren.

Door gebrek aan welk onderzoek naar deze reden dan ook is het gemakkelijk om te stellen dat iemand in de transportketen het flesje met vaccin een tijdje buiten de koeling heeft gelaten en dat de koudeketen daarom is verbroken.

Gedurende de polio epidemie in Zuid Afrika in 1982, zeiden de medische autoriteiten dat gevaccineerde mensen toch polio kregen omdat 'de koudeketen moet zijn verbroken'. Zij verzamelden 17 flesjes met vaccin uit afgelegen buitenposten en brachten die naar Johannesburg, waarbij zij er voor zorgden dat de koudeketen onderweg intact bleef. [275] Deze flesjes werden op hun werking getest door te bekijken welke hoeveelheid van het virus uit het vaccin kon worden gekweekt en door ze te injecteren in kinderen die geen enkele antistof tegen polio bezaten. De viruskolonie die uit de helft van de flesjes werd gekweekt bezat geen concentratie die hoog genoeg was om te voldoen aan de vereiste internationaal vastgestelde 'titer', maar alle kinderen maakten een voldoende hoge concentratie antistoffen aan, dus de conclusie dat de koudeketen was verbroken kon niet worden getrokken. Men nam vervolgens strenge maatregelen om de koudeketen te beschermen, dus dit excuus kon ook niet meer worden gebruikt om het falen van het vaccin tijdens de volgende polio-epidemie te verklaren, die in 1987 begon (zie hieronder).

Een van de excuses voor het falen van het mazelenvaccin in Nieuw Zeeland in 1991 was dat de koudeketen wordt verbroken wanneer het vaccin warm wordt doordat het tijdens de verscheping vanuit Europa in de zon ligt te bakken. Wanneer dat zo is, zou het volgens hun dogma geen zin hebben het vaccin te importeren. Ze kunnen dus net zo goed stoppen kinderen uit Nieuw Zeeland aan de bijwerkingen van de vaccins bloot te stellen.

Excuus nummer 2: 'Er moet sprake zijn van een andere stam.'

Dit excuus amuseert mij omdat het vaccineren is begonnen met de bewering dat koepokken immuniseren tegen pokken, maar als het zo uitkomt zegt men het tegenovergestelde en beweert men dat, wanneer men antistoffen wil creëren die effectief zijn, het oppervlakte-antigeen van de binnendringende ziekteverwekker precies hetzelfde moet zijn als het oppervlakte-antigeen van de ziekteverwekker in het vaccin. Met andere woorden: de ziekteverwekker die toevallig jaren later voorbij komt en probeert een ziekte te veroorzaken, moet van dezelfde stam zijn als de ziekteverwekker in het vaccin, anders werken de antistoffen niet.

Het 'andere stam'- excuus wordt vaak gebruikt wanneer gevaccineerde kinderen kinkhoest krijgen en nu begint men dat ook te gebruiken bij mazelen. Het is geen populair excuus onder de fabrikanten van het mazelenvaccin die financieel voordeel hebben van de introductie van herhaalde vaccinaties tegen mazelen. Dus die hebben de neiging de noodzaak van boostervaccinaties te ondersteunen.

Het cellulaire kinkhoestvaccin bevat een bacterie die Bordatella Pertussis heet. Kinkhoest kan door Bordatella Pertussis, door Bordatella Parapertussis of door een adenovirus[276] worden veroorzaakt. Een natuurlijke besmetting met kinkhoest zorgt voor een levenslange immuniteit en het doet er niet toe welke van de drie stammen de ziekte heeft veroorzaakt. Vaccinvoorstanders verkiezen dit te negeren wanneer zij 'een andere stam' er de schuld van geven dat een gevaccineerd kind toch kinkhoest heeft gekregen.

Een natuurlijke besmetting met mazelen wordt door slechts één stam veroorzaakt en toch levert dit een levenslange immuniteit op voor alle virusstammen die mazelen kunnen veroorzaken. Men weet niet wat de reden is dat vaccins tegen kinderziekten geen levenslange immuniteit verschaffen terwijl een natuurlijke besmetting dit wel doet. Een theorie houdt in dat omdat een geïnjecteerd vaccin de slijmvliezen omzeilt, het immuunsysteem de ziektekiem uit het vaccin niet op dezelfde manier verwerkt zoals dat bij een natuurlijke besmetting gebeurt. De bekleding van neusgaten, keel en spijsverteringsorganen bevatten andere aspecten van het immuunsysteem dan het bloed. Bijvoorbeeld: er zit Immunoglobuline A in de slijmvliezen, maar Immunoglobuline G en Immunoglobuline M in het bloed. Alle kinderziekten die zelfgenezend zijn worden veroorzaakt door ziektekiemen die in de lucht zweven. Zij komen het menselijk lichaam binnen via mond en neus en daar komen zij het immuunsysteem tegen dat zich in de slijmvliezen bevindt. Die ziektekiemen blijven hier een paar dagen voordat zij verder gaan en de verschillende eigenschappen van het immuunsysteem in het bloed tegenkomen. Theoretisch zou het mogelijk zijn dat er in die paar dagen iets gebeurt waardoor het immuunsysteem in staat is na de ontmoeting van de ziektekiem met het bloed voor een levenslange immuniteit te zorgen. De betekenis van verschillende soorten antistoffen en de verschillende soorten immunoglobulinen begint de aandacht van wetenschappers te trekken. Een andere theorie betreffende de reden waarom een natuurlijke besmetting levenslange immuniteit oplevert is, dat het proces dat symptomen van elke kinderziekte veroorzaakt ook een proces veroorzaakt dat nog niet is gevonden. De vaccinindustrie stimuleert dit onderzoek naar levenslange immuniteit niet, noch onderzoek naar de reden waarom vaccins tegen kinderziekten dit niet voor elkaar krijgen.

Medisch dogma stelt dat iemand die het orale polio vaccin krijgt dat drie stammen van het poliovirus bevat, slechts antistoffen tegen één stam tegelijk kan maken. Men zegt ook dat het hebben van antistoffen tegen die bepaalde stam iemand niet immuun maakt voor de andere twee stammen. Daarom, zegt men, moet iemand drie doses van het vaccin krijgen en kan er eerder niet van die iemand worden gezegd dat hij immuun is voor polio. Dit is een nuttig excuus om te gebruiken wanneer kinderen na een of twee doses van het vaccin polio krijgen, maar het wordt achterhaald wanneer kinderen na drie, vier of vijf doses van het orale poliovaccin polio krijgen.

Toen ik voor het eerst hoorde beweren dat het menselijk immuunsysteem slechts tegen één polio-virusstam tegelijk antistoffen kan maken, was ik zo naïef dit te geloven, hoewel ik het vreemd vond omdat het lichaam tegen negen verschillende ziekten tegelijkertijd antistoffen kan maken. Deze anomalie bleef ergens in mijn hoofd knagen totdat ik het officiële rapport van de polio-epidemie in Gazankulu, Zuid Afrika, onder ogen kreeg, waarin de auteurs de onderzoeken naar de reden waarom de flesjes met vaccin hun werkzaamheid hadden verloren, beschreven. Dertig procent van de kinderen die geen enkele antistof bezaten voordat zij gevaccineerd werden, maakten na één dosis antistoffen aan tegen alle drie de stammen. Het rapport verklaart dat dit overeen komt met vorige observaties van de professor.[275] Dus is het duidelijk dat dit excuus niet geldig is.

Excuus nummer 3: 'Er werden te weinig doses van het vaccin gegeven.'

Voor elk vaccin bestaat een bepaald aantal doses dat als 'wetenschappelijk juist' wordt gezien. Er wordt een plausibele reden aangevoerd voor het specifieke aantal doses dat voor die specifieke ziekte nodig is om immuniteit te bewerkstelligen. Echter, dat aantal verandert wanneer de werkelijkheid tussenbeide komt en laat zien dat het veronderstelde magische aantal doses niet tot immuniteit leidt. Wanneer men het aantal verandert, verandert men ook de reden.

Begin 1991 was het dogma in Nieuw Zeeland dat één dosis van het mazelenvaccin genoeg was om levenslange immuniteit te creëren, dit omdat men een vaccin met levend virus gebruikte. Het was een achterhaald dogma dat men in de USA al had verlaten. Toen duizenden gevaccineerde kinderen in 1991 mazelen kregen veranderde dit dogma en men zei dat een tweede dosis moest worden gegeven. Sommige regeringen beweren nu keihard dat twee doses van het mazelenvaccin zullen zorgen voor levenslange immuniteit. Men heeft echter al gezien dat kinderen na drie doses van het mazelenvaccin toch mazelen kregen.[241]

De reden achter het drie keer geven van het kinkhoestvaccin was dat de eerste vaccinatie maar een klein aantal antistoffen opleverde, terwijl na de tweede en derde vaccinatie de aanwezigheid van antistoffen in het bloed sterk steeg. Maar nu geeft men het vaccin vier keer en in sommige landen vijf keer, omdat drie doses niet werken. Toen het cellulaire kinkhoestvaccin net was geïntroduceerd werd het gegeven aan baby's van zes maanden oud. Op die leeftijd worden inderdaad veel antistoffen gemaakt. Toen de leeftijd voor de eerste vaccinatie werd teruggebracht naar zes weken, merkte men dat zulke jonge baby's nog geen antistoffen kunnen maken, vandaar de introductie van een tweede, toen een derde en daarna nog een vierde dosis. Het feit dat vaccins veel meer gevallen van hersenschade opleveren op de leeftijd van zes weken dan op de leeftijd van zes maanden werd volkomen genegeerd. Het excuus van 'te weinig doses' is gebruikt voor het falen van het nieuwe a-cellulaire kinkhoestvaccin, zelfs al wordt het vier keer gegeven en in sommige landen nog vaker. Sommige medische bureaucraten zeggen dat het nieuwe vaccin niet zo doeltreffend is als het oude. Zij zijn vergeten dat het oude vaccin ook niet echt goed werkte.

Zoals eerder beschreven houdt de theorie achter het geven van drie doses van het poliovaccin in dat menselijk bloed alleen antistoffen tegen een van de drie poliostammen tegelijkertijd kan maken. Dit klinkt aannemelijk genoeg totdat je merkt dat dit niet waar is. Bloed kan antistoffen maken tegen alle drie poliostammen tegelijkertijd. Wanneer een polio-epidemie uitbreekt en mensen na drie doses van het poliovaccin polio krijgen, wordt het aantal doses dat immuniteit creëert verhoogd naar vier. Wanneer men geen virusstam meer over heeft die de schuld kan krijgen, blijft men spreken over 'doses' en wordt het spreken over stammen vermeden.

Toen het poliovirus op een natuurlijke manier de kop opstak in het oostelijk deel van Zuid Afrika in 1987, kon het excuus dat er geen kudde-immuniteit bestond, noch het excuus 'dat de koudeketen was onderbroken' worden gebruikt om het falen van het vaccin te verklaren, omdat de vaccinatiegraad na een uitgebreide vaccinatiecampagne heel hoog was en men er gedurende de campagne van verzekerd was dat de koudeketen niet was onderbroken. Kranten deden wat angstaanjagende uitspraken over de omvang van de epidemie en de noodzaak zich te laten vaccineren. Men hoorde de gebruikelijke citaten van 'medische experts' over de effectiviteit van het vaccin. Bijvoorbeeld: 'Dr. D zei dat wanneer iemand gevaccineerd was, hij levenslang tegen de ziekte beschermd is' en 'Wanneer een kind gevaccineerd is en zelfs in allerergste omstandigheden leeft, zal hij of zij het virus niet krijgen, zelfs wanneer er polio voorkomt in de omgeving' en ga zo maar door.

Officiële instanties hadden zich tijdens een kleinere polio-epidemie in 1982 al gerealiseerd dat drie doses van het vaccin geen immuniteit opleverde, dus deze keer werd verklaard dat er hiervoor vier doses nodig waren. Toen sommige mensen na vier doses van het orale poliovaccin paralytische polio kregen, was de officiële verklaring hiervoor dat ouders die zeiden dat hun kinderen vier doses van het vaccin hadden gekregen zich moesten vergissen, omdat het onmogelijk is polio te krijgen na vier doses van het vaccin. Twee weken later kondigden zij echter aan dat het nodig was vijf doses van het vaccin te krijgen om immuun te kunnen worden. Vervolgens kwam de epidemie op een natuurlijke manier tot een eind, dus het was niet meer nodig de doses op te voeren tot zes.

In het officiële rapport werd de schuld voor het falen van het vaccin gelegd bij de overstromingen die twee maanden eerder hadden plaatsgevonden.[277] Aan de zuidoostkust van Afrika komen vaak overstromingen voor. Tot de jaren 1960 was het gebied vlak bij de zee in KwaZulu-Natal bedekt met een dikke jungle en zo ongeveer elke dertig jaar werd alles in de valleien dicht bij de zee weggesleurd. Ondanks het aantal pythons en apen dat iedere keer verdronk, ging het leven gewoon door. Tegen de jaren 1980 had een explosieve bevolkingsgroei de jungle weggevaagd en het gebied stond vol met uitgebreide sloppenwijken. Twee maanden voordat de polio-epidemie uitbrak had er een vreselijke overstroming plaatsgevonden waarbij veel mensen waren verdronken en de geïmproviseerde woningen en magere bezittingen van duizenden rechteloze mensen waren weggevaagd. De overstroming vond plaats in slechts een klein deel van het gebied dat door polio was aangetast, maar dat hield de vaccinatievoorstanders niet tegen de overstroming de schuld te geven van het falen van het vaccin.

Men kan het falen van het vaccin niet wijten aan overstromingen wanneer deze in die gebieden niet voorkomen. Het vaccin faalt bijvoorbeeld vaak aan de droge westkust van Namibië en omdat er nooit overstromingen voorkomen in dat land, kun je het falen van het vaccin daar niet aan toeschrijven.

Een verfijndere versie van dit excuus verscheen twee jaar later in The Lancet. 'Wij speculeerden dat de epidemie in Natal de schuld was van een hoge concentratie van het wilde type virus door een storing in de sanitaire voorzieningen ten gevolge van de uitgebreide overstromingen die in dat gebied enige maanden hiervoor hadden plaatsgevonden.[278] Wat een onzin! Miljoenen mensen leefden voor deze overstroming al jarenlang in sloppen zonder enige sanitaire voorziening dan ook. Er kon geen storing in de sanitaire voorzieningen zijn omdat die er helemaal niet waren. Bovendien, wanneer een kwetsbaar iemand het poliovirus oploopt door rioolwater, dan zijn er maar een paar dagen nodig om de symptomen te laten verschijnen, geen twee maanden. En in ieder geval wordt het vaccin verondersteld er voor te zorgen dat het immuniteit oplevert, of iemand nu wordt blootgesteld aan een 'hoge' concentratie of aan een 'lage' concentratie van het wilde virus. De werkelijke reden van het falen van het vaccin is dat gedurende de zomer van 1987-88 het in de natuur voorkomende wilde poliovirus op het zuidelijk halfrond een versterkte virulentie onderging in dat gebied. Zelfs op het hoogtepunt was het virus niet erg virulent, omdat de honderd jaar lange pandemie afnam op de natuurlijke manier en dat nog steeds doet. De overstromingen veroorzaakten de virulentie van het wilde virus niet en de overstromingen veroorzaakten ook het falen van het vaccin niet. Het vaccin faalde omdat het faalde. Het faalde in delen van KwaZulu-Natal die niet waren overstroomd en in Qwaqwa, dat meer dan honderd mijl van het overstroomde gebied vandaan ligt. De overstromingen de schuld geven van het falen van het vaccin is in dit verband absurd.

In 1991-1992 vond er een polio-uitbraak plaats in de stad Vellore in India en dit ondanks een vaccinatiegraad van 98% van drie doses en 90% van vier doses.[252] Alle kinderen die polio kregen waren 'volledig geïmmuniseerd'.[252] Bij de 2% ongevaccineerden werd geen polio aangetroffen. De drie artsen die The Lancet over deze uitbraak berichtten deden de suggestie dat er zeven doses van het vaccin gegeven hadden moeten worden.[252]

Excuus nummer 4: 'De slachtoffers hebben toen zij werden gevaccineerd niet voldoende antistoffen aangemaakt.'

De antistof-drempeltheorie vormt de commerciële ruggengraat van de vaccinindustrie, wat er de reden van is dat ik behoorlijk wat plaats heb ingeruimd in het hoofdstuk Vaccin Mythe Nummer Zeven om de historische bron hiervan op te sporen en deze mythe te ontmaskeren. Dit excuus is ongeldig omdat het niveau van antistoffen in het bloed geen weergave is van het niveau van immuniteit.

Excuus nummer 5: 'Er werd op de verkeerde leeftijd gevaccineerd.'

Dit excuus kan gebruikt worden totdat kinderen die werden gevaccineerd op de laatst vastgestelde 'juiste leeftijd' toch ziek worden.

Dan moet de 'juiste leeftijd' weer worden aangepast, of er moet een ander excuus gevonden worden. Ik heb beschreven hoe het mazelenvaccin een jaar lang in de USA werd gebruikt met de juiste leeftijdsaanduiding van 10 maanden. Toen werd dit verschoven naar 12 maanden, dan naar 15 maanden en kinderen kregen nog steeds mazelen. Toen realiseerde men zich dat zij voor gek zouden staan wanneer de leeftijd naar 18 maanden zou worden verschoven, dus zij gingen voor een booster vaccinatie op de leeftijd van 11 jaar, in plaats van de 'juiste leeftijd' weer te veranderen.

In Nieuw Zeeland werd bijna hetzelfde scenario gevolgd. Toen het vaccin werd geïntroduceerd werd het op de leeftijd van 10 maanden gegeven, toen veranderde de 'juiste leeftijd' in 12 maanden, vervolgens in 15 maanden en daarna in 15 maanden met een booster op 11-jarige leeftijd. Zij liepen bij elke beleidsverandering 10 jaar achter op de USA. Wanneer een kind mazelen krijgt voordat hij de eerste dosis heeft gekregen, of tussen de eerste en de tweede dosis, wil het Departement van Gezondheid in Nieuw Zeeland toch dat het kind twee doses van het vaccin krijgt.

Nu is het wereldwijd de trend te zeggen dat 11 jaar de 'verkeerde leeftijd' is voor de tweede dosis en dat het probleem zal worden opgelost wanneer de tweede dosis eerder wordt gegeven. Men combineert het excuus van de 'verkeerde leeftijd' met het excuus dat er 'te weinig doses zijn gegeven'.

Het Australische Departement van Gezondheid beweert dat wanneer de tweede dosis op de leeftijd van vier jaar wordt gegeven, er levenslange immuniteit ontstaat. In hun promotiemateriaal staat dat een tweede dosis op 4-jarige leeftijd betekent dat men geen derde dosis nodig zal hebben. We zullen zien...

Het is allesbehalve ideaal wanneer een baby mazelen krijgt in het eerste levensjaar[1] en wanneer een vrouw een baby krijgt voordat zij zelf de mazelen heeft gehad is de baby vatbaar voor mazelen tijdens dat eerste levensjaar.[279] Nu het mazelenvaccin al meer dan een generatie bestaat, zien we een nieuw scenario ontstaan. Baby's van gevaccineerde moeders die nog geen mazelen hebben gehad krijgen in hun eerste levensjaar mazelen en lopen ten gevolge daarvan een hoog risico op complicaties en overlijden.[216,280] De altijd zo vindingrijke vaccinindustrie gebruikt dit als een excuus om kinderen in verarmde streken een extra BMR vaccinatie te geven.[281,282]

Excuus Nummer 6: 'Er is niet goed met het vaccin omgegaan.'

Dit is een fantastisch excuus omdat het nergens op slaat. Het wordt verbazingwekkend vaak gebruikt. Mensen die onder de indruk zijn van medische kwalificaties kunnen denken dat deze verklaring van grote betekenis is wanneer zij wordt uitgesproken door mensen met witte jassen.

Excuus Nummer 7: 'Het vaccin moet te veel verdund zijn.'

Bedoelt men dan dat bij de totale hoeveelheid van de oorspronkelijke substantie teveel vloeistof is toegevoegd, of dat er minder dan de totale hoeveelheid van de oorspronkelijke substantie werd gebruikt voordat er werd verdund? In geval van een vaccin met levend virus is dit sowieso niet van belang omdat het virus zich vermenigvuldigt zodra het in het lichaam terecht komt en het resultaat daarvan een onvoorspelbare 'dosis' is. Bij vaccins met dood virus is verdunnen ook niet relevant, want de vaccinindustrie heeft zich nooit bezig gehouden met het bepalen van een 'juiste dosis' per lichaamsgewicht. Een zes weken oude baby wordt met dezelfde hoeveelheid vaccin ingeënt als een kind van vijf jaar oud.

Wanneer ik dit excuus heb horen gebruiken werd er nooit iets gezegd over welk onderzoek dan ook naar de mogelijkheid dat het vaccin echt was verdund.

Excuus Nummer 8: 'De vaccinatiegraad onder de bevolking was te laag om kudde-immuniteit te bereiken.'

De briljante logica achter dit excuus is dat ongevaccineerde kinderen er de reden van zijn dat gevaccineerde kinderen ziek worden, terwijl wanneer er slechts enkele kinderen niet gevaccineerd zijn, zij niet in staat zouden zijn gevaccineerde kinderen te besmetten. De mythe van de kudde-immuniteit wordt als een politiek wapen gebruikt tegen gezinnen die bewust bezig zijn met hun gezondheid. Daarom heb ik de kudde-immuniteit tot in detail beschreven in Vaccin Mythe Nummer Zes.

Excuus Nummer 9: 'Het moet een verkeerde partij zijn geweest.'

Dit excuus wordt gewoonlijk gebruikt wanneer er ernstige bijwerkingen zijn opgetreden, maar wordt soms ook gebruikt wanneer het vaccin faalt. Ik heb dit excuus nooit zien gebruiken in combinatie met een onderzoek naar de vraag of iedereen wel of niet werd besmet met de ziekteverwekker uit dezelfde partij toen men hiermee werd ingespoten.

Excuus nummer 10: 'Hij heeft niet genoeg tijd gehad om immuniteit te verwerven.'

Dit excuus werd voor het eerst gebruikt om het falen van het rabiësvaccin van Louis Pasteur te verklaren[283] en wordt sindsdien voortdurend gebruikt om de cijfers betreffende het falen van vaccins te verlagen. Er is een arbitraire tijdsduur gekozen waarin de immuniteit zich zou moeten ontwikkelen en by iedereen die na een vaccinatie binnen die tijd ziek wordt kan dat niet als 'vaccin falen' worden aangemerkt.

Het is in het bijzonder een goed excuus om te gebruiken wanneer er een massale vaccinatiecampagne is opgestart tijdens een epidemie. De meeste missers kunnen zo verontschuldigd worden omdat dan het grootste deel van de gevaccineerde personen die ziek worden 'nog te kort geleden' zijn ingeënt. Epidemieën komen altijd tot een eind en dan zegt men dat degenen die tijdens de campagne gevaccineerd en niet ziek werden door het vaccin beschermd zijn. En dat terwijl men tegelijkertijd stelde dat degenen die werden gevaccineerd tijdens de epidemie en wel ziek werden, niet waren beschermd omdat zij geen tijd hadden hun immuniteit te ontwikkelen.

Dit excuus wordt ook gebruikt wanneer het vaccin de ziekte veroorzaakt waartegen het bescherming had moeten bieden. Een natuurlijke besmetting heeft enige tijd nodig om zich te ontwikkelen, dus zegt men dat die persoon aan de ziektekiem moet zijn blootgesteld voordat hij gevaccineerd werd. De ziektekiemen in een vaccin gaan rechtstreeks de bloedbaan in, dus wanneer iemand vatbaar is voor de ziekte uit het vaccin, komen de symptomen snel op. Wanneer dit gebeurt zeggen de vaccinatoren dat de ingespoten ziektekiemen de symptomen niet veroorzaken. Zij zeggen dat het juist die persoon was die 'niet genoeg tijd had gehad immuniteit te ontwikkelen'. Artsen zeggen dit zelfs ook wanneer er helemaal geen uitbraak van die ziekte is.

Excuus nummer 11: 'Er is een verkeerd type vaccin gebruikt.'

Dit is een handig excuus in die gevallen van mazelen die je nu ziet verschijnen in de nu oudere leeftijdsgroep die werd gevaccineerd met het mazelen vaccin met dood virus, voordat het levende virus vaccin was uitgevonden. Het tegenovergestelde gebeurt niet. Wanneer iemand die met het levende virus-vaccin is gevaccineerd mazelen krijgt, zegt men niet dat het vaccin met dood virus gebruikt had moeten worden, omdat het vaccin met dood virus definitief niet meer favoriet is.

De fabrikanten van het orale polio vaccin en die van het te injecteren poliovaccin beschuldigen elkaar ervan 'het verkeerde type vaccin' te maken. Hoewel het te injecteren poliovaccin in de meeste landen in de vijftiger jaren werd geschrapt, heeft het in sommige welvarende landen een comeback gemaakt en wordt het in sommige arme landen, waar infecties van het maag-darmstelsel veel voorkomen, gebruikt. De reden die men daarvoor opgeeft is dat het orale vaccin te snel het lichaam verlaat wanneer iemand diarree heeft en dat is te snel om antistoffen te maken.

Dus tijdens elke epidemie kunnen de fabrikant van het type vaccin dat niet in die streek werd gebruikt, claimen dat het andere type vaccin niet goed is.

Excuus nummer 12: 'De ouders kunnen een vals vaccinatiecertificaat hebben.'

Dit excuus heb ik slechts een keer voorbij zien komen in een brief aan de redacteur van een medisch tijdschrift.[284] Hij refereerde aan een eerder artikel over een uitbraak op een middelbare school met een vaccinatiegraad van 100%. Zijn argument was dat hij ooit een groep ouders had ontmoet die om niet-religieuze redenen tegen vaccinatie waren en hij 'redenen had om te geloven' dat sommigen van hen vervalste vaccinatiepaspoorten bezaten. Hij realiseerde zich blijkbaar dat het nogal een zwak excuus was, omdat hij aan het eind van de brief zegt 'Het is niet waarschijnlijk dat de vervalsing van immunisatiegegevens in een dermate frequentie gebeurt dat het de resultaten van het onderzoek verandert'.

Excuus nummer 13: 'Het vaccin is in een verkeerd deel van het lichaam geïnjecteerd.'

Het bloed vervoert het vaccin door het hele lichaam, dus de plaats van de injectie is irrelevant.

EXCUSES VOOR HET FALEN VAN HET MAZELENVACCIN

Voordat het mazelenvaccin bestond wist iedereen dat een natuurlijke besmetting met mazelen zorgde voor een levenslange immuniteit tegen deze ziekte en toen het mazelenvaccin werd geïntroduceerd, geloofden vaccinvoorstanders dat het vaccin hetzelfde tot stand zou brengen. Het was ook algemeen bekend dat wanneer volwassenen mazelen kregen, er een veel groter risico op complicaties bestond dan wanneer je als kind mazelen kreeg. Het mazelenonderzoek in Baltimore dat in 1930 werd gepubliceerd (en dat later werd gebruikt om leugens over kudde-immuniteit te verzinnen) liet zien dat 95% van de mensen mazelen opliep voor de leeftijd van 15 jaar.[230] Het zou heel mooi geweest zijn als iemand de andere 5% gedurende hun leven had kunnen volgen om te zien hoeveel van hen mazelen kregen als volwassene en hoevelen het nooit kregen.

In 1846 werd een Deense arts naar de afgelegen Faeröer Eilanden in de Atlantische Oceaan gestuurd om daar een uitbraak van mazelen te onderzoeken. Er was een periode van 65 jaar voorbij gegaan sinds de vorige uitbraak op deze eilanden en de arts ontdekte dat mensen van 65 jaar of ouder geen mazelen kregen wanneer zij als kind mazelen hadden doorgemaakt en dat 'alle oude mensen die eerder in hun leven geen mazelen hadden gehad wanneer zij aan besmetting werden blootgesteld nu hierdoor ziek werden.'[285] Hij zag ook dat er een hoog sterftecijfer bestond onder kinderen die mazelen kregen en jonger waren dan een jaar en een veel hoger sterftecijfer ten gevolge van mazelen onder volwassenen dan onder degenen die jonger waren dan twintig jaar.[285]

De hoop van de vaccinindustrie op het creëren van levenslange immuniteit door het vaccin werd snel de bodem ingeslagen toen zij zagen dat kinderen binnen een jaar na vaccinatie mazelen kregen. Echter in de meeste gevallen stelt het vaccin het krijgen van mazelen meer dan tien jaar uit. MMWR is een wekelijkse publicatie van de Centers for Disease Control in Atlanta, USA. Het publiceert artikelen over ziekten in allerlei landen, niet alleen in de USA. In 1992 werkte ik daar alle gegevens over mazelenepidemieën door in alle uitgaven van MMWR die sinds het mazelenvaccin is uitgevonden waren uitgegeven en deze lieten allemaal hetzelfde zien: het overgrote deel van gevaccineerde mensen die mazelen hadden waren tieners of jong volwassenen, terwijl de overgrote meerderheid van de ongevaccineerden bestond uit kinderen. Het maakte niet uit welke taal de mensen spraken, noch op welke leeftijd de eerste vaccinatie was gegeven, noch of er booster vaccinaties waren gegeven om te proberen de afnemende immuniteit te versterken.

In 1991 brak er een mazelenepidemie uit in Nieuw Zeeland waaruit duidelijk bleek dat het vaccin had gefaald. Echter, vaccinvoorstanders zagen in de epidemie een gelegenheid vaccinatie te promoten. Zij voerden een briljante campagne die er in slaagde bij veel ouders paniek te veroorzaken. Drie maanden na het begin van de epidemie zorgden zij voor een vijfdaagse klapper in de media. Op een maandagochtend werden Nieuw Zeelanders wakker met het 'nieuws' dat er plotseling een dodelijk virus was uitgebroken dat door de bevolking raasde als een verschrikkelijke dorsmachine. Radio, televisie en de kranten maakten er een uiterst belangrijk nieuwsbericht van. Bussen van de Burgerbescherming reden met luidsprekers door de straten van de armere delen van Auckland met het bericht aan de bevolking dat er een dodelijk virus op de loer lag en dat hun kinderen een vaccinatie nodig hadden om beschermd te zijn. De bussen deden mij denken aan de bewapende militaire voertuigen die werden gebruikt om te patrouilleren in de e ghetto's in Zuid Afrika, behalve dan dat zij in plaats van traangas leugens uitbraakten. En precies zoals dat in Soweto gebeurde waren de kinderen het doelwit. Het bestaan van deze voertuigen in Nieuw Zeeland is gerechtvaardigd vanwege de dreiging van aardbevingen en vulkaanuitbarstingen, maar zij werden nu misbruikt om een farmaceutisch product te promoten.

De propagandisten zeiden dat zelfs kinderen die al gevaccineerd waren zich opnieuw moesten laten vaccineren of zij zouden kunnen sterven. De bevolking spoedde zich in drommen naar de vaccinatieklinieken. Zelfs kleine kinderen die pas een jaar geleden waren gevaccineerd kregen opnieuw een vaccinatie. Het scheen de ouders niets te kunnen schelen dat zij de eerste keer hun kind hadden laten vaccineren met de belofte dat zij hierdoor levenslang immuun zouden zijn. Later werd het aan de commissieleden van de Immunisation Awareness Society (IAS) overgelaten emotionele steun te bieden aan de ouders van die kinderen die ernstig hersenletsel hadden opgelopen door het vaccin dat zij kregen tijdens deze campagne.

De grootste druk die door deze campagne werd uitgeoefend hield op de vrijdag van die week op met de aankondiging dat de vaccinatiecampagne succesvol was verlopen en dat de epidemie nu onder controle was. In de week daarna braken meer nieuwe gevallen van mazelen uit dan voor die propagandaweek, maar daarover zwegen de media.

Wanneer het Departement van Gezondheid eerlijk was geweest, dan hadden zij gezegd:

- Er is drie maanden geleden een mazelenepidemie uitgebroken en die heeft het hoogtepunt nog niet bereikt.
- Gevaccineerde en ongevaccineerde kinderen kunnen mazelen krijgen.
- Wanneer er niet op een goede manier voor hen wordt gezorgd wanneer zij mazelen hebben kunnen zij overlijden.
- Wanneer je gevaccineerd bent kunnen mensen op oudere leeftijd gevoelig zijn voor een besmetting.

IAS probeerde deze vier punten aan het publiek duidelijk te maken, maar de mainstream media waren er niet in geïnteresseerd het publiek toegang te geven tot deze feiten. De media herhaalden alleen datgene waarvan de bron het Departement van Gezondheid was.

Socioloog Kevin Dew schreef een thesis over deze angst inboezemende campagne van het Departement van Gezondheid en over de pogingen van IAS het publiek te voorzien van feitelijke informatie.[286] Kevin voerde zijn onderzoek uit zonder dat hij er vanuit ging dat vaccineren veilig en effectief is. Hij verkeert in het goede gezelschap van schrijvers als Herbert Spencer en Beatrix Potter. In deze thesis vergeleek hij de claims van het Departement van Gezondheid met de bevindingen van wetenschappelijke onderzoeken. Hij liet ook zien hoe het Departement van Gezondheid een 'probleem' creëert en zich later presenteert als degene die de 'oplossing' heeft, hetgeen te danken is aan hun 'superieure kennis'. Vervolgens zetten zij degene die het niet eens is met de 'oplossing' weg als de deviant. Hij liet zien hoe het Departement van Gezondheid de media gebruikt als een middel tot morele verontwaardiging en hoe succesvol de campagne was geweest als een middel om sociale controle te bereiken. Hij beschreef ook hoe het Departement van Gezondheid hem als een onderdeel van hun propagandabeweging ging gebruiken zodra zij wisten dat hij over hen schreef. Hij merkte op dat het bestuderen van het Departement van Gezondheid voelde alsof hij verwikkeld was in politieke spelletjes, terwijl het bestuderen van de IAS voelde als het doen van onderzoek.

De epidemie duurde nog acht maanden en iedereen kende wel iemand die mazelen had gekregen. Mensen spraken met elkaar over het feit dat gevaccineerde kinderen 'heel ernstig ziek waren van de mazelen'. Sommige medische bureaucraten begonnen zich te excuseren voor falen van het vaccin. Deze excuses luidden:

- Het vaccin was op de verkeerde leeftijd gegeven omdat men toen nog niet wist wanneer dat precies moest worden gedaan. (de helft van de gevaccineerde kinderen met mazelen was in feite gevaccineerd op de leeftijd die ten tijde van de epidemie werd beschouwd als de 'juiste leeftijd'.)
- Het vaccin was 'verkeerd behandeld'.
- Ongevaccineerde kinderen waren er de schuld van dat de epidemie was uitgebroken en dat gevaccineerde kinderen mazelen kregen.
- Het vaccin had in de zon liggen bakken toen het per schip uit Europa kwam.
- En tenslotte kondigden zij aan dat één dosis van het vaccin niet genoeg was en dat er een boostervaccinatie nodig was op elfjarige leeftijd, om het even of kinderen mazelen op natuurlijke wijze hadden gehad of al eens waren gevaccineerd.

Een veelbelovende jonge turnster uit Auckland kon niet naar de Olympische Spelen in Barcelona omdat zij tijdens deze epidemie mazelen kreeg. In Nieuw Zeeland was men heel opgewonden over haar turntalent omdat ze werd geacht de beste van de wereld te zijn en iedereen hoopte dat zij een gouden medaille zou winnen. Eerst had ze moeten meedoen aan de voorselectie in de USA om zich te kwalificeren voor de Olympische Spelen. Ze had geen symptomen toen ze naar de USA vertrok, maar toen ze daar was aangekomen vertoonde ze vlekken en koorts en kon niet meer meedoen. Haar vader zei:

Het is nu eenmaal zo. Haar Plunket Record laat zien dat ze is gevaccineerd toen ze 11 maanden oud was en nu zeggen de experts dat dit met 15 maanden had moeten gebeuren.[287]

Wat deze zelfbenoemde 'experts' de arme man niet hebben verteld is dat duizenden kinderen die op de 'juiste' leeftijd van 15 maanden waren gevaccineerd toch ook mazelen kregen. Zij vertelden hem ook niet, dat wanneer zijn dochter helemaal niet was gevaccineerd, zij waarschijnlijk op een veel jongere leeftijd mazelen had gekregen en dan zou het haar latere carrière niet hebben kunnen schaden. Aan alle narigheid die het mazelenvaccin heeft veroorzaakt kunnen we toevoegen dat het Nieuw Zeeland beroofd heeft van de kans een gouden medaille voor turnen te winnen op de Olympische Spelen in Barcelona.

De mazelenepidemie duurde 11 maanden, er waren 8000 gevallen en dat is een belangrijk aantal in een klein land als Nieuw Zeeland. Aan het begin van de epidemie bleef het Departement van Gezondheid in Nieuw Zeeland vasthouden aan het dogma van geloof dat een dosis van het vaccin op de leeftijd van 15 maanden iemand levenslange immuniteit zou geven, omdat er een vaccin werd gebruikt met levend virus. Echter, de statistieken wezen uit dat de helft van de kinderen die mazelen kreeg gevaccineerde tieners waren en de helft daarvan was gevaccineerd op de 'juiste' leeftijd van 15 maanden, terwijl de andere helft was gevaccineerd op de leeftijd van 12 maanden. De ongevaccineerde kinderen die mazelen kregen waren allemaal jonger dan die tieners en dit was zoals de natuur dat heeft bedoeld.

Het officiële rapport van het Communicable Disease Centre[288] publiceerde deze cijfers niet. Het rapport verklaart dat de epidemie was ontstaan omdat niet voldoende kinderen op de leeftijd van 12-15 maanden waren gevaccineerd en omdat slechts 82% van de kinderen voor hun tweede jaar waren gevaccineerd. Aan het eind van het rapport werd een ontwijkende opmerking gemaakt:

> Naast de mislukking een hoge vaccinatiegraad te behalen, bestaat er enig bewijs dat primair en secundair falen van het vaccin ook heeft bijgedragen aan deze epidemie, in het bijzonder onder oudere personen. Met het oog daarop heeft het Departement van Gezondheid kort geleden een schema van twee doses van het BMR vaccin aan te houden, waarbij de eerste dosis moet worden gegeven op de leeftijd van 12-15 maanden en de tweede aan *alle* kinderen moet worden gegeven in Form 1 [11 jaar].[288]

De term 'primair vaccinfalen' wordt gebruikt wanneer iemand geen antistoffen aanmaakt na een vaccinatie. De terminologie 'secundair vaccinfalen' wordt gebruikt wanneer iemand antistoffen aanmaakt na de vaccinatie, maar die antistoffen zijn of uit het bloed verdwenen of men neemt aan dat ze uit zijn bloed zijn verdwenen voordat de ziekte werd opgelopen. Het is gedocumenteerd dat mensen mazelen krijgen terwijl ze een hoog aantal antistoffen bezitten,[289,290] maar de vaccinindustrie er is niet bepaald gek op dit item te bespreken en nog minder om op dit soort falen van het vaccin dit etiket te plakken. De meeste gevallen van mazelen die voorkomen bij mensen met een hoog gehalte aan antistoffen worden automatisch ingedeeld bij de categorie 'secundair vaccinfalen' omdat het gehalte antistoffen niet vastgesteld werd voordat zij mazelen kregen.

De term 'verminderde immuniteit' werd door het Departement van Gezondheid in Nieuw Zeeland uitgebreid gebruikt om de introductie van de tweede dosis van het mazelenvaccin te rechtvaardigen, maar nu vermijden zij deze term omdat men niet wil dat het publiek te weten komt dat het mazelenvaccin slechts tijdelijk immuniteit verleent. Eerst gaf men toe dat de vaccinatie van 11-jarigen werd ingevoerd omdat het mazelenvaccin geen levenslange immuniteit gaf, maar een paar maanden later hielden ze daarmee op en zeiden dat het puur als een inhaalmanoevre was geïntroduceerd voor de 40% kinderen die de eerste dosis waren misgelopen. (Hun eigen cijfers lieten zien dat slechts 18% deze eerste dosis niet hadden gekregen.[288]) Vanaf die tijd werden verpleegkundigen in de openbare gezondheidzorg en praktijkverpleegkundigen geleerd dat de reden om kinderen een tweede dosis te geven er in ligt dat 40% van de kinderen de eerste dosis heeft gemist. Tien jaar later werd in Nieuw Zeeland de tweede dosis verschoven naar 4 jaar, de lakeien van de vaccinindustrie houden zich nog steeds vast aan de claim dat een dosis levenslange immuniteit verleent en dat de tweede alleen maar nodig is omdat sommige kinderen de eerste niet hebben gekregen.

De Amerikaanse Academy of Pediatrics maakt gebruik van een andere benadering. Daar beweert men dat wanneer een vaccin faalt, dit komt omdat het individu na de eerste dosis geen antistoffen maakt en dat er daarom voor iedereen een tweede dosis nodig is.[291] Wanneer dit waar zou zijn zou mazelen in gevaccineerden tijdens de kindertijd optreden en niet later. De Amerikaanse Academy of Pediatrics stelt 'De antistofrespons na een tweede dosis van het mazelenvirus bevattende vaccin in kinderen die hiermee niet reageerden op de eerste dosis van het vaccin (primair vaccinfalen) is aantoonbaar langdurend'.[291] De lange tijdsduur waaraan gerefereerd wordt is zes jaar. [292] Mijn idee van langdurend is zestig jaar, niet zes. Wanneer het weer eens blijkt dat zij ongelijk hebben, zullen zij nog een doses extra aanbevelen. In medisch dubbelzinnige taal wordt deze tweede dosis tegenwoordig een 'tweede kans' genoemd.

In 1998 introduceerde het Australische Departement van Gezondheid een tweede dosis van het mazelenvaccin dat op vierjarige leeftijd werd gegeven. Zij lieten een persbericht uitgaan waarin stond dat het schema van twee doses levenslange immuniteit verleent en dat kinderen die de tweede dosis op deze leeftijd krijgen een derde dosis niet nodig hebben. Dit vertrouwen was niet gerechtvaardigd omdat er tien jaar eerder, tijdens een mazelenepidemie in Finland, zowel kinderen die twee doses van het vaccin hadden gekregen als kinderen die er drie hadden gekregen, mazelen kregen. Niet één van deze kinderen was op 'de verkeerde leeftijd' gevaccineerd.[241]

Het is een bekend feit dat mensen die 'volledig geïmmuniseerd' zijn het mazelenvirus kunnen doorgeven zonder dat zij symptomen van mazelen vertonen.[293,294,295] Het is niet bekend of het krijgen van mazelen na vaccinatie beschermt tegen chronische ziekte zoals dat het geval is bij natuurlijke mazelen. Iets anders is nog dat het niet bekend is of gevaccineerde mensen die mazelen krijgen er in slagen door dit proces een levenslange immuniteit op te bouwen. Het kinkhoestvaccin doet zo'n aanslag op het immuunsysteem dat wanneer een gevaccineerd persoon kinkhoest krijgt, dit geen levenslange immuniteit tegen kinkhoest oplevert.[192,193] Zoiets kan bij mazelen ook gebeuren.

Het zal interessant zijn de uitkomst van het tegenwoordige beleid over een jaar of tachtig te bekijken. De meeste medische instanties weigeren dan mogelijk nog steeds de kwalijke effecten van het mazelenvaccin te bestuderen, maar degenen die ervoor kiezen deze zaak te observeren zullen in staat zijn het percentage chronische ziekten te kennen. Zij zullen ook weten hoeveel extra doses aan het vaccinatieschema zijn toegevoegd en wat elke keer dat het dogma veranderde daarvoor dan weer de nieuwe reden was. Ondanks het falen van het vaccin zullen er mogelijk mensen zijn voor wie twee doses voldoende zijn om nooit in hun leven mazelen te krijgen. Een andere mogelijkheid is dat er mogelijk iets met volwassenheid aan de hand is waardoor iemand voorbestemd is in die periode geen mazelen te krijgen en waardoor het afnemen van immuniteit voor deze mensen van geen belang is. Of we zien misschien dat mensen die twee of drie of vier doses hebben gekregen later in hun leven mazelen oplopen. Zonder de natuurlijke besmetting met mazelen zal er een toename zijn van kanker en hartziekten, maar er zijn zoveel factoren die te maken hebben met de ontwikkeling van deze chronische ziekten dat het moeilijk zal zijn precies uit te maken wat de afwezigheid van een mazelenbesmetting daarvoor betekent.

Tijdens de mazelenepidemie in Melbourne in 1999 kwam 84% van de gerapporteerde gevallen voor bij mensen in de leeftijd tussen 18 en 30 jaar[296] en in de epidemie in Melbourne in 2001 waren 88% van de patiënten tussen de 18 en 34 jaar.[297] In de officiële cijfers worden niet de gevallen van mazelen meegerekend die ongevaccineerde kinderen betroffen wiens ouders het kind niet meenamen naar een dokter. Artsen zijn verplicht het aan het Departement van Gezondheid te melden wanneer een kind mazelen krijgt, maar ouders zijn niet verplicht het te melden wanneer hun kind mazelen heeft. Het aantal gevallen van mazelen in jongvolwassenen zou lager zijn geweest wanneer het aantal thuis verpleegde kinderen in deze data waren opgenomen. Hoe dan ook, het aantal gevallen van mazelen in jongvolwassenen laat zien dat de immuniteit ten gevolge van een vaccin afneemt. Na de uitbraak in 2001 liet het Departement van Gezondheid een persbericht uitgaan waarin jonge volwassenen werden aangemoedigd zich nogmaals te laten vaccineren omdat hun leeftijdsgroep als kind slechts één dosis had gekregen. In het persbericht stond ook te lezen dat mensen boven de 34 jaar zich geen zorgen hoefden te maken, omdat zij niet waren gevaccineerd en daarom hun leven lang immuun waren. Het Departement van Gezondheid realiseerde zich heel naïef niet dat zij in dit bericht toegaven dat de immuniteit ten gevolge van een vaccin met de jaren afneemt.

Een excuus voor het falen van het vaccin dat tamelijk vaak de kop begint op te steken is dat vroeger mensen die in hun kindertijd mazelen hadden gekregen doordat zij in hun leven herhaaldelijk in contact kwamen met kinderen met mazelen, daardoor natuurlijke boosters kregen waardoor de levenslange immuniteit in stand werd gehouden. En omdat mazelen nu vrijwel niet meer voorkomt, zouden gevaccineerde personen die natuurlijke booster niet meer krijgen. Dit is geen geldig excuus omdat de natuurlijke mazelen een levenslange immuniteit schept zonder dat er boosters nodig zijn. Dit werd aangetoond door het feit dat bewoners van de Faeroër Eilanden die als kind mazelen hadden gekregen en vervolgens 65 jaar lang niet aan mazelen waren blootgesteld, 65 jaar later allemaal immuun waren, terwijl oude mensen die als kind geen mazelen hadden gekregen nu ziek werden.[285] Ik voorspel je dat de mythe dat de natuurlijke mazelen boosters nodig heeft zal worden gebruikt als rechtvaardiging voor herhaalde vaccinaties gedurende het hele leven.

In veel medische artikelen over mazelen wordt het falen van het mazelenvaccin verborgen door het gebruik van dubieuze definities van de woorden 'vermijdbaar' en 'onvermijdbaar'. De gevallen van mazelen zijn verdeeld in 'vermijdbare' en 'onvermijdbare' gevallen in plaats dat zij worden verdeeld in gevaccineerde en ongevaccineerde gevallen. De definitie van 'vermijdbare' gevallen is dat deze voorkomen bij ongevaccineerde personen, of personen die zijn gevaccineerd in een tijd die sindsdien 'de verkeerde leeftijd' wordt genoemd. De definitie van 'onvermijdbare' gevallen is dat deze voorkomen ondanks dat de persoon op de 'juiste leeftijd' is gevaccineerd, of dat deze te jong was om gevaccineerd te worden. Dus door de gevallen van mazelen tijdens een epidemie te verdelen in 'vermijdbaar' en 'onvermijdbaar', kunnen de auteurs vermijden dat zij moeten zeggen welk percentage kinderen gevaccineerd was. Daardoor wordt het voor de lezer onmogelijk te weten hoe spectaculair het vaccin heeft gefaald. Wanneer in een artikel bijvoorbeeld staat dat 70% van de gevallen 'onvermijdbaar' waren, dan weet de lezer niet welk deel hiervan was gevaccineerd en welk deel te jong was om gevaccineerd te worden.

De Australische medische bureaucraten gebruiken deze terminologie ook. Wanneer een gevaccineerd persoon mazelen krijgen noemen zij het 'onvermijdbaar'.[298] Het is onlogisch te stellen dat gevallen van mazelen bij ongevaccineerden door vaccinatie voorkomen had kunnen worden wanneer het vaccin niet werkt in wat door hen 'onvermijdbare' gevallen worden genoemd.

WANNEER HET KINKHOESTVACCIN FAALT

Wanneer men deze aandoening diagnosticeert als 'viraal kinkhoest syndroom ' of 'kroep' is het niet nodig een excuus te verzinnen voor het falen van dit vaccin, maar wanneer men zich er toe zou kunnen zetten toe te geven dat er inderdaad sprake is van kinkhoest, zegt men vaak dat het kind besmet is door een andere stam dan de stam die gebruikt is in het vaccin. Soms verandert de arts de diagnose zodra zij of hij hoort dat het kind 'volledig is geïmmuniseerd'.

'Hij heeft kinkhoest! Je zou hem hebben moeten laten vaccineren, jij, domme moeder'.

'Maar dokter, ik heb hem laten vaccineren'.

'Oh, nou, dan kan het geen kinkhoest zijn.'

Daar waar artsen verplicht zijn gevallen van kinkhoest aan de autoriteiten te melden, zijn zij geneigd kinkhoestgevallen bij ongevaccineerde kinderen vaker te melden dan bij gevaccineerde kinderen.[299] Mijn vriendin Jeannette ging met haar twee kinderen die kinkhoest hadden naar de dokter omdat zij een certificaat wilde hebben waarop stond dat bij haar kinderen er sprake was van kinkhoest. Haar oudste kind was gevaccineerd, haar jongste niet. Dit bracht de arts in een lastig parket omdat hij eigenlijk wilde zeggen dat de jongste kinkhoest had en de oudste iets anders. Aan het eind van het consult ging hij er knarsetandend mee akkoord toe te geven dat beide kinderen kinkhoest hadden.

Mijn vriendin Suzanne maakte wat anders mee. Zij was gevaccineerd evenals haar zoon, terwijl haar dochter dat niet was. Alle drie kregen ze tegelijkertijd kinkhoest en de dokter had er geen moeite mee aan te kondigen dat haar dochter kinkhoest had en moeder en zoon niet. De vader kreeg als kind al kinkhoest waardoor hij het de ziekte niet via zijn vrouw en kinderen kon krijgen.

Tijdens de kinkhoestuitbraak in Nieuw Zeeland in 1990-91 schat ik dat ongeveer de helft van de gevallen in onze regio bestond uit gevaccineerde kinderen. Ik probeerde de locale medische bureaucraten er toe te brengen cijfers te verzamelen, maar zij waren daarin niet geïnteresseerd. Natuurlijk zegt het percentage volledig geïmmuniseerde personen met kinkhoest niets over de mate waarop het vaccin faalt. Om dat uit te vinden moet je weten hoeveel procent van de kinderen en volwassenen die in de regio wonen zijn gevaccineerd en hoeveel van hen voor die tijd kinkhoest hebben gehad. En iets dat je ook moet weten is hoeveel kinderen die tijdens deze uitbraak geen kinkhoest kregen wanneer de ziekte na ongeveer vier jaar weer terug komt dan ziek worden. Dus eigenlijk is het niet mogelijk om de mate waarin een vaccin faalt zonder een uitgebreide demografische studie van zeker 20 jaar te bepalen.

Terwijl ik er van droomde statistieken in Auckland te verzamelen, verzamelden twee medische bureaucraten in Wellington in hun regio gegevens en welwillend publiceerden zij deze in april 1991.[300] Toentertijd werd in Nieuw Zeeland het schema gehanteerd van drie doses DTP voor de leeftijd van vijf maanden en werd iemand die drie doses had gekregen geacht 'volledig geïmmuniseerd' te zijn. In dit onderzoek werden alleen kinderen waarvan was aangetoond dat zij drie doses van het vaccin hadden gekregen, geclassificeerd als 'geïmmuniseerd'. Degenen die een of twee doses hadden gekregen, of waarvan de vaccinatiegeschiedenis niet duidelijk was, werden geclassificeerd als 'niet-geïmmuniseerd'. Van de 47 gevallen in personen ouder dan vijf maanden waren er 30 "geïmmuniseerd" en 17 "niet geïmmuniseerd". Tien andere gevallen werden gerapporteerd in baby's jonger dan vijf maanden. Het aantal doses DTP vaccin die deze baby's hadden gekregen werd niet vermeld.

Dit betekent dat 63% van de kinderen met kinkhoest die oud genoeg waren om drie doses te hebben gekregen 'volledig geïmmuniseerd' waren. Nu zouden deze cijfers voor sommige mensen een reden zijn vast te stellen dat het niet veel zin heeft het risico op bijwerkingen van dit gevaarlijke vaccin te lopen en dat het een verspilling is van tijd en belastinggeld. Maar de medische autoriteiten stelden dat het onderzoek laat zien dat het zinvol is om het vaccinatieschema uit te breiden zodat ook baby's op de leeftijd van drie maanden 'volledig geïmmuniseerd' zijn en een booster vaccinatie te introduceren op de leeftijd van vijf jaar. Een van de redenen die zij hiervoor gaven was dat baby's geen natuurlijke immuniteit meer krijgen van hun moeders wanneer deze moeders gevaccineerd zijn.

In de USA speelt een andere definitie van 'volledige immunisatie'. Hier zijn vijf doses DTP voor een kleuter het vereiste aantal. Soms onderzoeken de Amerikaanse autoriteiten een kinkhoest-uitbraak en worden de details hiervan gepubliceerd. Een uitbraak in Oklahoma in 1983 was er zo een. Van de gevallen waarvan de vaccinatiegeschiedenis bekend was, was 36% volledig volgens schema geïmmuniseerd, 46% had enkele doses gekregen en slechts 18% was niet gevaccineerd.[301]

Het excuus dat men voor deze uitbraak in Oklahoma gebruikte was dat 'in verband met deze uitbraak een lage vaccinatiegraad in kinderen een belangrijke factor lijkt te zijn '. Maar het tegenovergestelde is waar. Het feit dat er op de achtergrond een lage vaccinatiegraad aanwezig was, terwijl er zoveel gevallen voorkwamen bij gevaccineerde kinderen, bewijst dat de lage vaccinatiegraad niet de oorzaak was van deze uitbraak. Men voerde twee onderzoeken uit om uit te vinden wat de vaccinatiegraad onder de doorsnee bevolking was. Een onderzoek kwam uit op 65% en de andere op 49%. Wanneer men uitgaat van het laatste cijfer (dit om vaccinvoorstanders een plezier te doen), kan men rekenkundig stellen dat het vaccin 15% effectief is. En hierbij wordt er geen rekening mee gehouden dat degenen die 'beschermd' waren tijdens deze epidemie nog steeds kinkhoest kunnen krijgen wanneer er weer een uitbraak is.

De natuurlijke afname van kinkhoest waarvan sprake is sinds 1878, is voor de medische autoriteiten een feit dat zij wensen te negeren wanneer de effectiviteit van het vaccin wordt bekeken.

Een uitbraak van kinkhoest in een gemeenschap in Massachusetts in 1992 was er ook een die werd onderzocht en waarvan de data werden gepubliceerd.[302] Het rapport maakt geen melding van de algemene vaccinatiegraad, maar stelt dat 96% van de studenten met kinkhoest 'vier of meer' doses van het vaccin hadden gekregen. Sommige vaccin enthousiastelingen willen een 'routine booster vaccinatie gedurende het hele leven' introduceren.[303] Ik zal niet tot hun klanten behoren.

Na de epidemie van 1991 in Kaapstad, Zuid Afrika, kon men het excuus van 'een lage vaccinatiegraad' niet gebruiken omdat het vaccin faalde tegen de achtergrond van een hoge vaccinatiegraad. In die tijd werd iemand die drie doses had gekregen beschouwd als 'volledig geïmmuniseerd'. Van de kinderpopulatie had 94,9% op zijn minst 3 doses kinkhoestvaccin gekregen. Tijdens deze epidemie had 45% van de kinderen die oud genoeg was om minstens een dosis te krijgen er drie of vier gehad.[264] Het excuus werd toen gebruikt dat de gevallen van kinkhoest in gevaccineerde kinderen mogelijk door andere ziekteverwekkers was veroorzaakt. Wat men vergeet wanneer men dit excuus gebruikt is, dat een natuurlijke besmetting met kinkhoest zorgt voor levenslange immuniteit voor alle ziekteverwekkers die kinkhoest veroorzaken en niet alleen voor de stam die ervoor zorgde dat iemand kinkhoest kreeg.

In Nederland werd de oorzaak van de uitbraak van kinkhoest in 1996 door de medische bureaucratie onderzocht en men wilde een excuus vinden voor het falen van het vaccin. Het aantal kinkhoestgevallen was hoger geweest onder gevaccineerde dan ongevaccineerde personen van alle leeftijden. Men kon de kudde-immuniteit hiervan niet de schuld geven omdat de vaccinatiegraad 96% bedroeg. Men kon ook een vermindering van de kwaliteit van het vaccin niet de schuld geven omdat het vaccin de Mouse Toxiticy Test had doorstaan. Dus men besloot tot het vermoeden dat het falen waarschijnlijk moest worden toegeschreven aan het feit dat het vaccin een andere virusstam bevatte.[304]

In Zweden gebruikte men geen excuses. Van 1974 tot 1978 was de vaccinatiegraad voor kinkhoest 84%.[259] In 1978 werd de ziekteverwekker die kinkhoest veroorzaakte virulent. 84% van de kinderen tussen de 1 en 6 jaar die kinkhoest kregen waren volledig geïmmuniseerd.[259] Zoals ik al zei: de Zweedse autoriteiten excuseerden zich niet. In plaats daarvan stopten zij met het gebruik van het vaccin. Het beëindigen van de vaccinaties veroorzaakte in Zweden geen kinkhoestepidemie.[258]

Hoewel het heel zelden voorkwam dat iemand voor de tweede keer kinkhoest krijgt, bestaat er documentatie dat dit in de tijd voordat er gevaccineerd werd wel gebeurde.[305] In dit tijdperk van vaccinatie komt dit mogelijk vaker voor omdat gevaccineerde personen die kinkhoest krijgen geen volledige immuniteit tegen kinkhoest kunnen ontwikkelen.[192,193] Zowel het oude cellulaire vaccin (DKTP) als het nieuwe a- cellulaire vaccin (DaKTP) werken niet op dezelfde manier op het immuunsysteem in als een natuurlijke kinkhoestbesmetting.[192,193] Het resultaat daarvan is dat wanneer een gevaccineerd persoon kinkhoest krijgt, hij niet in staat is een natuurlijke immuniteit te creëren en daardoor kwetsbaar is voor een nieuwe kinkhoestbesmetting. Tot nu toe zijn er niet voldoende klinische gegevens betreffende herhaalde gevallen van kinkhoest om te beoordelen welk effect de vaccinatie heeft op de incidentie van een herhaalde besmetting met kinkhoest.[306,307,308] Wanneer er in de toekomst gegevens worden verzameld over het herhaald voorkomen van kinkhoest, zou niet alleen moeten worden vastgelegd of de patiënt was gevaccineerd voordat hij voor de eerste keer dat hij kinkhoest kreeg, maar ook of de patiënt was behandeld met antibiotica en/of met hoge doseringen vitamine C de eerste keer dat hij kinkhoest kreeg. Hoge doseringen vitamine C kunnen kinkhoest plotseling stoppen en dit kan mogelijk de ontwikkeling van immuniteit voorkomen. Het geven van antibiotica in een erg vroeg stadium van kinkhoest stopt soms de voortgang van de ziekte en het effect hiervan op de ontwikkeling van de immuniteit moet geëvalueerd worden. Zoals ik elders heb geschreven moet vitamine C aan een kind met kinkhoest worden gegeven om een toxische shock te voorkomen en dan moet men zich niet druk maken om het wel of niet ontwikkelen van levenslange immuniteit.

Het idee dat men niet van het kinkhoestvaccin mag verwachten dat het bijdraagt tot de ontwikkeling van langdurige immuniteit omdat kinkhoest dat zelf ook niet doet begint zijn kop op te steken in de propaganda voor vaccinaties. Er wordt geschat dat de duur van immuniteit na besmetting met de natuurlijke kinkhoest varieert van 7 tot 100 jaar.[309,310] De onjuiste informatie die wordt verspreid heeft het over een tijdsduur van 6 jaar. Als dat waar zou zijn zouden mensen sinds 1866 elke zes jaar kinkhoest moeten krijgen.

De Nederlandse overheid zegt dat de immuniteit die men verkrijgt na het op een natuurlijke manier doormaken van kinkhoest tien jaar duurt en de verkregen immuniteit na de kinkhoestvaccinatie vijf jaar. Geen van beide beweringen berust op waarheid. Met de bewering dat de verkregen immuniteit na vaccinatie vijf jaar aanhoudt wordt het publiek voorbereid op een vijfjaarlijkse vaccinatie en dat levenslang.

In een artikel over de vaccinatie van tieners zeggen twee vaccinvoorstanders zonder dat zij referenties opgeven: 'echter, het niveau van antistoffen correleert niet erg goed met de bescherming tegen kinkhoest, dus bewijs van een verdergaande bescherming zal moeten komen uit het onderzoek van epidemieën'.[311] Onder sommige vaccinenthousiastelingen leeft nog steeds het geloof dat antistoffen de enige belangrijke factor zijn wanneer het om immuniteit gaat en dat mensen die geen antistoffen bezitten kinkhoest zullen krijgen zodra zij aan de ziekteverwekker zijn blootgesteld. Echter, niet alle wetenschappers geloven dit.[312]

Het cellulaire kinkhoestvaccin (DKTP) is in welvarende landen vervangen door het a-cellulaire vaccin dat DaKTP heet en het meest gemaakte excuus voor het falen van dit nieuwe vaccin is dat het minder effectief is dan het cellulaire vaccin, omdat het nieuwe minder toxisch is dan het oude vaccin. Dit excuus gaat voorbij aan het feit dat het DKTP vaccin slechts 15% effectief was en ook niet de reden voor de natuurlijke afname van kinkhoest in de wereld.

DE VERDOEZELING VAN HET FALEN VAN HET RABIËSVACCIN

Louis Pasteur zei dat zijn rabiësvaccin zou werken als het maar aan het slachtoffer zou worden gegeven voordat er zich symptomen voordeden.[283] Toen het vaccin eenmaal op grote schaal werd gebruikt zag men dat gevaccineerde personen toch vaak rabiës (hondsdolheid) kregen. Voor deze mislukkingen werd het excuus gebruikt dat iedereen die rabiës kreeg binnen een maand nadat de behandeling was begonnen niet door het vaccin werd beschermd en dat dit dus niet als vaccinfalen kon worden gezien.[313]

Door deze techniek werd het aantal mislukkingen dat gemeld zou moeten worden drastisch teruggebracht. Op die manier werd het officiële cijfer betreffende het falen van het rabiësvaccin van Pasteur op het Kasuli Instituut in 1910 op slechts 0,19% gezet. Men kwam op dit cijfer door alle sterfgevallen die gedurende de behandeling met 14 injecties werden gezien uit te sluiten en iedereen die stierf binnen vijftien dagen na het voltooien van de kuur ook. Van de 2073 personen die werden gevaccineerd nadat zij waren gebeten of gelikt door van hondsdolheid verdachte dieren stierven er 26 aan hondsdolheid, maar 14 stierven gedurende de behandeling, dus die werden niet meegeteld en 8 mensen stierven binnen 15 dagen na de voltooiing van de behandeling, dus die werden ook niet meegeteld. Slechts vier personen stierven na die 15 dagen. Deze vier zijn de enigen die werden meegeteld voor de statistiek.[314] Voorstanders van vaccins gebruiken deze 26 sterfgevallen graag als bewijs dat er 2047 mensen waren gered. Waar zij overheen kijken is het feit dat wanneer personen geen rabiës kregen dit niet noodzakelijkerwijs een succes van het vaccin betekent. We zouden allen kunnen weten hoeveel gevaccineerde personen door het vaccin gered zijn wanneer we statistiek hadden van rabiës in personen die niet met het vaccin behandeld zijn nadat zij gebeten of gelikt waren door een van hondsdolheid verdacht dier. Het was echter niet in het belang van de net opgerichte vaccinindustrie om deze informatie te vergaren.

Wanneer iemand rabiës krijgt door de ziekteverwekker in het vaccin, zijn de symptomen gewoonlijk niet precies hetzelfde als wanneer men de ziekte op een natuurlijke manier krijgt. Het ouderwetse woord voor rabiës is hydrophobia, dus men noemde het op rabiës lijkende syndroom dat men na vaccinatie kan zien 'paralitische hydrophobia'. Een woord dat tegenwoordig meer gebruikt wordt voor de conditie die vaak door het rabiësvaccin wordt veroorzaakt is 'neuroparalysis'. Sir Graham Wilson heeft het volgende over neuroparalysis te zeggen:

> Niet lang nadat de pasteuriaanse methode om mensen tegen rabiës te beschermen routinematig in gebruik was genomen werd opgemerkt dat er gevallen van neuroparalysis werden gezien gedurende of na de reeks behandelingen. Er werd hierover weinig op schrift gesteld. Onder de directies van de Pasteur Instituten bestond een samenzwering van zwijgen, veroorzaakt door deels de angst om de methode van Pasteur in diskrediet te brengen en deels de angst zichzelf schade toe te brengen. Ze zaten in een lastig parket. Hoewel er weinig over in de publiciteit was gebracht, deden er wel geruchten de ronde en elk nieuw geval gaf voedsel aan geroddel. De

giftige atmosfeer van heimelijk uitgesproken kritiek waarin zij moest acteren had zijn weerslag op het moraal van de leiding en daardoor voelden zij zich ellendig.[315]

Hij vergeet dat alleen mensen die een geweten hebben zich onder deze omstandigheden ellendig voelen. De meeste mensen kunnen ophouden met zich ellendig voelen door een pathologische ontkenning in te schakelen. Ontkenning is dé manier om blij en gelukkig te blijven wanneer je deel uitmaakt van de vaccinatiemachine. Het is ook dé manier om je baan niet kwijt te raken.

Echter, een zekere groep artsen besloot deze pathologische ontkenning niet te gebruiken en wilde ook geen last hebben van een schuldig geweten. Zij verzamelden samen gegevens betreffende bijwerkingen en zij getuigden tegen hun collega's die zo oneerlijk waren geweest over deze bijwerkingen.[315] In april 1927 rapporteerde de directeur van het Pasteur Instituut in Marocco, Dr. Remlinger, tijdens de Internationale Rabiës Conferentie het volgende:

> We waren onder de indruk van de discrepantie tussen het aantal observaties die zijn gepubliceerd door de directeuren van de instituten en het aantal gevallen waarvan mondeling erkend is dat deze hebben plaatsgevonden..... We komen tot de conclusie dat sommige instituten hun gevallen verbergen. Bij verschillende gelegenheden hebben wij in de medische literatuur beschrijvingen gevonden van verlammingen die door de behandeling zijn veroorzaakt en we hebben daarna in de rapporten en statistieken van de betrokken instituten geen meldingen gevonden van deze trieste gevallen.[316]

Wanneer mensen die financieel voordeel hebben van gunstige statistieken de volledige controle hebben over ruwe gegevens, dan is het voor hen niet moeilijk falen en bijwerkingen van hun product te verbergen. En al is Dr. Remlinger duidelijk geweest over de ongewenste bijwerkingen en het falen van het rabiësvaccin, toch ging de industrie door met het verstrekken van het vaccin van Pasteur aan het publiek totdat zij een nieuw vaccin hadden gevonden dat zij daarvoor in de plaats in de markt zetten.

DE WERKING VAN HOMEOPATHIE

Homeopathie bestaat, net als elektriciteit, altijd al. Het moest alleen nog maar ontdekt worden. Die ontdekking werd in 1790 gedaan door Dr. Samuel Hahnemann, toen hij probeerde uit te zoeken hoe kinine het lichaam vergiftigt. Hij merkte dat wanneer kinine gepotentieerd wordt, het zowel malaria als een kininevergiftiging geneest zonder dat er sprake is van enige schadelijke bijwerking. Hij realiseerde zich dat alle giftige stoffen een breed scala aan ziekten kunnen genezen en dat zonder bijwerkingen wanneer zij op homeopathische wijze worden gepotentieerd. De chemische farmaceutische industrie, die ook in 1790 al heel machtig was, probeerde Dr. Hahnemann het zwijgen op te leggen toen zij erachter kwamen dat door deze nieuwe ontdekking hun behandelingen achterhaald werden. Sindsdien hebben zij alles in het werk gesteld homeopathie uit te bannen.

Homeopathie is totaal anders dan kruidengeneeskunde of natuurgeneeskunde. Homeopathische geneesmiddelen worden gemaakt door een stof te verdunnen en te schudden, dan weer te verdunnen en weer te schudden, steeds weer opnieuw. Wanneer een stof alleen verdund wordt krijgt deze geen krachtige werking. Het schudden is essentieel om de energie vrij te maken die het homeopathische geneesmiddel zijn kracht geeft. Nadat een stof is gepotentieerd is deze ook niet langer giftig en wordt het een geneesmiddel dat inwerkt op het elektromagnetische veld van het lichaam. Wanneer er een homeopathisch geneesmiddel voor een zieke moet worden uitgekozen, moeten alle symptomen die de patiënt laat zien nauwkeurig worden geobserveerd. Wanneer dat is gedaan wordt er een homeopathisch geneesmiddel gekozen dat in zijn ruwe, ongepotentieerde vorm deze symptomen kan veroorzaken. Het maakt daarbij niet uit of de symptomen die de patiënt vertoont worden veroorzaakt door bijvoorbeeld het vergif waarvan het homeopathische geneesmiddel is gemaakt of door iets heel anders. De reden waarom homeopathisch gepotentieerde kinine malaria geneest is omdat de symptomen van kininevergiftiging en de symptomen van malaria hetzelfde zijn.

Wanneer er van een bepaalde stof door deze te potentiëren een homeopathisch geneesmiddel is gemaakt krijgt deze een Latijnse naam zodat iedereen, welke taal men ook spreekt, hieraan kan refereren zonder in de war te raken. Het getal dat op het etiket verschijnt achter de naam verwijst naar de potentie en het vertelt je hoeveel en hoe vaak de stof is verdund en geschud. Het herhaaldelijk verdunnen en schudden zet vaste materie om in energie en wanneer het medicijn het slijmvlies van een persoon raakt wordt deze energie vrijgelaten. Homeopathische geneesmiddelen werken niet op een chemische manier zoals dat gebeurt bij reguliere medicijnen of een kruidengeneesmiddel. Homeopathische geneesmiddelen houdt men onder de tong, even in de mond of als reukdosis zodat er contact gemaakt wordt met de slijmvliezen. Een van de manieren waarop de farmaceutische industrie probeert homeopathie de grond in te boren is door te verklaren dat er in homeopathische geneesmiddelen helemaal niets zit en dat zij alleen maar werken vanwege het placebo-effect. Homeopathie is echter effectief bij de behandeling van baby's, volwassenen die in een coma liggen en bij dieren en er zijn veel onderzoeken gepubliceerd die aantonen dat er geen sprake is van een placebo-effect.[317] De manier waarop de energie van een homeopathisch geneesmiddel een verandering opwekt is nog niet bekend, maar er zit een verschil in het niet begrijpen hoe iets werkt of verklaren dàt iets niet werkt. Degenen die de farmaceutische industrie onder controle hebben weten dat de grootste bedreiging voor hun winsten, naast vitamine C, wordt gevormd door de homeopathie en zij doen er werkelijk alles aan mensen ervan te overtuigen geen gebruik te maken van homeopathie.

Homeopathische geneesmiddelen zijn niet giftig en hebben geen schadelijke bijwerkingen, maar zij kunnen schadelijk zijn wanneer zij gedurende een paar weken vaak op een dag worden genomen door iemand die niet de overeenkomstige symptomen vertoont. Wanneer het een nieuwsgierig kind lukt het EHBO-doosje uit de kast te pakken en een heel flesje Arnica 30 naar binnen te werken, zal er niets gebeuren. Wanneer echter iemand die geen symptomen vertoont gedurende enige tijd Arnica 30 neemt zal hij of zij symptomen ontwikkelen van een Arnica-vergiftiging. Deze symptomen zouden ook verschijnen wanneer iemand gek genoeg zou zijn soep te eten die gemaakt is van de Arnica-plant.

Homeopathische geneesmiddelen zijn erg kwetsbaar. Zij kunnen hun kracht verliezen wanneer ze vochtig worden, of wanneer zij met bijzonder scherpe aroma's in contact komen zoals bijvoorbeeld eucalyptus-citronella- of T-tree olie, munt, kamfer, menthol en pepermunt. (Koffie, kerrie, knoflook, chili en kruiden als kaneel hebben dit effect niet.) Wanneer een homeopathisch geneesmiddel wordt opgeborgen in dezelfde lade als een stof met een sterke geur, kunnen enkele moleculen van die stof door het dopje van de fles piepen en het homeopathische geneesmiddel antidoteren. Wanneer iemand een homeopathisch geneesmiddel gebruikt, zal het een bepaalde periode in het lichaam werkzaam zijn. Wanneer deze persoon in contact komt met een geur die homeopathische geneesmiddel kan verstoren, kan de knop worden omgedraaid en de werking stoppen.

Ziekten die een lange tijd nodig gehad hebben om tot ontwikkeling te komen hebben langere tijd nodig voordat een homeopathische behandeling tot genezing leidt. Ziekten echter die zich snel ontwikkelen worden door het juiste homeopathische geneesmiddel zeer snel genezen. Met homeopathie kunnen zowel chronische als acute ziekten worden behandeld en homeopathie is zeer effectief bij de behandeling van infectieziekten die interventie behoeven. Soms maken homeopaten de vergissing een poging te doen de gewone kinderziekten te genezen, terwijl zij homeopathie alleen zouden moeten inzetten om de complicaties van deze ziekten te genezen wanneer die zich voordoen.

Er bestaat geen bepaald homeopathisch geneesmiddel voor een bepaalde ziekte, we kunnen dus niet zeggen dat A de genezing biedt voor cholera en B die voor arthritis. Elke patiënt moet individueel worden bekeken zodat het juiste homeopathische geneesmiddel kan worden gegeven voor juist die specifieke symptomen. De symptomen van cholera bij de een kunnen enigszins verschillen van de symptomen van cholera bij de ander, terwijl de symptomen van arthritis heel sterk bij patiënten kunnen verschillen. Er zijn veel homeopathische geneesmiddelen die kunnen worden ingezet om tuberculose te genezen, maar Tuberculinum 200 is vaak de eerste waaraan je kunt denken. Miljoenen mensen sterven jaarlijks omdat dit goedkope geneesmiddel niet wordt gebruikt. Wanneer een tuberculosepatiënt echter het ongebruikelijke symptoom laat zien dat hij zich in de ochtend zwakker te voelt en gedurende de dag sterker, dan zou bijvoorbeel Acalypha indica 200 het juiste geneesmiddel kunnen zijn.

Een leek kan vrij veilig homeopathie gebruiken wanneer het om EHBO gaat. Het is echter van groot belang bij levensbedreigende situaties niet zelf aan de slag te gaan. Het concept van een EHBO-doos krijgt een nieuwe betekenis wanneer homeopathische geneesmiddelen aan deze doos worden toegevoegd. Arnica 30 is een de belangrijkste middelen in een EHBO-doos. Het doet de pijn dat door een lichamelijk trauma is veroorzaakt verdwijnen, het versnelt de genezing en het helpt tegen de emotionele schok die met sommige verwondingen gepaard gaat. Gepotentieerde Arnica helpt meteen, maar alleen bij pijn na een lichamelijk trauma en niet bij pijn die door een ziekte wordt veroorzaakt. Het geneest verstuikingen snel en wanneer het meteen na een klap wordt ingenomen voorkomt het blauwe plekken. Ledum 30 neutraliseert insecten- en spinnenbeten, Pulsatilla 30 kan conjunctivitis (bindvliesontsteking van het oog) genezen, wanneer je op tijd Aconitum 30 geeft kan worden voorkomen dat een kou zich tot een griep of flinke verkoudheid ontwikkelt en er zijn een heleboel andere eerste hulpmiddelen die veilig en effectief zijn. Dr. Hahnemann moedigde zijn patiënten aan eerste hulpmiddelen in huis te hebben.

De homeopathische geneesmiddelen die gewoonlijk als eerste hulp bij ongelukken worden gebruikt, kunnen ook in chronische situaties worden ingezet. Daarvoor is echter veel meer kennis en kunde nodig. Homeopathie kan in het begin verwarrend zijn omdat elk geneesmiddel voor een uitgebreid scala aandoeningen gebruikt kan worden en elke aandoening behandeld kan worden met een uitgebreid scala homeopathische geneesmiddelen. En toch is er dan één geneesmiddel dat optimaal past bij de symptomen die worden gezien.

De hoeveelheid die men iedere keer neemt is niet belangrijk, een pil heeft hetzelfde effect als drie pillen en een druppel hetzelfde als drie druppels. Echter het aantal doses en de timing van elke volgende dosis zijn van belang. Een homeopathisch geneesmiddel dat door een homeopaat wordt voorgeschreven wordt voorzien van een voorschrift betreffende de frequentie van inname, maar wanneer je zelf een eerste hulpmiddel kiest, moet je geleid worden door de duur van het effect van het middel. Wanneer je het juiste geneesmiddel hebt gekozen zal er een onmiddellijke verbetering in de situatie zijn en wanneer die verbetering stopt is het tijd voor een nieuwe dosis. Dit kan na een paar minuten zijn of na een paar uur, afhankelijk van de situatie. Het tijdstip waarop een homeopathisch geneesmiddel zijn werking verliest zal na elke dosis verder uit elkaar liggen. Arnica 30, bijvoorbeeld, zal de pijn die het gevolg is van het laten vallen van iets zwaars op uw voet vrij snel laten verdwijnen, maar de pijn kan na slechts een halve minuut terugkeren. Een tweede dosis is nodig zodra de pijn terugkomt. Na de tweede dosis zal de pijn langer weg blijven enzovoort. Hoe lang het homeopathische geneesmiddel blijft werken hangt af van de gebruikte potentie, de ernst van de klacht en de vitaliteit van de patiënt. Je herhaalt de inname pas wanneer er een terugval is.

De potentiekeuze is bij zelfhulp niet cruciaal, maar in het algemeen worden lage potenties als 6, 12 en 30 bij meer lichamelijke klachten gebruikt, terwijl de hogere potenties als 200 of M worden gebruikt wanneer er meer emotionele zaken een rol spelen. M betekent dat het homeopathische geneesmiddel duizend keer is gepotentieerd. Bij de meeste verwondingen is men vaak ook erg geschrokken en Arnica behandelt zowel het lichamelijke als het emotionele trauma. Wanneer je een zwaar boek op je voet laat vallen veroorzaakt dat niet zozeer een emotionele schok, dus Arnica 30 is bruikbaar om de pijn in je voet te verlichten, te voorkomen dat je een blauwe plek krijgt en iets aan de schrik te doen. De hoge potentie M is bruikbaar wanneer de lichamelijke verwonding gecombineerd is met hevig emotioneel trauma, zoals dat bijvoorbeeld bij een verkeersongeluk ontstaat. Wanneer Arnica M er op zo'n moment niet is, zal Arnica 30 ook helpen bij het herstellen van de schrik, maar er zullen meer doses nodig zijn voor een volledig herstel. In Duitsland noemen ze hoge potenties 'diepe' potenties en dat is er eigenlijk een beter woord voor.

Homeopathische geneesmidddelen in de zesde potentie zijn slechts zes keer verdund en geschud. Toen de Franse regering homeopathie onderzocht zagen zij dat homeopathische geneesmiddelen in de vijfde potentie een paar atomen of moleculen van de originele stof bevatten, maar in de zesde potentie waren deze niet meer te vinden.[318]

Arsenicum is een zeer giftige stof, maar het homeopathische geneesmiddel Arsenicum, dat wordt gemaakt door arsenicum te potentiëren, is niet giftig. Iemand die de pech heeft aan een acute arsenicumvergiftiging te lijden zal moeten overgeven, heeft diarree en maagkrampen, zal het zeer koud hebben en rusteloos zijn, zal zich dubbel buigen, mogelijk in foetale houding gaan liggen en sterven wanneer er niet wordt ingegrepen. Arsenicum 30 is een uitstekend eerste hulpmiddel bij maagklachten die door ziekteverwekkers worden veroorzaakt. Een van de voordelen van homeopathie is, dat het er bij het kiezen van een geneesmiddel niet toe doet welke ziekteverwekker de oorzaak van de klachten is. Je kijkt naar fysieke, emotionele en mentale symptomen die de patiënt laat zien en je kiest een homeopathisch geneesmiddel dat daarbij past. Dus wanneer iemand moet overgeven, diarree heeft en maagkrampen heeft, zich dubbel buigt en daarbij rusteloos en koud is, dan zal Arsenicum 30 zorgen voor een snelle genezing. Het maakt niet uit of de symptomen worden veroorzaakt door bijvoorbeeld het Rotavirus dat door de lucht zweeft[319] en darm- of buikklachten veroorzaakt, of door ziektekiemen die in bedorven voedsel zitten, of in voedsel dat met fecaliën in aanraking is gekomen en wat dan 'voedselvergiftiging' wordt genoemd. Er zijn een aantal homeopathische geneesmiddelen die bruikbaar zijn bij maagklachten zoals Nux Vomica, Ipecacuana, Carbo vegetabilis en Arsenicum, maar wanneer je ziet dat de patiënt zich dubbel buigt en het koud heeft kan Arsenicum het goede homeopathische middel zijn.

Bij zoiets als maagklachten werkt homeopathie vaak verbazingwekkend snel. Op een dag werd ik gebeld door de leraar van Kenny en hij vertelde dat Kenny en een vriendje met maagpijn in de ziekenkamer zaten. Ik ging op pad met mijn homeopathische EHBO-doos en vond de twee jongens op de vloer van de ziekenkamer, kreunend en steunend alsof ze dood zouden gaan en opgekruld in foetushouding. Die houding vormde voor mij de sleutel tot Arsenicum. Het lukte me wat in iedere kreunende en steunende mond te stoppen en binnen een paar minuten zaten de jongens rechtop en praatten weer. Na tien minuten kregen zij een tweede dosis Arsenicum en de twee sprongen op en gingen terug naar hun klaslokaal. Een leraar die al die tijd bij hen was gebleven was stomverbaasd, maar het hoofd van de school geloofde dat de jongens maar hadden gedaan alsof, dit omdat ze zo snel hersteld waren. Homeopathie leer je gemakkelijk wanneer je ermee aan de slag gaat. Wanneer je hebt meegemaakt hoe een homeopathisch geneesmiddel een 'wonderbaarlijke' genezing tot stand heeft gebracht, zul jij je dit makkelijker herinneren de volgende keer dat het nodig is. Het gebruik van Arsenicum is niet beperkt tot EHBO. Gekwalificeerde homeopaten schrijven dit homeopathische geneesmiddel ook in chronische gevallen voor.

Ledum is als EHBO-geneesmiddel te gebruiken bij allerlei puntwonden, zoals de prik van een naald, een doorn, of een scherpe tand van een dier. Ledum 30 verdrijft de pijn en wanneer het snel na de verwonding wordt gegeven voorkomt het infecties, inclusief een tetanusinfectie. Wanneer tetanusbacteriën in een wond terecht zijn gekomen en de behandeling wordt pas begonnen wanneer er tetanussymptomen zijn verschenen, is Ledum niet het juiste geneesmiddel. Ledum zal ook de ontwikkeling van tetanus niet voorkomen wanneer de wond geen puntwond is.

Beten en steken van kleine beestjes die vergif in je vlees injecteren zijn ook puntwonden en ook dan is Ledum 30 het homeopathische geneesmiddel dat je kunt gebruiken, als je dat doet meteen nadat de beet of steek heeft plaatsgevonden. Ledum antidoteert het vergif van insecten- en spinnenbeten, zelfs wanneer het vergif een allergische reactie tot gevolg heeft. In Australië zijn spinnen een gevaar. In 1999 werd Chandra door een grote spin die verborgen zat in een handdoek in haar hand gebeten. Het kostte me tien minuten om de Ledum 30 te vinden en in die tijd was haar hand rood, gezwollen en verlamd geworden. Dit gebeurde drie uur voordat zij een schriftelijk examen had. Het homeopathische geneesmiddel stopte eerst de zwelling, daarna werd deze minder en daarna verdween de roodheid. Langzaam keerde de beweeglijkheid van haar hand weer terug. Tegen de tijd dat zij examen moest doen was haar hand weer normaal op twee grote tandafdrukken na. Dit is wat de farmaceutische industrie niet wil dat jij weet. Wanneer zij regulier zou zijn behandeld zou ze een flink aantal dagen langer pijn hebben geleden en haar examen zou zijn uitgesteld.

Toen Chandra acht jaar was kreeg zij op school een allergische reactie op een wespensteek. Haar onderwijzer belde mij en zei: 'Chandra is door een wesp in haar hand gestoken en de zwelling gaat steeds hoger op haar arm en ze zegt dat jij daar een medicijn tegen hebt'. Ik snelde naar school met Ledum 30 en zag dat haar hele hand rood en dik was en dat de rode zwelling ook rond haar pols en het grootste deel van haar onderarm zat en zich, terwijl ik er naar keek, naar boven verspreidde. Zodra het homeopathische geneesmiddel in contact kwam met het slijmvlies onder haar tong stopte de roodheid en zwelling en verspreidden zich niet verder.

Na een uur was de zwelling verdwenen, maar het duurde een paar dagen voordat de roodheid helemaal verdwenen was. Zoiets is geen welkom nieuws voor de fabrikanten van antihistaminica.

Wanneer een kind's nachts wakker wordt en gilt van de oorpijn, dan kan Kali-bichromicum de pijn laten verdwijnen en zal het kind binnen zeer korte tijd weer inslapen. De behandeling van chronische oorpijn is veel gecompliceerder. Wanneer een chronisch oorprobleem door homeopathie permanent wordt opgelost, verliest de 'orthodoxe' geneeskunde klanten voor haar antibiotica, pijnstillers en de buisjes die in oren worden geplaatst.

Homeopathische geneesmiddelen zijn verkrijgbaar in de vorm van kleine witte pillen, wit poeder, globuli (piepkleine witte korreltjes) of een heldere vloeistof. De witte stof bestaat uit lactose of sucrose en de vloeistof uit gedistilleerd water en alcohol. Het actieve ingrediënt is geen chemische stof, het is een vibratie. Poeder of globuli kun je het best gebruiken bij baby's, omdat de grotere pillen in de longen terecht kunnen komen en de alcohol in de vloeistof smaakt erg vies. Wanneer je het geneesmiddel dat de baby nodig heeft niet in poedervorm of als globuli kunt krijgen kun je de grotere pillen tussen twee dessertlepels of in een vijzel met een stamper fijn wrijven. De hele harde witte pillen hebben de neiging door te kamer te vliegen als je ze wilt fijnwrijven, maar met de zachte soort gaat dat gemakkelijk. Het poeder hoeft niet noodzakelijk onder de tong van de baby te worden gebracht. Zolang dat mondje maar geen voedsel bevat zal de vibratie van het homeopathische middel het werk doen.

In sommige gevallen kun je gemakkelijk merken wanneer het homeopathische geneesmiddel met zijn werking is gestopt. Toen Kenny door een ander kind van een klimrek werd geduwd gilde hij van de pijn en ik dacht een moment dat een van de botten van zijn onderarm was gebroken. Arnica 30 maakte meteen een einde aan de pijn, maar de werking duurde maar heel kort. Alsof er een lamp werd aangedaan, zo snel kwam de pijn terug. Een volgende dosis Arnica hielp ook weer meteen tegen de pijn. Het effect van deze tweede dosis hield langer aan dan de eerste keer, maar ook hier kwam de pijn plotseling weer terug. Het effect van de derde dosis duurde weer langer dan dat van de tweede en dat van de vierde dosis hield twee uur aan. Ik besloot de gedachte dat hij een bot had gebroken een vergissing was omdat hij vrolijk op de vloer met zijn treintjes speelde. Toen zag ik dat hij, wanneer hij op zijn arm leunde om een treintje te pakken, het gebroken bot aan de aan de zijkant uitstak, dus die arm moest wel in het gips. Gepotentieerde Arnica is een zeer effectieve pijnstiller, maar alleen wanneer de pijn wordt veroorzaakt door fysiek trauma.

Wanneer iemand met reguliere medicatie wordt behandeld kunnen homeopathische geneesmiddelen worden gebruikt zonder dat zij invloed uitoefenen op de werking van die medicatie. Er bestaat echter wel een wisselwerking tussen homeopathische geneesmiddelen onderling. Sommigen versterken elkaar, anderen kunnen elkaar tegenwerken.

Op een avond aten mijn man en ik in een restaurant als voorgerecht de 'seafood special'. De volgende ochtend liep Chandra een wond op die moest worden gehecht en we hadden Arnica nodig tegen de schrik omdat de verwonding toch wel ernstig was. Na een paar uur werden we beiden misselijk en we namen opnieuw Arnica omdat we dachten dat deze klacht door de schrik werd veroorzaakt.

Tegen middernacht moesten we overgeven en kwamen er achter dat we een voedselvergiftiging hadden opgelopen. De 'seafood special' was gemaakt van oude vis waar een sterk smakende mayonaise overheen was gegoten. We namen toen Arsenicum en het ging toen meteen beter. We bleven de hele nacht op met Chandra die klaar wakker was nadat zij een gedeelte van de dag onder volledige narcose was geweest. We namen elke keer dat wij ons weer misselijk voelden herhaalde doses Arsenicum en later nam ik Arnica tegen de schok. Bij het aanbreken van de dag was mijn man helemaal van de voedselvergiftiging hersteld, maar ik voelde me nog steeds ziek omdat ik door weer met Arnica te beginnen de vooruitgang had tegengehouden. Later zocht ik de klinische relatie tussen deze twee homeopathische geneesmiddelen op en ontdekte dat Arnica de werking van Arsenicum tegengaat.

Homeopathische geneesmiddelen kunnen lange tijd hun werking behouden, mits zij niet door een antagonistische geur worden gedeactiveerd. Sommige homeopaten kunnen laks zijn en waarschuwen hun patiënten niet genoeg tegen het gebruik van sterk geurende oliën en tandpasta met munt. Nog een verhaal over de werking van homeopathie betreft Chandra toen zij op tienerkamp een middenvoetsbeentje brak. Haar voet zwol op als een ballon, maar ze nam vrij snel nadat dit gebeurde Arnica 30 in, waardoor de zwelling zo snel verminderde dat de kampdirecteur dacht dat er niets gebroken was. Het kamp zou de volgende dag eindigen en haar onderbeen werd ingegipst. Telkens wanneer de breuk in de daaropvolgende zes weken pijn deed naam zij weer een dosis Arnica 30 en dit kwam steeds minder vaak voor. Er was echter een moment dat de pijn dramatisch terug kwam en dat was toen zij per ongeluk haar tanden poetste met een tandpasta waarin munt zat. Binnen een seconde nadat de tandpasta in haar mond terecht kwam werd de pijn zeer heftig. De tandpasta werkte Arnica 30, dat stilletjes in haar lichaam aan het werk was, tegen. Toen de muntsmaak in haar mond was verdwenen maakte een nieuwe dosis Arnica 30 een einde aan de pijn.

Eigenlijk was de manier waarop Dr. Hahnemann het fenomeen homeopathie ontdekte tamelijk toevallig. De opeenvolgende gebeurtenissen vonden plaats toen hij stopte met zijn medische praktijk omdat hij niet gelukkig was met de behandelingen die hij tijdens zijn studie had geleerd en die vaak zijn patiënten kwaad deden, waar ze vaak aan dood gingen en die eigenlijk nooit genezing brachten.[320] Hij sprak acht talen vloeiend dus, om een inkomen te verwerven, vertaalde hij medische artikelen. Zo kwam hij in aanraking met zowel de inzichten van artsen uit de oudheid als Hippocrates en Paracelsus, als wel met de gebruikelijke inzichten in zijn eigen tijd. In 1790 betrof een van zijn opdrachten de vertaling van een 1170 bladzijden tellend boek, geschreven door Dr. William Cullen, een toen in Edinburgh zeer hoog geachte farmaceut. Een van de dingen die Dr. Cullen schreef was dat kinine malaria geneest omdat het een 'versterkende werking heeft op de maag'. Dat is, natuurlijk, complete onzin. Kinine geneest malaria niet en de werking op de maag heeft niets te maken met de tijdelijke werking die het heeft om de symptomen van malaria te onderdrukken. Deze tekst zette Hahnemann echter aan het denken over de werkelijke werking van kinine. Hij begon een experiment en nam zelf gedurende een aantal dagen twee keer per dag een dosis kinine. Na elke dosis ontwikkelde hij een paar uur na inname symptomen van malaria. Dit overtuigde Hahnemann er van dat Hippocrates en Paracelsus iets belangrijks hadden opgemerkt toen zij stelden dat het effect van een medicijn moet lijken op de symptomen van een ziekte. Wanneer een gezond persoon wat kinine neemt, ontwikkelt hij tijdelijk de symptomen van malaria, maar wanneer iemand malaria heeft en kinine neemt, verdwijnen deze symptomen een tijdje. Hetzelfde principe van 'similibus similia curentur' (het gelijke wordt door het gelijkende genezen) geldt voor andere kruiden die bij andere aandoeningen worden gebruikt.

Het belangrijkste deel van deze ontdekking moest echter nog komen. Hahnemann besloot de kinine te verdunnen omdat deze giftig is en omdat hij zowel afgestudeerd was als chemicus en als arts, zorgde hij er voor dat er een gelijkmatige verdeling van de stof in de vloeistof aanwezig was door het flesje met vloeistof tussen elke verdunning honderd keer te schudden. Tot zijn verbazing ontdekte hij dat de verdunde substantie een veel krachtiger medicinaal effect had dan de oorspronkelijke substantie. Door het flesje te schudden omdat hij de kinine gelijkmatig wilde verdelen, had hij onbewust een energetische werking ontdekt die men tot op heden nog niet kan verklaren. Herhaaldelijk verdunnen en schudden geeft een homeopathisch geneesmiddel de kracht om te genezen in plaats van het tijdelijk onderdrukken van symptomen. De volgende twintig jaar experimenteerde Hahnemann op zichzelf door honderden geneeskrachtige planten te gebruiken om te zien welke uitwerkingen die hadden op zijn gezonde lichaam en daarna gebruikte hij deze in hun gepotentieerde vorm op patiënten die deze symptomen vertoonden.

Hahnemann noemde zijn nieuwe ontdekking 'homeopathie', van het

Griekse woord 'homoios' (gelijke) en 'pathos' (lijdende). Zijn definitie van het woord 'genezen' is de volgende: 'De gezondheid snel, vriendelijk en permanent te herstellen; om de hele ziekte in de zo kortst mogelijke tijd zeker en op de minst schadelijke manier te verwijderen en vernietigen volgens heldere en begrijpelijke beginselen.[321] Hahnemann realiseerde zich al snel dat hij geneesmiddelen kon maken van giftige stoffen die niet als medicijn bekend stonden. Mensen die in de kopermijnen werkten lieten bijvoorbeeld symptomen van kopervergiftiging zien. Hij gebruikte gepotentieerd koper om deze symptomen te genezen, of ze nu wel of niet waren ontstaan door een kopervergiftiging. En hij vond een manier om niet-oplosbare metalen te kunnen oplossen en verdunnen. De homeopaten van nu gebruiken alle oude homeopathische geneesmiddelen en ook vele nieuwe die gemaakt worden van moderne toxische stoffen als naftaleen en petroleum.

Samuel Hahnemann heeft veel geschreven over principes van en de filosofie achter de homeopathie. Zijn belangrijkste werk daarover is het boek 'The Organon of Medicine'. Ook werden alle bevindingen die betrekking hadden op zijn eigen patiënten gedocumenteerd. Een boek waarin alle symptomen staan vermeld die door een aantal stoffen kunnen worden veroorzaakt en genezen wordt een 'Materia Medica' genoemd. De moderne Materia Medica's bevatten een groot aantal stoffen die voor de eerste homeopaten niet beschikbaar waren, maar de eerste Materia Medica's zijn nu nog net zo nuttig en bruikbaar als toen. Regulier medische boeken raken achterhaald en moeten worden vervangen of herzien, maar homeopathische boeken blijven altijd bruikbaar. De homeopathische kennis kan zich uitbreiden, maar homeopathie verandert niet.

In Afrika en India genezen homeopaten malaria en behandelen zij patiënten tegen de giftige effecten van anti-malaria medicijnen, maar medische autoriteiten willen nogal eens dat zij daar mee stoppen. Hun strijdkreet is dat er geen gerandomiseerde, dubbelblind op het placebo-effect gecontroleerde onderzoeken zijn en dat bewijs alleen gebaseerd is op casusrapportages. Medicijnen die de malariaparasiet doden zijn duur en giftig. Ze kunnen psychose, wazig zien, koud zweet, koorts, verwarring, geluiden in het oor, bloed in de urine, flauwvallen, stuipen, coma, huiduitslag, rillerigheid, hartritmestoornissen, kramp, misselijkheid, diarree, overgeven, zwellingen en nierfalen veroorzaken, om er maar eens een paar te noemen. De malariaparasiet kan zich voor het medicijn verschuilen, dan lijkt het dat de patiënt is genezen en dan later weer tevoorschijn komen. De parasiet kan voor een bepaald merk van zo'n medicijn immuun worden zodat deze zelfs tijdelijk niet meer helpt. Geen van deze problemen komen voor wanneer men homeopathie inzet. Miljoenen malariapatiënten hebben geen toegang tot reguliere medicatie, dus wanneer de farmacie zegt dat deze mensen niet van homeopathie gebruik mogen maken, toont dit aan dat zij zich totaal niet druk maken over hun welzijn. Dezelfde harteloze houding is zichtbaar tegenover slachtoffers van cholera in veraf gelegen gebieden die snel en goedkoop genezen zouden kunnen worden met homeopathie.

De laatste aanvallen op de homeopathie focussen zich op het in een verkeerd daglicht stellen van de onderzoeken die tot dusver naar de homeopathie zijn gedaan. Zoals altijd zal de homeopathie ook deze aanval overleven. De farmaceutische industrie zal er niet in slagen homeopathie te laten sterven, maar zij slagen er wel in miljoenen mensen dood te laten gaan die door homeopathie gered hadden kunnen worden.

ENKELE BELANGRIJKE PUNTEN MET BETREKKING TOT HET VOORKOMEN EN BEHANDELEN VAN INFECTIEZIEKTEN WAARBIJ INTERVENTIE NODIG IS

Terwijl de kinderziekten die uit zichzelf genezen niet kunnen worden voorkomen door een gezonde levensstijl, kunnen en moeten er stappen worden gezet ter voorkoming van infectieziekten die interventie nodig hebben. Dit omdat zij schadelijk zijn en op de lange termijn geen voordeel opleveren. Men wordt in dit geval alleen ziek wanneer die bepaalde ziekteverwekker in de omgeving aanwezig is. In sommige geografische gebieden zijn de ziekteverwekkers van tyfus, cholera en amoebedysenterie in het water aanwezig en een reiziger kan heel ziek worden of zelfs sterven door van dat water te drinken. Ziekten die door de lucht worden verspreid en die interventie nodig hebben kunnen door goede hygiëne niet worden vermeden en men kan niet voorspellen waar of wanneer zij de kop zullen opsteken. Het vermijden van voeding met lege calorieën (waarbij je alleen energie binnenkrijgt en verder niets) vormt een eerste stap richting de bescherming van jezelf tegen deze ziekten. De ziekteverwekkers die AIDS, Hepatitis- B en Hepatitis- C veroorzaken leven in bloed en sperma en het is ingewikkelder deze te vermijden dan de ziekteverwekkers die zich in water ophouden.

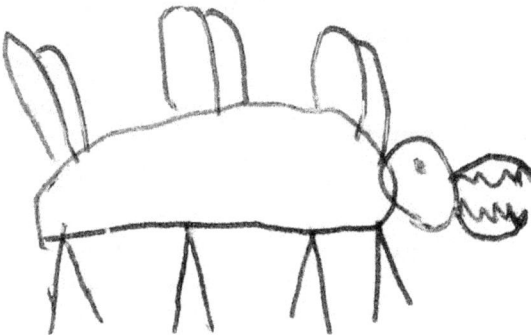

Een woeste ziekteverwekker die een onschuldig kind gaat aanvallen

157

Voldoende rust vormt een belangrijke voorwaarde om sommige ziekten te voorkomen, hoe saai dat ook moge klinken. Jammer genoeg is het niet altijd mogelijk aan gezonde voeding te komen omdat de voedingsindustrie er de voorkeur aan geeft producten te verkopen met een lange houdbaarheid. Verder staat ons immuunsysteem onder druk ten gevolge van alle vervuiling van lucht en water, de pesticiden en additieven in ons voedsel en de giftige metalen in de vullingen van onze tanden. Aan de andere kant hebben wij ook veel voordelen die onze voorouders niet hadden. Vitaminen en pillen die mineralen bevatten en gemaakt zijn van natuurlijke extracten kunnen een heel eind helpen deze gebreken in onze voeding te compenseren en zij kunnen, wanneer ziekteverwekkers er in geslaagd zijn iemand ziek te maken, helpen deze ziekte te overleven.

Vitamine C is zo'n cliché geworden wanneer het over gezondheid gaat, dat men gemakkelijk vergeet hoe belangrijk het is extra doses vitamine C te nemen wanneer we door ziekteverwekkers worden aangevallen. De hoeveelheid vitamine C die iemand dagelijks nodig heeft verschilt van persoon tot persoon. De benodigde hoeveelheid wordt bepaald door zaken als bijvoorbeeld erfelijke belasting, welke schade het immuunsysteem in het verleden heeft opgelopen en welke giftige stoffen de autoriteiten aan het water hebben toegevoegd. Wanneer er ziekteverwekkers in de omgeving voorkomen stijgt de behoefte aan vitamine C drastisch. Vitamine C wordt snel opgebruikt in de strijd tegen deze ziekteverwekkers en moet dan elke paar uur worden aangevuld. Dr. Linus Pauling zegt het volgende:

> Vitamine C is geen wondermedicijn, een medicijn dat een bepaalde ziekte geneest. In plaats daarvan is het een stof die in aan bijna alle chemische reacties die in ons lichaam plaats vindt meedoet en voor veel van deze reacties ook nodig is. Onze lichamen kunnen ziekte alleen effectief bestrijden wanneer onze organen en onze lichaamsvloeistoffen voldoende vitamine C bevatten om onze natuurlijke afweersystemen goed te kunnen laten werken.[322]

Het meest verhelderende deel van het boek waaruit dit citaat is genomen, is hoofdstuk 12, getiteld *The Medical Establishment and Vitamine C*. Wanneer je weet tot hoever de medische orde gaat om informatie over vitamine C uit te bannen, dan zou dit voor de gezondheidsbewuste lezer voldoende reden zijn overtuigd te zijn van de heilzame werking van Vitamine C suppletie. Dr. Linus Pauling won de Nobelprijs voor Scheikunde, maar wordt nu in Wikipedia en andere sites door de medicijnfabrikanten aangevallen omdat zij niet willen dat mensen op de hoogte zijn van het nut van vitamine C. Vitamine C heeft een direct effect op bacteriën en virussen, breekt de toxinen die door ziekteverwekkers worden geproduceerd af en helpt de fagocyten in het immuunsysteem de ziekteverwekkers sneller op te eten.[323] Het helpt ook bij de genezing van wonden, het vermindert de symptomen van allergische reacties en het helpt verslaafden van hun verslaving af te komen.[324]

Elk voorjaar krijg ik telefoontjes van jonge mensen die van plan zijn hun lange vakanties reizend in verre landen door te brengen. Ze vragen advies omdat zij bang zijn voor de reisvaccinaties en ze zijn ook bang voor de infectieziekten die op hun bestemming mogelijk op de loer liggen. Ze hebben een goede reden om voor beiden bang te zijn. Slechts een fractie van de sterfgevallen ten gevolge van de reisvaccinaties worden in medische vakbladen vermeld.[325,326,327] Die fractie is zo klein dat het nog niet eens het topje van de ijsberg is, noch de pinguin op de top van die ijsberg. Het is een vlo op de pinguin op de top van de ijsberg.

Toekomstige reizigers wordt vaak verteld dat bepaalde vaccinaties 'verplicht' zijn om het land van hun keuze binnen te kunnen gaan, terwijl dat niet zo is. Het vaccin tegen Gele Koorts is het enige vaccin dat door slechts een paar landen wordt vereist. Bovendien wordt het in die landen alleen vereist wanneer de reiziger direct uit een land komt dat in de van Gele Koorts verdachte zone ligt en zelfs dan is het geen vereiste wanneer de reiziger een brief van een arts heeft waarin staat dat de reiziger niet mag worden gevaccineerd. De brief kan worden geadresseerd aan ' Degene wiens zorg dit is' en er hoeft geen reden te worden opgegeven waarom de reiziger niet mag worden gevaccineerd. Hij moet echter wel geschreven zijn door een geregistreerde arts. Soms kan er worden geschoven met het reisschema om al het gedoe een arts te vinden die zo'n brief wil schrijven te voorkomen. Egypte bijvoorbeeld beschouwt Kenia als een land in de Gele Koorts-zone, dus wanneer je eerst naar Egypte gaat en daarna naar Kenia, heb je zo'n brief niet nodig.

Het is in Australië ook vrij normaal dat handelaren in reisvaccins tegen toekomstige reizigers liegen en zeggen dat zij, wanneer zij hun product niet afnemen, niet naar Australië mogen terugkeren.

Hoewel er geen eenvoudige oplossingen zijn om infectieziekten tijdens reizen te voorkomen, zijn er veel beschermende maatregelen die het waard zijn te worden genomen. Het is vaak moeilijk om gezond voedsel te vinden tijdens het reizen, dus het meenemen van een flinke hoeveelheid non-acidische vitamine C is aan te bevelen, zelfs voor gezonde jongeren. Vitamine C-poeder is niet handig voor reizigers en kan gemakkelijk bederven in vochtige omstandigheden. Het is beter tabletten te gebruiken, natuurlijk van een goede kwaliteit en in een matrix die absorptie niet verhindert.

Het is moeilijk ziekteverwekkers die zich in het water bevinden in onhygiënische landen te vermijden. Een mooi cadeautje voor een geliefde die van plan is naar zulke dubieuze landen te reizen is een elektrisch hebbedingetje waarmee je steeds een beetje water kunt koken samen met de bepaalde stekkers die gebruikt worden in het land dat bezocht wordt. In afgelegen gebieden waar men niet over elektriciteit beschikt maken mensen vuurtjes om hun voedsel te koken, dus een reiziger kan ook vuur gebruiken om water te koken. In sommige hotels en restaurants op onhygiënische plekken wordt het water om thee of koffie te zetten niet gekookt. Prachtig tapijt en een grootse receptie zijn geen garantie dat de watervoorziening niet is besmet met cholera, tyfus of amoebedysenterie. Gemene ziekteverwekkers kunnen in een beetje water al overleven. Ze kunnen bijvoorbeeld op slablaadjes zitten wanneer je ergens bent waar men ongechloreerd water mag gebruiken. Zelfs ongeschild fruit en gebottelde vloeistoffen kunnen besmet zijn. De verhalen over fruit dat wordt geïnjecteerd met water om ze zwaarder te maken zijn geen sprookjes. Ik kocht ooit ergens op de oever van een beroemde rivier die ook dienst doet als riool een mandarijn. Toen ik die opende spoot er bruin water uit. Bij nauwgezet onderzoek van de schil ontdekte ik de plek waar het water was ingespoten. In een ander land dat het niet zo nauw neemt met de hygiëne kocht ik in een respectabel uitziende winkel een afgesloten flesje frisdrank en daar zat een kakkerlak in.

In theorie kan elke ziekte met homeopathie worden genezen, maar in veel landen zijn homeopaten schaars. De farmaceutische kartels blijven systematisch bezig de homeopathie in alle landen uit te roeien. Daarmee werd in de USA begonnen met het *Flexner Report* van 1911. Tot nu toe hebben hun tentakels India nog niet onder controle. Homeopathie kan alleen je leven redden wanneer op tijd het juiste homeopathische geneesmiddel wordt voorgeschreven. Ziekten als cholera, buiktyfus en tyfus reageren snel op het goede gepotentieerde geneesmiddel, zelfs wanneer de patiënt al bijna dood is. Maar wanneer je het goede homeopathische geneesmiddel niet bij je hebt, of wanneer je het niet op tijd te pakken krijgt, loop je het risico te overlijden. Dus het is de moeite waard alles in het werk te stellen deze ziekteverwekkers te vermijden.

Reguliere artsen zijn opgeleid in de gedachte dat elk medicijn een bepaalde ziekte geneest. In de homeopathie bestaan vele genezende middelen voor elke ziekte, maar slechts een is passend voor de individuele patiënt. Als niet het goede homeopathische geneesmiddel voor die specifieke symptomen van die individuele persoon wordt gekozen, zal het geneesmiddel niet werken. Dit betekent dat wanneer er een epidemie uitbreekt waarbij interventie nodig is, elke zieke door een homeopaat moet worden onderzocht wil men een hoge of 100% genezingsgraad bereiken. Hoewel de meeste cholerapatiënten goed op gepotentieerde kamfer *(Camphora)* zullen reageren en de meeste poliogevallen goed op *Gelsemium* of *Lathyrus Sativa*, kan men niet stellen dat *Camphora* en *Cuprum* het geneesmiddel voor cholera zijn, noch kun je *Gelsemium* en *Lathyrus* het geneesmiddel voor polio noemen, omdat zij niet in alle gevallen de oplossing zijn. Wanneer het verkeerde homeopathische geneesmiddel wordt gekozen zal het de patiënt niet genezen.

Een ander nadeel van de homeopathie is dat de gepotentieerde energie in een geneesmiddel heel kwetsbaar is. De homeopathische geneesmiddelen kunnen worden gedepotentieerd door de nabijheid van sterke geuren of bijvoorbeeld metaaldetectors. Op reis is het verstandig tandpasta mee te nemen die geen munt bevat en een deodorant zonder eucalyptus- of teatree-olie. Insectenwerende middelen die een sterke geur hebben kun je het best in een andere tas stoppen.

POLIO

Polio is geen kinderziekte. Het is een zeer ernstige ziekte die zonder interventie niet geneest. De medische wereld beschouwt polio als een kinderziekte omdat polio vaker voorkomt bij kinderen dan bij volwassenen. En zij kennen het verschil niet tussen de kinderziekten die zichzelf kunnen oplossen en een ziekte die interventie nodig heeft.

Er bestaan drie hoofdstammen van het poliovirus en meer dan 250 ondersoorten. Het virus is eerder geneigd virulent te worden in warm weer dan in koud weer. Het kan zich door de lucht verplaatsen maar is ook in staat in water te overleven. Wanneer het virus virulent is kan men worden besmet door besmet rioolwater en via de lucht. Ziekten die door water worden overgebracht zoals cholera en tyfus kunnen worden voorkomen door het water schoon te houden, maar poliovirussen zijn voor hun overleving niet van water afhankelijk.

Het poliovirus treft de mens al eeuwenlang, de vroegste ontdekking daarvan stamt uit het oude Egypte. Twee mummies vertoonden tekenen van door polio veroorzaakte schade en een gravure toont een volwassen man met het typische verschrompelde been. Van tijd tot tijd wordt polio in meer recente historische documenten genoemd maar het is niet bekend of de in de geschiedenis vastgelegde uitbraken slechts lokaal hebben plaatsgevonden of een onderdeel waren van een wereldwijde pandemie. Gedurende het grootste deel van de menselijke geschiedenis was polio een zeldzame ziekte. De poliopandemie waarover we zoveel horen begon in de jaren 1880, bereikte een hoogtepunt in de jaren 1920 en liep langzaam terug gedurende de jaren 1960. De herinnering aan de polio in de jaren

1920 wordt overschaduwd door de wereldwijde griepepidemie die werd veroorzaakt door een ongewoon griepvirus waardoor 50 miljoen mensen stierven. Er bestaat geen reden om aan te nemen dat het poliovirus in de toekomst niet weer een keer virulent zal worden. Voorstanders van vaccinatie beloven nog steeds dat zij polio zullen uitwissen[250] maar daarbij houden zij geen rekening met de intermitterende aard van dit virus. Sommigen zeggen dat vaccinatie minder nodig zal zijn wanneer polio is uitgewist, terwijl anderen zeggen dat er altijd met vaccinatie zal moeten worden doorgegaan omdat er een levend virus kan worden geschapen door genetische manipulatie.[328,329]

Sommigen geloven liever dat het poliovirus niet bestaat en dat de ziekte wordt veroorzaakt door pesticiden. Doch het poliovirus bestaat echt en de symptomen van polio zijn anders dat de symptomen die worden veroorzaakt door de verschillende soorten pesticiden.

Sommige medische auteurs geloven dat de poliopandemie die in de jaren 1880 begon, werd veroorzaakt door de introductie van hygiëne in Europa en Noord Amerika. Zij geloven dat kinderen op jonge leeftijd, voordat men aandacht kreeg voor hygiene, automatisch aan het poliovirus werden blootgesteld en immuniteit verwierven. Toen er hygiënische maatregelen werden ingevoerd werden kinderen niet langer op jonge leeftijd aan het virus blootgesteld en waren daarom niet immuun wanneer zij op latere leeftijd besmet zouden worden. Voor dit scenario zou het nodig zijn dat poliovirussen voortdurend virulent zijn om er zo voor te zorgen dat ieder kind op jonge leeftijd aan het virus wordt blootgesteld. Maar poliovirussen zijn niet voortdurend virulent in hun omgeving. Het poliovirus is wisselend virulent en komt het grootste deel van de tijd niet in het milieu voor. Dit betekent dat de meeste kinderen die in onhygiënische omstandigheden leven het virus niet tegenkomen wanneer zij nog heel klein zijn en dat in vroeger tijden een gebrek aan hygiëne de meeste kinderen geen immuniteit verleende.

De poliopandemie die in de jaren 1880 begon betrof zowel gemeenschappen die net hygiënische maatregelen hadden genomen als gemeenschappen die op de oude onhygiënische voet doorgingen. Chimpansees in de wildernis kunnen door polio worden besmet wanneer het virus in de lucht virulent wordt en zij hebben hun manier van leven al in twee miljoen jaar niet veranderd.

Wanneer het poliovirus het menselijk lichaam of dat van welke primatensoort dan ook binnendringt, vermenigvuldigt het zich in de keel en in de ingewanden. De meeste mensen die door het virus worden besmet merken daar helemaal niets van terwijl anderen symptomen krijgen die niet erger zijn dan bij een griep. Deze twee groepen mensen realiseren zich niet dat zij met het poliovirus zijn besmet. Alleen wanneer het virus zich vanuit de ingewanden verplaatst naar het zenuwstelsel vertonen zich verlammingsverschijnselen. Gedurende de beginfase van de infectie wordt het virus uitgeademd. Een week na de besmetting komt het virus via de darmen in de ontlasting terecht. Speeksel en slijm bevatten in het eerste stadium van de infectie poliovirussen, maar omdat polio geen niezen veroorzaakt is dit geen belangrijke bron van besmetting.

Binnen de algemene pandemie zijn er uitbraken die komen en gaan. Wanneer het wilde virus virulent wordt zie je gevallen van polio verschijnen. Wanneer de virulentie van het virus sterker wordt komen er ook meer gevallen van polio voor totdat er een hoogtepunt wordt bereikt. Dan begint de virulentie af te nemen en dat is ook zo met het aantal poliogevallen. Er komen geen nieuwe gevallen bij wanneer het wilde virus zijn virulentie helemaal kwijt is. Tegenwoordig worden de uitspraken dat 'polio wordt veroorzaakt door hygiëne' en dat 'polio wordt veroorzaakt door een gebrek aan hygiëne' in de medische wereld naast elkaar gebruikt. Het idee dat het poliovirus in virulentie kan wisselen is daar niet populair. Zelfs nog minder populair is het idee dat wanneer het virus in een virulent stadium verkeert een klein percentage individuen ziek wordt omdat zij een bepaalde gevoeligheid hebben. Het poliovirus werd in de jaren 1950 in Australië virulent zoals het dat in veel andere landen ook deed. Er was een afgelegen plattelandsdorpje waar slechts één kind polio kreeg. Toen het kind de dokter vroeg waarom hij de enige was die polio kreeg, vertelde de dokter hem dat hij op het verkeerde moment ingeademd had. Dit laat zien dat deze arts, zoals zoveel artsen, geloofde dat blootstelling aan het poliovirus onvermijdelijk polio tot gevolg heeft en dat alle andere kinderen in die regio het niet kregen omdat zij het virus niet hadden ingeademd.

Wanneer het poliovirus virulent wordt, zweeft het door de lucht en wordt door iedereen ingeademd. Sommige mensen zullen daar geen symptomen van krijgen terwijl anderen milde of ernstige symptomen zullen vertonen. Het poliovirus wordt ook door het water verspreid en is gevonden in rioolwater in gebieden waar poliogevallen waren vastgesteld. Het is echter niet, zoals bij cholera en tyfus, van water afhankelijk om te kunnen overleven. Goede hygiënische maatregelen zijn altijd belangrijk, maar leveren niet de garantie op dat je geen polio kunt krijgen.

Polio kan in het eerste stadium gemakkelijk voor een griep worden aangezien, omdat de eerste symptomen keelpijn, koorts, vermoeidheid en hoofdpijn zijn. Wanneer het bekend is dat er een poliovirus in de omgeving rondwaart is het veiliger elk geval van griep als verdacht van polio te zien en te laten behandelen door een chiropractor of osteopaat als wel door een homeopaat. Ook is het belangrijk hoge doseringen vitamine C te geven zodat het immuunsysteem, als er inderdaad sprake is van polio, het virus kan doden voordat er permanente schade is ontstaan. Een kenmerk van polio is dat die eerste symptomen vaak verdwijnen en de patiënt beter lijkt, maar dan komen de symptomen een paar dagen later terug en ontwikkelen zich snel tot volwaardige polio.

Wanneer polio verder gaat dan de op griep gelijkende symptomen zal de patiënt misselijk worden en overgeven, de hoofdpijn zal ernstig zijn en nek en rug worden stijf. Als deze symptomen eenmaal zijn verschenen bestaat er een groot gevaar dat lichaamsdelen verlamd worden. Deze verlamming kan de dood tot gevolg hebben, in het bijzonder wanneer de longen zijn aangedaan. Zenuwen worden door het poliovirus beschadigd en soms helemaal kapot gemaakt. Wanneer dit gebeurt zal het slachtoffer de rest van zijn of haar leven lijden aan een zekere mate van invaliditeit. Wanneer het slachtoffer nog niet helemaal is uitgegroeid wanneer de zenuwen beschadigd zijn, zullen de aangedane lichaamsdelen later niet goed groeien, zodat die persoon het uiteindelijk zal moeten doen met een of meer kleine en verschrompelde ledematen.

Degenen die polio overleefden kunnen 30 of 40 jaar nadat zij ziek waren ook met nieuwe symptomen worden geconfronteerd. Dit komt omdat de zenuwen die niet door polio werden aangetast over de jaren heen oververmoeid raken omdat zij het werk van de beschadigde zenuwen moeten overnemen en ook nog hun eigen werk moeten doen. Dit probleem wordt het post-polio syndroom genoemd.

De sleutel om polio te voorkomen wanneer het virus virulent is, zit er in dingen en situaties die de individuele gevoeligheid verhogen te vermijden. Je kunt het inademen van het virus niet vermijden wanneer dat in de lucht aanwezig is, maar je kunt maatregelen nemen zodat je er zelf beter tegen bestand bent. Polio is een zeer ernstige ziekte die kan leiden tot blijvende lichamelijke invaliditeit of dood, dus het is belangrijk dat ouders voorzichtig zijn. Wanneer er een polio epidemie uitbreekt in het gebied waar je woont, dan zijn er op het gebied van je levenswijze vijf zaken die grote aandacht nodig hebben:

- Vermijdt afkoeling
- Houdt voldoende rust
- Vermijd geraffineerde voedingsmiddelen
- Vermijdt vaccins
- En zorg dat tonsillen hun werk kunnen doen

AFKOELING

Bij kinderziekten kan afkoeling leiden tot complicaties, maar bij polio kan afkoeling de reden zijn dat iemand om te beginnen de ziekte oploopt. Een klassiek voorbeeld hiervan is de manier waarop Franklin D. Roosevelt in 1921 polio opliep. Hij was volwassen en vader van vijf kinderen. Zijn biograaf, Allen Churchill, schrijft:

> Alhoewel Franklin aan de buitenkant heel gezond leek, had hij als man aan een ongewoon aantal ernstige ziekten geleden. Na een vijf weken durende aanval van tyfus in 1912 kreeg hij een acute blindedarmontsteking, lumbago, tonsillitis, longontsteking, een dubbele longontsteking en influenza en dit samen met regelmatige voorhoofdsholteontstekingen en verkoudheden die mogelijk zijn veroorzaakt door een overdosis chloroform bij zijn geboorte. In december 1919 waren zijn amandelen verwijderd en daarna leek hij minder gauw ziek te worden.[330]

Dit maakt het plaatje kloppend. Het verwijderen van zijn amandelen maakte hem 'beter' omdat het de ziekte naar binnen verplaatste.

> Toen hij in de middag van 9 augustus met zijn zonen aan het stoeien was op het dek van de Black Yacht, viel hij in het vrieskoude water van de Bay of Fundy. Hij deed dit af als een goede grap, maar het ijskoude water leverde voor zijn lichaam een ernstige schok op.

> De volgende middag nam hij Anna, James en Elliot mee in zijn kleine zeilboot Vireo. Op een eiland dicht bij Campobello ontdekten zij een bosbrand. De vier gingen aan wal, sneden groenblijvende takken af en waren verschillende uren hard bezig het vuur te bestrijden. Terug in Campobello stelde een warme en vermoeide Franklin een verfrissende duik in Lake Glen Severn voor, anderhalve mijl verderop. Met de kinderen achter hem aan liep hij in een drafje naar het meer. De zwempartij verkwikte hem niet – de enige keer in zijn leven dat dit gebeurde – vertelde hij bij thuiskomst aan Eleanor. Dus stelde hij nogmaals een duik voor in het water van de baai dat kouder was. In natte badpakken jogden de vier later naar huis.

> Thuisgekomen las Franklin zijn dagelijkse post en de kranten door. Hij zat buiten ongeveer een half uur te lezen terwijl hij nog steeds zijn natte zwembroek aan had en het steeds kouder werd. Plotseling schoot er een verpletterende kou en scherpe pijn door hem heen. Hij ging naar bed. De volgende ochtend

was hij koortsig en had nog steeds pijn. Hij klaagde er ook over dat zijn rechterbeen zo zwak was. Toen hij probeerde op te staan wankelde hij op zijn rechter knie. Het volgende was dat zijn beide benen werden aangetast. Tegen dag drie had de verlamming zich uitgebreid tot bijna elke spier vanaf zijn borst naar beneden.[330]

Onthoud goed dat dit gebeurde op het moment dat het poliovirus in die omgeving virulent was. Wanneer je na het zwemmen in een koude wind gaat zitten krijg je geen polio wanneer er geen poliovirus in de lucht aanwezig is. Deze tragedie en veel tragedies die hier op lijken maakten het de autoriteiten duidelijk dat afkoeling een belangrijke risicofactor is om de ziekte te krijgen. In 1948 waarschuwde het Departement van Gezondheid in Nieuw Zeeland ouders met deze poster voor het gevaar:

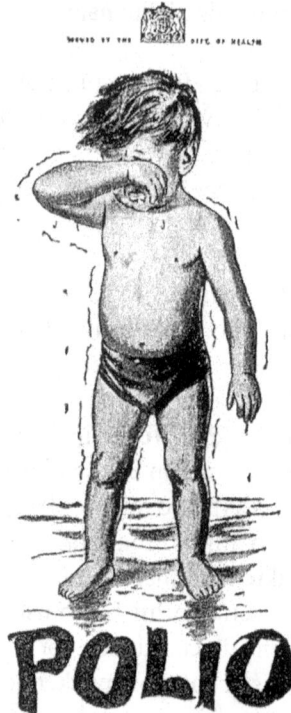

ISSUED BY THE DEPT OF HEALTH

POLIO

This summer, keep your children out of very cold water. See that they do not stay too long in swimming, and that they get dried and reclothed quickly. Chills and fatigue are allies of the poliomyelitis virus.

Houd deze zomer kinderen uit heel koud water. Zorg er voor dat zij niet lang zwemmen en dat zij daarna snel afgedroogd en aangekleed worden. Afkoeling en vermoeidheid zijn bondgenoten van het poliomyelitis virus.

Waarom wisten zij dat toen wel en wij tegenwoordig niet? Het doet me er aan denken dat de Oude Grieken zoveel afwisten van mathematiek en astronomie en dat hun kennis werd vergeten en helemaal opnieuw moest worden ontdekt tijdens de Renaissence.

Gedurende de jaren 1940 werden enkele wrede experimenten uitgevoerd die aantoonden dat afkoeling bij apen zorgde voor een vergrote kans op verlammingen nadat poliovirussen in hun hersenen waren geïnjecteerd, maar er zijn geen onderzoeken bekend betreffende het effect van afkoeling op de vatbaarheid van mensen voor polio.

RUST

Vermoeidheid maakt mensen vatbaar voor polio. Zorgen dat je niet vermoeid raakt is tijdens een polio uitbraak net zo belangrijk als het vermijden van suiker. Kinderen worden gemakkelijker vermoeid dan volwassenen en hebben een goed en voldoende slaapritme nodig om er voor te zorgen dat hun immuunsysteem goed werkt. Alleen al het naar school gaan kan voor sommige kinderen voldoende zijn om te moe te worden, vooral wanneer zij jonger zijn dan 10 jaar. Kinderen die vermoeid raken van een gewone schooldag moeten worden thuisgehouden wanneer het poliovirus in de omgeving virulent is. Liever lessen missen dan polio krijgen. In de jaren 1950 toen het poliovirus in de regio virulent was, sloten de autoriteiten soms de scholen. Hun reden hiervoor was zo te voorkomen dat kinderen hun klasgenootjes zouden besmetten door het virus uit te ademen. Dat was een goede reden maar daarbij kwam nog als tweede voordeel dat de kinderen minder vatbaar voor het virus werden omdat zij konden uitrusten en thuis konden spelen in plaats dat zij op school aan het werk moesten en schoolse activiteiten hadden.

Kinderen kunnen chronisch vermoeid zijn wanneer zij slaapproblemen hebben of wanneer zij te laat naar bed gaan. De meeste slapeloosheidsproblemen kunnen worden genezen door organische calcium supplementen of door een homeopathische behandeling wanneer calcium slecht wordt opgenomen. Te laat naar bed gaan is veel moeilijker te genezen, vooral wanneer ouders overwerkt en moe zijn.

In 1991 sprak ik met een oudere dame die in 1956 polio had gehad. Toentertijd was zij moeder van een peuter en een baby, dus zij was voortdurend doodmoe. Op een ochtend werd zij wakker met 'een griepje' en voelde zij zich echt heel erg slecht. Haar moeder bood aan haar te komen helpen met de dagelijkse klusjes, maar ze sloeg dat aanbod af omdat zij haar moeder geen last wilde bezorgen. Zij wilde eerst nog de luiers aan de waslijn hangen voordat zij wat rust ging pakken. Haar moeder had het gevoel dat er iets niet klopte en kwam, zonder eerst op te bellen, naar haar toe. Ze vond haar dochter ingezakt op de grond onder de waslijn en ze belde een ambulance. Deze vrouw die nu zelf oma is, bracht met polio lange tijd in het ziekenhuis door en toen ze weer naar huis mocht kon ze slechts heel langzaam lopen. Ze kan nog steeds niet in een gewoon tempo lopen. Ze vertelde mij dat alle andere poliopatiënten die samen met haar in het ziekenhuis lagen ook oververmoeid waren toen zij polio kregen. Nu heeft ze er nog altijd spijt van dat ze die ochtend zoveel probeerde te doen, omdat dit overbelasten van zichzelf het mogelijk maakte dat het 'griepje' zich kon ontwikkelen tot het verlammingsstadium van polio.

Wanneer polio in een gemeenschap heerst wordt iedereen daar aan blootgesteld en het was een waarneembaar feit dat lichamelijke activiteit het risico van een polio besmetting die zich ontwikkelt tot een verlamming verhoogt. Dit wordt door onderzoek bevestigd.[331,332,333,334]

GERAFFINEERD VOEDSEL

Als het poliovirus virulent wordt, is het eten van hoogwaardig voedsel cruciaal om tegen dit virus beschermd te worden. Je gezin tijdens een polio-epidemie voorzien van voedzaam en gezond voedsel vereist tijd en inspanning. Kijk eerst eens heel goed naar wat jullie in 48 uur tijd eten. Is het dieet wat in jouw gezin gangbaar is voldoende gezond en volwaardig voor je gezinsleden om geen nadelen te ondervinden wanneer het wilde poliovirus plotseling virulent wordt en zij het virus inademen? Je moet er absoluut zeker van zijn dat kinderen goed gevoed worden wanneer er een poliovirus in de omgeving voorkomt en de eerste stap daartoe is het volledig uitsluiten van alle geraffineerde voedingsmiddelen. Wanneer voedsel als rijst en granen geraffineerd zijn, wordt de buitenste laag daarvan verwijderd. Die buitenste laag bevat vitaminen, mineralen, aminozuren en vezels, terwijl de binnenkant alleen zetmeel bevat. Wanneer je alleen zetmeel eet, zorgt dat er voor dat het immuunsysteem niet goed kan functioneren. De voedingsindustrie verwijdert de buitenste laag van granen omdat puur zetmeel veel langer houdbaar is dan volledig voedsel. De bacteriën en schimmels die voedsel dat wordt bewaard bederven voelen zich niet aangetrokken tot voedsel dat weinig voedingsstoffen bevat. Nog afgezien van de aantasting van het immuunsysteem is het verlies aan vitamine B door de verwijdering van de buitenste laag van granen een factor van belang voor het ontstaan van de tegenwoordige epidemie van hartziekten. Sommige mensen zouden eigenlijk helemaal geen tarwe moeten eten. Allergie voor tarwe komt meet voor dan coeliakie en voor deze mensen is het eten van volkoren tarwe zelfs nog schadelijker dan de geraffineerde versie.

Suiker is van alle geraffineerde voedingsmiddelen de schadelijkste. De suikerindustrie is het gelukt mensen te laten geloven dat het eten van suiker nodig is om te kunnen overleven, maar suiker is maar een korte tijd onderdeel geweest van het menselijke dieet. In vroeger tijden hadden enkele mensen toegang tot het gebruik van rietsuiker, maar het grootste deel van de mensheid leefde vrolijk verder zonder suiker. Suiker werd als voedingsmiddel in het westen geïntroduceerd als gevolg van de slavenhandel waardoor schepen de Atlantische oceaan overstaken[335,336] en heeft sindsdien een ravage aangericht in de gezondheid van de bevolking. Slaven- en suikerhandel werkten hand in hand samen en verschaften rijkdom aan enkelen en verslaving aan miljoenen. Ook de suikerindustrie in Australië was op slavernij gebaseerd.[337,338] Rijke Queenslanders betaalden mensenhandelaren om met geweld of bedrog slaven te ronselen op de Pacifische eilanden. Toen was slavernij op de Britse kolonies al illegaal en dus werden deze slaven 'dwangarbeiders' genoemd. Sociale activisten moedigden de bevolking aan suiker te boycotten vanwege de manier waarop deze werd geproduceerd, waarbij zij zich waarschijnlijk niet realiseerden dat dit voor mensen die hun advies zouden volgen ook gezonder zou zijn. Suiker onderdrukt het immuunsysteem,[150] verzwakt botten en tanden,[339,340] verwijdert vitaminen en mineralen uit het lichaam,[341] veroorzaakt hartziekten,[342,343] en je wordt er dik van.[344] Wanneer je suiker eet wordt het immuunsysteem minstens vijf uur onderdrukt.[150]

Door het eten van suiker stijgt de bloedsuikerspiegel snel en daalt daarna ook weer snel en dit veroorzaakt moeilijk gedrag bij kinderen. Deze schommelingen in het bloed putten uiteindelijk de mogelijkheid van het lichaam insuline aan te maken uit en het resultaat daarvan is diabetes type 2. Vroeger werd diabetes type 2 'suikerziekte' genoemd. Bruine suiker en ruwe suiker zijn net zo slecht als witte suiker. Suiker is verslavend en daarom vinden sommige volwassenen het moeilijk om het niet aan hun kinderen te geven omdat zij zelf aan suiker verslaafd zijn.

Misschien voeg je geen suiker toe aan jouw voedsel, maar eet jij verpakte voedingsmiddelen waaraan door de fabrikant suiker is toegevoegd? Meel wordt aan veel producten toegevoegd en natuurlijk is dat geraffineerd meel omdat je het product zo langer kunt bewaren. Natuurlijk eet je geen wit brood, alleen af en toe... en vaker dan je denkt. En dan zijn daar de pasta's en de pizza's en de taartjes... En natuurlijk eet je alleen volle graanproducten, behalve wanneer je haast hebt – en dat heb je meestal. We houden onszelf voor de gek met zeggen dat we gezond eten, maar we falen daarin vaak omdat het lastig is om je gezin altijd gezonde voeding voor te zetten. Onder normale omstandigheden komen we hiermee wel weg, maar tijdens een polio-epidemie loop je een te hoog risico wanneer je niet goed let op de voeding van je kind. Het kan in het begin heel lastig zijn alleen dit gezonde voedsel aan je gezin te geven, maar door polio besmet te worden is een slechtere optie. De meeste kinderen vinden gesmolten kaas op hun brood van volle granen lekker en ook worstjes die puur uit vlees bestaan, zilvervliesrijst waar miso smaak aan geeft en ook gewokte groenten. Mijn ervaring is dat de meeste kinderen gekookte groenten helemaal niet lekker vinden.

De tweede stap die genomen moet worden om er voor te zorgen dat kinderen niet vatbaar zijn voor polio is de voldoende inname van eiwitten. Eiwitten (proteïnen) ondersteunen het immuunsysteem,[345] en een gebrek aan eiwitten veroorzaakt een behoefte aan suikers. Wanneer kinderen om suiker blijven vragen kan dat verholpen worden door hen een proteïnesnack te geven. Pas wel op voor die 'gezonde repen' waarvan men zegt dat zij proteïne bevatten maar die in werkelijkheid gemaakt zijn van zetmeel en suiker. Proteïne bestaat uit aminozuren die aan elkaar zijn gebonden en lange ketens vormen. De volgorde van de aminozuren in de keten bepaalt welk eiwit wordt gevormd. Bijvoorbeeld, de spiercellen in je arm en de cellen waaruit je nieren zijn gevormd bevatten dezelfde aminozuren, maar het weefsel heeft een andere structuur omdat de aminozuren op een andere manier aan elkaar gebonden zijn. Elke cel uit het menselijk lichaam is opgebouwd uit eiwitten, de cellen van het immuunsysteem incluis. Ons lichaam kan sommige aminozuren die we nodig hebben zelf maken, maar er zijn enkele aminozuren waarbij dat niet kan en die moeten we met onze voeding binnen krijgen. Deze worden essentiële aminozuren genoemd. Wanneer deze aminozuren allemaal bij elkaar komen vormen zij wat je noemt een compleet eiwit. Het is nodig deze complete eiwitten allemaal tegelijkertijd binnen te krijgen om gezond te blijven. Dierlijke eiwitten zoals die zitten in vlees, vis, eieren en kaas, bevatten al deze essentiële eiwitten en worden daarom complete eiwitten genoemd. Amandelen en sojabonen zijn ook complete eiwitten. Volle granen bevatten enkele essentiële aminozuren, evenals peulvruchten. Wanneer je volle granen en peulvruchten tegelijkertijd eet krijg je alle essentiële aminozuren binnen, dus dan is er sprake van een compleet eiwit. Het is een interessant gegeven dat veel traditioneel voedsel in de wereld bestaat uit een combinatie van lokaal aanwezig graan en peulvruchten. Volle rijst, linzen, kruiden en smakelijke groenten bij elkaar in één pan is tegenwoordig een favoriete manier om complete eiwitten binnen te krijgen.

Wanneer een product enkel aminozuren bevat is het geen bedrog wanneer op de verpakking staat dat het proteïne bevat, omdat aminozuren proteïnen zijn. Maar dat product zal alleen effect hebben op de opbouw van de cel wanneer het alle essentiële aminozuren bevat. Vegetariërs en veganisten kunnen voldoende eiwitten binnen krijgen wanneer zij sojabonen en andere sojaproducten eten, of amandelen, of gecombineerd voedsel zodat aminozuren elkaar kunnen aanvullen en een compleet eiwit kunnen vormen. Veel vleeseters krijgen niet genoeg eiwitten binnen en zij voeden zichzelf met witbrood, witte pasta en witte rijst. Een niet-vegetariër krijgt niet automatisch voldoende eiwitten binnen.

Het zou kunnen dat je gehoord hebt dat teveel proteïne schadelijk is voor de nieren. Dat is een leugen die voor het eerst werd verteld op een persconferentie in 1972 die werd georganiseerd om een Amerikaanse arts in diskrediet te brengen die mensen gezond wilde maken door hun een voedzaam dieet aan te raden.[346]

Wanneer je thuis geen suiker gebruikt zal het probleem opduiken van een buitenwereld die probeert je kinderen te verleiden suiker te gaan eten. Sommige kinderen zijn goed tegen deze druk van buitenaf bestand, terwijl anderen dat niet kunnen. Je kunt hen helpen de verleiding van dit aanbod van junk food te weerstaan door hen te verzekeren dat ze geen eiwittekort hebben. Om ons goed te voelen hebben we een stabiel suikergehalte in ons bloed nodig. Lever en pancreas zijn ervoor gemaakt dit gehalte door samen te werken stabiel te houden. Het eten van suiker saboteert deze samenwerking in ons lichaam. Het doet het suikergehalte snel stijgen en daarna tot een oncomfortabel laag niveau dalen. Hierdoor voelt men zich ongelukkig en krijgt men nog meer behoefte aan suiker. Wanneer deze situatie zich voordoet bij kinderen zie je dat ze gaan zeuren of vervelend worden en dit zo ongeveer twintig minuten nadat zij suiker hebben binnengekregen. Sommige volwassenen denken dat de oplossing is om hen meer suiker te geven. Dit stuurt het kind niet alleen het pad op naar diabetes type 2, maar het onderdrukt ook zijn of haar immuunsysteem.[150]

Het eten van complete eiwitten zorgt er voor dat het bloedsuikergehalte lange tijd op een gezond niveau blijft. Wanneer het bloedsuikergehalte van iemand behoorlijk uit balans is, is het eten van een kleine hoeveelheid compleet eiwit drie of vier keer per dag een veel betere manier om het bloedsuikergehalte stabiel te houden dan om een keer per dag een heleboel complete eiwitten naar binnen te werken. Voor sommige mensen is het nodig wel zeven keer per dag kleine hoeveelheden complete eiwitten te eten en dat moeten zij soms wel een jaar volhouden voordat zij in staat zijn hun bloedsuikergehalte op peil te houden door dit slechts een keer per dag te doen. Een kind met een stabiel bloedsuikergehalte zal er niet zo toe geneigd zijn een suikerverslaafde te worden. In advertenties wordt aanbevolen kinderen te laten ontbijten met zetmeel en suiker. Een kind dat heeft ontbeten met complete eiwitten in plaats van met zetmeel zal beter in staat zijn het werk op school en emotionele uitdagingen aan te kunnen.

Zowel volwassenen als kinderen die aan suiker verslaafd zijn kunnen zich emotioneel aangevallen voelen wanneer zij iemand ontmoeten die deze gewoonte niet heeft en zij kunnen heel onvriendelijk uit de hoek komen tegenover deze suikervrije overtreder. Zij beperken zich niet noodzakelijkerwijs tot de aanval op volwassenen. Daarom bevinden gezondheidsbewuste ouders zich soms in de situatie dat zij niet alleen hun kinderen over hun voeding raad geven, maar ook over de manier waarop zij kunnen omgaan met het vervelende gedrag van een aan suiker verslaafd iemand. Alleen al het zien van een kind dat weigert iets te eten dat suiker bevat kan een aan suiker verslaafd persoon al aanzetten tot verbaal geweld. Het is niet ongewoon dat een volwassene de ouder van een kind dat zonder suiker wordt opgevoed ervan betticht dat hij het kind plezier onthoudt. En dat terwijl het in feite zo is dat kinderen veel beter in staat zijn zich te amuseren en pret te hebben wanneer hun bloedsuikergehalte stabiel blijft.

Er bestaat een theorie dat calciumgebrek iemand vatbaar maakt voor polio, maar er zijn daarover geen wetenschappelijke onderzoeken. Tijdens de zwangerschap is meer calcium nodig en ook het risico polio op te lopen stijgt gedurende de zwangerschap.[347,348,349] Mogelijk bestaat er een link tussen deze twee.

RECENTE VACCINATIE

Wanneer het poliovirus op een natuurlijke manier virulent is in de omgeving, verhoogt het injecteren van een vaccin in een persoon het risico met polio te krijgen. Nadat er een vaccin is gegeven ontstaat er een periode waarin iemand een lagere weerstand heeft tegen infecties. Gewoonlijk levert dat niet direct een probleem op omdat zich zelden ziekteverwekkers van infectieziekten in de omgeving ophouden. Wanneer die echter wel aanwezig zijn wordt de waarschijnlijkheid hierdoor te worden besmet beduidend hoger wanneer men tegen een andere ziekte is gevaccineerd. Al in 1901 werd de periode van verminderde immuniteit die het gevolg is van vaccineren beschreven als 'de negatieve fase van verminderde bacteriedodende kracht'.[350] In 1967 gaf Sir Graham Wilson deze ziekte die ten gevolge van deze onderdrukte immuniteit verschijnt het label 'Provocatie Ziekte'.[351]

Toen het poliovirus nog steeds in delen van de wereld periodiek virulent werd, was het een empirisch zichtbaar feit dat kinderen meer kans hadden polio te krijgen wanneer ze recent tegen difterie of kinkhoest of met het gecombineerde difterie- en kinkhoestvaccin waren gevaccineerd. Een officieel onderzoek naar de epidemie van 1949 in Groot-Brittannië toonde aan dat het risico met polio besmet te worden sterk was toegenomen tot 28 dagen na vaccinatie en dat de periode van het grootste risico 8 tot 17 dagen later werd gelopen.[352] Het hoofd van de medische dienst in Groot-Brittannië zei de regionale medische ambtenaren dat ze naar eigen goeddunken moesten handelen remove comma en vaccinaties opschorten totdat de natuurlijke virulentie van het poliovirus verminderd was.[353,354] In 1951 stopte het Departement van Gezondheid van de stad New York met de vaccinaties tegen kinkhoest en difterie van 15 juni tot 1 oktober om op die manier polio niet te provoceren.[355] Sir Graham Wilson zegt het volgende:

> Kijkend naar de cijfers van de London County Council, berekenden Benjamin en Gore (1952) dat in 1949 het risico poliomyelitis (polio) te krijgen meer dan vier keer zo hoog was in kinderen tussen de 9 en 24 maanden oud die een injectie hadden gekregen met het gecombineerde difterie- en pertussis (kinkhoest)vaccin binnen de zes weken hieraan voorafgaand dan in de ongevaccineerde controlegroep.[356]

Het geïnjecteerde poliovaccin verhoogt ook het risico op polio kort na de vaccinatie. Een interessant punt dat naar boven komt uit de door Graham Wilson verzamelde gegevens is dat het geïnjecteerde poliovaccin provocatief polio veroorzaakt wanneer dit gebruikt wordt tijdens een epidemie, terwijl het orale poliovaccin dat niet doet. Het is ook een interessant feit dat vaccins die aluminium bevatten een groter provocatief effect hadden dan de vaccins die geen aluminium bevatten.

Het polio was niet wereldwijd virulent tijdens het laatste deel van de 20e eeuw, maar het werd dit in kleine gebieden van tijd tot tijd wèl. Wanneer dit gebeurt verhoogt een recente vaccinatie het risico polio te krijgen. Het poliovirus verscheen bijvoorbeeld in 1988 in Oman. Een onderzoek toonde aan dat 35% van de poliogevallen in baby's in de leeftijd van vijf tot elf maanden door een injectie met het DPT-vaccin (Difterie-Pertussis-Tetanus) waren veroorzaakt.[357] Natuurlijk kan een vaccin alleen polio veroorzaken wanneer er een poliovirus in de buurt is, maar het moge duidelijk zijn dat een van de manieren waarop je jezelf tegen polio kunt beschermen het vermijden van alle vaccinaties is.

TONSILECTOMIE (keelamandelen verwijderen)

Wanneer je bij iemand de keelamandelen verwijdert wordt het risico voor hem of haar om polio te krijgen groter.[348,358,359,360,361] Onderzoeken die werden gedaan tussen 1910 en 1952 lieten zien dat dit risico erg hoog was wanneer de keelamandelen recentelijk waren verwijderd, maar er bestond na 10 jaar nog steeds een verhoogd risico.[360] Sommige departementen van gezondheid gaven artsen de instructie van het verwijderen van keelamandelen af te zien zo lang het poliovirus virulent was.

De keelamandelen vormen de eerste verdedigingslinie tegen infecties die zich door de lucht verspreiden. Zij bestaan uit lymfeweefsel en dit weefsel zit boordevol immuunsysteem cellen. Wanneer keelamandelen pijnlijk en ontstoken zijn betekent dit dat zij propvol toxines zitten en ondervoed zijn. Hoge doses vitamine C zullen dit genezen, zoals ik in 1977 leerde. Ik woonde in Zuid Afrika vlakbij een ziekenhuis dat Settlers Ziekenhuis heette en in dezelfde stad woonden een heleboel ernstig verarmde en rechteloze mensen. Ik werd benaderd door een vrouw die mij vroeg haar vijf rand te geven zodat zij in het ziekenhuis haar keelamandelen kon laten verwijderen. Vijf rand betekende twee weken loon voor een e mens die werk had en deze vrouw had, net zoals de overgrote meerderheid van de e bevolking in de stad, geen werk. Ik voelde er niet voor haar vijf rand te geven, dus ik bekeek haar amandelen. Het was een afschuwelijke aanblik. Het weefsel vertoonde kloven die met groen en geel pus waren gevuld. Deze aandoening wordt quinsy genoemd. Ik zocht dat op in een van de boeken van voedingsdeskundige Adelle Davis en hierin werd vitamine C aanbevolen. Ik had een ongeopende pot vitamine C op de plank staan die twee rand had gekost. Die pot stond daar al sinds ik het gekocht had met de intentie om het gezonde te doen en elke dag een vitaminepil te nemen. Ik gaf haar de pot en vertelde haar hoeveel en hoe vaak ze een pil moest nemen. Ik was echt alleen maar van plan mezelf drie rand te besparen. Een paar dagen later kwam de vrouw mij opzoeken en ik keek weer in haar keel. Het weefsel was glad en gezond. En dat bleef zo. Ik had mezelf niet alleen geld bespaard, maar er haar ook onbedoeld voor behoed een belangrijk onderdeel van haar immuunsysteem te verliezen.

Weleda's Zinober D6, afwisselend om het uur genomen met Erysidoron 1, verandert worstelende, overbelaste keelamandelen snel in gezonde, hardwerkende keelamandelen. Er zijn veel enkelvoudige homeopathische geneesmiddelen tegen tonsillitis die worden gekozen naar de manier waarop de ontsteking zich manifesteert. De barbaarse handeling keelamandelen te verwijderen verlaagt de kracht van het immuunsysteem voor de rest van het leven.

POLIO BEHANDELEN

Paralytische polio is op verschillende manieren te genezen. Wanneer iemand in mijn familie polio zou krijgen ging ik regelrecht naar een homeopaat, alsmede een chiropractor of osteopaat. Ik zou diegene ook hoge doseringen vitamine C geven om zo het immuunsysteem te helpen het virus te verslaan. Polio gaat snel en er valt geen tijd te verliezen. Het juiste gepotentieerde homeopathische geneesmiddel, uitgekozen door een ervaren homeopaat zal binnen zeer korte tijd verbetering geven bij de patiënt.

Laat je niet verleiden zelf een homeopathisch geneesmiddel uit te kiezen. Een ervaren homeopaat kent de Materia Medica goed en kan een homeopathisch geneesmiddel uitzoeken dat past bij alle symptomen die zich voordoen en niet alleen maar bij een paar daarvan. Je kunt je veroorloven zelf wat te experimenteren wanneer je met een griepje te maken hebt, omdat de patiënt alleen maar met een griepje of post-virale vermoeidheid blijft zitten wanneer het je niet lukt een goed middel te vinden waarmee het lichaam van de patiënt het virus kan overwinnen. Maar polio is een veel ernstiger ziekte. Wanneer je faalt het virus te vernietigen kan het gevolg daarvan levenslange verlamming zijn of de dood.

Moderne geneeskunde noemt polio een ongeneeslijke ziekte omdat zij die niet kunnen genezen, maar intensieve zorg in het ziekenhuis kan voorkomen dat slachtoffers tijdens de acute fase overlijden. Kunstmatige beademing voorkomt dat men sterft omdat de longen verlamd zijn en intraveneuze toediening van vloeistoffen helpt de patiënt in leven te houden, maar de huidige medische behandelingen voorkomen geen schade aan het zenuwstelsel.

Ik was nog een kind toen het poliovirus tijdens de vijftiger jaren virulent was en ik herinner mij de ongelukkige kinderen die op hun krukken en met beugels rond de school hobbelden. Voor hen zou de nasleep hun hele leven duren. Een klasgenootje zat ten gevolge van polio in een rolstoel toen we nog maar zes jaar waren. Tijdens het speelkwartier zat hij in zijn rolstoel te punniken met een houten rol waarin vier spijkers waren geslagen. Hij maakte zo een felgekleurd touw dat kilometers lang leek te zijn. Hij rolde het op en maakte er een groot tapijt van. Hij had alle tijd want hij kon niet met ons op de speelplaats rondrennen. En dit was allemaal niet nodig geweest want er waren een heleboel gekwalificeerde homeopaten in Johannesburg. Een van hen, Dr. Archie Taylor Smith, wordt genoemd door Dr. Dorothy Shepherd in haar boek over de homeopathische behandeling van infectieziekten.[362] Zij noemt de homeopathische geneesmiddelen die hij aanbeveelt voor de verschillende manieren waarop de ziekte een aanvang neemt om zo 'de ziekte in een vroeg stadium te stoppen'. Behandeling in een later stadium voorkomt verlamming, schade aan het zenuwstelsel of dat men sterft.

Ik herinner mij dat mijn moeder haar vriendinnen vertelde dat homeopathie dè manier was om polio te behandelen en ik herinner mij dat zij het onder andere had over Dr. Archie Taylor Smith. Mijn moeder vertelde ook over de succesvolle behandeling door deze arts van een meisje uit Bulawayo in Zimbabwe dat na het DPT-vaccin hersenletsel had opgelopen. De ouders van dit meisje reden een keer per maand over slechte wegen 900 kilometer van Bulawayo naar Johannesburg om Archie te bezoeken. Het kind herstelde niet volledig, maar de homeopathische geneesmiddelen die Archie uitkoos leverden een opvallende verbetering op. In een andere voorstad van Johannesburg woonden een stel kleine jongens die twee decennia later mijn zwagers werden. Zij werden voor een aantal ziekten succesvol door Archie behandeld en hij genas hun vader van een levensbedreigende ziekte. De dingen die homeopathie kan doen zijn voor mensen die er uit de eerste hand geen ervaring mee hebben verbazingwekkend.

Het poliovirus heeft schade tot gevolg wanneer het zich vanuit het maagdarmstelsel naar de cel begeeft en het zenuwstelsel aanvalt. Daarom is het ook een goed idee ontwrichting van het skelet te voorkomen. Ontwrichtingen zijn kleine verschuivingen van botten. (De farmaceutische geneeskunde vindt dat er alleen sprake is van ontwrichting wanneer die ernstig genoeg is om zichtbaar te zijn op een röntgenfoto). Wanneer de wervels van de wervelkolom niet goed staan vertragen zij de informatiestroom door de zenuwen. Correctie van de positie van de nekwervels is in het bijzonder nuttig om griep- of poliovirussen geen kans te gunnen.

Het verbaasde me te vernemen dat chiropraxie en osteopathie kunnen helpen de verlamming die kan ontstaan nadat de acute fase van polio voorbij is te verminderen. De eerste keer dat ik hiervan hoorde was in 1972 toen mijn moeder en ik in de Magaliesbergen met de vogelvereniging op kamp gingen. Een vrouw met een wat vreemd loopje zette naast ons haar tent op. Haar lichaam was scheef en haar bewegingen wat ongemakkelijk. Mijn moeder zei: 'laat mij je helpen, je ziet er uit of je een knik in je nek hebt'. De dame was niet beledigd en ze vertelde ons dat zij toen ze zeventien was polio had gekregen en dat de specialist haar had verteld dat ze nooit meer zou kunnen lopen. Toen ze 21 was begon zij met een chiropractische behandeling en was binnen een paar weken weer op de been. Enkele jaren later liep ze op de Adderley Street in Kaapstad en kwam daar de specialist tegen. Hij was verbaasd haar te zien lopen en toen zij hem vertelde dat dit kwam door de chiropractor werd hij woedend en gaf haar op haar kop omdat zij naar een 'kwakzalver' was gegaan.

Toen het poliovaccin werd ontwikkeld startte er een campagne op om fondsen te werven die de March of Dimes heette en er werden posters gemaakt om voor die zaak te strijden. Een van die posters liet een klein meisje zien, Winifred Gardella genaamd, die als gevolg van polio niet meer kon lopen. Op de poster staat ze afgebeeld met krukken en met haar benen in beugels. De medische behandelingen die ze kreeg waren niet in staat haar toestand te verbeteren, maar later kreeg een chiropractor, Lewis Robertson genaamd, haar weer aan het lopen.[363]

Ook die goede oude vitamine C komt redding brengen wanneer het poliovirus een problemen schept in het lichaam, maar dan moet het worden geïnjecteerd. Iemand met polio is te ziek om die megadoses vitamine C te kunnen doorslikken. Een experiment dat in 1935 werd gepubliceerd liet zien dat vitamine C het poliovirus in een testbuis inactiveert.[364] Dat experiment werd vervolgd door gecontroleerde proeven op apen die de natuurlijke omstandigheden niet repliceerden, maar die wel lieten zien dat vitamine C verlamming voorkwam. Nobelprijs-winnaar Dr. Linus Pauling zegt:

> Dr. Fred Klenner, een arts uit Reidsville, North Carolina, was de eerste die berichtte over de succesvolle behandeling van poliopatiënten door het injecteren van hoge doses ascorbinezuur.[365]

De zeer bekende voedingsdeskundige Adelle Davis zegt:

> Enkele jaren geleden had ik het geluk Dr. Klenner te bezoeken en zijn lezing bij te wonen … Dr. Klenner vertelde over een 18 maanden oud meisje met polio. Haar moeder vertelde dat het kind verlamd was geworden na een convulsie waarna zij spoedig het bewustzijn verloor. Toen Dr. Klenner het kind zag was haar lichaampje blauw, stijf en koud bij aanraking, hij kon noch haar hartslag horen, noch haar pols voelen en haar rectale temperatuur was 100° F. Het enige teken van leven dat hij kon ontdekken was een vleugje condens op het spiegeltje dat hij voor haar mond hield. De moeder was er al van overtuigd dat haar kind dood was. Dr. Klenner injecteerde 6000 mg vitamine C in haar bloedbaan. Vier uur later was het kind vrolijk en alert en hield een flesje vast met haar rechter hand, hoewel de linkerhelft van haar lichaam verlamd was. Er werd een tweede injectie gegeven en al gauw lachte het kind en kon haar flesje met twee handen vastpakken en waren alle tekenen van verlamming verdwenen. Dr. Klenner spreekt en dat is heel begrijpelijk, over vitamine C als 'het antibioticum bij uitstek'. Een arts die later opvallende resultaten bereikte in het Los Angeles County Hospital met de behandeling van ernstige infecties met vitamine C was even enthousiast als Dr. Klenner en merkte het volgende op: 'wanneer iets een wondermiddel moet worden genoemd, dan is het vitamine C wel.'

Bij deze zeer zieke patiënten ontdekte Dr. Klenner dat er een paar minuten nadat er hoge doses waren geïnjecteerd geen spoor van vitamine C in het bloed kon worden waargenomen, noch werd er vitamine C in de urine gevonden. Hij gelooft dat deze vitamine zich meteen bindt aan toxines en/of virussen waardoor de koorts naar beneden gaat.[366]

Je snapt dus wel waarom de fabrikanten van paracetamol, die de leerplannen op de medische faculteiten onder controle hebben, er niet happig op zijn dat artsen op de hoogte zijn van de kwaliteiten van vitamine C. Medicaties die de koorts remmen doen dat door het immuunsysteem te verzwakken en niet door het immuunsysteem te helpen de indringer te verslaan. Ik vraag me af hoeveel miljoenen kinderen zijn gestorven terwijl een injectie met vitamine C hen gered kon hebben. Dr. Klenner zelf zegt:

> Veel artsen weigeren vitamine C te gebruiken in de hoeveelheid die wordt voorgesteld, gewoon omdat dit tegengesteld is aan de onwankelbare ideeën over wat verstandig is die in hun hoofd zitten. Maar zij vinden het niet onverstandig om het een of andere nieuwe product uit te proberen waarmee een handige medicijnfabrikant adverteert. Het is voor mij lastig deze twee zienswijzen met elkaar te verzoenen. Aan de andere kant zijn er toch ook veel artsen die vitamine C wilden inzetten tegen het poliomyelitisvirus en die dezelfde verbluffende resultaten hebben behaald als die wij hebben gemeld.[367] Een aantal brieven van artsen hier in de Verenigde Staten en Canada konden als bewijs worden getoond. In sommige gevallen hebben artsen hun eigen kinderen van poliomyelitis genezen door hen vitamine C te geven en in andere gevallen zijn artsen zelf genezen.[368]

In 1955 publiceerde een arts uit Illinois een rapport over zijn successen met lage doses vitamine C,[369] maar er zijn geen gecontroleerde proeven gedaan met mensen en het ziet er niet naar uit dat dit spoedig zal gebeuren.

TETANUS

Overal in jouw omgeving kunnen tetanusbacteriën zitten, maar zij voelen zich vooral thuis op plekken die zijn vervuild met dierlijke mest. Ze kunnen de mens alleen ziek maken wanneer zij via een wond de bloedbaan binnenkomen. Ze veroorzaken geen ziekte wanneer ze worden ingeademd of ingeslikt en je kunt er niet via iemand anders door besmet raken. Zelfs via een kleine wond zoals een speldenprik kan de tetanusbacterie in de bloedbaan terecht komen. Tetanusbacteriën gedijen in bloed waarin te weinig zuurstof zit en dat is de reden dat tetanus zelden voorkomt bij fitte en gezonde volwassenen. De meeste sterfgevallen ten gevolge van tetanus komen voor bij baby's die zijn geboren in gemeenschappen die in de directe nabijheid van vee leven, omdat de navelstreng daar vaak wordt doorgesneden met een voorwerp dat is vervuild met koeienmest.

Zelfs al vormt het bloed van de meeste gezonde individuen geen voorkeursplaats voor tetanusbacteriën, toch moet iedereen ervoor zorgen dat ze bij een verwonding geen kans krijgen. Het is een snel verlopende en in potentie fatale ziekte en de conventionele medische behandeling bestaat er vooral uit de patiënt in leven te houden terwijl de ziekte zijn verloop heeft en deze behandeling heeft niet altijd succes. Niet-conventionele behandelingen zijn echter zeer effectief en kunnen het leven van het slachtoffer redden, zelfs wanneer de ziekte al gevorderd is. De twee meest effectieve behandelingen van tetanus zijn vitamine C en homeopathie. Het genezen van tetanus met vitamine C lijkt te simpel, maar, zoals ik je zal laten zien, het werk echt. Maar laten we het eerst hebben over de preventie van tetanus.

Snijwonden en open wonden moeten worden gedesinfecteerd met een antiseptische vloeistof en alle viezigheid of stukjes hout en dergelijke moeten uit de wond worden verwijderd. Het uitwassen van de wond met water zal ziektekiemen niet doden en wanneer het water niet steriel is kan dat een infectie veroorzaken. Het verbaast mij enorm dat sommige departementen van gezondheid ouders vertellen dat het voldoende is een open wond met water schoon te maken.

Puntwonden die zijn veroorzaakt door zoiets als een speld, een doorn of de tanden van een dier zijn lastige wonden omdat tetanusbacteriën hierdoor diep in het vlees kunnen doordringen, daar waar de desinfecterende vloeistof niet kan komen. Het homeopathische geneesmiddel *Ledum 30* zou na elke puntwond moeten worden ingenomen. Wanneer een onschuldig lijkende kleine splinter onder de huid terecht komt is het nuttig een *dosis Ledum 30* te nemen omdat er tetanusbacteriën op hout kunnen zitten. Na een beet van een dier zou de patiënt *Ledum 30* moeten nemen, zelfs al lijkt het er op dat de wond open genoeg was om goed te kunnen desinfecteren. *Ledum 30* hoort een onderdeel te vormen van de homeopathische huis-apotheek.

De tetanusbacterie en tetanus-toxoid kunnen door vitamine C onschadelijk worden gemaakt,[370] dus het is een goed idee megadoses vitamine C te nemen wanneer men wat voor wond dan ook heeft opgelopen. Wanneer er geen tetanusbacteriën in wond zitten is het geld dat je hebt uitgegeven aan vitamine C niet verspild, want vitamine C helpt het immuunsysteem elke andere ziekteverwekker die zich mogelijk in de wond verschuilt te doden.

Vitamine C is niet alleen nuttig als een preventie voor tetanus, het kan ook de ziekte zelf genezen. Een medisch experiment werd uitgevoerd in een ziekenhuis in Dhaka, Banghladesh, om te onderzoeken of vitamine C kon helpen bij de behandeling van tetanus.[371] Het onderzoek werd gedaan onder 117 personen die met tetanus in het ziekenhuis lagen. Zij werden verdeeld in twee leeftijdsgroepen: een groep in de leeftijd tot twaalf jaar en een groep ouder dan twaalf jaar. Elke groep werd toen verdeeld in een groep die de conventionele behandeling kreeg plus vitamine C en een groep die alleen de conventionele behandeling onderging. Jammer genoeg was er geen groep die zonder conventionele behandeling alleen vitamine C kreeg.

De hoeveelheid gegeven vitamine C was slechts 1000 mg ascorbic acid en dat is geen hoge dosis. Het werd echter intraveneus toegediend en niet oraal, waardoor het meer effectief is. Dr. Archie Kalokerinos ontdekte dat vitamine C vijf keer meer effectief is wanneer men het niet doorslikt maar wanneer het wordt geïnjecteerd.[154] De injectie met vitamine C redde alle kinderen het leven, maar slechts 40% van het leven van de volwassenen. Er kwamen geen sterfgevallen voor bij kinderen die deze kleine dosis vitamine C kregen, terwijl 74,2% van de kinderen die geen vitamine C hadden gekregen stierven. 37% van de volwassenen die 1000 mg vitamine C kregen stierven, terwijl van degene die geen vitamine C kregen 67% stierf.

Deze resultaten laten zien dat de hoeveelheid vitamine C die de volwassenen kregen te klein was voor hun lichaamsgewicht omdat het slechts 40% van hen het leven redde. De volwassenen hadden meer dan een injectie moeten krijgen omdat vitamine C snel opgebruikt raakt wanneer iemand een ernstige infectie te lijf moet gaan.[154] Desalniettemin maakten de injecties met vitamine C een belangrijk verschil in het overlijdensrisico van de volwassenen. Dit experiment werd in een medisch blad in 1984 gepubliceerd.[371] Het laat duidelijk zien dat injecties met vitamine C het leven van patiënten met tetanus kan redden en toch is er geen ziekenhuis ter wereld dat is begonnen met het gebruik van vitamine C-injecties bij de behandeling van tetanus.

Farmacie-liefhebbers worden altijd boos wanneer ik het heb over het nut van vitamine C bij de behandeling van tetanus. Ze zeggen dan dat er maar één studie is gedaan en dat een behandeling niet op maar een onderzoek gebaseerd kan worden. Het zijn zulke hypocrieten! Er zijn geen onderzoeken die aantonen dat de conventionele farmaceutische behandeling tetanus geneest, wat niet verbazingwekkend is omdat deze behandelingen tetanus niet genezen. Echter, de ideale behandeling van tetanus zou bestaan uit een combinatie van vitamine C, homeopathie en levensondersteuning in een ziekenhuis. Mogelijk is hier in de verre toekomst ooit sprake van.

Zoals ik al zei is het gebruik van homeopathie uitstekend om tetanus te voorkomen en kan de ziekte ook met homeopathie genezen. Maar wanneer vitamine C-injecties voorhanden zijn, is homeopathie niet nodig omdat vitamine C alleen al voldoende is. Wanneer men gebruik maakt van homeopathie moet dat snel gebeuren omdat tetanus een snel verloop heeft. Het juiste homeopathische geneesmiddel moet worden gegeven in de juiste potentie en in de juiste frequentie. Gepotentieerde *Hypericum* wordt vaak als geneesmiddel genoemd, maar tetanus is niet iets waarbij door leken kan worden geëxperimenteerd. Er bestaan meer dan veertig mogelijke homeopathische geneesmiddelen voor tetanus, dus het geneesmiddel moet door iemand worden uitgekozen die de Materia Medica goed kent.

De farmaceutische geneeskunde stelt dat er geen genezing is voor tetanus en dat de zorg er vooral op is gericht de patiënt in leven te houden. Men gebruikt spierverslappers om de krampen onder controle te houden, antibiotica om de bacteriën te doden, medicijnen om het hart te laten blijven kloppen en de longen in beweging te houden, een ventilator om de ademhaling van de patiënt te ondersteunen en immuun serum globuline om elk toxine dat zich nog niet aan een zenuwvezel heeft gehecht te bevechten. Men wordt niet verondersteld koortsonderdrukkende medicatie te geven, maar dit gebeurt soms wel en dat verkleint de kans op overleving. De moderne medicijnen die worden gebruikt om symptomen van spierverkramping tegen te gaan zijn veel veiliger dan curare, wat vroeger vaak werd gebruikt. Oude statistieken van tetanus hebben geen waarde omdat veel van deze patiënten stierven aan een curare-vergiftiging en niet aan tetanus.

Na de tsunami op Tweede Kerstdag in 2004 haasten zich duizenden artsen en verpleegkundigen uit de hele wereld naar de overlevenden om hen hulp te bieden. In Atjeh kwamen hierdoor 127.000 mensen om terwijl 100.000 mensen door de golven heen en weer werden geslingerd en geraakt door allerlei puin. Van die laatsten stierven 100 mensen doordat hun wonden door tetanusbacteriën waren besmet. Artsen en verpleegkundigen moesten hulpeloos toezien hoe hun patiënten stierven. Wanneer deze artsen en verpleegkundigen de basisbeginselen van de homeopathie hadden gekend, of injecties met vitamine C hadden kunnen geven, hadden zij hun patiënten kunnen redden. De reden waarom zij niet leren dat tetanus kan worden genezen met vitamine C en homeopathische geneesmiddelen is dat dit geen winst zal opleveren voor de farmaceutische industrie.

DIFTERIE

Toen difterie nog vaak voor kwam, werden patiënten met succes door homeopaten behandeld die het juiste homeopathische geneesmiddel voor iedere individuele patiënt uitkozen. Het symptoombeeld van difterie verschilt van patiënt tot patiënt, maar men ziet altijd de zwakte, de versnelde hartslag en een membraan dat zich achter in de keel bevindt. Wanneer difterie een fataal verloop heeft komt dat meestal door een hartstilstand, of omdat dit membraan de keel afsluit en men daardoor stikt. Dit membraan verandert van uiterlijk wanneer de ziekte voortschrijdt en de kleur en de dikte van dit membraan op het moment dat een homeopaat de behandeling op zich neemt is een van de belangrijkste factoren bij de keuze van het juiste homeopathische geneesmiddel. Wanneer de ziekte plotseling uitbreekt en snel verloopt is het juiste homeopathische geneesmiddel waarschijnlijk *Mercurius Cyanatus,* dat in het bijzonder van nut is om het leven van baby's met difterie te redden.

De farmaceutische geneeskunde heeft drie manieren om difterie te behandelen. Antibiotica wordt gegeven om de bacterie te doden en te voorkomen dat de patiënt anderen besmet. Paardenserum dat difterie-antitoxinen bevat wordt geïnjecteerd om elk toxine dat nog geen schade heeft veroorzaakt te neutraliseren. Ten derde kan er een tracheotomie (operatie waarbij een opening in de luchtweg wordt gemaakt) worden uitgevoerd om zo de patiënt in staat te stellen weer te kunnen ademhalen. Op de website van het CDC wordt verklaard dat antibiotica en antitoxine de behandeling vormen voor difterie en voegt er dan aan toe dat 'ongeveer 1 op de 10 mensen die difterie krijgt zal sterven'. Iemand zou hen moeten vertellen dat dit niet echt een schitterend licht werpt op hun behandelingen.

Het sterftecijfer ten gevolge van orthodoxe behandelingen was hoger toen kwik werd gebruikt om difterie te behandelen. Een arts die een groot voorstander was van deze kwikbehandelingen[372,373] voerde een ironische aanval uit op zowel de homeopathie als op de artsen die het gebruik van kwik als behandeling van difterie afwezen. Hij beschuldigde homeopaten er van hypocriet te zijn 'omdat zij zo bitter tegen kwik zijn' terwijl zij het zelf gebruiken onder de naam '*Mercurius Dulcis*'.[373] Homeopaten gebruiken inderdaad kwik tegen difterie, maar de schrijver was te arrogant om zichzelf op de hoogte te stellen van het feit dat zij kwik gebruiken in een niet-giftige, gepotentieerde vorm en alleen bij die patiënten waarbij de symptomen hierbij passen en niet bij alle gevallen van difterie. De ironie wordt zichtbaar wanneer hij zijn promotie van het gebruik van kwik eindigt met de woorden 'gelukkig gaat de dag van onverdraagzaamheid en intolerantie in de geneeskunde snel voorbij' waarbij bedoeld werd dat alle artsen spoedig kwik zouden gaan gebruiken voor de behandeling van difterie. Hij is degene die onverdraagzaam is, niet de artsen en homeopaten die wijselijk tegen het gebruik van kwik zijn.

Difterie is niet verdwenen, hoewel er sprake is van een aanzienlijke natuurlijke daling van het aantal gevallen gedurende de 20^e eeuw (zie de grafieken in Mythe Nummer Vier). Niemand weet wat er in de toekomst zal gebeuren. Wanneer de ziekte op grote schaal zou terugkeren zullen homeopaten de ziekte ook dan weer met succes kunnen behandelen.

MENINGITIS

Meningitis is een ontsteking van de vliezen die de hersenen omhullen en kan worden veroorzaakt door bacteriën, virussen, toxinen, medicijnen, vaccinaties en enkele chronische ziekten. Een meningokokken hersenvliesontsteking is de meest gevaarlijke en wordt veroorzaakt door een bacterie, dus antibiotica vormen hier een goed antwoord op. Er zijn dertien stammen van de bacterie die een meningokokken hersenvliesontsteking kunnen veroorzaken en tegen sommige hiervan is een vaccin ontwikkeld.

Besmettelijke meningitis is zeldzaam en wanneer iemand dit krijgt is er sprake van een noodgeval en moet de behandeling direct beginnen omdat de patiënt binnen een paar uur kan overlijden. Een meningokokken hersenvliesontsteking kan lastig te diagnosticeren zijn omdat de symptomen bij elke patiënt kunnen variëren. Symptomen kunnen bestaan uit plotselinge hoge koorts, een stijve nek, collaps, misselijkheid, overgevoeligheid voor licht, hevige hoofdpijn en een uitslag van kleine rode vlekjes die steeds groter worden en op blauwe plekken gaan lijken. Die uitslag verschijnt niet wanneer de bacteriën zich richten op aantasting van de hersenen en niet het bloed binnen gaan. Wanneer er wel een uitslag verschijnt kan het een fatale misrekening betekenen wanneer men afwacht of de vlekjes veranderen in paarse vlekken. Wanneer men het vermoeden heeft van een meningokokken hersenvliesontsteking moeten er direct antibiotica worden gegeven, omdat anders de patiënt kan zijn overleden voordat de laboratoriumuitslagen bekend zijn. Artsen ondermijnen gewoonlijk het goede effect van een antibioticum door tegelijkertijd een koortsremmend medicijn te geven. Dus mocht iemand waar je van houdt een meningokokken hersenvliesontsteking oplopen of wordt hij of zij daarvan verdacht, probeer dan de artsen er van te weerhouden koortsremmende medicatie toe te dienen. Artsen zouden ook, samen met het antibioticum, injecties met vitamine C moeten geven, omdat de combinatie van warmte, koorts, antibioticum en vitamine C veel profijt kan opleveren.[45,46] Hopelijk zullen artsen dit in de toekomst veelvuldig in praktijk gaan brengen. Een patiënt met meningitis is meestal te ziek om vitamine C tabletten goed te kunnen doorslikken, dus vitamine C-poeder zou men in een luchtdichte verpakking in huis moeten hebben voor een noodgeval als dit. Het grootste gevaar is dat artsen meningitis helemaal niet behandelen. Soms sturen ze de patiënt naar huis 'omdat er niets aan de hand is' en dan gaat deze dood, of de ziekte is te ver gevorderd om geen permanente schade te veroorzaken.

Een ervaren homeopaat zou deze toestand in de kiem kunnen smoren, zelfs na een collaps, maar dit is geen situatie waarin door een leek geëxperimenteerd kan worden. Een virale meningitis kan niet door antibiotica worden genezen, dus een goed gekozen homeopathisch geneesmiddel gecombineerd met injecties met vitamine C vormt een ideale aanpak.

Zoals het geval is met alle vaccins, zijn ook de vaccins tegen meningitis niet voldoende op bijwerkingen getest voordat werd toegestaan dat zij voor de bevolking gebruikt konden worden en ook rapportages van ernstige bijwerkingen worden eenvoudig genegeerd.

HEPATITIS B

Hepatitis wijst op een ontsteking van de lever en deze ontsteking kan worden veroorzaakt door toxinen of door ziektekiemen. Verwarring over de aanpak van de verschillende soorten besmettelijke hepatitis helpt de vaccinindustrie het hepatitis B vaccin te verkopen. Hepatitis A, hepatitis B en hepatitis C worden allemaal veroorzaakt door virussen die de lever aanvallen, maar zij doen dat allemaal op een andere manier. Hepatitis A kan men krijgen door speeksel van iemand anders, niet goed afgewassen bestek en aardewerk, voedsel dat is bereid door iemand die zijn handen niet heeft gewassen of door schelpdieren die verzameld werden uit vervuild rioolwater. Hepatitis B en C verschillen hiervan omdat het voor deze virussen nodig is het bloed te kunnen binnendringen om een infectie te veroorzaken. Zoals bij HIV, het virus dat Aids veroorzaakt, kunnen hepatitis B en C worden veroorzaakt door verontreinigde naalden (zoals bij acupunctuur, tatoeages, drugsmisbruik en injecties in landen die niet goed omgaan met medische hygiëne), besmette bloedproducten of door seks te hebben met iemand die drager is.

De symptomen van hepatitis B omvatten misselijkheid, geelzucht (de huid wordt geel), vermoeidheid, gebrek aan eetlust, pijn in de leverstreek, pijnlijke gewrichten, spierpijn, huiduitslag en donker gekleurde urine. Niet alle symptomen komen in alle gevallen voor en sommige mensen worden besmet zonder dat zij symptomen vertonen. Wanneer iemand besmet is kan het virus in zijn of haar lichaam lange tijd in leven blijven. Dit kan gebeuren of er nu wel of niet symptomen verschijnen bij een eerste besmetting. Dus iemand die is blootgesteld aan de risicofactoren om hepatitis B te krijgen draagt mogelijk het virus in zijn of haar lichaam, zelfs al heeft hij of zij nooit enig acuut symptoom van de hepatitis B besmetting ervaren. Bij sommige dragers veroorzaakt het virus leverschade en in zeldzame gevallen leverkanker. De medicijnen die worden gebruikt om dragers van het hepatitis B virus te behandelen hebben het probleem dat zij niet erg goed werken en dat zij onplezierige bijwerkingen veroorzaken.[374]

Voor wat betreft de bijwerkingen van het vaccin zelf diende The Association of American Physicians and Surgeons in 1999 een verklaring in bij het huis van afgevaardigden in de Verenigde Staten waarin stond dat, gebaseerd op rapportages aan het VAERS, het risico van ernstige nadelige gevolgen van het Hepatitis B-vaccin voor de meeste kinderen een honderd keer groter risico oplevert dan de ziekte zelf, dat de nadelige gevolgen van het vaccin niet deugdelijk zijn onderzocht en dat het systeem achter het vaccin financieel corrupt is.[375] VAERS (Vaccin Adverse Event Reporting System) is de Amerikaanse database waar artsen worden verondersteld reacties op vaccinaties te melden. Slechts een klein deel van de ernstige reacties worden daadwerkelijk aan het VAERS gemeld, zodat in werkelijkheid het risico op een ernstige reactie op het vaccin zo'n duizend keer groter is dan het risico dat men loopt om de ziekte te krijgen.

In 1994 werd in Frankrijk een massale Hepatitis B vaccinatiecampagne gestart die werd gevolgd door een grote stijging van het aantal gevallen van MS (multiple sclerose). Er kwam een discussie, er werd ontkend en er werden snel een heleboel 'onderzoeken' uitgevoerd om te bewijzen dat het vaccin geen MS veroorzaakt. Een onderzoek dat uitwees dat het Hepatitis B-vaccin inderdaad MS kon veroorzaken werd eerst geblokkeerd van publicatie, maar uiteindelijk toch gepubliceerd.[376] Twintig jaar na deze massale vaccinatiecampagne bevestigde een epidemiologisch onderzoek dat het vaccin de oorzaak was van de toename van MS.[377] Dit onderzoek werd snel gevolgd door een onderzoek dat uitwees dat het Hepatitis B-vaccin géén MS veroorzaakt, maar dat het proces bij mensen die al MS hebben hierdoor wordt versneld.[378] De vaccinindustrie is dol op dit onderzoek,[379] maar Dr. Marc Girard heeft een briljante kritiek op dit onderzoek geschreven in PubMedCommons, waar hij laat zien hoe volkomen onwetenschappelijk de gebruikte methodologie was en dat het onderzoek niet bewijst dat het Hepatitis B-vaccin geen MS veroorzaakt. Dr. Girard heeft het bewijs geleverd dat de bekende risico's van het Hepatitis-B vaccin groter zijn dan die van de ziekte en dat onderzoeken die ongunstig uitkomsten hadden niet zijn gepubliceerd.[380] Dit was bijvoorbeeld het geval bij onderzoeken die aantoonden dat het Hepatitis

185

B-vaccin Lupus en de Ziekte van Graves kan veroorzaken.[380]

Wanneer een moeder drager is van het hepatitis B-virus kan het virus tijdens de zwangerschap of de bevalling de baby besmetten en wanneer de baby dan vlak na de geboorte wordt gevaccineerd met dit vaccin, wordt het risico dat de baby een drager wordt verminderd.[381] Een evaluatie van de praktijk door Cochrane vond dat in de meeste onderzoeken de effectiviteit van het vaccin werd beoordeeld op de aanmaak van antilichamen, eerder dan op de klinische uitkomsten op lange termijn[381] en geen enkel onderzoek deed een eerlijke poging om de frequentie van nadelige effecten te beoordelen.[381] Natuurlijk wil de vaccinindustrie iedere baby al bij de geboorte vaccineren met het vaccin, zelfs wanneer de moeder geen drager is van het hepatitis B virus. Ik ken moeders die negatief op hepatitis B werden getest waar de artsen nog steeds probeerden hen te dwingen hun baby meteen na de geboorte te vaccineren.

In 1998, toen het Hepatitis B-vaccin nog alleen gegeven werd, overleed de vijf weken oude dochter van Michael Belkin na de Hepatitis B-vaccinatie. De autopsie wees uit dat haar hersenen waren opgezwollen, hetgeen een gewone reactie is op elke soort vaccinatie. De New York City Coroner probeerde haar dood aan het VAERS te melden, maar dit werd geblokkeerd. Twee maanden later volgde Michael een workshop over reacties op het Hepatitis B-vaccin dat werd gegeven door de National Academy of Sciences. Artsen vanuit de hele wereld spraken hier hun bezorgdheid uit over het vaccin, maar de FDA en het CDC deden denigrerend over het bewijs dat hiervan werd gepresenteerd. Tegen 1998 had het VAERS 17.497 meldingen ontvangen van ernstige reacties op het Hepatits B-vaccin, waaronder sterfte, neurologische schade en leverschade. De FDA en het CDC weten dat slechts een klein deel van de reacties ooit wordt gemeld en toch verklaarden zij dat het aantal meldingen acceptabel is. Michael maakte gebruik van zijn expertise in statistiek en econometrie en getuigde in 1999 in het Congres over de frauduleuze manier waarop het vaccin voor kinderen werd toegestaan door het Advisory Committee on Immunization Practices en over het falen van de FDA om juist te reageren op de rapporten die zij hadden gekregen. Maar de vaccinmoloch gaat gewoon door.

De vaccinindustrie klopt de angst voor hepatitis B op om zo hun product te promoten en zij vervalsen de feiten die op de achtergrond meespelen over de manier waarop je met hepatitis B kunt worden besmet. In Australië werd er campagne gevoerd om alle leraren zo ver te krijgen dat zij zich met dit vaccin lieten vaccineren. Er werd hen verteld dat zij hepatitis B konden krijgen van de kinderen die zij les gaven. De waarheid is dat de enige manier waarop leraren besmet kunnen raken is als zij seks zouden hebben met deze kinderen, of dat zij naalden met hen delen wanneer zij

186

samen met hen recreatief drugs zouden gebruiken. Dit soort oneerlijkheid zie je overal ter wereld, enkel om het vaccin te promoten. De leraar van mijn dochter kreeg een ernstige reactie op de eerste dosis van het Hepatitis B-vaccin, maar de bullebakken wilden hem nog steeds dwingen meer doses te nemen. Hij was woedend toen hij er achter kwam dat je hepatitis B niet van de kinderen kon krijgen.

De Australische folder die het Hepatitis B-vaccin op de dag van de geboorte promoot is kenmerkend voor de manier waarop vaccin-doordrijvers de feiten verdraaien. Deze folder wordt aan moeders gegeven wanneer zij bezig zijn te bevallen, in plaats van dat zij de folder tijdens de zwangerschap krijgen. Een vrouw die bezig is te bevallen kan meestal niet helder denken of assertief zijn, niet de juiste vragen stellen, of naar de bibliotheek gaan of de computer pakken om onderzoek te doen. En juist om die reden geeft men de folder op dat moment aan de moeders. De folder bevat vier schaamteloze leugens, zes slimme halve waarheden en veel weglatingen waarvan er twee ernstig zijn. De eerste ernstige weglating is dat vergeten wordt te melden dat het vaccin is gemaakt van genetisch gemanipuleerde gist. Er bestaat in Australië publieke verontwaardiging over het feit dat de overheid genetisch gemanipuleerde oogsten subsidieert terwijl duurzame landbouw niet wordt ondersteund. Toch willen de media niet laten horen dat de overheid genetisch gemanipuleerde gist in baby's laat injecteren op de dag dat zij worden geboren.

De tweede ernstige weglating in de folder betreft het feit dat er niet wordt vermeld dat de baby niet door de moeder kan worden besmet met hepatitis B wanneer die moeder niet aan een hepatitis B-besmetting is blootgesteld. Een baby is niet oud genoeg om seks te hebben of om naalden te delen met andere drugsverslaafden, dus de enige manier waarop hij of zij kan worden besmet met hepatitis B is door besmette medische producten of instrumenten. Dit is heel onwaarschijnlijk in een land dat bloedproducten screent en medische instrumenten desinfecteert. En in ieder geval is het oplopen van een acute besmetting met hepatitis B bij lange na niet zo gevaarlijk als een vaccinatie met genetisch gemanipuleerde gist op de dag dat je wordt geboren.

Een van die slimme halve waarheden in de folder is de verklaring dat het risico een hepatitis B-drager te worden het grootste is tijdens de kindertijd en vroege jeugd. Dit is een halve waarheid omdat, wanneer het bloed van de baby aan het hepatitis B virus wordt blootgesteld tijdens de kindertijd en vroege jeugd het risico voor hem of haar een drager te worden groter is dan wanneer hij of zij ouder is. Echter, wat de folder niet vermeld is dat het risico dat het bloed van de baby aan een hepatitis B besmetting wordt blootgesteld tijdens de kindertijd en vroege jeugd veel lager is dan tijdens de adolescentie of volwassenheid.

In de categorie 'schaamteloze leugens' zegt de folder: 'Ernstige bijwerkingen van de hepatitis immunisatie komen zelden voor'. Ernstige bijwerkingen zijn niet zeldzaam, ze worden echter zelden erkend. Wanneer een ernstige reactie op dit vaccin aan een arts of verpleegkundige wordt gepresenteerd wordt meestal ontkend dat het vaccin de oorzaak is. Een baby die in september 2002 werd geboren in het Box Hill ziekenhuis in Melbourne deed het prima. Wanneer hij wakker was, was hij tevreden, het voeden ging goed evenals het slapen. Toen hij twee dagen oud was kreeg hij de Hepatitis B-vaccinatie om 16.00 uur. Onmiddellijk daarna wilde hij niet meer gevoed worden en huilde aan één stuk door. De moeder was uitermate bezorgd, maar de verpleegkundigen niet. Hij bleef huilen totdat hij de volgende dag om 07.00 uur stierf. In de krant werd het sterfgeval vermeld, maar de oorzaak er van niet.

De bijsluiter van de Hepatitis B-vaccins vermeldt dat de vaccinatie gecontraïndiceerd is voor personen met een geschiedenis van een allergie voor gist. Hoe kun je weten of iemand op de dag van zijn of haar geboorte wel of niet allergisch is voor gist?

In 1988 werd het Hepatitis B-vaccin, gemaakt met menselijk bloed, geïntroduceerd in Nieuw Zeeland. Het beleid was dat pasgeboren baby's een paar dagen na hun geboorte hiermee moesten worden gevaccineerd laat injecteren en een verpleegkundige moest vervolgens 20 minuten bij de baby's blijven om te zien of er een ernstige reactie op het vaccin plaatsvond en wanneer dat het geval was kon zij de baby een injectie geven met adrenaline. Een paar maanden later belde een verpleegkundige Hilary Butler op en vertelde haar dat het beleid was gewijzigd. Verpleegkundigen werden geïnstrueerd voortdurend adrenaline en een injectiespuit bij zich te hebben omdat sommige baby's in een shock raakten later dan 20 minuten na de vaccinatie en sommige baby's stierven al in de tijd die de verpleegkundigen nodig hadden om adrenaline op te halen en toe te dienen nadat ze de reactie hadden opgemerkt. Je zou toch denken dat een normaal werkend brein nu het vaccineren zou hebben stopgezet, maar de breinen van de bureaucratie zijn nu eenmaal niet normaal.

Het Hepatitis-B vaccin werd zowel in Australië als in Nieuw Zeeland geïntroduceerd met de bewering dat een kind hepatitis B kon krijgen op het speelplein door de korsten of open wonden van kinderen die dragers zijn. De regering van Nieuw Zeeland nam Saatchi & Saatchi in dienst om een angstaanjagende televisie reclame te maken die de angst voor de ziekte en het vertrouwen in het vaccin moest promoten. In de advertentie waren lege speeltoestellen te zien en een pop die op de grond viel. Saatchi & Saatchi heeft veel talent. De advertentie was zo ijzingwekkend, bijna spookachtig, dat de rillingen over je rug liepen. Nadat het vaccin was geïntroduceerd werd de theorie dat kinderen hepatitis B kunnen krijgen van andere kinderen door een onderzoek in Sydney getest en er werd aangetoond dat hepatitis B niet van het ene op het andere kind kan worden overgebracht.[382,383]

Sommige instellingen die verpleegkundigen in dienst hebben eisen van hun staf dat zij zich verplicht tegen hepatitis B laten inenten. Ik ken verpleegkundigen die ervoor hebben gekozen liever een carrièreswitch te maken dan dat zij dit spul in hun lichaam krijgen.

Homeopathie kan hepatitis B overigens genezen.[384]

TB (Tuberculose)

In Nederland komt maar zelden tuberculose voor en gelukkig zit het gevaarlijke en nutteloze BCG vaccin niet in het Nederlandse vaccinatie-schema. TB wordt veroorzaakt door een bacterie die elk deel van het lichaam kan aanvallen, maar meestal een aanval doet op de longen. Vochtige behuizing, ondervoeding en chronische vermoeidheid vormen risicofactoren die iemand kwetsbaar maken voor TB en ook besmet zijn met het HIV-virus kan tegenwoordig een risico zijn. TB wordt geassocieerd met overbevolking omdat arme mensen meestal in overbevolkte plaatsen wonen, maar overbevolking op zich veroorzaakt geen TB. Rijke mensen die in grote huizen wonen lopen ook het risico TB te krijgen wanneer zij niet voldoende gezond eten. Een Zweedse koning en een Hollywood ster zijn aan TB overleden.

De bacteriën leven in de keel van een hoog percentage van de wereldbevolking, maar deze kunnen geen ziekte veroorzaken in mensen met een adequaat werkend immuunsysteem. Een derde van de wereldbevolking leeft met een latente TB-infectie, maar dat derde deel is niet gelijkmatig over de wereld verdeeld.[385,386] Een latent aanwezige infectie kan op ieder moment in het leven van de geïnfecteerde actief worden[387] en kan worden veroorzaakt door alcoholisme, diabetes, nierziekten, kanker, immuunonderdrukkende medicijnen, tabaksrook, longschade ten gevolge van zandstralen (bijvoorbeeld bij arbeiders die denim jeans zandstralen om deze jeans er verbleekt uit te laten zien), ondervoeding of een HIV-infectie.[388,389]

TB bestaat al duizenden jaren en het grootste deel van die tijd had de mensheid er geen idee van dat de ziekte besmettelijk is en dat bij een besmetting door deze bacterie ondervoeding een cruciale rol speelt. Robert Koch isoleerde de bacterie die TB veroorzaakt in 1882[390] en pas daarna begon het duidelijk te worden dat ondervoeding een primaire risicofactor vormt voor TB. De rol die ondervoeding hierbij speelt is meer recent door onderzoek bevestigd.[391,392,393,394] Een perfect dieet van biologisch geteeld, onbewerkt voedsel is niet nodig om TB te voorkomen. Wanneer dat waar was zouden de meeste mensen in deze wereld aan TB lijden.

Enkele symptomen van TB zijn een hoest die meer dan vier weken aanhoudt, gebrek aan eetlust, nachtelijk zweten, pijn in de borst, ademgebrek, vermoeidheid en zwakte en gewichtsverlies. Wanneer men bloed ophoest is dat een teken dat de ziekte vergevorderd is. Niet al deze symptomen zijn altijd aanwezig en er zijn ook nog andere symptomen.

Het eerste vaccin tegen TB werd door Robert Koch uitgevonden. Het vaccin was gemaakt van menselijke TB bacteriën en er stierven zoveel baby's aan dat het uit de handel werd genomen. Op websites die Robert Koch en zijn werk verheerlijken wordt vergeten dit schandelijk detail te vermelden. Dit gat in de markt werd opgevuld door twee Fransen die een vaccin bedachten dat gemaakt werd van een bacteriestam die deze ziekte veroorzaakt in koeien. Dit vaccin heet BCG (Bacillus Calmette-Guérin) en het heeft inderdaad veel minder doden tot gevolg dan het vaccin van Robert Koch.

Over het feit dat het BCG-vaccin TB niet voorkomt werd gemord, dus de World Health Organisation besloot in een ondervoed gebied een groot onderzoek op te zetten om er voor eens en altijd achter te komen of het vaccin effectief was. Bij dit onderzoek waren 260 duizend kinderen betrokken, waardoor het uitgebreid genoeg was om er zeker van te zijn dat er achteraf geen twijfel zou kunnen bestaan of het onderzoek wel of niet representatief was. Het onderzoek legde bloot dat het risico om TB op te lopen door het BCG vaccin feitelijk werd verhoogd,[395,396] maar dat weerhoudt de vaccinindustrie er niet van elk jaar miljoenen kinderen met dit smerige pus te injecteren. Er bestaan veel kleinere onderzoeken met tegenstrijdige resultaten, maar de algemene concensus is dat BCG pulmonaire TB (TB van de longen) niet vermindert, maar het vermindert wel het aantal gevallen meningeale TB. Het BCG vaccin werd in 1921 geïntroduceerd en artsen praten al honderd jaar over de noodzaak van een nieuw, effectief vaccin. Er bestaat weinig aandacht voor de gevolgen voor de gezondheid van het BCG vaccin, maar het is bekend dat het osteitis (botontsteking) kan veroorzaken in 1 op de 3000 goed gevoede baby's[397] en een heleboel andere afschuwelijke reacties, waaronder overlijden.[398,399]

De medicaties die worden gebruikt in pogingen TB te genezen kunnen ernstige bijwerkingen hebben en zij moeten elke dag gedurende zes tot negen maanden worden ingenomen. Wanneer de TB bacterie muteert beschrijven de medische autoriteiten dit als een 'medicijn-resistentie' en zij experimenteren met nieuwe medicijnen of een combinatie van medicijnen. De meeste gevallen van TB kunnen worden genezen met *Koch Tuberculinum* 30, dat is gemaakt door de oude tuberculine van het humane mycobacterium tuberculosis dat in de longen is genesteld (kaashaard) te potentiëren en dat Koch gebruikt heeft om zijn vaccin te maken. Dit homeopathische geneesmiddel heeft mogelijk de potentie miljoenen levens te redden, omdat voldoende medicijn om één persoon te genezen minder dan een dollar kost. Wanneer regeringen homeopathie zouden inzetten om TB te genezen, zouden de meeste onkosten gaan naar het onderhouden van kleine klinieken in arme gebieden en de salarissen voor de mensen die de medicijnen verstrekken. En ervaren homeopaten zouden in staat zijn ook al die gevallen van TB te genezen waarvoor *Koch Tuberculinum* 30 niet het juiste homeopathische geneesmiddel is.

In de jaren 1950 toonden twee Franse wetenschappers aan dat wanneer vitamine C wordt toegevoegd aan een testbuisje dat TB bacteriën bevat, vitamine C de TB bacteriën doodt.[400,401] Natuurlijk leverde dit nieuws geen enthousiaste reacties op van de farmaceutische industrie. In 2012 probeerden een paar wetenschappers in New York een vaccin te maken en zij vonden dat wanneer zij een beetje vitamine C deden in het testbuisje dat de bacterie-kweek bevatte, de TB bacteriën, inclusief de medicijn-resistente TB bacteriën, werden gedood.[402] In 1938 rapporteerde een Oostenrijkse arts grote verbeteringen bij zijn TB patiënten wanneer hij hen vitamine C toediende.[403] Het is echt nodig dat er onderzoek wordt gedaan naar de mogelijkheid of hoge doses vitamine C mogelijk TB kunnen genezen.

TB kan gemakkelijk met homeopathie worden genezen en TB bacteriën worden niet resistent tegen homeopathische geneesmiddelen zoals dat gebeurt bij reguliere medicatie. Er bestaat voor het gebruik van het BCG vaccin waar ook ter wereld geen enkel excuus.

CHOLERA

Cholera is een ziekte die door water wordt overgedragen, dus wanneer men door landen reist waar cholera endemisch is, moet ongekookt water vermeden worden. Zelfs wanneer je jong en fit en gezond bent moet je niet de vergissing maken te denken dat jij, wanneer je enkele cholerabacteriën binnen krijgt, voor deze ziekte immuun bent. Probeer te ontdekken hoe al het voedsel dat je gaat eten wordt gekookt. Ga er niet vanuit dat een duur hotel een hygiënisch werkende keukenbrigade heeft omdat er in het restaurant van het hotel weelderige tapijten op de vloer liggen. De sla kan met besmet water gewassen zijn. Denk ook niet dat koffie en thee worden gezet met gekookt water. Het is veiliger je eigen warme dranken te maken met een hebbedingetje dat je in een kop water stopt en waarmee je dat water kan koken. Sommige reizigers nemen op reis een aantal homeopathische geneesmiddelen mee, voor het geval dat zij een ziekte oplopen waarbij diarree een symptoom is.

Cholera kan niet aanwezig zijn in streken waar de watervoorziening wordt vrij gehouden van vervuiling, zelfs wanneer een drager van de ziekte zich in dat gebied zou ophouden. De ideale behandeling van cholera wordt gevormd door een combinatie van homeopathie, antibiotica, het tegengaan van uitdroging (rehydratie) met een oplossing met elektrolyten en zinksuppletie. Zoals beschreven in Mythe Nummer Vijf verschilt de cholerabacterie in virulentie, soms trekt deze als een storm de wereld door en worden duizenden mensen geveld, terwijl het op andere momenten wat rondhangt in vervuild water. Wanneer mensen de minder virulente vorm van cholera krijgen zijn antibiotica en rehydratie voldoende om te voorkomen dat de patiënt overlijdt. Een onderzoek dat in Bangladesh in 2008 werd uitgevoerd toonde aan dat door het geven van zinksuppletie aan kinderen met cholera de duur en de ernst van de diarree werd verlaagd en verminderd.[404] In 1826 ging er een golf van cholera in India van start die zich gestaag richting West Europa begaf. Homeopaten waren de enigen die de ziekte met succes konden behandelen toen Europa er door werd getroffen. Dr. Frederick Hervey Foster Quin was een Engelse arts die in 825 in Italië ernstig ziek was geworden en snel met homeopathie werd genezen. Door deze ervaring werd hij nieuwsgierig naar homeopathie en hij vertrok in 1826 naar Duitsland om in de leer te gaan bij Dr. Samuel Hahnemann.[405] Tegen 1831 had cholera een groot deel van Europa getroffen, maar de toestand was in het bijzonder in een deel van Europa dat toen Moravia heette, ernstig. Dr. Quin reisde naar Moravia om de epidemie te bestuderen, echter spoedig na zijn aankomst werd hij getroffen door een ernstige vorm van cholera. (Cholera komt vaak zeer plotseling op. Tijdens een van die choleragolven die Europa doorkruisten werd tijdens een groot bal in Frankrijk een groot aantal mensen plotseling door cholera geveld). Dr. Quin werd in bed gestopt en toen hij uit zijn coma kwam behandelde hij zichzelf met een homeopathisch geneesmiddel. Hij begon te herstellen en toen begon hij anderen die nog steeds ziek en zwak waren te behandelen. Later schreef hij: 'Ik werd van vroeg tot laat overstelpt met het behandelen van cholerapatiënten, omdat alle andere artsen bedlegerig waren'.[406]

Cholera is een van die ziekten die erg snel toeslaan en binnen een dag tot de dood kan leiden. Met homeopathie bestaat de mogelijkheid heel snel een genezing tot stand te brengen. Toeschouwers zijn stomverbaasd wanneer zij getuige zijn van de snelheid waarmee een patiënt kan worden genezen en weggehaald voor de poorten van de dood. Ziekten die langere tijd nodig hebben om zich te ontwikkelen hebben echter ook langere tijd nodig om met homeopathie te genezen.

Nadat dr. Quin Moravia verliet schreef de burgemeester van de stad waar hij had gewerkt hem een brief om zijn dankbaarheid te betuigen over het feit dat hij, voordat hij helemaal beter was, toch aan het werk was gegaan. In die brief vermeldt hij dat sinds dr. Quin met de behandeling van cholerapatiënten was begonnen, er geen enkele patiënt was overleden.[407] Dr. Quin richtte de British Homoeopathic Society op in 1844.[408,409] Op een gegeven moment werd dr. Quin de persoonlijke arts van een kerel die later koning van België werd. Homeopathie blijft nog steeds bereikbaar voor de happy few, terwijl inwoners van de vroegere kolonies van België massaal sterven aan cholera. De Wereldgezondheidsorganisatie (WHO) zou moeten regelen dat homeopaten tijdens cholera-epidemieën vluchtelingenkampen kunnen binnengaan en elke patiënt zouden kunnen behandelen met het voor die persoon geschikte homeopathische geneesmiddel. De homeopaat zou slechts korte tijd nodig hebben om te beslissen welk homeopathisch geneesmiddel in welke potentie nodig is voor elke patiënt. In de uren daarna zou de homeopaat regelmatig bij die patiënt moeten kunnen terugkomen om te zien of hij toe is aan een nieuwe dosis, of dat het homeopathische geneesmiddel moet worden aangepast omdat de toestand is veranderd. Het is niet zoals bij de behandeling van een chronische ziekte zoals artritis, waar de homeopaat meer tijd nodig heeft uit te zoeken welk homeopathisch geneesmiddel de patiënt nodig heeft en dan een paar weken moet wachten om te zien welke veranderingen het homeopathische geneesmiddel teweeg heeft gebracht. Het medicijn om het leven van de patiënt te redden zou maar een paar centen kosten en dat is de voornaamste reden dat de farmaceutische industrie het de WHO niet toestaat hiervan gebruik te maken. Malaria en Bilharzia (schistosoma) zijn de grootste moordenaars in Afrika. Beide ziekten kunnen met homeopathische geneesmiddelen die minder dan een dollar per individuele patiënt kosten worden genezen.

Dr. Quin stichtte in 1849 het London Homeopathic Hospital omdat hij homeopathie voor de bevolking bereikbaar wilde maken. In 1854 brak er in Londen een cholera-epidemie uit en 16% van de cholerapatiënten in het met homeopathische geneesmiddelen werkende ziekenhuis gingen dood, terwijl vlakbij in het Middlesex Hospital waar men conventionele behandelingen aan patiënten gaf, 53% van deze patiënten overleed. De arts die het parlementaire rapport over cholera samenstelde koos er met opzet voor het succes van het met homeopathische geneesmiddelen werkende ziekenhuis niet te vermelden. De waarheid werd wel gepubliceerd, maar pas nadat de voorzitter van het ziekenhuisbestuur hierover veel ophef had gemaakt.[410]

BUIKTYFUS

De ziekteverwekkers die buiktyfus veroorzaken zijn een kei in overleven. Wanneer zij het menselijk lichaam binnendringen kunnen zij daar jarenlang in leven blijven en miljarden nakomelingen uitscheiden die in het riool terecht komen. Zij doen dit ongeacht of degene bij wie zij zijn binnengedrongen nu wel of niet klinische symptomen van de ziekte vertoont. Dit betekent dat men buiktyfus kan oplopen door het drinken van water dat door rioolwater is vervuild of door voedsel dat is bereid door iemand met poep aan de handen of door voedsel waarop vliegen met vieze pootjes hebben gelopen. Deze ziekteverwekkers behoren tot de Salmonellafamilie. Alle soorten Salmonella zijn goede overleveraars en veel van hen kunnen ernstige symptomen veroorzaken die tot de dood kunnen leiden. Ze houden van heet weer, maar ze kunnen ook in koud weer overleven. Buiktyfus wordt veroorzaakt door Salmonella Typhi die de gemeenste van de Salmonellafamilie is. Hij slaat niet altijd snel toe. Soms begint de ziekte met symptomen die lijken op een griep, soms begint het met mentale symptomen of misselijkheid en braken. De brede variëteit aan symptomen die door deze bacterie veroorzaakt kan worden betekent dat er een groter aantal mogelijke homeopathische geneesmiddelen voor buiktyfus bestaat dan voor een ziekte als cholera.

Alle soorten Salmonella vervuilen het water in landen waar het rioolsysteem niet deugt, dus kook altijd het water wanneer je je op dubieuze plekken bevindt. Gastro-enteritis ten gevolge van welk type Salmonella dan ook wordt vaak 'voedselvergiftiging' genoemd, maar wordt niet veroorzaakt door ranzig voedsel. Perfect vers voedsel kan Salmonella bevatten en er is dan ook geen geur of smaak waardoor je gewaarschuwd wordt. Vliegen kunnen Salmonella overbrengen via hun pootjes. Dek voedsel altijd af zodat vliegen er niet op kunnen landen. Salmonellabacteriën kunnen zich in fases van verhoogde virulentie bevinden, maar het is veiliger zo hygiënisch te werk te gaan alsof zij altijd verhoogd virulent zijn. Uitbraken van salmonellavergiftiging komen in moderne, ontwikkelde steden nauwelijks voor, maar soms, wanneer sommige mensen niet hygiënisch te werk zijn gegaan, kan dat toch gebeuren.

Franklin D. Roosevelt leed vijf weken lang aan buiktyfus toen hij een jaar of dertig was, maar hij ging er gelukkig niet aan dood. Een Australische politicus, John Gellibrand genaamd, overleefde buiktyfus tijdens de Boerenoorlog, was gevaccineerd tegen deze ziekte aan het begin van de Eerste Wereldoorlog en kreeg toen tijdens die oorlog weer buiktyfus. Het feit dat sommige mensen niet aan buiktyfus dood gaan betekent niet dat je over deze ziekte al te licht moet denken. Het is een zeer ernstige ziekte.

De vaccinindustrie heeft de mythe gevestigd dat het buiktyfusvaccin onder de geallieerde troepen tijdens de Eerste Wereldoorlog effectief was, terwijl het vaccin in werkelijkheid spectaculair faalde.[411,412,413] Wanneer soldaten met buiktyfus werden besmet, gaf het vaccin geen bescherming. Negentig procent van diegenen met door de laboratoria bevestigde buiktyfus waren hiertegen gevaccineerd.[413] De moderne vaccins tegen buiktyfus zijn ineffectief en gevaarlijk.[414] De vaccinindustrie hoopt dat genetische manipulatie hen gaat helpen een vaccin te ontwikkelen dat wel werkt.

Penicilline was in staat Salmonella Typhi te doden totdat de bacterie muteerde. Nieuwe antibiotica kan de bacterie onschadelijk maken, maar zullen bij mutatie herontwikkeld moeten worden. Ondersteuning om de vitale levensfuncties in stand te kunnen houden kan het sterftecijfer doen dalen, maar deze ondersteuning is natuurlijk niet aanwezig in verafgelegen door armoede geteisterde gebieden. Hulp- en ontwikkelingsorganisaties doen buiktyfus verdwijnen door deze gebieden te voorzien van een schone watervoorziening.

Wanneer een homeopaat geconfronteerd wordt met een door welke soort salmonella dan ook besmette patiënt, hoeft hij of zij de naam van de ziekteverwekker die deze toestand heeft veroorzaakt, niet te weten. De homeopaat moet alle symptomen die de patiënt in kwestie laat zien in ogenschouw nemen, dan het juiste homeopathische geneesmiddel kiezen en dan de volgende patiënt bezoeken en opnieuw gaan uitzoeken hoe deze kan worden genezen.

TYFUS

De symptomen van tyfus verschillen zeer van de symptomen van buiktyfus en de ziekteverwekker die tyfus veroorzaak is totaal verschillend van die van buiktyfus. Tyfus wordt veroorzaakt door een kleine ziekteverwekker die Rickettsia Prowazekii heet en die door luizen wordt overgedragen. Er bestaan nog andere soorten Rickettsia die door vlooien en teken worden overgedragen en velen daarvan veroorzaken ziekten die op tyfus lijken en sommigen zijn bijna even ernstig als tyfus.

Tyfus breekt uit wanneer er veel mensen opgepropt bij elkaar zijn en men luizen krijgt omdat er geen goede wasgelegenheden zijn. Tyfus komt in de meeste delen van de wereld niet meer voor omdat de leefomstandigheden beter zijn geworden. In verarmde gebieden in de wereld sterven echter nog steeds elk jaar duizenden mensen aan tyfus. Tyfus floreert in tijden van oorlog en sociale onlusten. In de legerkampen van Napoleon Bonaparte, die veel onrust in Europa veroorzaakte, kwam tyfus wijdverbreid voor en werd op burgers overgedragen. Tyfus veroorzaakte de dood van miljoenen mensen tijdens beide wereldoorlogen en vooral in de Balkan vielen zeer veel slachtoffers. Het grootste aantal doden kwam voor in Servië waar veel artsen die de slachtoffers van tyfus probeerden te helpen zelf om het leven kwamen. Wanneer deze artsen geweten hadden hoe zij homeopathie moesten gebruiken, hadden zij zichzelf en hun patiënten wellicht kunnen redden. De apothekers die in de 19e eeuw de homeopathie zo kwaadaardig onderdrukten zijn verantwoordelijk voor de dood van al die Servische artsen.

Toen twaalf miljoen mensen uit Afrika werden ontvoerd en naar Amerika werden verscheept om als slaven te worden verkocht, stierf ongeveer 10% van hen onderweg aan tyfus en hun lichamen werden in zee gegooid. In 1899 waren de Boeren de bezitters van het goud en de diamanten van Centraal Zuid Afrika en de Britten wilden dat voor zichzelf hebben. Omdat zij de Boeren niet met militaire kracht konden verslaan staken zij hun huizen in brand en stopten zij hun vrouwen en kinderen in concentratiekampen waar twintigduizend van hen stierven aan tyfus en buiktyfus. In 1948 kregen de Boeren het goud en de diamanten weer in handen en zij stopten de Blacks in concentratiekampen die bantustans werden genoemd. Honderdduizenden Blacks stierven aan tyfus en buiktyfus. Een exact cijfer is niet bekend omdat er geen accurate rapporten werden bijgehouden.

Luizen zijn niet altijd besmet met tyfus. Tijdens de Eerste Wereldoorlog werden een heleboel legereenheden en groepen vluchtelingen door luizen gekweld omdat zij zich niet konden wassen, maar zij kregen toch geen tyfus. De ANZACS leden bij Gallipoli onder een 'vreselijk luizenplaag',[415] maar deze luizen waren niet met tyfus besmet. Wanneer luizen zelf niet met tyfus zijn besmet geven zij de ziekte ook niet aan mensen door. En aan de andere kant kunnen mensen geen tyfus krijgen wanneer er geen luizen zijn.

De eerste documentatie betreffende het genezen van tyfus betrof de genezing van 178 mensen gedurende een uitbraak in 1813 door Dr. Samuel Hahnemann, de ontdekker van de homeopathie. De gelegenheid hiertoe werd hem geboden door Napoleon Bonaparte. Nadat Napoleon was gedwongen zich in 1812 uit Rusland terug te trekken verzamelde hij een nieuw leger om zich heen en marcheerde naar Pruisen en Oostenrijk. Hij won een veldslag bij Dresden en marcheerde op naar Leipzig. Drie dagen lang werd er rondom Leipzig hevig gestreden en toen trok Napoleon zich terug richting Frankrijk. Achtduizend lijken bleven in Leipzig achter naast nog eens achtduizend gewonde soldaten. Een handvol artsen van de universiteit deden hun best de gewonden te verzorgen, maar tot overmaat van ramp brak er ook nog tyfus uit.[416]

Toevallig was Dr. Hahnemann rond die tijd in Leipzig. Hij behandelde 180 patiënten met tyfus en slechts twee daarvan stierven, waarvan er eentje een hele oude man was. Hij koos het juiste homeopathische geneesmiddel door de symptomen van de patiënt te bestuderen en hem vervolgens het homeopathische similimum te geven. Hij had slechts twee verschillende homeopathische geneesmiddelen nodig omdat er geen groot verschil zat in de symptomen die hij zag. Door deze verbazingwekkende prestatie tyfus te genezen verspreidde de roem van Dr. Hahnemann zich door heel Europa.[416] Tegenwoordig zou elke patiënt met tyfus goedkoop en snel met homeopathie kunnen worden genezen wanneer de farmaceutische industrie, de WHO en Artsen zonder Grenzen hen zouden toestaan hiervan gebruik te maken.

RABIËS (Hondsdolheid)

Na een beet van een door rabiës besmet dier kan de ziekteverwekker die rabiës veroorzaakt wel tot twee jaar in het menselijk lichaam overleven. Alhoewel de kans dat deze ziekte zich ontwikkelt nadat er zes maanden zonder rabiëssymptomen voorbij zijn gegaan zeer wordt gereduceerd. Het feit dat een dier bijt betekent niet automatisch dat dit dier hondsdol is. Rabiës is een zeldzame ziekte en is dat ook altijd geweest. Een dierenbeet resulteert zelden in rabiës, maar wanneer dit wel gebeurt heeft dit ernstige gevolgen, tenzij er homeopathie wordt ingezet. In Zuid Afrika kreeg een jong meisje rabiës van het speeksel van een koe dat in haar oog spetterde. Het arme kind leed wekenlang vreselijk en stierf vervolgens. Dit was onnodig geweest want er zijn veel goede homeopaten in Zuid Afrika.

In een oud medisch boekwerk staat: 'wanneer de symptomen van rabiës verschijnen, is alle behandeling om het leven te redden nutteloos'.[417] Het is typisch voor de orthodoxe geneeskunde om een ziekte ongeneeslijk te verklaren omdat de farmacie daarvoor geen medicatie heeft. Er zijn moderne en ouderwetse medicijnen die de krampen verlichten en deze kunnen een rabiësslachtoffer redden die anders zou zijn overleden omdat zijn keel werd afgesloten. Deze medicijnen kunnen het virus echter niet verhinderen de hersenen aan te tasten en te vernietigen, hetgeen homeopathie wel kan. Het eerste homeopathische geneesmiddel tegen rabiës is Lachesis. Het wordt gemaakt van het gif van de dodelijke bosmeesterslang die leeft in de jungle van de Amazone. Hieronder beschrijft John Henry Clarke die ontdekking:

De wereld dankt deze remedie en vele andere die hieraan vooraf zijn gegaan aan het genie en de heldhaftigheid van Hering. Toen Hering zijn eerste experimenten uitvoerde, botaniseerde en zoölogiseerde hij aan de bovenloop van de Amazone in opdracht van de Duitse regering. Behalve zijn vrouw bestond verder iedereen uit de inheemse bevolking die hem zoveel vertelde over de gevreesde Surukuku dat hij een grote beloning uitloofde aan degene die hem een levend exemplaar kon leveren. Uiteindelijk werd er eentje in een bamboe kist aangeleverd en degenen die de slang brachten gingen er onmiddellijk vandoor, evenals al zijn inheemse bedienden. Hering verdoofde de slang met een flinke klap op zijn kop zodra hij de kist opende, hield de kop vast met een gevorkte stok en perste vervolgens het gif uit de gifklier uit over melksuiker.[418]

Hering maakte lage potenties van het vergif en terwijl hij hiermee bezig was ademde hij de damp ervan in. Hij kreeg daardoor last van koorts, ging woelen, kwam in een delirium en in een manie. De volgende dag beschreef zijn vrouw zijn symptomen en zijn gedrag en Hering schreef alles op wat zij hem vertelde. Zo kwam de eerste proving van Lachesis tot stand.[418]

Een ander homeopathisch geneesmiddel tegen rabiës is Lyssinum, dat wordt gemaakt door het homeopathisch potentiëren van het speeksel van een hondsdolle hond. Dit homeopathische geneesmiddel was bedacht door Dr. Hering, gemaakt door Dr. Swann en werd in 1833 geïntroduceerd,[419] 52 jaar voordat Louis Pasteur Joseph Meister injecteerde met het ruggenmerg van konijnen. Eenmaal gepotentieerd verliest het speeksel alle giftigheid, dit in tegenstelling tot wat er in een onbewerkt vaccin zit. De fabricage van Lyssinum doet dieren geen pijn en het gebruik ervan veroorzaakt ook geen pijn bij de mens.

'POKKEN ZIJN UITGEROEID DOOR HET GEBRUIK VAN VACCINS'

Vaccin Mythe Nummer Negen: Edward Jenner ontdekte dat hij mensen tegen pokken kon immuniseren door hen met koepokken te enten. Hij nam wat koepokpus uit de speen van een koe en bracht dat met een kras aan in een mens. Dit betekende dat het niet langer nodig was mensen te enten met het pus uit menselijke pokkenblaasjes. Na de introductie van de koepokvaccinatie verdween pokken uit Engeland. In de 20^e eeuw zorgde de WHO ervoor dat iedereen werd gevaccineerd en de ziekte komt nu in geen enkel land ter wereld meer voor.

Op school werd mij geleerd dat Edward Jenner had gemerkt dat melkmeisjes die koepokken kregen van de koeien, later nooit pokken kregen. Men vertelde mij dat deze observatie er bij hem toe had geleid wetenschappelijke experimenten uit te voeren die uitwezen dat wanneer men met koepokken werd geënt er kon worden voorkomen dat mensen pokken kregen. Men leerde mij ook dat pokken een vreselijke ziekte was waardoor in ieder gezin wel iemand stierf, totdat Edward Jenner ons redde door een manier te vinden waarop dit kon worden voorkomen. Drie decennia lang zat deze misinformatie in mijn hoofd, als onderdeel van mijn algemene ontwikkeling. Ik was stomverbaasd te merken dat het enige dat waar was in dit verhaal het feit was dat pokken in de tijd van Jenner een dodelijke ziekte was.

Alle infectieziekten komen en gaan in een natuurlijke cyclus die niemand kan voorspellen of veranderen. Pokken kwam in de zesde eeuw na Chr. vanuit het Midden Oosten Europa binnen en terwijl de ziekte in de 11^e eeuw steeds meer voorkwam bleef het tot de 17^e eeuw een milde ziekte. In de 17^e eeuw werd pokken plotseling een virulente ziekte.[420] De reden waarom dit toen gebeurde is niet bekend. Het is trouwens nog steeds niet bekend waarom welke infectieziekte dan ook enige tijd virulent wordt en dan weer afneemt. Tussen de tijd dat pokken Europa binnenkwam en de tijd dat het een van de meest gevreesde ziekten in Europa werd, zijn een aantal andere ziekten, zoals de builenpest, de zweetziekte en lepra, gekomen en gegaan.

De zweetziekte vormde ooit de grootste doodsoorzaak in Engeland en toch is deze ziekte compleet verdwenen zonder dat de mens er enige actie tegen had ondernomen. De verdwijning was zo volkomen dat de ziekteverwekkers die deze ziekte veroorzaakten niet meer te vinden waren toen de microscoop werd uitgevonden. Lepra en de builenpest zijn nog steeds op onze planeet aanwezig, maar zijn zeer zeldzaam geworden. Hun afname in Europa ging vanzelf, zonder inmenging van de mens.

De geschiedenis van de pokken wijst uit dat deze, zoals andere ziekten, uit zichzelf komt en gaat en verschillende landen op verschillende tijden treft en dat de ernst ervan ook verschilt. De introductie van hygiënische maatregelen in sommige delen van de wereld heeft absoluut met het verdwijnen van pokken niets te maken. Het is niet mogelijk aan de weet te komen of het vaccin pokken sneller heeft doen verdwijnen dan dat het dit zonder vaccinatie zou hebben gedaan, omdat er nooit wetenschappelijke studies gedaan zijn naar de werkzaamheid van het vaccin. Het wetenschappelijke onderzoek van Jenner was lachwekkend onwetenschappelijk. Toen de vaccinatoren er eenmaal in geslaagd waren het medisch establishment ervan te overtuigen het vaccin te accepteren, was het niet meer nodig wetenschappelijke experimenten uit te voeren om deze gang van zaken te rechtvaardigen. Het enige dat er voor nodig was waren politici die bereid waren wetten goed te keuren die vaccinatie verplicht stelden.

In de Europese landen die vaccinatie verplicht stelden kwam pokken steeds meer voor en werd ook steeds meer virulent. Dit leidde er toe dat sommige waarnemers ten onrechte geloofden dat deze toename van de virulentie aan de vaccinatie kon worden toegeschreven. Het vaccin heeft hier niet toe geleid.

Pokken creëert geen immuniteit tegen zichzelf,[421,422,423] dus het idee dat het aanbrengen van pus van een totaal andere ziekte in het vlees van een mens iemand tegen pokken immuniseert is gewoonweg absurd.

Vanaf het begin heeft de vaccinindustrie gesteld dat het vaccin pokken compleet zou laten verdwijnen, zelfs al was het overduidelijk dat het vaccin niet werkte. In 1877 schreef een kritische vaxxer het volgende:

....wanneer het mogelijk zou zijn pokken uit te wissen, zou dat zeer wenselijke resultaat al lang geleden zijn behaald. De doktoren hebben nu al 67 jaar hun eigen gang kunnen gaan.[424]

Na 180 jaar 'slaagden' zij er uiteindelijk in, toevalligerwijs tegelijkertijd met de natuurlijke verdwijning van pokken. De vaccinatie deed pokken niet verdwijnen en had rampzalige gevolgen voor miljoenen mensen.

In deze tijd gebruikt men voor de tegenwoordige vaccins een hypodermische naald om al het gif netjes diep in het vlees te injecteren, maar het ging er bij de pokkenvaccinatie niet zo netjes aan toe. Men kraste de huid open en deden dan het pus in de zo ontstane wond. Wanneer dit tot gevolg had dat er een opflakkering plaatsvond, stelde men vast dat de vaccinatie succesvol was. Wanneer dit niet gebeurde, had het vaccin niet 'gepakt' en moest er opnieuw worden gevaccineerd.

Soms was er een heel ledemaat bij zo'n opflakkering betrokken en dat veroorzaakte dan veel pijn en ellende. Soms deed het hele lichaam mee en dan stierf die persoon. Soms veroorzaakte het vaccin kanker op de plek van de vaccinatie,[425,426,427,428] en in andere gevallen werd systemische kanker veroorzaakt. Het begin van het vaccinatietijdperk luidt ook het begin in van het kankertijdperk. Encefalitis en urticaria werden heel gewone en geaccepteerde bijwerkingen van vaccinaties. Sommige mensen werden voor altijd gehandicapt, terwijl anderen voor de rest van hun leven kampten met een slechte gezondheid, tenzij men bij een homeopaat terecht kwam die wist hoe vaccinatieschade kan worden behandeld.

De orthodoxe geneeskunde behandelde de bijwerkingen van de vaccinaties met kwik. Toentertijd werd bijna alles door de orthodoxe geneeskunde met kwik behandeld. Kwik was de paracetamol van de 18e eeuw. Voordat de vaccinatie met koepokken werd geïntroduceerd, gebruikte men variolatie. Variolatie is in die zin anders dan vaccinatie omdat er wat pus van een menselijk pokkenblaasje werd genomen in plaats van uit een koepok en dat pus werd bij iedereen die deze procedure wilde ondergaan in de huid gekrast. Kwik werd gebruikt om de schadelijke bijwerkingen van variolatie te behandelen. In 1768 slikte de Keizerin van Rusland kwik om de effecten van variolatie tegen te gaan.[429]

Het medisch establishment wees een discussie over de schadelijke bijwerkingen af door te stellen dat deze maar 'eens per miljoen' voorkomen. Echter, korte tijd voordat men minder tegen pokken ging vaccineren, werd in sommige landen een poging gedaan de waarheid omtrent deze schadelijke bijwerkingen te vinden. De Amerikaanse autoriteiten deden een onderzoek naar schadelijke effecten in 1968.[427] De gebruikte methode was absoluut niet waterdicht en men snoeide hier en daar wat weg om zo betere resultaten te verkrijgen. Desondanks bleek uit de cijfers dat meer dan één op de duizend gevaccineerden een ernstige reactie kreeg na zijn of haar eerste vaccinatie. In plaats van 'een per miljoen' zag men dat het 'meer dan duizend per miljoen' was.

Rapportages van ernstige reacties werden in Bavaria in 1956 en 1965 verzameld.[430] Door de manier waarop de rapportages werden verzameld werden niet alle gevallen gevonden,[430] maar het was een serieuze poging de schadelijke bijwerkingen te beoordelen. Er werd gevonden dat van elke 8000 gevaccineerde kinderen er een na de vaccinatie stierf en dat het risico op sterfte hoger werd naarmate het kind op jongere leeftijd werd gevaccineerd.[430]

De mythische geschiedenis van de pokkenvaccinatie is liefdevol omarmd en gevoed door de vaccinindustrie. Een belangrijke bron voor deze hersenspoeling zijn kinderboeken. De mythes worden ook steeds opnieuw in de media herhaald zodat de mensen deze verkeerde voorstelling van zaken in hun wereldbeeld opslaan. En dat houdt maar niet op.

In augustus 2002 publiceerde het British Medical Journal een artikel over de 'geschiedenis' van de anti-vaccinatiebeweging.[431] In het artikel worden deze 'ongelovigen' beschreven als dwaze mensen die men vriendelijk moet behandelen en de pokkenvaccinatie wordt als veilig en effectief afgebeeld. De favoriete mythe van de verdedigers van vaccinatie is dat mensen die tegen verplichte pokkenvaccinatie zijn dit doen vanuit intellectuele redenen die vooral gaan om persoonlijke vrijheid, in plaats van om gezondheid. Dit idee wordt door het BMJ artikel versterkt. Er staan ook verkeerde feiten betreffende Edward Jenner in. In het artikel staat:

> De wijdverspreide vaccinaties begonnen in de vroege jaren van 1800 na de presentatie van een artikel van Edward Jenner aan de Royal Society of London in 1796, waarin tot in detail zijn succes werd beschreven in het voorkomen van pokken in 13 personen door de inoculatie van levend besmet materiaal van blaasjes of krabben van met koepok besmette mensen. Het materiaal veroorzaakt koepokken, een milde virale ziekte die een immuniteit tegen pokken geeft.[431]

Welnu, het klopt dat Jenner een artikel aanbood aan de Royal Society, maar de Royal Society was zo verstandig de publicatie te weigeren.[432] Twee jaar later liet Jenner een licht aangepaste versie van zijn artikel publiceren door een ijdele uitgever.[433] De auteurs van het artikel in het British Medical Journal zijn niet correct wanneer zij schrijven dat Jenner 13 gevallen presenteerde waarin zijn succes in het voorkomen van pokken gedetailleerd wordt beschreven. Jenner presenteerde 23 gevallen en slechts één geval komt in de buurt van de beweerde preventie van pokken door iemand met de koepok te enten. De meeste gevallen die hij beschreef hadden betrekking op mensen die ergens in het verleden op een natuurlijke manier met koepokken waren besmet en die, wanneer zij in aanraking kwamen met mensen die pokken hadden, geen pokken kregen, of niet het volledige symptoombeeld van pokken lieten zien toen zij geënt werden met het pus van iemand die pokken had. Hij heeft vermoedelijk deze casuïstiek laten zien omdat hij geloofde dat hierdoor werd bewezen dat de proefpersonen immuun waren gemaakt doordat zij waren gevaccineerd met de koepok.

Natuurlijk werd hierdoor helemaal niets bewezen. Vele mensen kunnen aan pokken worden blootgesteld zonder dat zij de ziekte krijgen. Zonder dat er een controlegroep van mensen die niet eerder koepokken had gehad bij het onderzoek wordt betrokken is het niet mogelijk te ontdekken of de koepok nu wel of niet een verschil uitmaakt voor de kans om pokken te krijgen.

Sommige casuïstiek van Jenner had betrekking op mensen die eerder pokken hadden en geen koepokken kregen toen zij daaraan werden blootgesteld, of zij kregen slechts een lichte vorm daarvan. Hij legt niet uit wat dit zou moeten bewijzen, maar vermoedelijk denkt hij dat het erop wijst dat pokken immuniteit voor koepokken kunnen creëren. Het feit dat sommige mensen die ooit pokken hadden toch koepokken opliepen schijnt hem niet te hinderen. Een van de patiënten had op een natuurlijke manier drie keer koepokken gekregen zonder dat de ernst daarvan verminderd was. Jenner verklaarde dat men niet immuun kon worden voor koepokken door koepokken, maar wel dat het pokken kon voorkomen. In werkelijkheid voorkomt ook het doormaken van pokken niet dat je ze weer oploopt.[421,422,423] Een Zwitserse arts liet met statistieken zien dat iemand die ooit eerder pokken had opgelopen, bij een volgende epidemie 63% meer kans heeft hierdoor ziek te worden dan iemand die de ziekte nooit eerder had.[422]

Drie van de door Jenner beschreven gevallen waren ziek ten gevolge van paardenpokken, niet door koepokken. Bij twee van hen werd hun immuniteit getest doordat pus van een pokkenpuist op hun huid gekrast werd en zij werden er niet heel ziek van. Het derde geval werd 20 jaar na een paardenpokkenbesmetting aan pokken blootgesteld en kreeg toen ook pokken. Hieruit leidde Jenner af dat paardenpokken op de speen van een koe moet worden gecultiveerd voordat het in een mens een immuniteit voor pokken kan bewerkstelligen. Dat is nu niet bepaald een logische gevolgtrekking.

Al met al werden 16 van de 23 gevallen nergens mee gevaccineerd en 6 van de gevallen werden met niets op immuniteit getest. Sommige van deze 'gevallen' hadden betrekking op een groep mensen en het is moeilijk om aan de weet te komen welke persoon uit deze groep voor Jenner degene was die het bewijs moest leveren voor de juistheid van zijn theorie.

Casus nummer 17 betrof een jongen van acht jaar oud die James Phipps heette. Jenner entte hem met 'materiaal' dat was genomen van de hand van een melkmeisje dat koepokken had. James werd behoorlijk ziek, maar hij herstelde. Zes weken later entte Jenner hem met pokkenpus en hierop reageerde hij niet. In kinderboeken staat dat dit voor Jenner het bewijs was dat zijn vaccin werkte door het experiment dat hij had gedaan op een jongetje dat James Phipps heette. Er staat niet dat James niet aan echte pokken was blootgesteld. De vaccinindustrie heeft aan deze casus het 'bewijs' gekoppeld dat vaccinatie werkt. Één casus, waar de patiënt niet aan wilde pokken werd blootgesteld, zonder controlegroep, vormt de ruggengraat van de propagandamachine die er voor zorgt dat mensen opgroeien met een heilig geloof in vaccinaties.

Casus nummer 18 betreft een vijf jaar oud jongetje, John Baker genaamd, die door Jenner werd geënt met pus uit de hand van een met paardenpokken besmette man. Jenner verklaart dat de jongen op de inoculatie een reactie vertoonde, vervolgens beter werd en vervolgens werd geveld door een 'besmettelijke koorts....spoedig nadat het experiment werd gedaan'[434] Omdat Jenner geloofde dat paardenpokken pokken niet kon voorkomen tenzij deze eerst konden groeien op een koe, wilde hij bekijken of paardenpokken werkten wanneer zij op een mens groeiden. Maar, zo zei Jenner in *Inquiry*, hij kon deze uitdaging niet aangaan omdat 'de jongen voor inoculatie niet meer geschikt was'.[435] De reden dat deze jongen hiervoor niet meer geschikt werd verklaard, was omdat hij was overleden. Jenner vermeldt het feit dat de jongen was gestorven niet in zijn Inquiry, maar in een ander document geeft hij aan dat de jongen is overleden na een ernstige reactie op de vaccinatie.[436,437] De naam John Baker vindt je in kinderboeken niet terug. Op lange termijn zal John Baker de geschiedenis in gaan als de eerste persoon die door een vaccinatie is gedood.

Dus uit de 23 gevallen die werden verondersteld te bewijzen dat inoculatie met koepokken iemand immuun kon maken voor het wilde pokkenvirus, werd niemand met de koepok gevaccineerd en vervolgens aan wilde pokken blootgesteld, eentje werd met koepokken gevaccineerd en toen met pokkenpus geënt, een werd gevaccineerd met verzwakte paardenpokken en stierf voordat hij kon worden blootgesteld aan wilde pokken en er was geen sprake van enige controlegroep.

Ik schreef de auteurs van het artikel in het British Medical Journal twee keer en vroeg hen aan welke 13 van de 23 casuïstieken van Jenner zij refereerden toen zij stelden dat hij er inderdaad in slaagde pokken te voorkomen bij de 13 mensen die met levend besmettelijk materiaal uit blaasjes of krassen van met koepokken besmette mensen waren geënt. Ik kreeg geen antwoord. Dus stuurde ik een brief, voorzien van referenties, per post naar de redactie van de British Medical Journal. Hierin stond het volgende:

Geachte redactie,

Wolfe en Sharp's onnauwkeurige en neerbuigende 'geschiedenis' van de anti-vaccinatie beweging maakt gebruik van weglatingen en implicatie om zo de mythen rondom de pokkenvaccinatie in stand te houden. Zij vermelden een epidemie in Zweden die afnam nadat de vaccinatiegraad was verhoogd, maar zij vermelden geen enkele epidemie die uitbrak nadat er massaal werd gevaccineerd. Een van de epidemieën die nooit wordt genoemd door degenen die vaccinaties promoten is de epidemie die in Italië uitbrak in 1887-89 tegen een achtergrond van een vaccinatiegraad van 98,5%. Het aantal ziektegevallen en het sterftecijfer was hoger in diegenen die herhaald gevaccineerd werden dan in de enkelvoudig gevaccineerden en ook hoger bij degenen bij wie de vaccinatie was 'aangeslagen'. Wolfe en Sharp maken melding van uitgebreide protesten en opstanden tegen vaccinatie, een van 100.000 mensen in Leicester incluis. Maar zij suggereerden dat mensen tegen verplichte vaccinatie waren omdat dit hun burgerrechten ondermijnde. Honderdduizend ongeletterde en rechteloze mensen demonstreren niet door de straten van Leicester vanwege een intellectueel concept over mensenrechten. Ze protesteerden omdat vaccinatie hun baby's schaadde en soms zelfs doodde.

De auteurs verklaarden in hun artikel dat Edward Jenner zijn succes in het voorkomen van pokken demonstreerde door 13 mensen te enten met koepokken. Jenner presenteerde 23 gevallen in zijn *Inquiry*. Ik heb de auteurs twee keer gevraagd mij te vertellen aan welke 13 gevallen zij refereerden, maar ik krijg van hen geen antwoord. Ik beweer hierbij dat zij Jenner's *Inquiry* nooit hebben gelezen en dat zij, zoals in de rest van het artikel, slechts de populaire mythen herhalen waarmee het concept van vaccinatie wordt gepromoot. Wanneer zij de moeite zouden hebben genomen Jenner's *Inquiry* te lezen, hadden zij kunnen weten dat uit de 23 gevallen waarvan werd verondersteld dat zij bewezen dat inoculatie met koepokken iemand immuun kan maken voor het wilde pokkenvirus, niemand met koepokken werd geënt en daarna blootgesteld aan het wilde pokkenvirus, één persoon met koepokken was gevaccineerd en vervolgens aan pokkenpus werd blootgesteld en dat er geen enkele sprake was van een controlegroep.

Mensen die weten dat Jenner's methode belachelijk onwetenschappelijk was, stellen dat zijn methode er niet toe doet, daar de koepok- en vacciniavaccins effectief waren. Maar een grote hoeveelheid data, inclusief de data die door de WHO werden gepresenteerd, laten zien dat zij dat niet zijn. In 1899 verkondigde de president van de AMA dat artsen die niet in vaccinatie geloven 'gek' en 'misleid' zijn. Tegenwoordig hebben artsen die niet in vaccinaties geloven wel van ergere dingen last dan alleen beledigingen.

De British Medical Journal bevestigde de ontvangst van mijn brief (per post), maar, zoals te verwachten viel, werd deze niet gepubliceerd. Zij staan toe dat een minderheid in hun blad kan worden verguisd zonder dat zij recht op wederhoor hebben. Dit is typerend gedrag van de meeste media wanneer het om vaccinatie gaat. In het 'debat' over vaccinaties is het speelveld zo ongelijk dat er van een eerlijk debat geen sprake kan zijn.

Tijdens de pokkenepidemie in Italië van 1887-89 stierven er meer dan 47 duizend mensen aan pokken.[274] In die tijd was de vaccinatiegraad in Italië 98,5%. Een vaccinatiegraad van 95% wordt verondersteld 'kudde-immuniteit' op te leveren en men mag dan verwachten dat bij zowel gevaccineerden als ongevaccineerden besmetting met pokken wordt voorkomen. De Italiaanse epidemie is er een van velen die laat zien dat noch gevaccineerden, noch ongevaccineerden beschermd worden.

Op 8 mei 1980 verklaarde de World Health Organisation dat pokken niet meer op de planeet aanwezig is. Zij publiceerden een uit 1400 pagina's bestaand boek over de manier waarop zij dat voor elkaar hadden gekregen.[438] Dit boek verschaft details over het gaan en komen van pokkenepidemieën in sommige Europese landen, maar Italië wordt er helemaal niet in vermeld. Ik geloof dat men dit opzettelijk heeft verzuimd. Ondanks veel dergelijk verzuim onthult het zorgvuldig lezen van dit boek dat de afname van pokken samenvalt met de wereldwijde vaccinatiecampagne. In Zuid Amerika werd een heel land door de World Health Organisation ten gevolge van een administratieve fout vergeten, maar zij claimen nog steeds dat zij pokken in dat land hebben 'uitgeroeid'.

In het begin werd vastgesteld dat een vaccinatie levenslange immuniteit tot gevolg zou hebben. Toen gevaccineerde personen pokken kregen werd het geven van meer doses geïntroduceerd en noemde men dat 'revaccinatie'. Er ontstonden veel epidemieën die lieten zien dat revaccinatie ook niet hielp. De Italiaanse epidemie die eerder werd genoemd is er hier een van.

In zijn eerste artikel schreef Jenner:

'wat het Koepok-virus zo bijzonder maakt, is, dat de persoon die daarmee besmet wordt voor altijd beschermd is tegen een pokkeninfectie.'[439]

Maar tien jaar later, toen het duidelijk was dat vaccinatie pokken niet kon voorkomen, veranderde hij compleet van gedachte en stelde dat revaccinatie noodzakelijk was. Hij publiceerde een artikel waarin hij revaccinatie ondersteunde door onder andere gevallen te beschrijven van mensen die vaker dan een keer pokken hadden gekregen.[423] De auteurs van het 1400 pagina's tellende boek van de World Health Organisation schrijven dat Jenner zijn standpunt over de ene vaccinatie die genoeg is om levenslange immuniteit op te leveren, nooit heeft verlaten.[440] Zoals bij zoveel andere zaken hebben zij het ook hier bij het verkeerde eind.

Tijdens de epidemie in Italië van 1887-89 waren er onder de doden jonger dan twintig jaar ten gevolge van pokken precies evenveel mannen als vrouwen. Mannen werden opnieuw gevaccineerd op twintig jarige leeftijd vanwege militaire redenen, vrouwen niet. Echter, onder de personen ouder dan twintig jaar was het sterftecijfer ten gevolge van pokken bij mannen veel hoger dan bij vrouwen.[274] In de stad Vittoria op Sicilië bestond er officieel bewijs dat iedereen tijdens de zesmaandelijkse vaccinatiecampagnes was gevaccineerd. Toen voornoemde epidemie uitbrak was het aantal doden 2100.[274] Daar de totale populatie van het dorp slechts 2600 personen telde, betekende dit dat slechts 20% van de bevolking nog in leven was. Het is geen wonder dat dit voorbeeld en die van andere dorpen op Sicilië, Sardinië en Calabrië door niemand die probeert de vaccinatie-mythen te promoten wordt vermeld. Het spectaculaire falen van vaccins in intensief gevaccineerde gebieden als Japan en de Filipijnen zijn bij hen ook geen populaire items.

Toen revaccinatie werd geïntroduceerd, werd de tijdsduur van een door een vaccinatie verkregen immuniteit op zeven jaar gesteld. Vervolgens werd deze voortdurend naar beneden bijgesteld totdat twee jaar de officiële duur van de immuniteit werd. Wanneer mensen vlak na de vaccinatie pokken kregen, werd als reden genoemd dat 'de vaccinatie niet was aangeslagen'. Dus zo belandt men in de situatie dat vaccinatoren winnen, wat er ook gebeurt. Wanneer de gevaccineerde persoon geen pokken krijgt zeggen zij dat hij of zij door het vaccin werd beschermd. Wanneer die persoon meer dan twee jaar na de vaccinatie pokken krijgt zeggen ze dat hij of zij revaccinatie heeft nagelaten. Wanneer iemand pokken krijgt binnen twee jaar na vaccinatie zegt men dat dit komt omdat de vaccinatie niet 'is aangeslagen'.

Volgens de World Health Organisation zijn de pokken door de revaccinatie verslagen. Op pagina 273 van hun boek staat een tabel waarin het aantal doden in Duitsland en Oostenrijk van 1866 tot 1897 wordt vergeleken. In 1874 werd revaccinatie in Duitsland verplicht. In de tekst staat:

> De resultaten, wanneer deze wordt vergeleken met de situatie in Oostenrijk, waar de algemene omstandigheden gelijk zijn, maar waar geen revaccinatie was geïntroduceerd, waren dramatisch (tabel 6.4) en behoeven nauwelijks commentaar.[441]

Maar een blik op tabel 6.4 laat zien dat de resultaten wel degelijk commentaar behoeven. De cijfers laten zien dat er tussen 1874 en 1875 in Oostenrijk en Duitsland eenzelfde daling plaatsvond. En tussen 1873 en 1874 werd de daling in Oostenrijk twee keer zo groot als in Duitsland. En zij laten zien dat pokken in Duitsland toe- en afnam met dezelfde minachting voor revaccinatie als voor de vaccinatie. En zij laten zien dat er zowel in Oostenrijk als in Duitsland een algehele daling plaatsvond ondanks het feit dat Oostenrijk de 'verkeerde beslissing' had genomen niet te revaccineren. Hun eigen 'bewijs' laat zien dat zij onzin uitkramen.

Wanneer een terrorist het pokkenvirus uit een laboratorium zou laten ontsnappen, zouden een paar mensen pokken krijgen, maar het virus zou zich niet over de bevolking verspreiden omdat het de natuurlijke virulentie mist die het 200 jaar geleden had. De vaccinindustrie zou zoveel mogelijk mensen willen vaccineren als maar mogelijk was en zij zouden vervolgens verklaren dat het door hun acties kwam dat het virus zich niet had verspreid.

'LOUIS PASTEUR VERSLOEG HONDSDOLHEID (rabiës)'

Vaccin Mythe Nummer Tien: Louis Pasteur ontdekte ziektekiemen: kleine schepseltjes die mensen bespringen en ziekte veroorzaken. Hij voorkwam dat de Franse wijnindustrie en zijde-industrie geruïneerd werden en maakte melk veilig om te drinken door het uitvinden van pasteurisatie. Hij voerde openbare experimenten op schapen uit die aantoonden dat zij, wanneer zij gevaccineerd waren, geen anthrax konden krijgen. Hij vond een vaccin uit dat rabiës voorkwam en genas, waardoor hij de wereld redde van dolle honden.

Louis Pasteur was een pionier op het gebied van wetenschappelijk frauderen. Het is veelbetekenend dat hij de lieveling is van de vaccinindustrie. Het ware verhaal over Louis Pasteur's leven is veel interessanter dan het verhaal dat op school wordt verteld. Populaire mythologie verhaalt dat Pasteur de eerste persoon was die nadacht over de theorie van de ziektekiemen, deze theorie werd echter al bijna 300 jaar voordat Pasteur werd geboren beschreven. In 1546 schreef een zekere Fracastoro een verhandeling over besmettelijke ziekten waarin hij zei dat deze ziekten werden veroorzaakt door deeltjes die te klein waren om met het blote oog te zien. Hij zei dat deze deeltjes zich van mens naar mens bewegen doordat er contact is, of zij reizen mee op spullen die een besmet persoon heeft aangeraakt, of zij verplaatsen zich door de lucht. Hij zei ook dat deze deeltjes zich binnen het menselijk lichaam kunnen reproduceren.[442,443] Ziektekiemen werden voor het eerst door een microscoop gezien door Anthony van Leeuwenhoek in 1675.[444] Hij noemde ze 'kleine diertjes', maar hij bracht ze niet in verband met ziekte. De theorie dat ziektekiemen ziekte veroorzaakt leverde lang voordat Pasteur op het toneel verscheen verhitte discussies op en er zijn tegenwoordig nog steeds mensen die ontkennen dat infectieziekten door ziektekiemen worden veroorzaakt.

De reikwijdte van het bedrog van Louis Pasteur is zeer

verbazingwekkend. Hij pleegde plagiaat van het werk van andere wetenschappers en deed melding van door experimenten bewezen zekere 'feiten' terwijl die experimenten helemaal niet waren uitgevoerd. Hij loog met opzet over de dingen die hij had gedaan bij zijn experimenten met zowel het anthraxvaccin voor schapen als het rabiësvaccin voor de mens. Hij stak veel meer energie in het cultiveren van een favoriete positie bij de aristocratie dan bij het cultiveren van zaken in zijn laboratorium en zijn grootste aanstellerij was wel dat hij zich voordeed als een nederig mens. Hij zorgde er voor dat hij tijdens zijn leven al een beroemdheid werd en zijn heldenstatus, opgebouwd tijdens zijn leven, bestaat na meer dan een eeuw nog steeds. Niets van al deze adoratie is terecht. De door hem uitgevonden producten hebben miljoenen mensen beschadigd en het commerciële succes van zijn ondernemingen heeft wetenschappelijk onderzoek naar wegen om mensen gezond te maken belemmerd.

Louis Pasteur heeft 'de fundamenten voor zijn eigen legende gelegd,[445] zowel door zijn gedrag als wel door zijn geschriften'.[446] De mythen over hem worden nog steeds in stand gehouden door boeken, in cartoons, een Hollywood film, websites, schoolcurricula en door journalisten die denken dat zij aan historische feiten refereren wanneer zij in de media Louis Pasteur noemen. Al bijna een eeuw lang werd ieder kind in een Engels of Frans sprekend land geleerd dat Louis Pasteur de wereld heeft gered van de ziektekiemen. Tegenwoordig worden kinderen minder vaak aan deze mythen blootgesteld omdat curricula op scholen nu vol zitten met andere onderwerpen.

Al vanaf het begin werd het werk van Louis Pasteur luidruchtig bekritiseerd. Sommigen publiceerden artikelen of pamfletten waarin zijn werk onwetenschappelijk werd genoemd en dat door zijn vaccin mensen en dieren stierven, terwijl de ziekte niet werd voorkomen. In 1923 publiceerde Ethel Douglas Hume een lijvig boek waarin zij aantoonde dat Pasteur oneerlijk was en dat zijn vaccins schadelijk en niet effectief waren.[447] In 1937 en 1938 publiceerde Adrien Loir, neef van Pasteur, enkele essays over zijn beroemde oom, waarin nog meer van zijn bedrog openbaar werd gemaakt.[448]

Voor hij stierf droeg Louis Pasteur zijn familie op nooit iemand toestemming te verlenen zijn aantekeningen in te zien,[449,450] maar zijn kleinzoon gaf ze in 1964 cadeau aan een bibliotheek,[450,451] en in 1971 kregen enkele historici toestemming deze te bekijken.[449] Gerald Geison van de Princeton University bestudeerde ze en sprak in 1993 op een bijeenkomst van de American Association for Advancement of Science over de bedriegerijen die hij daar had ontdekt.[449,450] Later publiceerde hij een boek waarin zijn ontdekkingen werden beschreven.[448]

Een van de collega van Pasteur was een wetenschapper die Béchamp heette. Béchamp hield er enkele vreemde ideeën op na, maar hij ontdekte wel dat fermentatie door gisting wordt veroorzaakt en dat de ziekte waardoor de Franse zijderups dood ging door kleine parasieten werd veroorzaakt. Béchamp en Pasteur publiceerden beiden een heleboel artikelen en Ethel Douglas Hume nam de taak op zich deze artikelen door te lezen. Zij documenteerde hoe Béchamp zijn ontdekkingen deed en Pasteur keurde deze eerst af, maar heeft ze later gestolen.[447]

Pasteur geloofde in spontane generatie.[452] Volgens deze theorie kunnen kleine dingen spontaan uit het niets opduiken. Pasteur was het eens met de in die tijd heersende denkwijze. Men geloofde bijvoorbeeld dat maden zomaar uit rottend vlees gekropen kwamen. In de tijd van Pasteur was al door een Italiaanse wetenschapper aangetoond dat maden niet in vlees kunnen voorkomen tenzij er eerst vliegen op zijn geland die er eitjes in hebben gelegd, maar deze bevinding werd nog niet door het wetenschappelijk establishment erkend. Een van de experimenten van Pasteur was er op gericht de populaire theorie van de spontane generatie te 'bewijzen'. Hij loog dat hij erin geslaagd was om gist te maken door spontane generatie in een medium dat alleen uit suiker, een zout van ammoniak en niet nader gespecificeerde mineralen bestond, terwijl hij in werkelijkheid gist aan dit mengsel had toegevoegd.[453]

De misvatting dat Pasteur de Franse zijde industrie van de ondergang heeft gered zit verankerd in de medische mythologie. Dit is niet alleen te danken aan de persoonlijkheid van Pasteur, maar ook omdat de bureaucratie aan verlamming lijdt wanneer het er om gaat verkeerde ideeën te herstellen. In 1850 begonnen zijderupsen massaal te sterven. Zijdetelers werden wanhopig omdat de productie van 30 miljoen kilogram per jaar terugliep naar 8 miljoen kilogram. Nadat Pasteur zogenaamd de industrie had gered, liep de zijdeproductie terug naar twee miljoen kilogram per jaar.[454]

Béchamp onderzocht de zijderupsziekte en vond dat een parasiet vanuit de lucht de zijderupsen ziek maakte. Hij experimenteerde en vond uit dat de parasiet kon worden gedood door kreosootdampen, zonder dat de zijderupsen schade opliepen. Echter, Louis Pasteur was door de Minister van Gezondheid aangewezen om het probleem op te lossen, dus Béchamp werd door de bureaucraten genegeerd.

Niemand die iets begrijpt van de departementale bureaucratie zal zich afvragen waarom de landbouworganisaties hebben gewacht om de uitspraak van de officiële vertegenwoordigers te horen in plaats van de bevindingen van Béchamp te accepteren. Er moest een heleboel geduld worden betracht.[455]

211

Pasteur fladderde rond, zorgde er voor dat hij bij Keizerin Eugenie en Napoleon III in de smaak viel en deed van tijd tot tijd wat uitspraken over de zijderups. Hij zag ook kans tijd te vinden om Béchamp over zijn uitspraak dat de ziekte door een parasiet werd veroorzaakt aan te vallen.

Op 18 juni 1866 stuurde Béchamp een rapport naar de Academy of Science over een methode om de zijderups te redden door hen in de buurt van kreosoot te kweken, zodat de kreosootdampen de parasieten kunnen doden.[456] Men trok zich niets aan van zijn advies en de zijde-industrie leed meer en meer schade ten gevolge van de ravage die door de ziekte werd veroorzaakt. Sommige ondernemers haalden hun voordeel uit de uitspraak van Pasteur dat gezonde eitjes van gezonde motten ziektevrij zouden zijn en verkochten deze eitjes tegen hoge prijzen. De boeren die deze eitjes kochten zagen dat de rupsen ziek werden en door de parasieten stierven. Na een jaar te hebben gewacht op enige wijze woorden van de beroemdheid Dr. Pasteur, werd de wetenschappelijke wereld getrakteerd op het volgende:

> Ik neig er sterk naar te geloven dat er niet echt een ziekte van de zijderups bestaat. Ik kan mijn mening over de ziekte van de zijderups niet beter duidelijk maken dan door deze te vergelijken met de effecten van pulmonaire tuberculosis. Mijn bevindingen tijdens dit jaar hebben mij gesterkt in de overtuiging dat deze kleine organismen noch microscopisch kleine diertjes zijn, noch planten die zich door sporen voortplanten. Het schijnt mij toe dat het voornamelijk cellulair weefsel is van alle organen dat wordt omgezet in bloedlichaampjes of dat bloedlichaampjes produceert.[457]

Toen Pasteur zich eindelijk realiseerde dat Béchamp het betreffende de zijderups bij het rechte eind had, geneerde hij zich niet om publiek te verklaren dat hij degene was die de ontdekking van Béchamp had gedaan. Voor de zijde-industrie kwam dit echter allemaal te laat. De Academy of Science en enkele bestuursambtenaren kenden de waarheid over het gebeurde, maar de mythologische versie van het verhaal blijft als een historisch feit overeind.

De populaire mythologie zegt dat Pasteur de waarde van vaccinatie bewees door schapen te vaccineren tegen een ziekte die Anthrax heet.[458] Voor dit experiment werden vijftig schapen gebruikt en tegen de tijd dat het publiek te resultaten te weten kreeg, lag de helft van de schapen dood of waren bezig dood te gaan. Het vaccin bleek 100% effectief volgens Pasteur, maar het produceerde dit resultaat niet voor de boeren die het kochten om hun kudde te beschermen tegen anthrax. Gerald

Geison ontdekte toen hij Pasteur's persoonlijke aantekeningen doorlas, dat hij tegen de autoriteiten en het publiek had gelogen over de manier waarop hij het door hem gebruikte vaccin had gemaakt.[449,450,459] Geison doet de suggestie dat Pasteur deze leugen had verteld om er persoonlijk voordeel mee te behalen.[459] De ontstaansgeschiedenis van het vaccin doet veronderstellen dat er sprake is van een dieper probleem dan de manier waarop het werd gefabriceerd.

In maart 1882 testte een commissie die door de Italiaanse autoriteiten was samengesteld of het Anthraxvaccin van Pasteur wel of niet werkzaam was, dit vaccin in de Universiteit van Turijn. De helft van een kudde schapen werd met het vaccin geïnjecteerd en later werden alle schapen op de proef gesteld door hen te injecteren met bloed van een schaap dat de dag er voor aan anthrax was dood gegaan. Elk gevaccineerd en ongevaccineerd schaap stierf.[460] Er werden over en weer boze brieven geschreven door de professoren uit Turijn en Pasteur. Op 10 juni 1883 publiceerden de professoren uit Turijn een document waarin tot in detail de manier werd beschreven waarop Pasteur zichzelf in zijn correspondentie met hen had tegengesproken. Dit document benadrukt de onwetendheid van Pasteur met betrekking tot anthrax en bloedvergiftiging en het werd twee maanden later in de Franse taal uitgegeven. Maar het publiek dat Pasteur verheerlijkte ging hier gewoon mee door.

In Odessa, Rusland, werd een fabriek om vaccins te maken geopend. Zij probeerden het anthraxvaccin van Pasteur uit op een boerderij in de buurt van Kachowka door 4565 schapen hiermee te vaccineren en 81% van de schapen stierf door de vaccinatie.[461] Het eindigde ermee dat Pasteur financiële compensatie gaf aan enkele boeren wiens vee door het vaccin was gedood,[462] wat meer is dan gezegd kan worden van de Britse, Amerikaanse en Australische regeringen. Zij zullen geen financiële compensatie betalen aan de families van de soldaten die door het anthraxvaccin zijn gedood, noch aan de soldaten wiens levens zijn geruïneerd ten gevolge van de door het vaccin veroorzaakte gezondheidsproblemen. Vanwege de natuur van de anthraxbacterie, zal welk anthraxvaccin, op welke manier het dan ook wordt gemaakt, altijd het meest dodelijke vaccin zijn. Deze vaccins doden en veroorzaken de meest ernstige invaliditeit bij de meest fitte en de meest gezonde van onze jonge mannen. Het is niet waarschijnlijk dat een anthraxvaccin dat in staat is iemand in het geval van biologische oorlogsvoering te beschermen, ooit zal worden ontwikkeld.[463]

Een in Hongarije samengestelde commissie deed de aanbeveling Pasteur's anthraxvaccin te verbieden[462] en in 1881 verklaarde de Hongaarse regering:

De meest ernstige ziekten als longontsteking, catarrale koorts

213

etc. hebben uitsluitend toegeslagen bij de dieren die aan een injectie zijn blootgesteld. Hieruit volgt dat de inoculatie van Pasteur de neiging veroorzaakt om de werking van bepaalde latente ziekten te versnellen en de sterfte ten gevolge van andere ernstige aandoeningen te bespoedigen.[464]

Ditzelfde fenomeen wordt door Sir Graham Wilson 85 jaar later 'provocatie ziekte' genoemd in zijn boek *The Hazards of Immunization*.[351] De ziekte is niet een directe reactie op het vaccin, maar een gevolg van het feit dat het immuunsysteem door het vaccin is gecompromitteerd. Het fenomeen is goed gedocumenteerd wanneer het om polio gaat,[352,356,357] maar wordt in het algemeen niet door het medisch establishment onderkend. Een uitzondering daarop is een onderzoek van 3801 Zweedse kinderen die het DPT-vaccin kregen.[465] Drie van de kinderen stierf tegen gevolge van een bacteriële infectie in de week nadat zij waren gevaccineerd en de onderzoekers geloofden dat hun dood ten gevolge van provocatie was veroorzaakt. Zonder echt uitgebreid onderzoek te doen is het echter onmogelijk aan de weet te komen hoe vaak een vaccinatie gevolgen heeft waartussen oppervlakkig geen relatie lijkt te bestaan.

Het verhaal van Joseph Meister doet nog steeds op veel scholen de ronde. De jongen was gebeten door een hondsdolle hond en zijn moeder bracht hem naar Pasteur omdat zij had gehoord dat hij rabiës kon behandelen. Joseph werd gedurende 11 dagen iedere dag geïnjecteerd met het spul dat in het laboratorium van Pasteur was gemaakt en hij kreeg geen rabiës. Er wordt schoolkinderen verteld dat het vaccin dat Pasteur tegen rabiës had ontwikkeld effectief was en dat sindsdien duizenden mensen door dit vaccin van rabiës zijn gered.

Schoolkinderen wordt niet geleerd dat homeopaten over de hele wereld al 52 jaar met succes gevallen van hondsdolheid bij mensen genezen voordat Pasteur zijn vaccin tegen hondsdolheid produceerde.[419] Aan hondsdolheid overlijden is een langdurige en pijnlijke geschiedenis. Het slachtoffer ondervindt ernstige pijnen en vreselijke mentale angsten. De farmaceutische industrie voorkomt dat mensen toegang hebben tot de homeopathische geneeskunde, simpelweg omdat dit slecht is voor de door hen te behalen winsten.

Pasteur beweerde dat hij, voordat hij Joseph Meister met zijn vaccin had geïnjecteerd, het vaccin al op een groot aantal honden dat door hondsdolle dieren was gebeten had uitgetest. Maar Gerald Geison las in Pasteur's aantekeningen dat hij slechts op een paar honden een test had uitgevoerd en bovendien niet op dezelfde manier als bij Joseph Meister.[449,466] Pasteur gaf het vaccin aan 26 door hondsdolle dieren gebeten honden er daarvan zijn er tien gestorven.[467] Er waren ook zeven honden die Pasteur als controlegroep had gebruikt. Deze honden kregen geen behandeling nadat zij door een hondsdol dier waren gebeten en vier daarvan kregen nooit rabiës.[468] Dit betekent dat van de honden die werden gevaccineerd 62% in leven bleef, terwijl van de onbehandelde honden 57% in leven bleef.[469] Dit geeft een duidelijke indicatie naar de werking van het vaccin in de echte wereld. Geison vond ook dat sommige honden niet met dezelfde stof werden geïnjecteerd als Joseph Meister.[470] Sommigen werden geïnjecteerd met konijnenhersenen, sommige met caviahersenen en de rest met ruggenmerg van konijnen. Dat laatste werd geïnjecteerd in Joseph Meister. Toen hij het ruggenmerg van konijnen gebruikte voor de honden, gebruikte hij om te injecteren eerst de gedroogde vorm, later ging hij over tot het gebruik van ruggenmerg dat verser was. Maar bij Joseph gebruikte hij eerst de meer verse vorm en ging later over op de meer droge vorm. Deze smerige details zijn voor het grote geheel niet belangrijk, omdat het rabiësvaccin een walgelijk vaccin is. De details zijn echter wel belangrijk omdat daardoor zichtbaar wordt hoe Louis Pasteur gelogen heeft over zijn daden. De vaccinindustrie is op leugens gebaseerd en men gaat gewoon maar door met liegen.

Drie maanden later behandelde Pasteur een herdersjongen die door een hondsdolle hond was gebeten en ook deze jongen overleefde het. Het vaccin werd enthousiast onthaalt door het overgrote deel van het medisch establishment en het publiek. Eerst werd het gemaakt door weefsel uit de hersenen van een hondsdolle hond te halen en 'direct te inoculeren op de oppervlakte van de hersenen van een gezonde hond door een gaatje te boren in zijn schedel.[471] Later werd het gemaakt door hersenweefsel van een hond in een aap te stoppen en vervolgens via een serie apen.[472] Nog later werd het gemaakt door ruggenmerg van een hondsdolle hond in te brengen in de hersenen van een konijn door een gat in de schedel te boren en daarna van konijn op konijn via gaten in hun schedels.[473] Bij die laatste methode nam hij ruggenmerg van ieder konijn dat dood was gegaan, sneed dat in stukjes van enkele centimeters lang, liet het ongeveer twee weken in een fles zitten, maakte er een bouillon van en injecteerde dit vervolgens in honden.[474] Volgens Ethel Douglas Hume bevatte deze bouillon ook materiaal dat uit koeien afkomstig was.[475] De World Health Organisation definieerde het vaccin van Pasteur als volgt:

...een suspensie van geïnfecteerd materiaal uit het centrale zenuwstelsel van een dier.[476]

Het commentaar van Lionel Dole is:

De manier waarop Pasteur konijnen 'hondsdol' maakte

215

door een gat in hun schedels te boren en vuiligheid in hun hersenen in te brengen was geen wetenschap maar gewoon brutale kwakzalverij.[477]

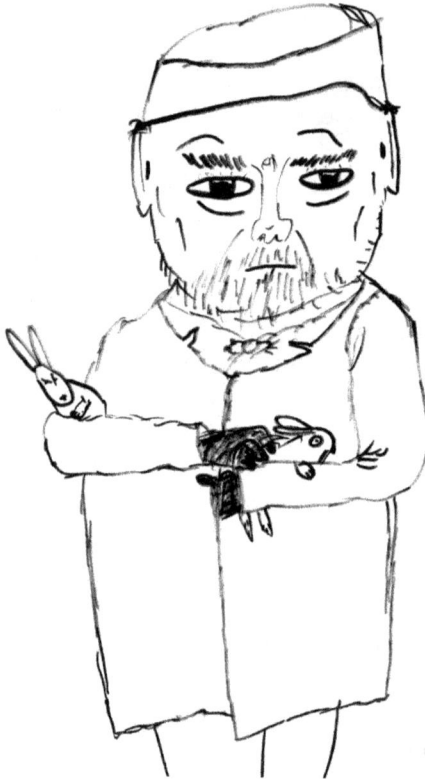

Pasteur hield zoveel van konijnen dat hij gaten in hun schedels boorde en hersenweefsel van hondsdolle honden in hun hersenen inbracht.

Een van de collega's van Pasteur bedacht dat het een nuttig tijdverdrijf zou zijn wanneer het speeksel van gezonde mensen en het speeksel van mensen die ten gevolge van rabiës waren overleden in konijnen zou worden geïnjecteerd. De uitkomst hiervan was dat beide soorten speeksel voor de konijnen even schadelijk waren.[478]

Er zijn talrijke rapporten geschreven over het falen van het rabiësvaccin evenals over de dodelijke gevolgen er van. In 1890 publiceerde een arts een lijst met namen van mensen die overleden nadat zij waren gevaccineerd met het rabiësvaccin van Pasteur, terwijl de honden waardoor zij werden gebeten gezond bleven.[283] De National Anti-Vivisection Society verzamelde de namen van 1220 mensen die ten gevolge van het vaccin

waren overleden tussen 1885 en 1901.[479] Net als al die andere mensen die
door de vaccinindustrie zijn vermoord tellen deze mensen in het oog van
de 'wetenschap' niet mee. Ze worden weggezet als 'anekdotisch bewijs'.
Aangetrouwde neef van Louis Pasteur, Dr. Michael Peter, sprak zich uit
over de sterfgevallen die na de behandeling optraden en stelde vragen over
de geheimzinnigheden in het onderzoek van Pasteur. Toen hij hierover
probeerde te spreken bij de Academy of Medicine maakte men sissende
geluiden en werd hij uitgejouwd.[480]

Het vervaardigen van vaccins werd een bloeiende commerciële
onderneming toen er in vele landen Pasteur Instituten werden geopend. Op
de International Rabies Conferentie die in 1927 in Parijs werd gehouden,
rapporteerde de Directeur van het Pasteur Instituut in Marokko dat enkele
andere Pasteur Instituten gevallen van falen van het rabiësvaccin verborgen
hielden.[316]

Het vaccin faalde niet alleen in het bij veel mensen voorkomen van
rabiës, het veroorzaakte ook rabiës in mensen die er mee gevaccineerd
waren. Een postbode, Pierre Rascol, en nog een andere man werden
door een hond aangevallen. De kleding van de postbode was voldoende
te voorkomen dat zijn huid werd doorboord, maar de andere man was
flink gebeten. De Directie van de Posterijen stond er op dat Rascol een
serie rabiësvaccinaties kreeg, de ander man werd niet behandeld. Een
maand nadat was gestart met de serie injecties ontwikkelde de postbode
symptomen van rabiës en hij stierf twee dagen later. De andere man bleef
gezond.[283]

Eleanor McBean vertelt het tragische en ironische verhaal over wat een
jong Engels meisje in de nogal nuchtere Victoriaanse tijd overkwam. Zij
ging 'baden' met haar vrienden en kwam thuis met een beet. Haar ouders
lieten haar meteen een Pasteur-behandeling ondergaan, ze werd daarna
ziek en overleed. Toen zij van de begrafenis terugkwamen vertelden haar
vrienden aan haar ouders dat zij niet door een hond was gebeten, maar
door haar vriendje.[481]

In oktober 1920 was Koning Alexander van Griekenland bezig zijn
auto te wassen toen zijn hond en de twee apen van zijn tuinman ruzie
kregen. Toen hij probeerde tussenbeide te komen werd hij door een van
de apen in zijn been gebeten. Het is niet waarschijnlijk dat de aap met
rabiës was besmet, maar de huid was ergens mee geïnfecteerd en wilde
niet goed helen. Penicilline zou hem hebben kunnen redden, maar die was
nog niet uitgevonden. Als onderdeel van de behandeling kreeg de koning
een serie rabiësvaccinaties. Hij kreeg delirieuze aanvallen toen hij steeds
zieker werd[314] en hij stierf vier weken nadat hij was gebeten. We weten niet
of hij is gestorven ten gevolge van de apenbeet of van de injecties, maar je
kunt je voorstellen wat een ophef er van gemaakt zou zijn wanneer hij was

genezen. Overal ter wereld zou schoolkinderen worden geleerd dat Louis Pasteur het leven van de koning van Griekenland had gered.

Tegen 1982 gaf men toe dat het vaccin van Louis Pasteur niet werkt. Een veelvoud van nieuwe rabiësvaccins zijn in plaats daarvan verkrijgbaar. Zij worden gemaakt met weefsel van geaborteerde baby's,[482,483,484,485] hersenweefsel van geiten,[486] nieren van hamsters,[487] bevruchte eieren,[488] en de nieren van honden.[489]

'VACCINS ZIJN WETENSCHAPPELIJK GETEST OP VEILIGHEID EN EFFECTIVITEIT'

Vaccin Mythe Nummer Elf: Voordat een vaccin een licentie krijgt om op de markt te worden gebracht, is het getest op veiligheid en effectiviteit. Het vaccin wordt eerst op dieren getest en wanneer het heeft bewezen daar veilig en effectief te zijn, wordt het eerst op een kleine groep mensen getest en vervolgens op een groep die groter is. Wanneer het vaccin niet beschermt tegen de ziekte waartegen het verondersteld wordt te beschermen, wordt het afgekeurd. De exacte dosering die immuniteit moet verschaffen wordt bepaald overeenkomstig het gewicht van de persoon. Wanneer het vaccin gedurende de onderzoeksperiode ongewenste werkingen veroorzaakt, wordt het niet vrijgegeven voor massavaccinatie. Als het vaccin, wanneer het voor de bevolking wordt gebruikt ondanks al deze voorzorgsmaatregelen toch ernstige bijwerkingen veroorzaakt, wordt het direct uit de handel gehaald.

Sinds het vroegste begin van de vaccingeschiedenis werd het uittesten van vaccins overgelaten aan degenen die het vaccin hebben gemaakt en het verkochten, terwijl dit zou moeten worden gedaan door mensen die financieel onafhankelijk zijn van de fabrikant. De manier waarop de vaccinindustrie voorgeeft vaccins te onderzoeken, is sinds de dagen van Jenner en Pasteur verfijnder geworden, maar niet wetenschappelijk beter. Vaccins die een licentie hebben, veroorzaken een groot aantal ernstige bijwerkingen en zijn vaak niet in staat de ziekte waartegen zij moeten beschermen te voorkomen wanneer deze in een bepaalde omgeving virulent wordt. Dit toont aan dat zij niet deugdelijk zijn uitgetest voordat zij werden vrijgegeven.

De meeste vaccinfabrikanten weten dat een vaccin geen commercieel succes wordt wanneer er te vaak ernstige bijwerkingen worden gesignaleerd die lastig in de doofpot zijn te stoppen. Dus niet elk vaccin dat wordt uitgevonden wordt op de markt gebracht. Het Herpes-vaccin werd in de 40-er jaren in Melbourne op weeskinderen uitgetest en werd veel te schadelijk bevonden om voor massavaccinatie te worden vrijgegeven. De 'weeskinderen' waren meestal kinderen die op een hardhandige manier bij hun arme ouders werden weggehaald en in tehuizen gestopt. Het vaccin tegen Roodvonk was er ook zo een dat in Melbourne werd uitgetest en nooit werd goedgekeurd. Het Britse Ministerie van Gezondheid bezit ongepubliceerde gegevens over het roodvonkvaccin dat collaps en overlijden ten gevolge had doordat cardiovasculaire systeem ging falen.[490]

Er zijn ook vaccins geweest die voor massavaccinatie beschikbaar kwamen en vervolgens uit de handel werden gehaald. Robert Koch vond een product uit dat tuberculine heette en dat bedoeld was als vaccin en ook als een behandeling tegen TB.[491] Het is me opgevallen dat voorstanders van vaccins niet graag zeggen dat dit product ooit als vaccin moest dienen, zij vermelden alleen dat het nutteloos en dodelijk was bij de behandeling van TB. Het was ook dodelijk als vaccin. Wanneer tuberculine homeopathisch wordt gepotentieerd, kan het TB genezen.

Quadrigen was nog een zeer giftig vaccin dat werd geïntroduceerd voor massa-vaccinatie. Het werd uit de handel genomen omdat het te gevaarlijk was en men dat gevaar niet onder het tapijt kon schuiven. Het was gemaakt van het DKT vaccin (difterie, kinkhoest en tetanus) gecombineerd met het poliovaccin en het werd in de USA tussen 1959 en 1968[492] voor drie miljoen baby's gebruikt. Het DKT vaccin was op zichzelf al zeer giftig en doodde en verminkte talloze baby's, maar toen het werd gecombineerd met het poliovaccin werd het nog veel gevaarlijker. Voordat Quadrigen een licentie kreeg was het getest op een klein aantal verarmde en op een klein aantal geïnstitutionaliseerde baby's. Een baby was overleden tijdens deze testperiode en een professor in de kindergeneeskunde had bevestigd dat dit sterfgeval door het vaccin was veroorzaakt.[493] Ernstige bijwerking waren zeer gewoon tijdens deze testperiode, maar dat weerhield de fabrikant er niet van op de bijsluiter te vermelden dat reacties mild zijn en niet ernstiger dan bij de DKT.[494] DKT vaccin gecombineerd met het poliovaccin werd ook in Australië gebruikt tussen 1960 en 1963. Het was uitgetest op 56 'weeskinderen', waarvan er een spoedig na de vaccinatie stierf aan menigitis.[495]

Quadrigen wordt niet meer gebruikt. Nu combineert men polio met vijf of zes andere vaccins en veroorzaakt het niet meer zulke ernstige bijwerkingen dat het niet mogelijk is deze te verbergen. De reden dat het vaccin uit de jaren 1960 zo gevaarlijk was, was dat het poliovirus de celwand van de cellulaire kinkhoest bacterie opvrat. Het poliovirus doet dit niet wanneer het wordt gecombineerd met het genetisch gemanipuleerde kinkhoestvaccin.

Het DPT (DKT) vaccin is uit de welvarende landen teruggetrokken en vervangen door het veel minder giftige DTaP vaccin, maar het DPT vaccin is niet vervangen in arme landen. Tijdens de decennia dat het DPT in welvarende landen werd gebruikt, produceerde de vaccinindustrie veel nep onderzoeken die er op waren gericht het hoge aantal ernstige bijwerkingen te verdoezelen. Er werd ook geprobeerd de carrières van artsen die waarschuwden dat het vaccin gevaarlijk en niet effectief was, te beschadigen. De Emeritus Professor Gordon Stewart MB, BSC, FRCP, FRCPath, FFPHM, FRSS, DTM&H heeft tijdens zijn loopbaan veel tijd besteed aan pogingen de Britse regering te laten stoppen met het gebruik van het DPT vaccin. Hij voorzag de desbetreffende autoriteiten met stapels bewijs dat het vaccin gevaarlijk was en dat het niet de oorzaak was van de natuurlijke afname van de virulentie van kinkhoest, maar de Britse autoriteiten waren niet van plan toe te geven dat zij met de introductie van dit vaccin een vreselijke fout hadden gemaakt. De Duitse en Zweedse regeringen waren niet zo koppig. Zij luisterden naar hun artsen en het gebruik van het DPT vaccin werd gestopt. De incidentie van kinkhoest, dat al voordat het vaccin werd geïntroduceerd lager werd, daalde in Duitsland en Zweden nadat het vaccin werd teruggetrokken, nog verder.

Het DPT vaccin werd in de jaren 1920 ontwikkeld en in verschillende landen gebruikt voordat het werd massaal werd ingezet. Gedurende die periode werd door een aantal artsen gemeld dat het vaccin convulsies, collaps en dood veroorzaakte.[496] Met de massale vaccinatie met DPT werd in de US begonnen zonde dat er enig onderzoek was gedaan. In Groot-Brittannië werden door The British Medical Council drie klinische studies uitgevoerd om te bekijken of het vaccin doeltreffend was in het verminderen van de incidentie van kinkhoest,[497] maar deze onderzoeken hadden niet tot doel nadelige bijwerkingen te beoordelen. De baby's in deze onderzoeken waren zes tot 18 maanden oud.[497] Kinderen met een contra-indicatie voor vaccinatie werden uitgesloten bij deze Britse onderzoeken, hierdoor werd het aantal ernstige bijwerkingen in deze onderzoeken lager dan in werkelijkheid. Toch kwam het aantal gevallen van convulsies in deze onderzoeken op meer dan één per duizend.[497] De ongevraagde meldingen van artsen over het feit dat het vaccin sterfgevallen veroorzaakte werden gewoon genegeerd. Vanuit het gezichtspunt van effectiviteit werd gevonden dat gedurende de drie jaar na de vaccinatie, bij gevaccineerde kinderen minder kinkhoest voorkwam dan bij ongevaccineerde kinderen.[497]

De massale vaccinatie van baby's in de USA was al op gang gekomen voordat de resultaten van de Britse onderzoeken waren afgerond. Zelfs al waren de Britse onderzoeken niet gericht op de veiligheid van het vaccin, toch gebruikten de medische autoriteiten in de USA deze onvolledige Britse studies als 'bewijs' dat het vaccin veilig is voor baby's die pas zes weken oud zijn.[498] Men vertelde de Amerikaanse bevolking niet dat de baby's uit de Britse studie zes tot 18 maanden oud waren en dat er geen onderzoek was gedaan naar zes weken oude baby's. Er werd niet voorgesteld de dosering in de USA te verlagen, zelfs al hadden de baby's die werden gevaccineerd een veel lager lichaamsgewicht.[499] In tegenstelling tot zes maanden oude baby's, maken zes weken oude baby's maar een paar antilichamen aan, dus werd in de USA een tweede dosis van het vaccin geïntroduceerd om dit gebrek aan antilichamen op zo'n jonge leeftijd te compenseren. In sommige landen worden nu vier of vijf doses gegeven.

Een frauduleus onderzoek dat in 1981 werd gepubliceerd,[500] is vaak gebruikt om te claimen dat het DPT vaccin veilig was. In 1986 maakten Barbara Lou Fisher en Harris Coulter het feit openbaar dat het onderzoek op slinkse wijze zo was ontworpen dat het vastleggen van de meeste symptomen die na vaccinatie optreden werd voorkomen. En bovendien de gepubliceerde versie ook nog een verkeerde voorstelling van zaken gaf van de verzamelde ruwe data.[501]

De partijen DPT vaccins die worden gebruikt in arme landen worden nog steeds op veiligheid en effectiviteit onderzocht met behulp van de absurd onwetenschappelijke 'Mouse Toxicity Test' die in 1953 werd geïntroduceerd.[502] Om iedere partij op effectiviteit te testen worden de muizen gevaccineerd en krijgen dan drie weken later een dosis van de bacterie die in mensen kinkhoest veroorzaakt in hun hersenen ingespoten. Wanneer meer dan een zeker aantal muizen dit overleeft, wordt aangenomen dat dit betekent dat het vaccin kinkhoest bij mensen zal voorkomen.[503] Om de partij op veiligheid te testen wordt het vaccin in de buik van jonge muizen geïnjecteerd en wanneer de muizen in gewicht blijven toenemen wordt aangenomen dat het vaccin geen hersenschade zal veroorzaken in een menselijke baby.[503] Het muizenras dat wordt gebruikt bepaalt of 4% of 43% overlijdt ten gevolge van dezelfde partij van het vaccin.[504]

Deze manier van testen van het vaccin werkt duidelijk niet omdat het DPT vaccin echt de dood kan veroorzaken evenals zowel ernstige als minder ernstige hersenschade bij menselijke baby's. De onderzoekers vragen de muizen niet of ze hoofdpijn hebben na de vaccinatie en zij testen de muizen ook niet op dyslexie wanneer zij voor het eerst naar school gaan. Dat de muizen doorgaan met groeien betekent niet dat zij geen neurologische schade hebben opgelopen. Menselijke baby's die door het vaccin neurologisch zijn beschadigd groeien ook door. Zij groeien op tot volwassen formaat, maar hun hersens blijven beschadigd. Wanneer het motorische deel van hun hersenen beschadigd is, worden ze groter, maar kunnen ze niet voor zichzelf zorgen. Wanneer het intellectuele deel is beschadigd, groeien hun lichamen door, maar hun verstand niet. Ik spreek ouders van kinderen die 30 of 40 jaar oud zijn en die de geestesgesteldheid en het gedrag van een peuter vertonen. De vaccinindustrie en de regeringsinstellingen die gezamenlijk het vaccineren promoten zijn niet geïnteresseerd in de problemen die samenhangen met het zorgen voor volwassen formaat peuters. Wanneer zij de Mouse Toxicity Test uitvoeren, zorgen sommige laboratoria er goed voor dat zij een muizenras fokken dat een lage gevoeligheid heeft voor de toxische effecten van vaccins,[505] maar wanneer het gaat om de massale vaccinatie van mensen, is de industrie niet zo voorzichtig dat zij kwetsbare kinderen uitsluiten.

Bij de nieuwe genetisch gemanipuleerde vaccins worden de partijen getest door antigenen en het niveau van toxinen te tellen.[502] Deze nieuwe methode raakt nog steeds de vraag niet of de stof die gemaakt is gevaarlijk is voor mensen. Dit wordt verondersteld te worden gemeten door onderzoek nadat het vaccin op de markt is gebracht.[502] Post marketing controle wordt niet uitgevoerd, wanneer dat niet wordt gedaan kan de juistheid van zo'n partijkeuring niet worden beoordeeld.

In 1974 schreef een Ierse arts het volgende:

> Naast voortdurend schreeuwen en collaps die vermoedelijk meer van centrale dan van perifere oorsprong zijn, volgt op de kinkhoestvaccinatie soms ernstige hersenschade Het begin van deze encefalopathieën openbaart zich gewoonlijk binnen 24 uur na de vaccinatie en de helft daarvan binnen zes uur; ongeveer een derde van de patiënten overlijdt, een derde schijnt te herstellen en een derde heeft restklachten en vaak ernstige hersenschade opgelopen. Ik wist van twee van zulke gevallen toen ik in Belfast werkte en ik schat dat het aantal op ongeveer 1:10.000 gevaccineerde kinderen komt. Er komen weinig meldingen uit de rest van het Verenigd Koninkrijk. Wanneer het aantal dat ik heb berekend voor Belfast, de Midlands en Portsmouth in de jaren 1960 (Dick1971) ook gelden voor de rest van het land, kunnen er per jaar 80 van zulke gevallen zijn. Er bestaat een aanzienlijke onderreportage door artsen betreffende alle reacties die op een vaccinatie volgen.[506]

Het artikel waaruit dit citaat is genomen werd onmiddellijk gevolgd door een geraffineerde ontkenning van een arts die in dienst was van een bedrijf dat vaccins maakt. Het is niet onethisch wanneer een arts in dienst is van een vaccinfabrikant, maar deze specifieke arts gedroeg zich onethisch omdat hij documenten produceerde en publiceerde die waren ontworpen om te voorkomen dat vaccinbeschadigde kinderen compensatie zouden krijgen. Ook de incidentie van ernstige neurologische effecten van het DPT vaccin werden door hem in een officieel antwoord aan het Departement van Gezondheid in Ierland verkeerd weergegeven.[507]

Deze individuele pogingen om zijn werkgever tegen de aansprakelijkheid voor de schade die het DPT vaccin had aangericht te beschermen ontstond nadat die werkgever per gerechtelijk bevel al hun documentatie betreffende het DPT vaccin moest overleggen aan de moeder van een kind dat ernstig was beschadigd door dat vaccin. Het leven van dit kind werd, net zoals bij al die andere slachtoffers van de DPT, verpest. Maar de manier waarop de moeder 20 jaar lang bleef doorgaan met het bevechten van het systeem was zo ongewoon dat de BBC over dit verhaal een documentaire maakte.[508] Dat kind was Kenneth Best en zijn moeder, Margaret Best, leefde in Ierland van een klein inkomen. Ze kreeg geen enkele hulp van de staat bij de zorg voor haar vaccinbeschadigd kind. Hij is incontinent en zijn intellect is afwezig. Gewoonlijk neemt de zorg voor een kind dat een hersenbeschadiging heeft opgelopen alle tijd en middelen dat een gezin heeft in beslag, maar Margaret vond op de een of andere manier de energie om de reus te bevechten. Ze nam extreme maatregelen om compensatie te kunnen krijgen, maar extreme hindernissen vereisen extreme maatregelen. Een van de dingen die zij deed was het met een groep vrienden organiseren van een sit-in voor een regeringskantoor om op die manier de medische gegevens van haar zoon te pakken te krijgen. Medische gegevens zijn eigendom van de patiënt, dus men had die aan haar moeten geven zodra zij daarom vroeg, maar zij moest tot een dergelijk extreme actie overgaan om te krijgen waar zij recht op had. Na 15 jaar op deze manier te strijden kwam er een gerechtelijke uitspraak waarin stond dat de geneesmiddelenfabrikant die het vaccin had gemaakt, Wellcome, moest toestaan dat zij inzage had in alle documenten die betrekking hadden op de DPT. Natuurlijk voelen farmaceutische bedrijven er niets voor het publiek inzage te geven in hun interne papierwerk en zij slaagden er in gedurende drie jaar het gerechtelijk bevel te negeren.

Uiteindelijk verscheepte Wellcome een kamer vol dossiers naar hun kantoor in Dublin, waarschijnlijk met de gedachte dat zij door de hoeveelheid leesvoer ontmoedigd zou worden. Margaret en vijf van haar vrienden namen twee weken de tijd om elke bladzijde te fotokopiëren en vervolgens lazen zij en een vriend in de volgende achttien maanden deze fotokopieën door. Zij ontdekten onder meer dat Wellcome artsen betaalt om frauduleuze artikelen over de veiligheid van DPT voor medische vakbladen te schrijven en dat Wellcome partijen van het vaccin die niet door de Mouse Toxicity Test zijn gekomen toch vrijgeeft. Wellcome had ook een Britse arts betaald om zo te proberen een Duitse arts die een deel van het bewijs had geleverd dat ervoor had gezorgd dat de Duitse regering was gestopt met de vaccinatie tegen kinkhoest, in diskrediet te brengen.[509]

Na twintig jaar kreeg Kenneth Best eindelijk een grote som geld als compensatie voor de schade die het vaccin hem had toegebracht. Wanneer ik spreek met ouders van een vaccinbeschadigd kind merk ik dat zij zich het meest zorgen maken over wat er met hun kind gaat gebeuren wanneer zij er niet meer zijn. Nu was er geld om zorgverleners te betalen wanneer Margaret sterft. Zij heeft wat geld besteed aan elektrische hekken zodat Kenneth niet zomaar weg kan lopen en een ongeluk kan krijgen. De journalist die aanzette tot het belasteren van Dr. Andrew Wakefield, de arts die de suggestie deed van een mogelijke verband tussen het BMR vaccin en autisme, heeft deze elektrische hekken gebruikt als een onderdeel van zijn pogingen Margaret Best in een kwaad daglicht te stellen. Deze journalist heeft ook artikelen geschreven waarin hij probeert Professor Gordon Stewart af te schilderen als iemand met weinig verstand. Farmaceutische bedrijven weten dat de publieke opinie veel belangrijker is dan de wetenschap wanneer het er om gaat hun producten aan de man te brengen en de mainstream media zijn hun vehikel om de publieke opinie te beïnvloeden. De artikelen over het DPT vaccin die Gordon Stewart in medische vakbladen heeft gepubliceerd en de brieven die hij schreef aan de medische autoriteiten in een poging hen te laten stoppen met het beschadigen van Britse kinderen zijn een testament voor zijn torenhoge intellect. Het is echter niet zijn intellect, maar zijn moed en zijn volharding die hem onderscheiden van al die ruggengraatloze artsen. In het tegenwoordige klimaat van onderdrukking wordt het artsen als Gordon Stewart niet toegestaan data te publiceren in belangrijke medische vakbladen en zij die in dienst zijn van departementen van gezondheid worden grof behandeld wanneer zij de waarheid spreken over vaccinaties.

Tijdens een van de lezingen die ik in de jaren '90 gaf aan wijkverpleegkundigen, blaften de verpleegkundigen mij af met de mededeling dat bij een belangrijke rechtszaak 'onomstotelijk was bewezen' dat het DPT vaccin nooit hersenschade had veroorzaakt. Zij refereerden aan de zaak van Loveday versus Crown die vòòr de zaak van Kenneth Best had plaatsgevonden en waarin de rechter had beslist dat de klager niet voldoende bewijs had aangeleverd dat het DPT vaccin inderdaad hersenschade veroorzaakt.[510,511] Dit is niet hetzelfde als bewijzen dat het vaccin géén hersenschade veroorzaakt, doch de vaccinbureaucraten hadden deze zaak wereldwijd gepresenteerd alsof er onomstotelijk was bewezen dat DPT inderdaad geen hersenschade veroorzaakt. Ik vertelde deze wijkverpleegkundigen over de enorme inspanningen van Margaret Best en haar grote overwinning en over de corruptie die zij had blootgelegd. Ik liet hen foto's van de familie zien. En toch blijven enkele van deze wijkverpleegkundigen ouders vertellen dat bij een belangrijke rechtszaak onomstotelijk was bewezen dat het DPT vaccin nooit hersenschade veroorzaakt.

Sinds de jaren 1950 zijn de manieren om vaccins op veiligheid te testen niet verbeterd. Wanneer een nieuw vaccin op de markt moet worden gezet, helpen onderzoeken die gunstige resultaten laten zien daar aan mee. Consumentenorganisaties proberen het verplicht te maken dat ook onderzoeken met ongunstige resultaten worden gepubliceerd.

Het belangrijkste doel van het publiceren van onderzoek naar vaccins is aan te tonen dat het vaccin werkt, maar de auteurs weten tegenwoordig dat zij ongewenste bijwerkingen moeten vermelden zodat het lijkt alsof ze verantwoordelijk te werk gaan. Een onderzoek naar een nieuw vaccin tegen longontsteking dat werd gedaan in een arm deel van Afrika[512] is een voorbeeld van de typische manier waarop data betreffende ongewenste bijwerkingen worden verzameld. De onderzoekers zeggen: 'Wij begonnen met een gerandomiseerd, placebo gecontroleerd, dubbelblind onderzoek in het oosten van Gambia'. Dat klinkt indrukwekkend, maar wanneer men een nauwkeurige blik werpt op de methode die werd gebruikt om die data te verkrijgen, wordt het duidelijk dat er sprake is van bedrog en dat de auteurs geen enkel recht hebben te verklaren het vaccin geen ernstige bijwerkingen kan veroorzaken.

Er zijn drie redenen waarom dit onderzoek niet wetenschappelijk is: het vaccin en de placebo werd tegelijkertijd met zes andere vaccins gegeven, de substantie die als placebo werd gebruikt was niet inert en de manier waarop de betreffende data werden verzameld was lachwekkend.

De helft van de 16340 kinderen kregen zowel het nieuwe vaccin als zes andere vaccins, terwijl de andere helft van de kinderen zowel de placebo als zes andere vaccins kregen. Houd daarbij in gedachten dat de zes andere vaccins ook niet op een deugdelijke manier op veiligheid waren getest. De meeste placebogecontroleerde onderzoeken vertellen niet welke stoffen er in die placebo zitten,[513] dit onderzoek geeft daar een beetje informatie over terwijl er niet precies gezegd wordt wat de placebo is. De lezer wordt verteld dat het 'gelyofiliseerd poeder' is. Zulke poeders zijn gemaakt van gevriesdroogd biologisch materiaal als bloed, menselijk of dierlijk weefsel en soms worden metalen, medicijnen of kleurstoffen toegevoegd. Het vriesdrogen maakt het biologisch materiaal niet inert.[514] Er is nooit onderzoek gedaan om te kunnen waarborgen dat placebo's inert zijn,[515] en er bestaan geen regels voor de inhoudsstoffen van een placebo.[515,516] Het is absurd een stof die niet inert is als placebo te gebruiken, maar de vaccinindustrie komt er mee weg sinds niet gecontroleerde onderzoeken zijn vervangen door placebogecontroleerde onderzoeken.

Gelyofiliseerd poeder kan verschillende kleuren hebben, dus er zijn verschillende ingrediënten nodig om het er op een bepaalde manier uit te laten zien. De schrijvers van het artikel zeggen dat het vaccin en de placebo 'er hetzelfde uitzagen', maar zij zeggen er niet bij welke ingrediënten aan de placebo werden toegevoegd om het dezelfde kleur en consistentie te geven als het vaccin. Het wordt van groot belang beschouwd dat de mensen die de injecties toedienen en degenen die ze krijgen niet weten of de placebo of het vaccin wordt gebruikt. Het wordt echter niet belangrijk gevonden zich ervan te verzekeren dat de placebo niet giftig en inert is.

De auteurs van dit onderzoek definieerden een overlijden of ziekenhuisopname als een negatieve werking wanneer de gebeurtenis plaatsvond binnen zeven dagen na de injectie. Onder een negatieve werking valt alles dat ongewenst is na een vaccinatie, maar is niet automatisch een reactie op de vaccinatie. De dienstdoende arts in het ziekenhuis waar een kind naar werd verwezen had moeten beoordelen of de symptomen met de vaccinatie te maken hadden. De artsen die de taak hadden deze subjectieve beslissing te nemen wisten niet welke kinderen het nieuwe vaccin plus zes vaccins hadden gekregen en welke de placebo plus zes vaccins. Zodat zij niet konden worden beïnvloed door vooringenomenheid ten gunste van het nieuwe vaccin.

Zij zagen dezelfde aantallen reacties in de beide groepen kinderen. De auteurs van dit onderzoek stellen vast dat dit betekent dat het nieuwe vaccin geen reacties veroorzaakt. In werkelijkheid betekent dit niets van dien aard. Kinderen die ernstige reacties lieten zien hebben mogelijk gereageerd op elk van de zeven vaccins, of op de placebo die niet inert was. Het gegeven dat hetzelfde aantal reacties in beide groepen werd gezien ondersteunt op geen enkele manier de conclusie dat het nieuwe vaccin geen reacties veroorzaakt.

De limiet van zeven dagen betekent dat reacties die langzaam op gang komen waardoor ouders gedurende die week niet werden gedwongen tot een bezoek aan het ziekenhuis, werden gemist. Ouders gaan niet meteen met hun kind naar het ziekenhuis wanneer er een subtiele gedragsverandering plaatsvindt, of wanneer zij wat vaker vallen dan normaal of wanneer zij stoppen met het maken van oogcontact.

De vaccinindustrie vindt dit soort onderzoeken bevredigend, maar de dubieuze methode boezemt ouders die onderzoeken willen zien die de gezondheid van gevaccineerde kinderen op de lange termijn vergelijkt met ongevaccineerde kinderen, geen vertrouwen in. Wanneer de vaccinindustrie echt wil beoordelen wat de consequenties van vaccinaties op lange termijn zijn, dan zouden zij vergelijkende onderzoeken kunnen uitvoeren zonder een fortuin te hoeven uitgeven en zonder dat zij vaccins moeten ontzeggen aan kinderen wiens ouders deze vaccins daadwerkelijk willen.

DE HANDELWIJZE VAN DE MEDISCHE AUTORITEITEN IN GROOT-BRITTANNIË, DE VERENIGDE STATEN EN AUSTRALIË

In de Verenigde Staten bevindt zich het hart van de vaccinindustrie, zelfs al zijn er onafhankelijke fabrieken in andere landen. Zoals de beurs wereldwijd reageert op gebeurtenissen in Wall Street, zo reageert de vaccinindustrie als referentiepunt op de Verenigde Staten. Er zijn vele landen die het gebruik van een medicijn of vaccin toestaan simpelweg omdat de American Food and Drug Administration (FDA) daar toestemming voor heeft gegeven, maar in dit vertrouwen op de FDA vergissen zij zich toch. De FDA werd in 1906 opgericht toen Teddy Roosevelt president van Amerika was, maar in die tijd had het erg weinig macht. In 1937 overleden 73 mensen na gebruik van een medicijn dat als een 'elixer' werd aangeduid, zelfs al bevatte het diethyleen glycol. Dit zette Franklin D. Rooselvelt, die toen president van Amerika was, aan om de wet aan te scherpen. In 1938 passeerde de *Federal Food, Drug and Cosmetics Act*. Deze wet moet er voor zorgen dat fabrikanten geen voedsel, medicijnen, of cosmetica verkopen die toxisch of onhygiënisch zijn. De FDA wordt verondersteld deze wet te handhaven, maar zij verlenen toestemming aan gevaarlijke medicijnen en vaccins omdat zij het grootste deel van hun fondsen danken aan de farmaceutische industrie. De manier waarop het systeem moet werken is dat de fabrikant van een nieuw product ruwe data betreffende veiligheid en effectiviteit van hun product verzamelt door middel van een aantal onderzoeken. De fabrikant stelt dan een rapport samen dat op deze data verondersteld wordt te berusten en vervolgens betaalt de fabrikant de FDA om het rapport te lezen. Wanneer de mensen van de FDA van het rapport onder de indruk zijn geven zij toestemming het betreffende product aan het publiek te verkopen. De FDA kijkt niet naar de ruwe data om te bekijken of het rapport een eerlijke representatie is van de verzamelde informatie. In feite heeft de FDA zelfs geen wettelijk recht de ruwe data van een bedrijf te dagvaarden.[517]

De meeste mensen die bewust op hun gezondheid letten weten wel dat de farmaceutische industrie corrupt is, maar slechts weinigen realiseren zich de ware omvang van die corruptie. Wanneer medicijnen worden uitgetest houden onderzoekers willens en wetens informatie over schadelijke effecten die zij waarnemen achter. Zij gaan hierbij zelfs zo ver dat zij handtekeningen vervalsen van mensen die aan hun proeven meededen en aan de gevolgen stierven en ook worden gestorven dieren door gezonde dieren vervangen.[518]

De FDA wordt verondersteld het publiek te beschermen, maar de geschiedenis laat zien dat zij er meer op gericht is geldelijke belangen te beschermen en dat zij zelf meedoet aan de corruptie. Bijvoorbeeld: toen er tussen 1 november 1990 en 30 september 1992 182 sterfgevallen waren gemeld ten gevolge van het HIB-vaccin, begon men met het in diskrediet brengen van deze rapportages in plaats van te onderzoeken of het vaccin nu wel of niet veilig was. De FDA krijgt weliswaar financiële steun van de regering van de Verenigde Staten, maar het grootste deel van hun inkomen wordt verkregen door de betalingen voor hun diensten door de farmaceutische industrie.

In 1979 nam de FDA bewust de beslissing het publiek te vertellen dat een serie sterfgevallen dat plaatsvond vlak na het toedienen van het kinkhoestvaccin hiermee geen relatie had, zelfs al lieten hun data zien dat dit wel zo was. De vaccinfabrikant was zelfs nog veel geniepiger en zorgde er voor dat de flesjes met vaccin die hetzelfde batchnummer hadden geografisch over verschillende gebieden werden verspreid zodat sterfgevallen, mochten deze plaatsvinden, ook verspreid zouden worden en men zeer giftige partijen niet zou ontdekken.

Het CDC is een onderdeel van de FDA en op 29 augustus 2016 stuurde een groep CDC werknemers een open brief aan het hoofd van de CDC waarin werd gewezen op de verschillende fraudegevallen, doofpotaffaires en financiële belangenverstrengelingen binnen het CDC waardoor men het werk, namelijk het dienen van het publiek belang, niet goed kon uitvoeren. De film 'Vaxxed: from Cover-Up to Catastrophe' onthult hoe het CDC fraudeert om hun eigen bewijs dat het BMR-vaccin autisme veroorzaakt wanneer men het voor de leeftijd van drie jaar aan kinderen geeft, onder het tapijt te vegen.

In 2000 werd er door een door het Congres samengestelde commissie onderzoek gedaan naar het feit dat er personen die over het vaccinatiebeleid van de US gaan, op de loonlijst staan van medicijnfabrikanten die vaccins maken. De commissie constateerde dat,

> Ambtenaren van de Amerikaanse overheid er niet in slagen de regelgeving inzake belangenverstrengeling af te dwingen en staan toe dat deskundigen die banden hebben met de industrie zitting hebben in goedkeuringspanels voor vaccins.[519]

Tijdens de hoorzitting wees een congreslid, wiens kleinkind ten gevolge van vaccinaties autistisch was geworden, er op dat er 700.000 artsen in de USA wonen, zodat het toch mogelijk moet zijn er vijftien te vinden die geen financiële banden met de farmaceutische bedrijven hebben.[520] Het fenomeen van financiële belangenverstrengeling tussen beleidsmakers in de politiek en de vaccinfabrikanten komt echter niet alleen in de USA voor.

Toen het mazelenvaccin in het Britse vaccinatieschema werd opgenomen, waren er twee instituten die ervoor moesten zorg dragen dat dit vaccin geen ernstige bijwerkingen zou veroorzaken. Ik startte een correspondentie met beide instituten in 1989 en vroeg hen hoe het vaccin op veiligheid was getest. Ik kreeg ontwijkende antwoorden. Hun onvermogen mij van de gevraagde informatie te voorzien deed mij realiseren dat zij het vaccin niet op veiligheid hadden getest voordat het in het schema werd opgenomen.

Toen er in 2012 gevallen van mazelen in Groot-Brittannië optraden voerde de overheid hun vendetta tegen dr. Andrew Wakefield op en de hersenloze lakeien in de media stonden hem niet toe zichzelf tegen de valse aantijgingen te verdedigen. Dus plaatste hij een video online en dit is wat hij zei over het testen van het BMR-vaccin:

> Mijn bezorgdheid over de veiligheid van het vaccin was zo groot dat ik elke veiligheidsstudie opnieuw bekeek, elke studie die voordat het BMR-vaccin een licentie kreeg was gedaan en ook andere mazelenbevattende vaccins voor- en nadat zij aan kinderen werden gegeven. En ik was geschokt door de kwaliteit van deze wetenschappelijke onderzoeken. Zij waren echt totaal onder de maat en dat is sindsdien door andere gezaghebbende bronnen telkens weer herhaald.

In Australië heet de commissie die tot taak heeft het publiek te beschermen tegen onveilige stoffen de Therapeutic Goods Administratioen (TGA) en deze commissie werkt vanuit een gebouw in Canberra, dat de zetel is van de Australische regering. Wanneer mensen die voor de TGA werken een brief schrijven, gebruiken zij papier met het briefhoofd dat het Australische wapenschild bevat. De emu en de kangeroe staan trots naast het schild waarop insignes van de zes Australische staten zijn afgebeeld. Dit briefhoofd wekt de indruk dat de TGA een overheidsinstelling is. De TGA krijgt echter absoluut geen financiële ondersteuning van de overheid. Het volledige budget van de TGA wordt verkregen van de bedrijven die een licentie willen verkrijgen voor hun product. Deze regeling heeft een grote invloed op de houding die de TGA aanneemt ten opzichte van hun klanten en de producten waarvoor die klanten een licentie willen krijgen. De TGA heeft een verantwoordelijkheid tegenover zijn klanten en niet tegenover de consument en de TGA heeft een reden om bang te zijn voor de farmaceutische industrie.[521] Op deze manier en met dit systeem is het geen wonder dat de TGA vaccins goedkeurt waardoor baby's overlijden en verminkt worden.

Australië heeft een Wet op de Vrijheid van Informatie, hetgeen betekent dat de Australische bevolking in staat gesteld moet worden om informatie te verkrijgen over de manier waarop vaccins op veiligheid worden getest. Toen men het cellulaire kinkhoestvaccin in Australië door het a-cellulaire kinkhoestvaccin wilde vervangen, maakte een Australische vaccinfabrikant hun eigen merk van dit nieuwe vaccin. In 2001 diende ik onder de Wet op de Vrijheid van Informatie een verzoek in om de kopie van de documentatie die het bedrijf aan de TGA had verstuurd om hun vaccin in het Australian Register of Therapeutic Goods te krijgen. Het duurde een heel jaar voordat zij volgens deze wet handelden en mij de documenten deden toekomen.

Sommige delen van de tekst waren gemaakt evenals alle referentienummers in de tekst. Dat laatste maakte mij achterdochtig omdat het er op leek dat zij niet wilden dat ik kon controleren of hun referenties betrouwbaar waren. Eerder was ik promotiemateriaal en artikelen in medische bladen tegengekomen die referenties gaven die niet overeenkwamen met de verklaringen die daar bij hoorden en ik veronderstel dat dit komt omdat auteurs weten dat het niet waarschijnlijk is dat lezers de moeite nemen om een en ander na te gaan. De TGA wist echter dat het zeer waarschijnlijk was dat ik dat wel zou doen en dus werd het mij op deze manier onmogelijk gemaakt de betrouwbaarheid van de referenties te checken.

Niets wat ik las in de documenten die mij waren toegezonden zou mij hebben overtuigd van de veiligheid en effectiviteit van het vaccin wanneer ik degene was geweest die dat besluit had moeten nemen. Er stond alleen maar onzin in, zonder degelijke informatie. Aan het eind werden vijf pagina's met referenties getoond en een van die referenties was een onderzoek betreffende een kinkhoestvaccin dat in 1981 werd gepubliceerd en dat in 1986 als frauduleus was ontmaskerd.[501] Omdat ik met dit frauduleuze onderzoek bekend ben kon ik zien dat er in de tekst geen uitleg stond over wat dit onderzoek zou moeten bewijzen in relatie tot dit nieuwe kinkhoestvaccin. Hierdoor werd mijn achterdocht over de reden waarom men alle referentienummers had gemaakt alleen maar groter. Men wilde niet dat ik de referenties zou bekijken en zien dat deze in geen relatie stonden tot hetgeen er werd gemeld.

De autoriteiten die door de regeringen in Groot-Brittannië, de USA en Australië zijn aangesteld om kinderen te beschermen tegen onveilige vaccins doen niet hun werk. In plaats daarvan beschermen zij de winsten van de farmaceutische industrie.

DE CLAIMS VAN DE NEDERLANDSE OVERHEIDSINSTELLINGEN

Het Rijksinstituut voor Volksgezondheid en Milieu wil dat iedere Nederlander het Nederlandse vaccinatieschema naleeft. In een poging dit doel te bereiken werden er folders gemaakt die zo zijn ontworpen dat lezers geloven dat vaccins veilig, effectief en nodig zijn. In de belangrijkste folder die door het Rijksinstituut voor Volksgezondheid en Milieu is uitgegeven staat: 'Voordat een vaccin mag worden gebruikt, is het uitgebreid getest. Dat gebeurt net als bij andere medicijnen. Alleen als duidelijk is dat een vaccin werkt en veilig is, mag het aan kinderen gegeven worden. Ook tijdens het gebruik wordt de veiligheid van vaccins in de gaten gehouden. Dat gebeurt niet alleen in Nederland, maar over de hele wereld.' De waarheid is dat vaccins helemaal niet wetenschappelijk zijn getest, laat staan dat dit uitgebreid is gedaan. Het feit dat vaccins zoveel schade veroorzaken is een van de aanwijzingen dat zij, voordat er een licentie werd afgegeven, niet deugdelijk zijn getest. Zoals ik heb laten zien in Vaccin Mythe Nummer Twaalf, wordt er niet op vaccinatieschade gecontroleerd nadat een vaccin in het vaccinatieschema van een land is opgenomen.

'Heftige bijwerkingen zijn heel zeldzaam. Maak je je zorgen, omdat je kind heel erg ziek is of na enkele dagen nog hangerig of koortsig blijft? Neem dan contact op met de huisarts'. Men zou daaraan moeten toevoegen: 'en jouw arts zal je vertellen dat de symptomen niet door het vaccin zijn veroorzaakt, de timing is gewoon toeval'. Ernstige bijwerkingen zijn niet zeldzaam, maar zij worden door de medische wereld zelden erkend.

De folder probeert lezers te ontmoedigen om ook maar enige negatieve informatie die over vaccinatie op het internet verschijnt te geloven. De voorstanders van vaccinatie hebben een hekel aan het feit dat ouders wiens kind is beschadigd door of overleden aan een vaccinatie hun verhaal op het internet zetten. 'Helaas is er ook veel foute informatie te vinden op het internet. Daarom kun je voor vragen over vaccinaties en ziekten altijd terecht bij de arts of verpleegkundige van je consultatiebureau, het Centrum voor Jeugd en Gezin of de GGD in je regio'. Artsen en verpleegkundigen weten zelfs niet eens welke inhoudsstoffen er in vaccins zitten, laat staan dat zij weten wat die inhoudsstoffen aanrichten wanneer zij eenmaal in het menselijk lichaam terecht zijn gekomen.

Het Rijksinstituut voor Volksgezondheid en Milieu wil dat jij je schuldig voelt over toebrengen van schade aan anderen wanneer je hun interventie niet accepteert, dus zegt men 'Ook kan je kind anderen niet besmetten wanneer je jouw kind laat vaccineren.'

'Toch is vaccineren belangrijk, want als we stoppen met vaccineren komen de ziekten terug'. Dit klopt voor sommige ziekten als mazelen en waterpokken die heel veel minder vaak voorkomen ten gevolge van vaccinatie. Maar het klopt niet als het gaat om ziekten als difterie en kinkhoest die om andere redenen dan het vaccineren zijn afgenomen.

Jammer genoeg adviseert de folder om paracetamol te geven wanneer het kind ziek is geworden of pijn heeft na de vaccinatie, wat een erg slecht advies is. Het is wel goed dat de folder de aandacht vestigt op een website waar ouders reacties op vaccinatie kunnen melden. Echter, sommige mensen hebben geprobeerd een melding door te geven, maar hebben dat opgegeven omdat ze het te moeilijk vonden. De meeste ouders weten niet dat zij ook zelf een reactie kunnen melden bij Lareb wanneer een arts of verpleegkundige dit niet wil doen. Maar wanneer een ouder weet dat zij de schade bij Lareb kunnen melden, moeten zij de merknaam van het vaccin gebruiken om het verslag in te dienen. Soms wil de arts of verpleegkundige de naam van het gebruikte vaccin niet geven. Het is mogelijk om bij Lareb per telefoon een rapport in te dienen, maar het kan gebeuren dat degene die de telefoon opneemt zich agressief gedraagt, zodat de ouder er later niet zeker van is dat het rapport ook inderdaad is opgenomen.

Artsen en verpleegkundigen worden verondersteld reacties van hun patiënten op vaccinaties aan Lareb te melden, maar net zoals in de rest van de wereld zijn ze niet echt geneigd dat ook te doen. Soms, wanneer een ouder de arts of verpleegkundige die het vaccin heeft toegediend vertelt dat hun kind door die vaccinatie is beschadigd, is de reactie van de arts of verpleegkundige een aanval op het karakter van de ouder en die ouder voelt zich gekwetst en geeft het maar op.

Het indienen van een rapportage word nog bemoeilijkt door het feit dat de ouders, terwijl zij proberen hun recht te halen met het rapporteren van een vaccinreactie, ook de stress het hoofd moeten bieden die de zorg voor een door vaccinatie beschadigd kind met zich meeneemt.

Wanneer er met succes een rapport bij Lareb is ingediend, vermeldt Lareb het rapport niet als gebeurd bij één kind. In plaats daarvan brengt Lareb een scheiding aan in de verschillende symptomen die het kind laat zien en vermeldt deze afzonderlijk in categorieën van pathologische symptomen. Dat is kenmerkend voor de wijze waarop de farmaceutische geneeskunde niet kijkt naar de hele mens. Dus wanneer een kind reageert met hoofdbonken, sociale vermijding, het verlies van oogcontact, geelzucht, inwendige bloeding, blauw wordt en gezwollen gewrichten krijgt, wordt dat opgetekend als zeven verschillende meldingen. Dit is slim want het betekent dat niemand kan weten hoeveel kinderen in Nederland door vaccins zijn beschadigd. En bovendien is er de gebruikelijke disclaimer waarin staat dat de symptomen die worden vermeld mogelijk niet aan het vaccin zijn te relateren.

Het Rijksinstituut voor Volksgezondheid en Milieu heeft ook een folder gemaakt die bestemd is voor mensen die op religieuze gronden niet vaccineren. De inhoud is er vooral op gericht om mensen uit groeperingen van de Nederlands Hervormde Kerk ervan te overtuigen dat hun geloofsovertuiging om niet te vaccineren ongeldig is, maar de Nederlandse Vereniging Kritisch Prikken (NVKP) en antroposofen worden er wel in vermeld. De folder maakt geen melding van Hindoes en Boeddhisten die hun kinderen mogelijk niet willen injecteren met koe, aap en andere dieren, nog wordt er melding gemaakt van Moslims en kosher Joden die hun kinderen mogelijk niet willen injecteren met varkens. De folder is gericht op Christenen en zegt in feite dat Christenen hun kinderen moeten injecteren met geaborteerde baby's, terwijl zij niet vermelden dat sommige vaccins weefsel van geaborteerde baby's bevatten.

Iets dat mij in deze folder opviel is dat een interviewer een pastor vroeg: 'Wat vindt u er van dat de bezwaren tegen vaccinatie een exclusief Nederlands verschijnsel zijn?' Bezwaren tegen vaccinatie zijn echter een wereldwijd verschijnsel. De vaccinatiegraad in Nederland is hoger dan in andere landen, dus ik vraag me af of de interviewer probeerde niet-vaccinerende Nederlandse mensen te laten voelen dat zij met de rest van de wereld uit de pas lopen.

Een van de websites van het Rijksinstituut voor Volksgezondheid en Milieu vertelt leugens over Dr. Andrew Wakefield. Dr. Andrew Wakefield is de arts die aandacht vroeg voor de mogelijkheid dat het BMR-vacin autisme en darmziekten kan veroorzaken. Het Rijksinstituut voor Volksgezondheid en Milieu wil je doen geloven dat Dr. Wakefield een misdadiger is omdat ze niet willen dat je aandacht schenkt aan zijn waarschuwing over het gebrek aan onderzoek naar de veiligheid van het BMR-vaccin. Degenen die voor het Rijksinstituut voor Volksgezondheid en Milieu schrijven geven niets om de waarheid, ze willen alleen maar dat je hun vaccinatieschema naleeft.

De waarheid omtrent Andrew Wakefield is nu gemakkelijk te vinden. Er is een uitspraak van het Hooggerechtshof over de beschuldigingen die tegenover hem zijn geuit en er zijn veel andere documenten die bewijzen dat hij niet oneerlijk heeft gehandeld, maar het Rijksinstituut voor Volksgezondheid en Milieu verkiest het de leugens die in elkaar zijn gezet om hem te belasteren vol te houden. Dit zeggen zij op hun website: 'Sommige onderzoeken zijn zelfs ontmaskerd als frauduleus zoals het onderzoek van Andrew Wakefield eind jaren negentig. Zijn onderzoek leidde zelfs tot paniek bij jonge ouders omdat hij concludeerde dat het vaccin tegen bof, mazelen en rode hond tot autisme kon leiden. Na analyse door andere wetenschappers bleken de onderzoeksresultaten vervalst en bleek er sprake van belangenverstrengeling. Het tijdschrift heeft het artikel over het onderzoek teruggetrokken en Wakefield heeft zijn artsentitel moeten inleveren.'

Dit zijn flagrante leugens. Dit is een opsomming van wat er in werkelijkheid gebeurde. Het is een behoorlijk lange opsomming want het is een gecompliceerd verhaal. Het verhaal is belangrijk, niet alleen omdat het laat zien wat Andrew Wakefield niet deed, maar omdat het ook laat zien hoe diep de corruptie verankerd zit in de vaccinindustrie, de medische wereld en de mediabedrijven die in vaccins hebben geïnvesteerd.

In 1995 maakte dr. Andrew Wakefield deel uit van een team gastro-enterologen, werkzaam in het Royal Free Hospital in Londen. In september van dat jaar voegde Professor John Walker Smith zich bij dat team. De professor had ethische goedkeuring gekregen in het ziekenhuis waar hij eerder had gewerkt om voor onderzoeksdoeleinden extra biopten bij patiënten af te nemen. Toen hij in het Royal Free Hospital ging werken, kreeg hij toestemming van hun ethische commissie om hiermee door te gaan.

Honderden kinderen die autisme en ernstige darmklachten hadden ontwikkeld na het BMR-vaccin, werden door huisartsen, psychiaters of kinderartsen doorverwezen naar de gastro-enterologen. Dit zette de gastro-enterologen ertoe aan toestemming te vragen om te onderzoeken of er een verband bestond tussen het BMR-vaccin, darmziekten en desintergratieve stoornis. In 1996 verkregen zij ethische goedkeuring voor een onderzoek met als titel 'Een nieuw pediatrisch syndroom: enteritis en desintegratieve stoornis na mazelen/rubella-vaccinatie'. De hypothese die in het kader van de studie moest worden getest was: 'bij genetisch vatbare kinderen wordt mazelenvaccinatie geassocieerd met persisterende enteritis (en mogelijk CNS [Centraal Zenuwstelsel]) enteritis en malabsorptie van vitamine B12'. Het feit dat deze twee ethische goedkeuringen werden verleend is belangrijk, omdat een van de leugens die de mainstream media blijft herhalen is dat zij geen ethische goedkeuring voor hun onderzoek hadden.

Terwijl zij gegevens verzamelden over de kinderen autisme hadden ontwikkeld, bleven zij hun normale salaris ontvangen en werden zij niet extra betaald. De behandeling van de kinderen werd betaald door de National Health Service (NHS), zoals de behandeling van elke zieke

236

in Groot-Brittannië. Deze twee feiten zijn ook belangrijk omdat een andere leugen die de media blijven verspreiden is, dat de ouders de artsen hebben betaald om de toestand van hun kinderen te onderzoeken, omdat zij bewijsmateriaal wilden vinden om te gebruiken in een rechtszaak. De behandeling van de kinderen zou precies dezelfde zijn geweest als zij niet aan de goedgekeurde studie hadden deelgenomen. Hoewel de studie in dit stadium was goedgekeurd, is zij nooit doorgegaan, zoals u zult zien.

In 1996 schreef professor Walker-Smith aan een andere arts: '...mijn afdeling is enigszins overweldigd door de respons van ouders die menen dat hun kinderen autistische en gastro-intestinale symptomen hebben ontwikkeld na de BMR. Ik had er persoonlijk geen idee van dat er in het hele land zulke grote aantallen patiënten waren waarbij door de ouders dit verband werd gelegd...'.

Naar aanleiding van wat de ouders de artsen vertelden, las Dr. Wakefield alle bestaande studies over de veiligheid van het BMR-vaccin door en hij was geschokt toen hij ontdekte dat er geen studies waren die bewezen dat het BMR-vaccin veilig was. Hij besloot een rapport te schrijven en te publiceren over de symptomen van de eerste 12 kinderen die het team had onderzocht. Tien waren naar het ziekenhuis verwezen door huisartsen en twee door kinderartsen. 'Zo'n rapport wordt een 'case review' genoemd. Het was een verslag en geen studie. Het rapport, getiteld 'Ileal-lymphoid-nodular hyperplasia, non-specific colitis, and pervasive developmental disorder in children' werd gepubliceerd in de Lancet van 28 februari 1998. In het artikel verklaarden de auteurs: Wij hebben geen verband aangetoond tussen het mazelen-, bof- en rodehondvaccin en het beschreven syndroom.' De conclusie van het rapport was: 'Wij hebben een chronische enterocolitis bij kinderen vastgesteld die verband kan houden met neuropsychiatrische disfunctie. In de meeste gevallen begonnen de symptomen na de inenting tegen mazelen, bof en rodehond. Verder onderzoek is nodig om dit syndroom en de mogelijke relatie met dit vaccin te onderzoeken.' Professor John Walker-Smith, die toezicht had gehouden op het onderzoek bij de kinderen, werd vermeld als een van de auteurs van het rapport. Net als Dr Andrew Wakefield, Dr Simon Murch en tien andere artsen.

Op de dag na de publicatie van het rapport in the Lancet hield het ziekenhuis een persconferentie over dit rapport, waarbij een panel van artsen aanwezig was om vragen van de journalisten te beantwoorden. Deze persconferentie was georganiseerd door de decaan van de medische faculteit omdat hij dacht dat dit het imago van de faculteit zou kunnen oppoetsen. De gastro-enterologen waren zich er toentertijd niet van bewust dat de decaan tegelijkertijd actie ondernam om te voorkomen dat de voorgestelde studie, waarvoor door de ethische commissie toestemming was verleend, zou worden uitgevoerd. Dr. Wakefield vindt het ironisch dat de enige reden waardoor hij erachter kwam dat de decaan van de medische faculteit actie had ondernomen om te voorkomen dat er een behoorlijke studie zou worden uitgevoerd, het feit was dat hij later werd vervolgd omdat hij twijfels had geuit over de veiligheid van het BMR-vaccin.

Het artsenpanel kreeg te horen dat de persconferentie bedoeld was om te laten zien dat er verschillende meningen bestaan. Tijdens de persconferentie zei Dr. Wakefield dat er verder onderzoek moest worden gedaan naar de veiligheid van het BMR-vaccin en dat, tot dit is gebeurd, de vaccins tegen mazelen, bof en rode hond apart zouden moeten worden gegeven. Zijn kanttekening kreeg veel publiciteit en leidde ertoe dat sommige ouders het BMR-vaccin voor hun kinderen niet wilden. Dit maakte de vaccinindustrie woedend en daardoor zei de decaan van de medische faculteit later dat hij de artsen geen toestemming had gegeven om hun persoonlijke mening over het vaccin te ventileren.

Zes maanden nadat Dr. Wakefield had gesuggereerd om eenmalige vaccins voor mazelen, bof en rode hond te gebruiken totdat deugdelijk onderzoek was gedaan naar de BMR, zette de Britse regering de verkrijgbaarheid van eenmalige vaccins stop. Soms wordt de leugen verteld dat het gebruik van eenmalige vaccins al was stopgezet toen Dr. Wakefield die suggestie deed en dat hij ouders daarom vertelde om helemaal niet tegen al die ziekten te laten vaccineren.

Al voordat het rapport in de Lancet was gepubliceerd, hadden de ouders van meer dan duizend slachtoffers van het BMR-vaccin een collectieve rechtszaak aangespannen tegen de drie farmaceutische bedrijven die het BMR-vaccin in Groot-Brittannië leveren. Hun advocaten vroegen de gastro-enterologen een onderzoek op te zetten om vast te kunnen stellen of er al dan niet voor deze slachtoffers een rechtszaak kon worden aangespannen tegen de fabrikanten van het vaccin. De leugenaars geven een valse voorstelling van zaken door te zeggen: 'Dr. Wakefield werd door een advocaat betaald om een verband te vinden tussen de BMR en autisme.' In december 1996 verstrekte Legal Aid het ziekenhuis 25.000 pond voor de kosten van het voorgestelde onderzoek. Dr. Wakefield kreeg ook geld van Legal Aid om de ouders te vertegenwoordigen, evenals zevenentwintig andere getuige-deskundigen. De getuige-deskundigen kwamen uit verschillende disciplines, zoals virologie, microbiologie, neurobiologie, farmacologie, neuropsychologie, fysiologie, immunologie, pathologie, mycoplasmologie, psychologie, moleculaire genetica, histopathologie en kindergastro-enterologie. Nadat de voorstanders van het vaccin erin geslaagd waren te verhinderen dat het onderzoek doorgang kon vinden, schonk Dr. Wakefield het geld dat hij van Legal Aid had gekregen aan het Royal Free Hospital.

Pas veel later vernam Dr. Wakefield dat er al vanaf het begin bepaalde personen in het Ministerie van Volksgezondheid waren die de plannen saboteerden om onderzoek te doen naar een mogelijk verband tussen BMR en autisme. Deze personen waren bang dat als er een verband werd gevonden tussen autisme en het vaccin, de regering enorme bedragen aan schadevergoeding zou moeten betalen, omdat zij de makers van het BMR-vaccin schadeloos hadden gesteld. Eén persoon blokkeerde de 25.000 pond die Legal Aid aan het ziekenhuis ter beschikking had gesteld, zodat het onderzoek niet kon beginnen. Niets van die 25.000 pond werd uiteindelijk besteed aan het opstellen van het rapport dat in 1998 in de Lancet werd gepubliceerd, maar de leugenaars in de media beweren van wel. Zij zeggen dat dit geld door Dr Wakefield werd gebruikt om valse informatie over het BMR-vaccin te fabriceren. Toen de 25.000 pond later werd gedeblokkeerd, werd het besteed aan een ander onderzoek, waarbij mazelenvirus werd aangetroffen in de darmen van kinderen met gedragsstoornissen.

Dr. Wakefield besprak de voorgestelde studie met leden van het Gemengd Comité voor Vaccinatie en Immunisatie (JCVI). Het JCVI wordt geacht een onafhankelijk orgaan te zijn dat de Britse regering advies geeft over vaccins. Dr. Wakefield was zich er destijds niet van bewust dat het geen onafhankelijk orgaan is, aangezien de leden sterke financiële banden hebben met vaccinfabrikanten en dat ook zij actie ondernamen om te voorkomen dat het onderzoek zou worden uitgevoerd.

In 2003 gaf de regering Legal Aid opdracht te stoppen met het verstrekken van geld voor de collectieve rechtszaak. Zij wilde ervoor zorgen dat de rechtszaak niet door kon gaan. De zevenentwintig getuigen-deskundigen die namens de ouders zouden verschijnen, hadden hun verklaringen al opgesteld en de regering wilde niet dat hun verklaringen in de rechtszaal zouden worden voorgelezen. De verklaringen bestaan nog steeds op papier, maar ze zijn onder embargo geplaatst zodat niemand ze mag delen. Sommige mensen hebben deze getuige-deskundigen bekritiseerd omdat zij niets zeggen over wat zij weten, maar zij hebben gezien wat er met Dr. Wakefield is gebeurd en zij weten dat als zij ervoor kiezen zich uit te spreken over het BMR-vaccin, ook hun carrières zullen worden vernietigd.

Het corruptieniveau steeg toen het Murdoch imperium erbij betrokken raakte. Rupert Murdoch is een media tycoon die controleert wat miljoenen mensen in Groot-Brittannië, de VS, Italië, Duitsland, Canada, Australië, het Midden-Oosten en Azië denken.

Een door de Murdochs aangestelde journalist begon de openbare lastercampagne tegen Dr. Wakefield door valse beschuldigingen te publiceren in een Murdoch krant, The Sunday Times. De beschuldigingen luidden dat Dr. Wakefield 55.000 pond had ontvangen 'om een mogelijk verband tussen de BMR en autisme ten aanzien van 10 met name genoemde kinderen te onderzoeken', dat dit geld was gebruikt om het rapport te betalen dat in de Lancet was gepubliceerd, dat de kinderen wier ouders de fabrikanten van de BMR aanklaagden door advocaten naar Dr. Wakefield waren verwezen en dat Dr. Wakefield zijn betrokkenheid bij de voorgestelde rechtszaak geheim had gehouden voor de andere artsen en voor de redacteur van de Lancet. Niets van dit alles was waar. De journalist was echter niet geheel verantwoordelijk voor deze beweringen, omdat de redacteur van de Lancet tegen die tijd een ernstig geval van lafheid had ontwikkeld en hij vertelde de journalist dat hij niet op de hoogte was van het feit dat Dr. Wakefield was gevraagd deel te nemen aan een onderzoek dat werd gefinancierd met rechtsbijstand om uit te zoeken of er een verband bestond tussen de BMR en autisme. Over Dr. Wakefield's betrokkenheid bij de voorgestelde rechtszaak was meer dan een jaar voordat het Lancet-rapport werd gepubliceerd in de kranten geschreven, dus de informatie werd niet achtergehouden voor het publiek, laat staan voor de andere artsen en de redacteur.

De journalist van Murdoch beweerde ook dat Dr. Wakefield zijn belangenconflict niet had vermeld in het Lancet-rapport, dat hij nooit besprekingen had gevoerd met de redacteur en dat het rapport ertoe had geleid dat er zich veel meer ouders hadden gemeld. Er was geen sprake van belangenverstrengeling in het Lancet-rapport, hij had gesprekken gevoerd met de redacteur en duizenden ouders hadden zich al gemeld voordat het rapport werd gepubliceerd. Er stonden al meer dan duizend kinderen op de wachtlijst voor beoordeling in het ziekenhuis.

Een deel van de reguliere media die niet in handen zijn van het Murdoch Empire herhaalden de leugens en doen dat nog steeds.

De GMC (General Medical Council) is een medische raad die geacht wordt artsen te straffen die verkeerde dingen doen. De Murdoch-journalist diende bij de GMC een klacht in tegen drie van de artsen die het Lancet-rapport hadden opgesteld, Dr Andrew Wakefield, Dr John Walker-Smith en Dr Simon Murch. Hij beweerde dat er geen ethische goedkeuring voor de tests was gegeven, dat er een financieel belangenconflict was geweest dat niet was gemeld en dat de 12 kinderen in het rapport waren geselecteerd voor de rechtszaak en niet op de gebruikelijke manier naar het ziekenhuis waren doorverwezen. Hij stelde dat Dr. Wakefield 55.000 pond had gekregen van ouders die de fabrikant van het vaccin wilden aanklagen en dat met dat geld het rapport over 12 kinderen dat in The Lancet was gepubliceerd was betaald. Hij beweerde ook dat Dr. Wakefield en de andere artsen onnodige tests op de kinderen hadden uitgevoerd met het oog op de voorgenomen rechtszaak en het rapport in The Lancet.

De journalist diende deze klacht bij de GMC in drie dagen nadat zijn eerste lasterlijke krantenartikel was gepubliceerd. Het GMC stemde ermee in het geheim te houden dat de journalist de klacht had ingediend zodat hij artikelen over de zaak kon blijven schrijven voor de kranten. Hoorzittingen bij de GMC komen gewoonlijk tot stand naar aanleiding van klachten van patiënten of hun ouders en niet naar aanleiding van brieven van journalisten.

Slechts drie van de artsen die waren vermeld als auteurs van het rapport over de 12 kinderen werden genoemd in de klacht die bij het GMC was neergelegd omdat de andere tien auteurs bang waren geworden door alle ophef in de media en zij de interpretatie van het Lancet-rapport hadden "herroepen". De interpretatie van het Lancet rapport was dat er studies moesten komen om de mogelijkheid van een verband tussen het BMR-vaccin en het beschreven syndroom te onderzoeken. Dus door hun interpretatie in te trekken om hun carrière te redden, zeiden zij dat er geen wetenschappelijk onderzoek naar het BMR-vaccin hoeft te worden gedaan. De hysterische mainstream media bleven beweren dat er in het rapport stond dat het BMR-vaccin autisme veroorzaakt.

Tijdens de hoorzitting van het GMC herhaalde de redacteur van de Lancet onder ede de leugen dat hij "totaal niet op de hoogte was van mogelijke rechtszaken in verband met het BMR-vaccin" voordat hij had ingestemd met de publicatie van het rapport over de 12 kinderen. De redacteur was een jaar voordat het rapport werd gepubliceerd op de hoogte gesteld van de betrokkenheid van Dr. Wakefield bij de voorgenomen procesvoering. Hij had ook correspondentie gevoerd met de advocaten die de ouders vertegenwoordigden die de fabrikant van het vaccin wilden aanklagen, omdat het advocatenkantoor het auteursrecht van de Lancet had geschonden in een informatieblad dat zij hadden opgesteld. In deze correspondentie werd de betrokkenheid van Dr. Wakefield bij de rechtszaak veelvuldig genoemd.

De aanklager zei het GMC dat Dr. Wakefield niet eerlijk was omdat hij in het Lancet-rapport niet had aangegeven dat er sprake was van belangenverstrengeling. Dr. Wakefield's advocaten konden bewijzen dat er geen belangenverstrengeling was geweest bij het opstellen van het rapport, maar de uitkomst van de hoorzitting van het GMC stond al vast, dus het bewijs maakte geen verschil. Een van de voorstanders van het BMR-vaccin die deze beschuldiging tegen Dr. Wakefield uitte bij het GMC schrijft artikelen waarin hij zegt dat vaccins geen autisme veroorzaken en maakt niet bekend dat hij door vaccinfabrikanten, de regering van de VS en de regering van het VK wordt betaald om deze artikelen te schrijven. Hij werd ook betaald door de aanklagers om Dr. Wakefield bij het GMC in diskrediet te brengen.

Degene die als voorzitter van de GMC-hoorzitting was aangesteld verklaarde dat zoiets als vaccinatie-schade niet bestaat en dat ouders die claimen dat dit wel bestaat met minachting zouden moeten worden behandeld. Hem werd niet verzocht af te treden toen zijn financiële belangenverstrengeling aan het licht kwam. Een van de strijders voor waarheid die buiten de hoorzitting van het GMC om werkte, slaagde erin het GMC zover te krijgen dat werd toegegeven dat zij geen beleid heeft inzake belangenverstrengeling.

Er mogen bij kinderen geen testen worden gedaan tenzij ze klinisch geïndiceerd zijn. Artsen worden geacht te beslissen welke testen klinisch geïndiceerd zijn, niet journalisten. Artsen die hopen een succesvolle behandeling te vinden voor een nieuw ontdekte aandoening proberen normaal gesproken een oorzaak voor de aandoening te vinden. Aan het begin van de onderzoeken van de kinderen die door artsen naar het ziekenhuis waren verwezen, werden lumbaalpuncties noodzakelijk geacht om te testen op zaken als mitochondriale stoornis en hardnekkige virale infectie. (Lumbaalpuncties zijn niet langer nodig om de diagnose mitochondriale stoornis te stellen.) De ethische goedkeuring die door de ethische raad werd verleend, had betrekking op deze en andere invasieve vormen van onderzoek. Maar nadat de lumbaalpuncties bij de eerste acht kinderen waren uitgevoerd, hadden ze geen nuttige informatie meer opgeleverd, zodat de gastro-enterologen ermee ophielden. De artsen die voor de aanklager getuigden in de GMC zeiden dat het gebruik van lumbaalpuncties een bewijs was van professioneel wangedrag. Zij zeiden dat de lumbaalpuncties waren verricht ten behoeve van onderzoek dat niet was goedgekeurd door de ethische commissie en niet waren verricht met het doel te helpen bij de behandeling van de kinderen. Het gebruik van lumbaalpuncties was goedgekeurd door de ethische commissie en als onderzoek werkelijk de motiverende factor was geweest, zouden de gastro-enterologen lumbaalpuncties hebben verricht bij alle 12 kinderen.

Vreemd genoeg hadden sommige van de artsen die optraden voor de openbare aanklager en die beweerden dat de lumbaalpuncties een bewijs van beroepsfout waren, eerder schriftelijk het gebruik van lumbaalpuncties voor onderzoek naar regressieve aandoeningen onderschreven. Zij gaven dit zelfs toe tijdens een kruisverhoor door de advocaten van de verdediging. Deze bekentenissen betekenden niets voor het GMC, omdat het doel van het GMC nooit was de waarheid aan het licht te brengen, het doel was de reputatie van het BMR-vaccin te beschermen.

De bevindingen van het GMC waren een reeds uitgemaakte zaak. Men oordeelde dat de kinderen niet opeenvolgend naar het ziekenhuis waren verwezen, dat er zonder ethische goedkeuring op hen was geëxperimenteerd en dat er onnodig invasieve procedures waren uitgevoerd ten behoeve van het onderzoek. Hoewel aan het GMC duidelijk was gemaakt dat de

National Health Service (NHS) had betaald voor het onderzoek van de 12 kinderen die in het Lancet-rapport werden beschreven, oordeelde men dat het geld door de rechtsbijstand was betaald en dat er derhalve sprake was van een financieel belangenconflict. De kinderen maakten geen deel uit van de gerechtelijke procedure op het moment dat zij naar het ziekenhuis werden doorverwezen. Dit feit was voor het GMC echter niet van belang.

Na de uitspraak van het GMC trok de redacteur van de Lancet het rapport betreffende de 12 kinderen terug. Hij gaf als reden hiervoor op dat er geen ethische goedkeuring was gegeven en dat de kinderen niet achtereenvolgens naar het ziekenhuis waren gestuurd. Hij deed dit ondanks het feit dat hij wist dat er een ethische goedkeuring was afgegeven en dat de 12 kinderen in het rapport de eerste 12 kinderen waren die naar professor Walker-Smith waren verwezen met zowel een regressieve ontwikkelingsstoornis als darmsymptomen.

De Murdoch journalist was niet tevreden met de bevindingen van het GMC, dus verzon hij meer leugens om Dr. Wakefield te belasteren. Een van zijn nieuwe beschuldigingen was dat Dr. Wakefield had gefraudeerd met de resultaten die hij in het Lancet rapport had beschreven. Deze leugen herhaalt het Rijksinstituut voor Volksgezondheid en Milieu wanneer zij zeggen: 'Sommige onderzoeken zijn zelfs ontmaskerd als frauduleus zoals het onderzoek van Andrew Wakefield eind jaren negentig.'

Verbazingwekkend genoeg werd deze nieuwe serie leugens gepubliceerd in de British Medical Journal (BMJ). De belangenverstrengeling die bestaat omdat de BMJ geld krijgt van de fabrikanten van het BMR-vaccin werd niet vermeld. In de artikelen van de BMJ worden twee beschuldigingen geuit tegen Dr. Wakefield: dat hij de resultaten die in het Lancet rapport werden vermeld had gemanipuleerd en dat hij zijn eigen enkelvoudige mazelen-vaccin had gepatenteerd. Men beweerde dat de reden waarom hij de resultaten had gemanipuleerd was om geen last te krijgen van concurrentie van het BMR vaccin. De stof waarop Dr. Wakefield patent had was niet bedoeld om mazelen te voorkomen, het was een overdrachtsfactor die mazelenvirus dat zich in de darmen had genesteld, moest verwijderen. Het is onwaarschijnlijk dat de overdrachtsfactor zou hebben gewerkt, dus het feit dat het nooit is gemaakt, is geen ramp. Het doel van het octrooi was fondsen te werven voor een nieuwe afdeling in het ziekenhuis en voor onderzoek naar het product, maar de mensen die Dr Wakefield willen belasteren negeren alle documenten waaruit dat blijkt.

Het is in Engeland illegaal voor eenieder om medische gegevens van kinderen zonder toestemming van de ouders te verkrijgen, maar op de een of andere manier is het de Murdoch journalist gelukt de huisarts-dossiers van de kinderen wiens aandoeningen in het Lancet rapport werden beschreven, te pakken te krijgen. De medische dossiers die door de huisartsen van de kinderen werden opgesteld, stemden niet overeen met wat in het Lancet-rapport werd gepubliceerd. Dit was te verwachten. De medische dossiers van de huisartsen waren opgesteld voordat de kinderen naar het ziekenhuis werden doorverwezen. De huisartsen zouden de kinderen niet naar specialisten in het ziekenhuis hebben doorverwezen wanneer zij hadden geloofd dat zij precies wisten wat er met deze kinderen aan de hand was. Wanneer specialisten in een ziekenhuis wordt gevraagd een patiënt te onderzoeken beginnen zij van voor af aan en stellen hun eigen rapport samen. Dus dan is het te verwachten dat de dossiers van een ziekenhuis anders zijn dan die van de huisarts. De data die werden gepubliceerd in het Lancet rapport betroffen de bevindingen van de specialisten die de kinderen in het ziekenhuis hadden onderzocht. Wanneer deze specialisten de kinderen niet hadden onderzocht en gewoon datgene wat de huisartsen in hun dossiers hadden vermeld hadden gekopieerd, zouden deze twee dossiers niet van elkaar verschillen.

De Murdoch-journalist beweerde dat de verschillen tussen de dossiers van de huisartsen en die van het ziekenhuis bewijzen dat Dr. Wakefield vervalste data had gefabriceerd voor het Lancet rapport omdat hij werd betaald ouders te helpen een rechtszaak tegen de fabrikanten van het BMR-vaccin te winnen.

Op 20 december 1996, toen alleen de eerste zeven kinderen die naar Prof. Walker-Smith waren doorverwezen waren onderzocht, presenteerde deze de bevindingen over de toestand van deze zeven kinderen op een bijeenkomst van de studiegroep inflammatoire darmziekten van de Royal Free Hospital Medical School. Uit de aantekeningen die hij vóór deze mondelinge presentatie maakte, blijkt dat de gegevens in de ziekenhuisdossiers dezelfde waren als die welke in het Lancet-rapport werden gepubliceerd. In 2011 slaagde Dr. Wakefield erin de redactrice van de BMJ zover te krijgen dat zij toegaf dat zij die aantekeningen had gezien, maar toen hij probeerde haar antwoord te laten geven op de vraag of zij die aantekeningen had gezien vóór of nadat zij de lasterlijke artikelen had gepubliceerd, weigerde zij herhaaldelijk de vraag te beantwoorden. Die aantekeningen uit 1996 bewijzen onomstotelijk dat het rapport in de Lancet correct was en dat er niets aan is veranderd.

De mainstream media herhalen voortdurende de leugen dat de ouders van de kinderen Dr. Wakefield betaalden om informatie omtrent de gezondheid van de kinderen zo manipuleren zodat zij een rechtszaak zouden kunnen winnen.

Op de vleugels van het succes orchestreerde het Murdoch-imperium een campagne in hun Australische kranten dat de Australische regering moest stoppen financiële steun te geven aan de ouders van kinderen die niet totdat zij 19 jaar waren alle vaccins hadden gehad en de Australische politici gaven daar gehoor aan.

In sommige artikelen die de Murdoch-journalist schreef citeerde hij direct uit telefoongesprekken tussen ouders van beschadigde kinderen, hun advocaten en de redacteur van de Lancet. Hij kon dit doen omdat het Murdoch-imperium de telefoons van een heleboel mensen hackte om op die manier verhalen voor hun kranten te pakken te krijgen. Bijvoorbeeld: Prins William stuurde een berichtje aan een vriend om te vertellen dat hij zijn enkel had bezeerd. De volgende dag was het voorpaginanieuws in de Murdoch-kranten dat Prins William zijn enkel had geblesseerd. Zij hackten ook de telefoon en e-mails van de premier en nadat zij illegaal het medisch dossier van de zoon van de premier hadden verkregen, publiceerden zij die. Ze hadden ook de politie omgekocht om privé-informatie over personen door te geven en onderzoeken naar de illegale activiteiten van de Murdochs te blokkeren. Veel politici zijn bang voor de Murdochs omdat zij weten dat de Murdochs hun carrière gemakkelijk kunnen verwoesten.

Er ontstond publieke verontwaardiging toen het Murdoch-imperium de telefoon van een tienermeisje dat vermoord was hackte en enkele van haar voicemail-berichten wiste om plaats te maken voor meer berichten zodat zij meer citaten in hun kranten zouden kunnen publiceren. Het feit dat sommige berichten waren gewist gaf de familie van het meisje de valse hoop dat zij nog in leven was. In 2012 werd de Leveson Inquiry opgericht om het hacken van telefoons te onderzoeken. Vier van de ouders van de Lancet-kinderen wiens telefoons waren gehackt, verzochten om tijdens het onderzoek te mogen spreken. Eerst werd dat toegestaan, maar toen instrueerde het Murdoch-imperium rechter Leveson dat niet goed te vinden. Volgens de voorwaarden van het onderzoek had het Murdoch-imperium, dat werd onderzocht, het recht om iemand het spreekrecht te ontzeggen. De ouders hadden ook gehoopt de kwestie aan de orde te stellen dat de Murdoch-journalist op een onrechtmatige manier de vertrouwelijke medische gegevens van hun kinderen had verkregen. Leveson was de rechter die de ouders van de class action het recht had ontzegd om in beroep te gaan toen de rechtsbijstand voor hen werd stopgezet.

Ik heb niet alle kwesties genoemd die een rol spelen in de samenzwering om Dr. Wakefield in diskrediet te brengen en ik heb niet alle schurken genoemd. Er zijn vele schurken, allen met een financiële relatie met vaccinproducenten.

Het doel van de vervolging van Dr. Wakefield, Dr. Walker-Smith en Dr. Murch was een waarschuwing af te geven naar andere artsen dat zij niets moeten zeggen dat de winst van de vaccinindustrie in de weg kan staan. Het is ook een waarschuwing voor medische tijdschriften dat zij moeten stoppen met het publiceren van artikelen waarin twijfels worden geuit over de veiligheid van vaccinatie. Medische tijdschriften waren sinds 1823 vrij om dat te publiceren wat zij de moeite waard vonden, maar nu worden zij gecensureerd door de farmaceutische industrie. Kinderen worden nog steeds beschadigd door het BMR vaccin en hun ouders worden nog steeds belasterd. Het leugenachtige verhaal dat de Murdoch-journalist heeft gecreëerd, wordt voortdurend herhaald in de media en in promoties voor vaccins. Het Rijksinstituut voor Volksgezondheid en Milieu herhaalt deze leugens omdat ze willen dat u uw kind laat vaccineren met het BMR-vaccin.

Dr Wakefield had geen rechtsbijstandsverzekering tegen laster, dus kon hij het GMC niet aanklagen. Professor Walker-Smith klaagde het GMC wel aan en het High Court oordeelde dat het GMC tot verkeerde conclusies was gekomen. De rechter van het High Court oordeelde dat de kinderen achtereenvolgens op routinematige wijze naar het ziekenhuis waren verwezen, dat er ethische goedkeuring was geweest voor de diagnostische onderzoeken bij de kinderen in het Lancet-rapport en dat de onderzoeken klinisch gerechtvaardigd waren en geen deel uitmaakten van de onderzoeksstudie voor de rechtszaak. Hij voegde eraan toe dat het GMC de voorkeur had gegeven aan de meningen van de aanklagers zonder opgaaf van redenen en geen reden had aangegeven voor de afwijzing van de standpunten van de getuigen van de verdediging. Hij zei dat het GMC zijn procedures moest hervormen. De rechter adviseerde de redacteur van de Lancet ook om het rapport over de 12 kinderen opnieuw te publiceren.

EEN VACCIN ONDERZOEK IN
NIEUW ZEELAND

Moderne vaccins worden op mensen getest om te bekijken of zij daarna antilichamen produceren. Wanneer dat zo is wordt verklaard dat het vaccin in staat is immuniteit te bewerkstelligen. Het is niet nodig te bewijzen of antilichamen dit ook echt doen. De fabrikant van het vaccin heeft volledige controle over welke bijwerkingen erkend zullen worden gedurende de testfase en welke genegeerd gaan worden.

In september 1990, toen ik in Nieuw Zeeland woonde, kreeg ik een telefoontje van iemand wiens zusje door haar arts was gevraagd haar baby te onderwerpen aan een experiment met een nieuw vaccin. Degene die mij belde wilde dat de IAS zou proberen dit experiment te stoppen. Wij wisten dat dit onmogelijk zou zijn, maar wij besloten dit experiment tot in detail te onderzoeken en vervolgens de Minister van Volksgezondheid te vragen een onafhankelijk en onpartijdig persoon aan te stellen om de resultaten van dit experiment te monitoren.

Het vaccin was bedoeld om een ziekte te voorkomen die Haemophilus Influenza type B, afgekort HIB, heet. Het is een zeldzame ziekte die echter wel ernstige schade of sterfte bij sommige baby's kan veroorzaken. Baby's zijn niet in staat antilichamen te maken tegen de ziekteverwekker die HIB veroorzaakt, zelfs wanneer zij de ziekte van begin tot eind doormaken. Dit vormt voor de vaccinfabrikanten een probleem omdat zij het gebruik van een vaccin alleen kunnen rechtvaardigen wanneer er door dat vaccin antilichamen worden gemaakt. Om hun commerciële problemen nog groter te maken had men bij volwassenen van Europese afkomst wel gezien dat er na vaccinatie antilichamen waren gevormd, maar bij volwassenen van een andere genetische oorsprong gebeurde dat niet.

Het doel van dit Nieuw Zeelandse experiment was om te ontdekken of het binden van de buitenste schil van de HIB ziekteverwekker aan het difterietoxoïd in staat zou zijn bij baby's onder de 18 maanden antilichamen tegen HIB te produceren. De medicijnfabrikant was in het bijzonder in de antilichaamrespons op het vaccin bij Maori en Polynesische baby's geïnteresseerd.

Twee artsen die full time in dienst waren van het Ministerie van Volksgezondheid van Nieuw Zeeland werden door een multinationaal farmaceutisch bedrijf betaald om dit experiment uit te voeren. Wij vroegen twee personen die voor het Ministerie van Volksgezondheid werkten hen uit onze naam te interviewen en dit voordat het onderzoek was begonnen. Deze twee artsen dachten dat hun interviewers voorstanders van vaccinatie waren en zij beantwoorden de gestelde vragen met enthousiasme. Het enige waarop zij niet wilden antwoorden was de vraag over de hoogte van het bedrag dat zij kregen van het farmaceutische bedrijf.

Het onderzoek was er niet op gericht om bijwerkingen vast te stellen, maar passieve rapportage door ouders was toegestaan. Het was dan aan de twee artsen om te beslissen welke meldingen van ouders in de data zouden worden opgenomen. Onze twee mollen die de artsen interviewden vroegen naar bijwerkingen en het antwoord was zeer verhelderend. Beide artsen zeiden dat reacties op de vaccinatieplek te zien zijn zoals roodheid, zwelling of warmte en wanneer dit gebeurde zouden deze reacties behoorlijk snel weer verdwenen zijn. Zij zeiden ook dat sommige kinderen een milde koorts zouden kunnen krijgen zoals dat ook gebeurt bij de DPT, maar de koorts zou in dit geval veel lager zijn. Zij zeiden dat er geen ernstige bijwerkingen op langere termijn te zien zouden zijn omdat het vaccin al veilig aan duizenden en duizenden kinderen was gegeven. Zij zeiden dat zij de moeders zouden aanmoedigen de lichaamstemperatuur van de kinderen in de gaten te houden en zij zouden de zaken blijven volgen. Een van hen kon te allen tijde worden opgeroepen. Zij vertelden niet tot op welk moment zij de kinderen na de vaccinatie zouden volgen, maar zij waren er vrij zeker van dat wanneer er een bijwerking zou optreden, dit vlak na de vaccinatie zou gebeuren.

Hiermee werden al onze angsten betreffende de onwaarschijnlijkheid een eerlijk rapport te krijgen over welke bijwerking er dan ook zou kunnen optreden bevestigd. Deze artsen hadden reeds besloten, zelfs al voordat zij ook maar met het onderzoek waren begonnen, welke symptomen zij als bijwerkingen zouden erkennen. Zij besloten ook al dat alle bijwerkingen vroeg na de vaccinatie zouden optreden en dat er geen permanente schade zou ontstaan. Wij weten dat wanneer een moeder in het acute stadium vlak nadat de baby is gevaccineerd naar een arts rent om medische bijstand te krijgen, artsen en verpleegkundigen een pijnstiller voorschrijven en dat zij ontkennen dat er sprake is van een reactie op de vaccinatie. We hebben geen enkele reden aan te nemen dat wanneer een moeder in paniek een van deze artsen zou bellen, zij op een andere manier behandeld zou worden.

Daar de onderzoekers reeds voordat zij begonnen met de uitvoering van het experiment 'wisten' dat alle bijwerkingen al snel na vaccinatie zouden optreden, zouden alle reacties die twee of drie weken nodig hebben om tot ontwikkeling te komen niet worden meegeteld. Wanneer de ziekteverwekker zelf in staat is permanente hersenbeschadiging te veroorzaken, is het absurd te veronderstellen dat het oppervlakte-antigeen van deze ziekteverwekker, die een binding is aangegaan met een vreemd eiwit, niet hetzelfde kan doen. Wanneer baby's ernstige reacties op het vaccin zouden vertonen, konden de onderzoekende artsen er voor kiezen gewoon te geloven dat er sprake is van toeval en deze reacties vervolgens niet in hun onderzoeksrapport vermelden. Het is bijzonder gemakkelijk de subtiele symptomen die een voorbode zijn van blijvende handicap te negeren.

Mijn grootste zorg was, dat wanneer een baby ten gevolge van het vaccin zou overlijden, deze in het uiteindelijke rapport door een andere baby zou worden vervangen, omdat de twee artsen die werden betaald door de vaccinfabrikant de enige mensen waren die de namen van alle baby's kenden die aan het experiment meededen. Dus vroegen wij de Minister van Volksgezondheid een onafhankelijke ombudsman aan te stellen die alle baby's die aan het experiment meededen kon volgen. Wij deden de aanbeveling hiervoor een ombudsman te kiezen die voor zowel het medische establishment als de consument geloofwaardig was.

Wij verwachtten de kous op de kop te krijgen en dat gebeurde dan ook. Mogelijk kwam dit gedeeltelijk doordat het Ministerie van Gezondheid het in die tijd ook heel erg druk had zich allerlei personen van het lijf te houden die hen waarschuwden dat het Factor 9 bloedproduct dat in Nieuw Zeeland werd gebruikt, verontreinigd was met hepatitis C. Dus het experiment ging van start zonder dat er een onafhankelijke waarnemer was die elk geval van encephalitis, toevallen of overlijden dat zich eventueel voordeed, kon optekenen.

Toen onze mollen de arts-onderzoekers tijdens het werven van baby's voor het experiment hadden geïnterviewd, hadden zij gevraagd of het aantal baby's dat aan het experiment meedeed, wel groot genoeg was voor een geldig onderzoek. Onze mollen schreven in hun rapport dat 'het plan is twee groepen van elk 50 baby's samen te stellen. Echter, het kunnen er ook 60 per groep worden omdat er uitvallers kunnen zijn. Zij hebben toestemming van het Ethics Committee en de FDA, de aantallen in hun onderzoek zullen statistisch significant zijn.'

Daar bij de Maori het aantal gevallen van wiegendood 8 per 1000 was, bestond er een groot risico op sterfte in de te onderzoeken groep. Dat zou natuurlijk niet per se betekenen dat het vaccin voor het overlijden verantwoordelijk was, maar het zou een goede zaak zijn wanneer een onafhankelijke waarnemer had kunnen meekijken. Het is een gewoon fenomeen in medisch onderzoek dat sterfgevallen als 'uitval onderweg' worden gezien in plaats dat men onderzoekt wat de oorzaak er van is. In de statistieken worden zij behandeld alsof ze naar een andere stad zijn verhuisd.

Wij probeerden aan de weet te komen welke protocollen het Ethics Committee had goedgekeurd voordat zij toestemming gaven dit experiment te gaan beginnen. Maar het Committee is het dossier enkele jaren kwijt geweest en toen zij het uiteindelijk vonden, kregen we te horen dat het ons helemaal niets aanging. In ieder geval betekende het niet dat de gebeurtenissen tijdens dit onderzoek eerlijk zouden worden vermeld, zelfs niet wanneer zij toestemming hadden gegeven voor een goede methode om bijwerkingen te registreren.

De enige aanwijzing die wij hadden dat het onderzoek was voltooid was een krantenartikel in september 1992 waarin stond dat het vaccin niet effectief was gebleken bij Maori's en bewoners van de Pacifische eilanden.[522] Een voorlichter van het Ministerie van Gezondheid die werd aangehaald zei dat het HIB-vaccin voor baby's van zes maanden oud niet zou worden geïntroduceerd voordat het 'bewezen effectief' was bij Maori's en bewoners van de Pacifische eilanden, omdat dit 'armzalige gezondheidszorg' zou zijn.

Kort daarna werd een HIB-vaccin van een ander merk dat op precies dezelfde manier was gemaakt als het vaccin dat voor het experiment was gebruikt (geconjugeerd polysaccharide), toegevoegd aan het vaccinatieschema van Nieuw Zeeland. Het vaccin werd gegeven op de leeftijd van zes weken, niet bij zes maanden. Ik schreef het Ministerie van Gezondheid en vroeg of dit vaccinmerk was getest om te zien of het in Maori's en bewoners van de Pacifische eilanden antilichamen aanmaakte. In het antwoord dat ik kreeg stond dat dit niet het geval was.

Spoedig na de oprichting van het VAERS ontving de FDA 182 meldingen van sterfgevallen die door het vaccin waren veroorzaakt. Zij voerden een ingewikkelde procedure uit om dit te bedekken en men riep uit dat het vaccin hiervoor niet aansprakelijk werd gesteld. Een van de kronkels die men gebruikt bij deze procedure is dat de ernst van bijwerkingen niet bekend was omdat geen van de onderzoeken uitgebreid genoeg was om deze te kunnen ontdekken.

'DE EFFECTIVITEIT EN DE NADELIGE EFFECTEN VAN VACCINS WORDEN NADAT ZIJ GEÏNTRODUCEERD ZIJN BESTUDEERD EN VASTGELEGD'

Vaccin Mythe Nummer Twaalf: Wanneer een vaccin eenmaal geïntroduceerd is, houden de medische autoriteiten een dossier bij betreffende nadelige effecten die dit vaccin veroorzaakt. Zij houden ook een dossier bij van de vaccinatiestatus van mensen die ziek worden zodat zij kunnen bekijken hoe effectief een vaccin is. Zij verzamelen de data betreffende deze bijwerkingen doordat zij artsen en verpleegkundigen vragen elk schadelijk effect dat ontstaat te melden. Elke reactie op een vaccin wordt dan vastgelegd in een centraal verzamelsysteem.

De belangrijkste reden waarom een nauwkeurige melding van nadelige effecten wordt voorkomen, is het feit dat artsen en verpleegkundigen zich, welhaast pathologisch, van het gebeuren distantiëren wanneer zij met een geval van vaccinatieschade te maken krijgen. Pathologisch ontkennen is een term die wordt gebruikt om de reactie van iemand die de realiteit van de gevolgen van zijn of haar acties niet onder ogen wil zien te beschrijven. Medische hulpverleners vertonen deze reactie zelfs wanneer een grote groep kinderen tegelijkertijd en op dezelfde plaats dezelfde heftige reactie op een vaccin vertonen.

Het nichtje van een van mijn vrienden reageerde toen zij 13 jaar oud was heel heftig op het BMR-vaccin en overleed drie dagen later. De artsen en verpleegkundigen die bij deze gebeurtenis betrokken waren gingen tot in het absurde door met verklaren dat het vaccin hiervan niet de schuld was. Een van hen zei zelfs dat haar dood meer waarschijnlijk was veroorzaakt door meeuwenpoep die tijdens de schoolpauze op haar sandwich terecht was gekomen. De moeder van het meisje kreeg het voor elkaar om vast te stellen dat ook andere kinderen in Nieuw Zeeland tijdens deze vaccinatiecampagne stierven, maar ze kreeg hiervan nooit een officiële bevestiging.

Dankzij het voortdurend zwijgen van de media over dit onderwerp, zijn mensen die persoonlijk niet door een nadelig effect van een vaccinatie zijn getroffen er gelukzalig onwetend van dat vaccinaties zoveel dood, verminking en leed veroorzaken. Vroeger werden gezinnen die het slachtoffer waren van vaccinatieschade geïsoleerd van andere getroffen gezinnen en daardoor kreeg men het idee dat hun kind een ongelukkige zeldzaamheid was. Nu kan men de verhalen hierover op het internet plaatsen, maar zelfs al die verhalen over levensverwoestende reacties hebben geen invloed op het geweten van die ijveraars voor vaccinaties. Zij blijven zeggen dat iedere ouder die denkt dat zij een schadelijke reactie hebben waargenomen zich vergist en onwetend is en dat de symptomen die zich vertonen er gewoon toevallig zijn. Zij geloven dat ouders niet intelligent genoeg zijn om accurate observaties van hun eigen kinderen te doen omdat zij niet zeven jaar op een medische opleiding hebben gezeten waar men getraind wordt mazelen met paracetamol te behandelen.

Ik krijg een gestage stroom verzoeken om hulp van ouders van door vaccins beschadigde kinderen die geen hulp ontvangen van de autoriteiten wiens werk het is hen te helpen en zo is dat ook bij andere activisten tegen vaccinaties. In de jaren 1990 merkte Hilary Butler dat twee gezinnen die zij hielp in dezelfde voorstad van Wellington woonden. Zij bracht ze met elkaar in contact en deze gezinnen ontdekten dat zij in hetzelfde blok woonden, bij elkaar om de hoek en toch hadden zij elkaar nooit ontmoet. Beide gezinnen hadden jongens die binnen enkele uren heftige reacties kregen op het mazelenvaccin en nog steeds gedragsproblemen hadden, evenals steeds terugkerende problemen met hun immuunsysteem. Beide jongens waren op specifieke gebieden intellectueel beschadigd en hun beider immuunsysteem vlamde van tijd tot tijd op met dezelfde dramatische symptomen. Zij waren beiden bij dezelfde kinderarts onder behandeling die beide moeders vertelde dat het feit dat de hersenbeschadiging die ten tijde van de vaccinatie was opgetreden op een toevalligheid berustte. Een van de moeders had tegen de arts gezegd: 'u zegt dat mijn kind niet door het vaccin beschadigd kan zijn omdat dit slechts één op de miljoen keer voorkomt. Nou, hoe kunt u weten dat hij niet die ene op het miljoen is? Iemand moet dat zijn. Hoe weet u dat dit niet mijn kind is?' Maar de arts wilde het nog steeds niet toegeven. Tot op een dag beide moeders samen de confrontatie met hem aangingen en hij bijna toegaf dat het vaccin de oorzaak was. Daarna spraken zij met zijn receptioniste die hen vertelde dat vier moeders die hun kinderen regelmatig door hem lieten nakijken, haar hadden verteld dat de aandoening van hun kinderen door vaccinaties was veroorzaakt.

Elk flesje met een vaccin is voorzien van een stuk papier dat 'de bijsluiter' wordt genoemd en waarop onder andere de lijst met ingrediënten en mogelijke schadelijke werkingen staan vermeld. De meeste artsen lezen deze bijsluiters niet. In feite weten sommigen van hen niet eens dat er een bijsluiter bestaat. Dit laatste wordt duidelijk wanneer een ouder die onder druk wordt gezet hun kind te vaccineren om deze bijsluiter vraagt en de arts overal moet zoeken en uiteindelijk een glanzend pamflet vindt dat door een artsenvertegenwoordiger is achtergelaten. Wanneer ouders hun arts er op wijzen dat precies dezelfde symptomen die hun kind vertoont in de bijsluiter worden genoemd, blijven de artsen nog steeds van mening dat het 'iets anders' moet zijn dat de symptomen heeft veroorzaakt, omdat het beslist het vaccin niet kan zijn.

Wanneer er na een vaccinatie een stuip optreedt zegt men dat het toeval is. Wanneer dat bij de volgende vaccinatie weer gebeurt, zegt men dat dit ook toeval is. Stuipen komen in het eerste levensjaar vaker voor, dus het is mogelijk dat een kind na een vaccinatie stuipen krijgt die daar niet door veroorzaakt worden. Wanneer het echter de tweede keer ook gebeurt wordt de mogelijkheid dat het toeval is veel kleiner. De kans van het krijgen van een stuip drie dagen na de vaccinatie waarvan het vaccin niet de oorzaak is een op de vierduizend. De kans dat het vaccin niet de oorzaak is wanneer dit na een volgende vaccinatie voor de tweede keer gebeurt is één op de vijf miljoen.[523] Toch wordt vele ouders verteld dat die tweede keer ook een toevalligheid is.

Uiteindelijk ligt de verantwoordelijkheid van het monitoren van de effecten die een vaccin heeft niet bij de vaccinfabrikant, noch bij de arts. Het is de verantwoordelijkheid van vertegenwoordigers van de regering die het vaccin van de fabrikant kochten en het op de bevolking loslieten. Zij zijn degenen die op de uitkijk zouden moeten staan en moeten opmerken welke ziekte of verstoring opvlamt wanneer een nieuw vaccin wordt geïntroduceerd. En zij zouden het vaccin meteen uit de handel moeten nemen zodra er twijfel bestaat over de veiligheid er van. Jammer genoeg werkt het in deze bureaucratie anders. Er bestaat een cultuur van ontkenning en artsen die hier niet aan meedoen worden als verraders beschouwd. Professor Gordon Stewart sloeg de spijker op de kop toen hij in 1984 het volgende zei:

> De kern van de zaak is de verhouding tussen de risico's die men loopt en het mogelijke voordeel dat wordt behaald. Veronderstel dat deze verhouding gunstig uitvalt voor vaccinatie, dan levert dit het gevaar op dat men een hypothese accepteert die niet getest is, maar ook, omdat de veronderstelling al als beleid is aangenomen, dat men voorwaarden schept waardoor deze hypothese nooit getest

zal worden.[255]

Vaccins worden geïntroduceerd in de veronderstelling dat zij veilig zijn en wanneer zij deel uitmaken van een vaccinatieprogramma wordt elk bewijs dat zij niet veilig zijn genegeerd, omdat zij nu eenmaal al deel uitmaken van dat programma.

MASSALE PATHOLOGISCHE ONTKENNING

Een schokkend voorbeeld van massale pathologische ontkenning vond plaats tijdens een campagne voor de vaccinatie tegen meningitis die in 1987 op scholen in Nieuw Zeeland werd gehouden. Er werd een 'polysaccharide' vaccin gebruikt en het was ontworpen om tegen een bepaalde stam meningitis-bacteriën voor een jaar of twee tot drie immuniteit te geven. De manier waarop de informatie aan ouders werd gepresenteerd leidde er toe dat veel ouders geloofden dat deze vaccinatie hun kind levenslange immuniteit zou verschaffen tegen alle typen meningitis.

Toen dit vaccin werd gebruikt op een basisschool in de stad Drury, die ongeveer 10 mijl ten zuiden van Auckland ligt, zagen twee moeders die hun kleuters naar school brachten om te worden gevaccineerd dat kinderen heftig op de injectie reageerden. Zij besloten op school te blijven om te zien wat er zou gebeuren. Sommige kinderen moesten overgeven of zakten in elkaar, binnen enkele minuten nadat zij gevaccineerd waren, terwijl anderen pas een paar uur later ziek werden. Deze twee moeders zagen dat een behoorlijk aantal kinderen ernstig door het vaccin werden aangetast. Een van hen beschreef het mij later als 'Het was als in een van die oude Florence Nightingale films. De oorlogsslachtoffers lagen overal verspreid.'

De kinderen reageerden niet allemaal op dezelfde manier. Interessant is dat oudere kinderen een directe reactie leken te krijgen, terwijl de jongere kinderen er langer over deden voordat zij ziek werden. Sommige kinderen hadden hevige hoofdpijn, sommigen werden duizelig, sommigen kregen koorts, sommigen vielen flauw, sommigen kregen een tintelend gevoel in hun armen en handen, sommigen moesten overgeven, sommigen verloren de controle over hun benen, sommigen kregen gevoelloze voeten, sommigen konden zich niet meer concentreren wanneer iemand tegen hen sprak, sommigen kregen pijn in hun nek, glazige ogen of verloren de coördinatie van hun handen, sommige kinderen werden slap en gleden langzaam uit hun stoel terwijl ze probeerden schoolwerk te maken. Bij andere kinderen begon de reactie pas tegen de tijd dat de schooldag er op zat. Enkelen van hen gingen met de bus naar huis en moesten uit de bus worden gedragen. Enkele kinderen sliepen die middag abnormaal lang.

De meeste kinderen vertoonden meer dan een van deze symptomen en zij waren allemaal perfect fit en gezond voordat zij met het vaccin waren ingeënt. Alle symptomen, het braken incluis, kan door neurologische verstoringen worden veroorzaakt.

De twee moeders die van deze reacties getuige waren geweest stapten naar de pers en twee kranten besloten deze informatie niet voor het publiek achter te houden. Een journalist nam voor commentaar contact op met de officier van justitie die over medische zaken ging en hem werd verteld dat slechts 14 kinderen enkele symptomen hadden vertoond, dat de symptomen geen lichamelijke oorzaak hadden en dat zij waren veroorzaakt door massahysterie. De reden die hij opgaf voor deze hysterie was dat het vaccineren een uur had stilgelegen en 'dat er allerlei lelijke geruchten de ronde deden waardoor de jongeren behoorlijk over hun toeren raakten'. Het klopt dat het vaccineren een uur werd uitgesteld, maar de kinderen wisten dit niet. Zij zaten in hun klas en waren aan het werk tot het moment dat zij geroepen zouden worden om zich te laten vaccineren.

Een andere medewerker van het Departement van Gezondheid zei dat de neurologische verschijnselen niet door het vaccin waren veroorzaakt, maar dat zij werden veroorzaakt door een meningitisvirus dat op dat moment door de gemeenschap kabbelde en dat niets te maken had met het vaccin. Het is natuurlijk belachelijk om te suggereren dat een grote groep kinderen plotseling heel ziek wordt van een virus dat zich in de lucht bevindt terwijl zij net zijn geïnjecteerd met een bacterie die dezelfde symptomen veroorzaakt en dat de injectie met deze bacterie absoluut niets te maken heeft met deze symptomen. Maar het werkte als een oefening in public relations.

Voor het Departement van Gezondheid ging het echter niet helemaal zoals ze het hebben wilden. Na tien dagen gaf de officier van gezondheid justitie toe dat de reacties niet psychisch waren en zei dat men nu alle klachten zorgvuldig zou behandelen. Ondanks deze stille bekentenis bleef een groot deel van de bevolking van Nieuw Zeeland in de waan dat er na het vaccineren op een school een geval van massahysterie had plaatsgevonden. De officier van justitie zei ook dat er van schadelijke effecten zoals deze nooit eerder melding was gedaan en dat deze blijkbaar bij de fabrikanten van het vaccin niet bekend waren. Hij zei: 'Dit is potentieel van wereldwijd belang'.[524]

Later bleek dat aan het begin van deze campagne hetzelfde had plaatsgevonden op een andere school, maar dat de Directeur-Generaal van het Departement van Gezondheid had besloten deze informatie achter te houden omdat hij dacht dat daardoor de rest van de campagne in het water zou vallen. Het gebeurde vervolgens eveneens op andere scholen, maar men heeft dit buiten de pers kunnen houden tot het incident op de Drury Primary School. Wat ik nog het meest schokkend van alles vind, is het feit dat zoveel leerkrachten hun mond hielden. Van artsen en verpleegkundigen die achter een vaccinatiecampagne staan kun je verwachten dat zij ongevoelig en oneerlijk zijn en zich alleen druk maken om het prestige van de reguliere geneeskunde, maar van leerkrachten mag men verwachten dat zij om het welzijn van de kinderen geven en in Nieuw Zeeland zullen zij hun baan echt niet verliezen wanneer zij zich uitlaten over een farmaceutisch product.

Toen de aap eenmaal uit de mouw kwam, besloot het Departement van Gezondheid haar imago te verbeteren. Toen de publiciteit begon spraken de verschillende medische bureaucraten elkaar tegen en om verdere schande te vermijden vaardigde het grote opperhoofd een decreet uit waarin stond dat het alleen hem en een andere belangrijke persoon werd toegestaan verklaringen af te geven aan de pers. Er werd ook geadverteerd met een telefoonnummer dat ouders konden bellen wanneer zij zich zorgen maakten over eventuele reacties van hun kind op vaccinatie. Dit telefoonnummer was slechts korte tijd bereikbaar en enkele ouders die het nummer probeerden te bellen kregen geen antwoord. Toen dit alles gebeurde woonde ik nog niet in Nieuw Zeeland, maar sinds die tijd heb ik een aantal ouders gesproken wiens kinderen door het vaccin waren beschadigd. Twee van hen vertelden mij dat zij contact hadden opgenomen met de telefoonmaatschappij om te vragen of er iets mis was met de telefoonlijn omdat zij er niet doorheen konden komen.

Twee kinderneurologen werden aangewezen om de 546 slachtoffers die het gelukt was wel contact te krijgen te onderzoeken. Een van die neurologen is iemand die eerder werd aangesteld om andere zaken te beoordelen waar de IAS in schadeclaims is verwikkeld. Zijn gedrag tegenover de ouders in deze zaken suggereert dat hij er van overtuigd is dat zoiets als vaccinatieschade niet bestaat. Ik vind dat dit vooroordeel zijn beoordelingsvermogen ernstig aantast.

Zes weken nadat de eerste reacties de media bereikten kwam het officiële rapport naar buiten waarin staat dat er geen bewijs was dat de reacties konden worden verbonden aan het oplopen van blijvende schade, maar dat kinderen onder de twee jaar die slecht op het vaccin hadden gereageerd geen boostervaccinatie moesten krijgen. Weer twee weken later verklaarde een groep medische bureaucraten dat er bij geen van de kinderen sprake was van blijvende schade en dat er geen duidelijke link was tussen de neurologische problemen bij sommige kinderen en het vaccin. Dit ging verder dan de bevindingen in het officiële rapport. Er waren geen nieuwe data waarop men deze verklaring kon baseren, men had het gewoon verzonnen.

Men verklaarde dat hetzelfde vaccin was gebruikt tijdens een hele grote campagne in Finland in de jaren 1970 en dat daar geen neurologische reacties waren gerapporteerd. Ik kan daarvoor wel enkele verklaringen vinden. Misschien komt het omdat de medische bureaucraten in Finland ook pathologische leugenaars zijn en behoorlijk succesvol waren in het verbergen van de waarheid. Misschien kwamen er minder reacties voor in Finland en was het gemakkelijker dit uit de kranten te houden. Of misschien zijn de Finse kinderen veel sterker en heeft niemand negatieve reacties op het vaccin gehad. Maar zelfs wanneer alle Finse kinderen sterk genoeg waren om met deze vaccinatie om te gaan, dan verandert dat niets aan het feit dat duizenden Nieuw Zeelandse kinderen dat niet waren.

Hilary Butler tekende het verhaal op van een meisje dat door het vaccin schade opliep en na vijf jaar nog steeds pijn had en niet kon sporten.[525] Ik heb veel mensen aan de telefoon gehad wiens kinderen door deze vaccinatiecampagne werden beschadigd en jaren later nog steeds leden aan de naweeën van dit vaccin. De meesten van hen hadden last van milde coördinatiestoornissen waardoor hun bewegingen werden aangetast en waardoor zij een sport die zij eerder leuk vonden niet meer konden beoefenen. Al deze mensen belden mij omdat zij onder druk werden gezet hun beschadigde kind of een van zijn broertjes of zusjes nog weer te laten vaccineren en zij vroegen de hulp van IAS om dit te voorkomen. Sommigen hebben mij verteld dat zij niets afwisten van de hotline die eerder beschikbaar was, terwijl anderen contact hadden gezocht met het Departement van Gezondheid en vervolgens met succes werden afgescheept. Twee moeders vertelden mij dat hun kind was onderzocht door kinderneurologen en zij een gezondheidsverklaring kregen dat een perfecte gezondheid verklaarde terwijl ze nog steeds door het vaccin waren aangetast.

Twee artsen herzagen het officiële rapport dat door de kinderneurologen was gepresenteerd en publiceerden een artikel in de New Zealand Medical Journal.[526] In dit artikel blijft men op de mogelijkheid wijzen dat iets anders de ernstige reacties kan hebben veroorzaakt en laat men de mogelijke psychische oorzaak niet los. 'De initiële verklaring schijnt te maken te hebben met de vertraging in de aankomsttijd van het vaccin en het angstige wachten daarop van de schoolkinderen.' Zij geven deze verklaring ondanks het feit dat er in de pers is toegegeven dat er geen angstige wachttijd is geweest.

Hoewel het te betreuren valt dat de ware cijfers gesnoeid en getrimd zijn, staat er tenminste in één medisch blad vermeld dat er iets is voorgevallen. Men zegt dat er 64 meldingen van hoofdpijn, een stijve nek en myalgie binnen 48 uur na de vaccinatie zijn binnengekomen, hoewel 'in andere gevallen in het bijzonder een virale aandoening niet kan worden uitgesloten'. Ook werden 152 meldingen gedaan van koorts en 85 van koorts, huiduitslag en locale reactie.

> Er waren 92 rapportages waarbij mogelijk perifere zenuwen zijn betrokken. Motorische symptomen bestonden uit 80 meldingen van onverklaarbare zwakte en gevoelens van 'zwaarte', niet gerelateerd aan de injectieplaats en er waren 57 meldingen van symptomen die betrekking hebben op gevoelszenuwen zoals paresthesie of dysesthesie. Beide categorieën kwamen bij sommige kinderen voor en in jongere kinderen kan de tegenzin een arm of been te gebruiken mogelijk hier aan te wijten zijn. Het overgrote deel van de gevallen van motorische en sensorische symptomen waren van voorbijgaande aard en binnen 48 uur na de immunisatie verdwenen, hoewel de symptomen in sommige gevallen tot drie weken aanhielden. Deze symptomen zouden vaccin-gerelateerd kunnen zijn omdat zij minder waarschijnlijk kunnen worden gekoppeld aan een intercurrente ziekte en veel episodes deden zich voor binnen een aannemelijke tijdsinterval. Aan de andere kant is het duidelijk dat absolute causaliteit niet kan worden vastgesteld op basis van de beschikbare data.

Dus men geeft niet volmondig toe dat het vaccin verantwoordelijk is en men geeft zeker niet toe dat sommige kinderen permanent zijn beschadigd.

> Alle meldingen van flauwvallen, misselijkheid en duizeligheid kwamen binnen 24 uur voor en kunnen waarschijnlijk worden toegeschreven aan psychische effecten van de procedure.

Zij tonen hun minachting voor de slachtoffers door hen te beschuldigen van emotionaliteit en angst voor de naald.

> Andere symptomen die slechts af en toe werden gemeld werden als te onduidelijk beschouwd om verdere aandacht aan te schenken.

Met andere woorden: 'Sommige kinderen lieten ongewone symptomen zien na de vaccinatie, maar omdat elk van deze symptomen niet heel veel gezien worden, zullen we er voor kiezen deze te negeren'.

Hoewel je van dit rapport enigszins woedend wordt, maakt het in ieder geval officieel dat er enkele neurologische negatieve effecten zijn opgetreden. Dit is van belang omdat een van de kenmerken van medisch ontkennen is dat er vaak wordt vastgesteld dat iets hier niet kan gebeuren wanneer er geen melding is dat het ook ergens anders is gebeurd. Dus hoewel de incidentie van de reacties in dit rapport sterk is verminderd en hoewel er geen recht gedaan wordt aan de kinderen die nog steeds en al jarenlang lijden onder de negatieve effecten van dit vaccin, betekent het feit dat het rapport in een medisch vakblad is verschenen dat medische bureaucraten in andere landen niet gerechtvaardigd zijn dergelijke gebeurtenissen te kunnen afdoen op grond van het feit 'dat er nooit eerder ter wereld een rapport is verschenen betreffende ernstige reacties op dit vaccin'.

Het zou interessant zijn te weten hoe groot het percentage medische bureaucraten is dat in werkelijkheid kennis neemt van de zaken die in medische vakbladen worden gepubliceerd. Twee en een half jaar na de publicatie van dit rapport deed een journalist een interview met een hooggeplaatste Nieuw Zeelandse mediocraat over vaccinatie. Toen het Drury-incident ter sprake kwam vertelde de mediocraat haar dat er een specialist was ingehuurd om de reacties te beoordelen en die had geconcludeerd dat het een geval van massahysterie was en dat er geen probleem was met het vaccin.

Vijf jaar na de gebeurtenis voerden leden van het IAS discussies met een aantal schoolhoofden over de BMR vaccinatiecampagne die op scholen zou gaan plaatsvinden. Veel van deze schoolhoofden hadden nog steeds het idee dat het Drury-incident op massahysterie berustte. Een eenmaal vertelde leugen blijft soms krachtig nadenderen.

Degene die toentertijd Medisch Adviseur van Nieuw Zeeland was meldde aan de World Health Assembly in Genève dat er problemen bestonden rondom het vaccin. De WHO bleek twee excuses te hebben om niet op zijn rapport te reageren. De eerste was dat hij geen controlegroep had ingezet.[527] Volgens hen had hij enkele kinderen moeten zoeken die niet met het vaccin waren geïnjecteerd en moeten onderzoeken of zij moesten overgeven en waren ingestort om 11 uur 's morgens op de dag van de vaccinatie. Hun tweede excuus was dat er geen ander land was dat gewag had gemaakt van enige kwalijke bijwerking.[528] Het eerste excuus is bijna geldig omdat alle data gecontroleerd horen te zijn. Zelfs wanneer het behoorlijk duidelijk is voor een ieder die gezond verstand bezit dat deze kinderen braakten en collabeerden ten gevolge van de vaccinatie, dan nog zou de Medisch Adviseur bewijs hebben moeten opsturen dat kinderen van dezelfde leeftijd die niet waren gevaccineerd op dat moment en op die dag niet hoefden over te geven en niet collabeerden. Wanneer de World Health Organisation echt iets zou geven om het welzijn van kinderen zouden zij deze zaak zelf onderzoeken. Dat zouden ze gemakkelijk kunnen doen gezien het feit dat zij over miljarden dollars beschikken die ze daarvoor kunnen gebruiken. Het tweede excuus is niet geldig, omdat de meeste landen die het vaccin kochten geen pogingen doen de kwalijke werkingen van welk vaccin dan ook bij te houden. Later sprak de Medisch Adviseur op de radio over de kwalijke effecten van vaccinaties en hij werd hiervoor mondeling berispt. Toen zijn contract met het Departement van Gezondheid van Nieuw Zeeland aan verlenging toe was, hetgeen normaal gesproken ieder jaar automatisch gebeurt, werd het niet verlengd. In feite werd hij ontslagen omdat hij over vaccinreacties had gesproken.

In 1987 publiceerde Hilary Butler een document dat de gebeurtenissen tijdens deze massale vaccinatiecampagne beschreef.[529] Hierin bespreekt zij de redenen waarom juist deze reacties ontstonden. Zij geeft aan dat enkele artsen het syndroom herkenden en juist diagnosticeerden, terwijl

> .....de ziekenhuizen, kinderneurologen en het Departement van Gezondheid dergelijke overduidelijke feiten verkozen te negeren. Zoals een arts stelde: 'we zullen het nooit echt te weten komen totdat er misschien over een jaar of vijf, in een ander land, hetzelfde syndroom wordt beschreven.' Zo'n verklaring is een beetje een oxymoron, omdat binnen die hypothetische vijf jaar artsen waarschijnlijk naar de literatuur zullen kijken en zeggen: 'het kan niet – het is nooit eerder voorgekomen' en het zou nog bij lange na niet in een medisch vakblad verschijnen. Op deze manier wordt informatie die als een feit zou moeten worden geclassificeerd en gerapporteerd voortdurend geridiculiseerd en als een anekdote opzij geschoven.[530]

Dit waren profetische woorden. In 1991 ontstond er in Zuid Afrika een controverse betreffende de dood van een kind na een vaccinatie campagne op scholen tegen meningitis. Mijn vriendin Arlene uit Kaapstad schreef aan een parlementariër die tegen apartheid was om haar zorg over de dood van dit kind te uiten. Het kind dat was overleden had een e huid, dus het was zinloos contact op te nemen met een parlementariër die voor apartheid was. Het parlementslid antwoordde dat hij wist dat de dood niet door het vaccin was veroorzaakt omdat geen enkel ander land schadelijke werkingen had gemeld.

Ik schreef de World Health Organisation en vroeg hen hoe zij de schadelijke werkingen van vaccins in Zuid Afrika monitoren. Men antwoordde dat men dat niet deed en zij gaven mij het adres van de Medicines Control Council in Kaapstad en stelden voor dat ik hen zou vragen hoe men daar in Zuid Afrika mee omgaat.

Ik weet heel goed dat de medische autoriteiten in Zuid Afrika de averechtse werkingen van vaccins niet in de gaten houden, maar ik wilde dat zij dat op schrift stelden. Dus schreef ik de Medicines Control Council en vroeg hen hoe zij deze kwalijke bijwerkingen monitoren. Zij antwoordden dat zij een systeem hebben waar vrijwillig melding gemaakt kan worden van kwalijke bijwerkingen van medicijnen door artsen, tandartsen, apothekers en de farmaceutische industrie, maar zij hebben geen systeem dat specifiek vraagt naar kwalijke reacties op vaccins. De brief eindigt als volgt: 'Omdat het systeem een vrijwillig rapportagesysteem is, is het niet toegestaan hiermee de incidentie van negatieve rapportages te monitoren'.

Zo werd dit een prima regeling voor de farmaceutische bedrijven. De World Health Organisation promoot vaccinatie in de hele wereld, maar doet geen pogingen om er achter te komen welke negatieve bijwerkingen hierbij ontstaan. De regeringen die vaccins hebben omarmd houden schadelijke bijwerkingen niet bij. Maar toch kon de World Health Organisation een rapport van een ambtenaar uit Nieuw Zeeland naast zich neer leggen omdat zij dergelijke meldingen uit andere landen niet hadden ontvangen. Zuid Afrika vertrouwt in 2019 nog steeds op vrijwillige melding van reacties op vaccins en doet geen pogingen om de negatieve effecten van massale vaccinatiecampagnes op scholen te onderzoeken.

VERTROUWEN OP PASSIEVE RAPPORTAGE

De regering van de Verenigde Staten was de eerste die een instituut oprichtte dat meldingen van kwalijke bijwerkingen verzamelde. De reden hiervoor was niet dat zij plotseling last kregen van hun geweten. Zij deden dit omdat een groep ouders wier kinderen waren overleden na of ernstig waren beschadigd door het DPT-vaccin (Difterie-Kinkhoest-Tetanus) zich hiervoor had ingespannen.[531] De *National Childhood Vaccine Injury Compensation Act* werd aangenomen nadat er een enorme strijd was gevoerd door een groep die zichzelf Dissatisfied Parents Together (DPT) noemde.

> DPT representeerde, als David tegen Goliath, de in essentie machteloze, door vaccins beschadigde slachtoffers tegen drie van de meest machtige en rijke segmenten van onze maatschappij: de farmaceutische industrie, de georganiseerde medische stand en de federale regering.[531]

De DTP-groep werkte vierenhalf jaar hard om wetgeving op te stellen en in te dienen die het mogelijk zou maken om meldingen van kwalijke bijwerkingen te registreren en die het ook mogelijk maakt gezinnen schadeloos te stellen wanneer er sprake is van ernstige schade. De machtige farmaceutische industrie blokkeerde deze wetgeving ieder jaar opnieuw, maar uiteindelijk vonden zij het goed dat de wet er door kwam zolang dit gebeurde tegelijkertijd met een wet die zij wilden introduceren. De door hen gewenste wet maakte het hen mogelijk nieuwe medicijnen te verkopen aan landen buiten de USA zonder dat zij moesten wachten op goedkeuring van de FDA.[531] Dit is voor hen die buiten de USA wonen niet zo erg, omdat de FDA een corrupte organisatie is die sowieso onveilige medicijnen laat passeren. Beide wetten werden tegelijkertijd goedgekeurd en het Vaccine Adverse Reporting System (VAERS) werd opgericht om melding van reacties op vaccins te verzamelen.

VAERS is een tak van de FDA. In de Act staat dat artsen bijwerkingen van een vaccin aan de FDA moeten melden wanneer zij 'oordelen dat de situatie ernstig genoeg is om te melden.'[532] Wanneer een arts besluit tot een pathologische ontkenning, dan zal er geen melding worden gedaan, maar wanneer een arts bereid is de realiteit van wat hij of zij ziet onder ogen te zien, dan is er nu tenminste een centraal register waar men de observatie kan melden. Er werd een lijst met symptomen opgesteld die werden geacht acceptabel te zijn om te worden aangemerkt als schadelijke werking van een vaccin. Bovendien werd er een arbitraire tijdlijn vastgesteld waarbinnen deze symptomen moesten optreden als zij als vaccin gerelateerd konden worden beschouwd.[532] Een groot bedrag aan belastinggeld werd ieder jaar opzij gelegd om schadevergoedingen te kunnen uitbetalen, maar in het eerste jaar dat het systeem in werking trad, was het geld in maart van dat jaar al op.[533] Ondanks het feit dat alleen de op de lijst vermelde symptomen gerapporteerd konden worden en ondanks het feit dat niet alle gevallen werden gemeld, kregen zij veel meer gevallen te behandelen dan men had verwacht. Toen men er achter kwam dat een deel van de schade die door vaccins werd veroorzaakt veel te veel geld zou gaan kosten, besloot men de tijdlijn, waarin na vaccinatie reacties optreden die voor schadeloosstelling in aanmerking komen, te verkorten.[534]

De groep ouders die Dissatisfied Parents Together heette, heeft haar naam veranderd in National Vaccination Information Center (NVIC). Wanneer een arts weigert een reactie op een vaccin te melden, kan de NVIC uit naam van de ouder een rapport indienen, als de ouder tenminste het geluk heeft te weten dat de NVIC bestaat. VAERS claimt dat het, wanneer het een rapport ontvangt, 'alle ontvangen meldingen in de database stopt'.[535] NVIC gebruikte de Freedom of Information Act (Wet Openbaarheid van Bestuur) om een kopie te krijgen van de data betreffende de reacties op vaccins die de FDA in haar computer heeft zitten. Ondanks een gerechtelijk bevel probeerde de FDA hier onder uit te komen. Toen de NVIC eindelijk deze data kreeg, ontdekten zij dat deze niet nauwkeurig waren. Sommige van de gevallen waarbij zij bij het indienen ervan hadden geholpen waren zelfs niet aanwezig en in andere gevallen klopten de details niet.[536]

De mediocraten hebben een ontsnappingroute ingebouwd zodat zij niet teveel hoeven letten op de meldingen die in hun computer worden ingetypt. 'Het indienen van een melding houdt niet noodzakelijkerwijs in dat het vaccin de schadelijke gebeurtenis heeft veroorzaakt'.[532] Elk rapport dat hen niet bevalt kan eenvoudigweg worden vernietigd door te stellen dat het oordeel van de arts niet klopt.

Sinds VAERS werd opgericht hebben vele landen een soortgelijk instituut in het leven geroepen zodat zij kunnen beweren dat zij op de hoogte zijn van alle ernstige reacties op vaccins. Het probleem is echter dat wereldwijd door de meeste artsen wordt geweigerd deze reacties te melden en in landen waar ouders deze meldingen zelf kunnen doen, weten ouders vaak niet dat zij dat recht hebben.

De vaccinindustrie houdt niet van de term 'vaccinreacties'. Zij proberen wereldwijd deze term te wijzigen in 'ongunstige gebeurtenissen'. Nieuw Zeeland heeft het Adverse Event Reporting Committee dat in Dunedin is gevestigd. Artsen kunnen melding maken van reacties wanneer zij zich daartoe geroepen voelen, maar de bureaucraten in Dunedin zijn niet verplicht de melding in hun computer te stoppen. De IAS weet niet hoe groot het percentage meldingen is dat gewoon wordt weggegooid in plaats van het in de database in te voeren, maar we weten van meldingen waarbij dat is gebeurd. Wanneer iemand uit de bevolking wil weten hoeveel meldingen er ieder jaar voor elk vaccin zijn ingevoerd moet hij voor deze informatie een flink bedrag betalen. Dus daarom zijn we bij de IAS begonnen onze eigen verzameling meldingen van kwalijke bijwerkingen aan te leggen om deze voor het nageslacht te kunnen bewaren. Een van de vragen die in het formulier worden gesteld is of de arts of verpleegkundige aan wie de ouder de reactie heeft gemeld deze ook aan het Committee in Dunedin heeft doorgegeven.

De Australische consumentengroep het Australian Vaccination Network (AVN) heef ook haar eigen database van vaccinreacties in Australië opgericht. Het officiële instituut waar vaccinreacties in Australië gemeld kunnen worden heette ADRAC en wordt nu ACSOM genoemd. Het officiële beleid is dat 'elk ernstige en ongunstige gevolg gemeld dient te worden'.[537] Er worden geen beperkingen opgelegd aan het soort reacties dat kan worden gemeld en de tijd waarbinnen reacties moeten hebben plaatsgevonden is verlengd 'daar sommige ongunstige gevolgen die aan vaccinatie gerelateerd zijn ook pas vele jaren later kunnen optreden'.[537]

De wet vereist dat serieuze meldingen worden opgevolgd en dat het slachtoffer indien mogelijk wordt geholpen, maar slachtoffers worden niet opgevolgd, noch geholpen. Vertegenwoordigers van het ADRAC geven toe dat in Australië minder dan 10% van de reacties wordt gemeld en van de gemelde reacties wordt er bijna geen enkele gevolgd om te bekijken of er op de langere termijn ook complicaties zijn opgetreden of dat de betreffende persoon in feite ook deze reactie heeft overleefd.[538,539] Tegen 2009 had de AVN meer dan 700 gevallen van ernstige reacties in haar eigen database. Geen van deze was door degene die het vaccin had toegediend aan het ADRAC gemeld, noch door welke professionele hulpverlener die over de vaccinatieschade was geraadpleegd dan ook.

In 1977, toen er slechts 200 gevallen in de database van het AVN zaten, stuurde het AVN deze meldingen, voorzien van namen en adressen en onder vermelding van degenen die aan de reactie waren overleden, naar de minister van Volksgezondheid en men vroeg hem dit alles te onderzoeken en aan de officiële statistieken toe te voegen. Na zes maanden van ontwijkende acties zei de minister uiteindelijk dat hij noch de reacties zou onderzoeken, noch deze aan de statistieken toe te voegen omdat zij niet door artsen waren gemeld. Sinds die tijd zijn honderden door vaccins veroorzaakte sterfgevallen door artsen bij het ADRAC gemeld, maar de Australische politici zijn alleen geïnteresseerd in het vervolgen van ouders die weigeren hun kinderen te vaccineren.

In 1996 richtte de World Health Organisation het Global Training Network (GTN) op 'om de kwaliteit van de vaccins en het gebruik ervan te verbeteren'.[540] Onderdeel van dit initiatief was de opdracht die zij aan het Department of Pharmacology van de universiteit van Kaapstad, Zuid Afrika, gaven om een systeem te ontwikkelen dat ieder land kan gebruiken om ongunstige gevolgen van vaccinaties te monitoren en daarop te reageren en om mensen op te leiden die het systeem in de praktijk kunnen gebruiken.[540] Het systeem dat werd ontwikkeld is voor de verzameling van data afhankelijk van passieve reportage en er niet op ingesteld effecten op lange termijn te beoordelen. Landen die van dit systeem gebruik maken krijgen geen accuraat beeld van hetgeen vaccinaties voor de gezondheid van hun natie betekenen, maar politici gebruiken het om te beweren dat zij nadelige gevolgen van vaccinaties monitoren. In een artikel dat het systeem beschrijft zeggen de auteurs het volgende:

> De beperkingen in het systeem en in het trainingsprogramma die in deze publicatie worden beschreven zijn van dien aard dat de effecten op lange termijn niet worden ontdekt. De passieve controlemethode dient te worden aangevuld met een verscheidenheid aan andere epidemiologische methoden,

langdurige follow-up met behulp van patiëntenregisters en gespecialiseerd onderzoek van individuele problemen en verontrustende zaken incluis.[540]

Dus de vraag is: wie gaat dit gespecialiseerd onderzoek en de follow-up van patiëntenregisters uitvoeren? Dit had men zeventig jaar geleden al moeten doen, maar het is niet waarschijnlijk dat dit gaat gebeuren zolang de farmaceutische bedrijven het bij de World Health Organisation voor het zeggen hebben.
Enkele procedures die door mensen in Kaapstad worden aanbevolen zijn:

- Elk land moet een instituut oprichten om meldingen te verzamelen;
- Alle reacties op vaccins zouden gerapporteerd moeten worden;
- Toezichthoudende personen zouden hen die met patiënten in aanraking komen moeten aanmoedigen vaccinreacties te melden;
- Alle data zouden permanent moeten worden vastgelegd;
- De verzamelde data moeten beschikbaar zijn voor onderzoeksdoeleinden 'om een sterkere wetenschappelijke basis te leggen voor casualtiteitsonderzoek';
- Topambtenaren van de regering en het publiek zouden voorzien moeten worden van informatie over nadelige gevolgen;[540]
- Regeringen zouden moeten overwegen hun contracten met bedrijven die onveilige vaccins maken te beëindigen.

Zouden menselijke wezens eerlijke schepsels zijn, dan zou dit systeem resulteren in de verzameling van accurate data betreffende nadelige effecten op korte termijn, eerlijke communicatie met de bevolking en alle bedrijven die onveilige vaccins maken zouden buiten bedrijf zijn gesteld. Echter, mensen zijn vaak niet eerlijk en er staat teveel trots, prestige en geld op het spel om eerlijk te zijn. Zelfs hoewel er een minderheid van individuele artsen en verpleegkundigen die het goed willen doen bestaat, weten zij dat zij hun baan en carrière op het spel zetten wanneer zij de waarheid zouden vertellen.
Zoals de auteurs zelf toegeven, zou dit systeem niet leiden tot de verzameling van gegevens over de gevolgen van vaccinaties op lange termijn. Deze gevolgen op lange termijn brengen het leven van miljoenen mensen in gevaar en toch wordt dit volkomen genegeerd.

Een van de aanbevelingen die door de mensen in Kaapstad wordt gedaan is, dat wanneer patiënten naar een medische instelling gaan om een reactie te melden, 'de leidinggevende en de gezondheidswerker de patiënt en de ouders [zou]…moeten geruststellen'.[540] Zou dat niet fijn zijn?

Tussen de regels van dit artikel is merkbaar dat de auteurs het standpunt hebben aangenomen dat men vaccinaties als veilig en heilzaam beschouwt. Het schijnt niet tot hen te zijn doorgedrongen dat de reden waarom men een methode wil implementeren om schadelijke bijwerkingen vast te leggen is, dat deze schadelijke bijwerkingen van vaccinaties in het verleden niet op de juiste manier zijn bijgehouden en dat men daarom niet weet of vaccinaties veilig en heilzaam zijn. Zij stellen dat vaccins een 'gunstig risico- en batenprofiel' hebben en 'indrukwekkend presteren'.[540] Zij hebben geen recht op deze stelling wanneer er geen gegevens zijn bijgehouden. Vaccinaties hebben een goede reputatie, maar geen goede rapporten. En er ligt geen fundament onder hun geloof dat vaccins een gunstig risico- en batenprofiel hebben, omdat geen enkel land ooit nauwkeurige dossiers heeft bijgehouden van schade op korte en lange termijn, noch nauwkeurige gegevens bezit betreffende de effectiviteit van vaccins.

Een van de dingen die men tijdens cursussen aan de universiteit van Kaapstad aan mensen leert is hoe zij met de pers moeten omgaan wanneer de bevolking over een aantal ernstige reacties klaagt. 'Van cursisten wordt geëist dat zij actieplannen en communicatieverslagen ontwikkelen en presenteren zoals persverklaringen. Nep televisieinterviews met journalisten inbegrepen'.[540] Ik zou graag een vlieg op de muur zijn om te kunnen zien wat er tijdens deze trainingen gebeurt. Ik ben niet optimistisch over het verdwijnen van deze cultuur van ontkenning waarmee het gebeuren rondom vaccinaties is doordrenkt.

In het begin van 1988 had ik een ontmoeting die een duidelijk licht laat schijnen op de typische houding van enthousiaste voorstanders van vaccinaties. Het betrof een hooggeplaatste arts van het Groote Schuur Hospital in Kaapstad. Mijn tweede kind, Kenny, was thuis geboren in een kleine stad ten zuiden van Kaapstad op het Kaapse schiereiland. Toen hij twee maanden oud was kreeg ik een telefoontje van de plaatselijke wijkverpleegkundige en ik zei haar dat mijn zoon niet gevaccineerd zou worden. Een paar weken later verschenen er onverwacht twee vrouwen op de drempel. De ene was voornoemde verpleegkundige, de ander was een arts van het Groote Schuur Hospital. Sinds Chris Barnard in het Groote Schuur Hospital de eerste harttransplantatie ter wereld uitvoerde, deelt iedereen die bij dat ziekenhuis hoort nog steeds in de glorie. De verpleegkundige ging er van uit dat de arts mij wel zou kunnen intimideren. Ik nodigde ze uit om te gaan zitten en er ontstond een levendige discussie tussen deze arts en mij. Er woonden toen nog andere mensen bij mij in huis en zij stonden aan de andere kant van de kamer toe te kijken. De verpleegkundige sloot zich af en kreeg dezelfde glazige blik in haar ogen die witte Zuid-Afrikanen gewoonlijk krijgen wanneer je hen zegt dat de apartheid moet worden afgeschaft. Ik was behoorlijk geschokt door de onwetendheid van de arts over de werking van het immuunsysteem. Een van haar blunders was de uitspraak dat 'natuurlijke mazelen geen IgA-antilichamen opleveren'. De uitdrukking op haar gezicht toen ze merkte dat ik wist dat het poliovaccin niet langer verplicht was, amuseerde me. Het was niet de bedoeling dat het publiek dat zou weten.

Ik gaf hen een aantal redenen op waarom ik Kenny niet zou laten vaccineren. Zij vertelde me dat ze wist dat het mazelenvaccin geen ongewenste bijwerkingen had omdat er net een massale vaccinatiecampagne tegen mazelen was geweest in Khayelitsha en 'men zou toch in drommen naar het ziekenhuis gekomen zijn wanneer er een probleem zou zijn'.

Ik antwoordde dat 'zij over tien jaar in drommen zouden verschijnen en dan zou jij niet weten dat het vaccin hieraan schuldig is'. Khayelitsha was een sloppenwijk aan de oostkant van Kaapstad. Mensen waren daarheen verhuisd vanuit de Ciskei en Transkei bantoestans om te ontsnappen aan nog ergere armoede. Deze arts wist hoe de situatie in Khayelitsha was. Ze was er geweest en ze wist dat mensen in tenten en zelfgebouwde krotten woonden en dat er geen openbaar vervoer was en geen telefoon, dat zij geen geld hadden en dat, hoewel het ambulance personeel hun uiterste best deed elk ernstig ziek persoon naar het ziekenhuis te brengen, de ambulancedienst hopeloos onderbetaald en overbelast was. Op de manier waarop zij schadelijke bijwerkingen wilde beoordelen, zou een kind dat aan een ernstige acute reactie leed, ondanks al deze moeilijkheden, geacht worden in een ziekenhuis terecht te komen dat 30 mijl verderop lag. Ik probeerde deze arts duidelijk te maken dat een reactie op een vaccinatie mogelijk ook pas enige tijd later kon ontstaan in de vorm van een chronische ziekte of een slechte gezondheid, maar dit drong absoluut niet tot haar door. In ieder geval zou er, zelfs wanneer een kind met een acute reactie levend het ziekenhuis bereikte, weinig kans op zijn dat het geval als een reactie op een vaccin zou worden gemeld.

Toen het voor de twee dames tijd was om te vertrekken, kwam de verpleegkundige weer tot leven en zei 'Wanneer u hem naar de kliniek brengt zal ik het kinkhoestdeel van de vaccinatie weglaten'. Ze had geen woord gehoord van wat ik had gezegd. Met alle ziekten en ellende die in Kaapstad bestaat, is het verbazingwekkend dat een arts van Groote Schuur niets beters te doen had dan een reis van vijf uur te maken naar het huis van een welvarend iemand om een poging te doen deze te overtuigen. In ieder geval was ze wel vriendelijk en niet agressief. Sommige artsen discussiëren niet maar kiezen voor een persoonlijke aanval op de ongelovige Thomas.

Een 'evaluatie' van de massale vaccinatiecampagne in Khayelitsha werd later gepubliceerd in de South African Medical Journal.[541] In het artikel wordt geëvalueerd hoe succesvol men was geweest in het bereiken van de doelgroep en over kwalijke bijwerkingen werd niets vermeld. Kwam het niet bij hen op dat er ernstige bijwerkingen konden zijn, of kon het hun gewoon niets schelen? Ik ben er niet optimistisch over dat de cultuur om kwalijke werkingen van vaccins te ontkennen door de cursus in Kaapstad van de World Health Organisation kan worden veranderd. Er moet een fundamentele verandering in houding komen betreffende het ontkennen en weglaten van informatie over de schadelijke effecten van vaccins. Dit zal echter niet gemakkelijk gebeuren zolang artsen en verpleegkundigen hun eigenwaarde afmeten aan het prestige van de farmaceutische industrie.

Elk land dat een serieuze poging doet schadelijke effecten te evalueren kan rekenen op een schok. Toen het mazelenvaccin werd geïntroduceerd, stond Oost Duitsland onder een communistisch regiem. De regering verplichtte de mazelenvaccinatie en er kwam een wet waarin stond dat iedereen die vaccinatieschade opliep moest worden gecompenseerd.[280] Toen de claims op compensatie eenmaal binnenliepen, was de regering geschokt te ontdekken hoe 'normaal' de ernstige lange-termijn effecten eigenlijk waren.[139]

De drie meest ernstige problemen met betrekking tot het vastleggen van schadelijke effecten zijn de pathologische ontkenning op het gebied van communicatie tussen patiënt en de aanbieder, de pijnlijke oneerlijkheid bij de medische bureaucratie en de financiële banden die bestaan tussen vaccinfabrikanten en sommige hoogstgeplaatste ambtenaren.

Een Amerikaanse moeder wiens kind was overleden aan het DTP vaccin kreeg geen erkenning van de doodsoorzaak ondanks alle moeite die zij daarvoor deed. Tijdens een telefoongesprek dat zij voerde met een ambtenaar van het CDC, zei deze haar dat de DTP de oorzaak was van de dood van haar zoon, maar hij durfde dat tegen niemand anders te zeggen.[542] Dr. Paul Offit legde in zijn eerste propagandaboek voor ouders de schandelijke verklaring af dat 'Geen enkel kind is overleden ten gevolge van het 'oude' kinkhoestvaccin (DPT vaccin).'[543]

In 1967 publiceerde een Zweedse wetenschapper zijn bevinding dat het kinkhoestvaccin de groei van kankercellen bevordert.[544] In 1983 vertelde Dr. Richard Moskowitz hoe een arts hem in vertrouwen meedeelde dat een vijfjarig jongetje na de DPT kanker ontwikkelde, werd behandeld en op weg was naar herstel toen hij weer een dosis van het DPT vaccin kreeg en volledig terugviel.[545] Dr. Moskowitz zegt het volgende:

> De gedachte dat een vaccinatie ook eventueel betrokken kan zijn bij leukemie bij kinderen is op zichzelf al schokkend

genoeg, maar…het feit dat de eigen arts van dit kind denkt dat er mogelijk sprake is van een aan een vaccin gerelateerde ziekte en dat niet durfde te communiceren met zijn ouders, laat staan met de bevolking, schokt mij zelfs nog meer.[545]

Meer dan drie decennia later zijn deze studies nog niet van de grond gekomen en de vaccinindustrie is dat ook absoluut niet van plan.

De verdedigers van vaccinatie hebben minachting voor het anekdotische bewijs dat het BMR vaccin bij sommige kinderen autisme veroorzaakt, zij stellen dat anekdotisch bewijs 'niet wetenschappelijk is'. Wanneer zij werkelijk in wetenschap zouden geloven, dan zouden zij op anekdotisch bewijs methodologisch juiste wetenschappelijke onderzoeken laten volgen. Anekdotisch bewijs is niet voldoende voor de juiste wetenschappelijke conclusies, maar is een duidelijke aanwijzing dat goed wetenschappelijk onderzoek nodig is. Zo lang de industrie weigert goed onderzoek te laten doen naar de link tussen het BMR vaccin en autisme, hebben zij het recht niet anekdotisch bewijs te verwerpen. Er is geen onderzoek gepubliceerd dat de graad van autisme bij gevaccineerden en niet-gevaccineerden vergelijkt. Dus zo lang de voorstanders van vaccinatie dit anekdotisch bewijs verwerpen, hebben zij geen wetenschappelijke onderbouwing voor hun bewering dat de BMR geen autisme veroorzaakt.

Een voorbeeld van anekdotisch bewijs is de Ierse peuter die toen hij 18 maanden oud was al enkele woordjes kon zeggen en er de ochtend, voor de BMR vaccinatie, vrolijk op los 'babbelde'. Hij kreeg een heftige reactie op de vaccinatie en verloor zijn woordgebruik. Toen hij tien jaar oud was kon hij nog steeds geen woorden zeggen en juist zoals in miljoenen andere gevallen is het duidelijk dat het vaccin de oorzaak hiervan was. Ierse artsen en de Ierse overheid geven niet toe dat afwezigheid van zijn taal en alle andere problemen die begonnen na de injectie hierdoor zijn veroorzaakt. Zij zeggen dat het allemaal toeval is en dat anekdotisch bewijs waardeloos is. Wat deze voorstanders van vaccins eigenlijk zeggen is, dat wanneer dit kind die ochtend niet met het BMR vaccin was gevaccineerd, hij nog steeds zou hebben geschreeuwd, met zijn handjes zijn hoofd had vastgehouden, de hele nacht met zijn hoofd zou bonken en kronkelend in zijn bed zou liggen, de hele volgende dag in bed zou liggen en naar het plafond zou liggen kijken, nooit meer oogcontact zou maken en nooit meer zou praten. Zij stellen dat al deze dingen ook gebeurd zouden zijn wanneer hij de vaccinatie niet had gekregen. Dit is een werkelijk lachwekkende bewering, maar voor de industrie staan er niet alleen miljarden dollars op het spel, er bestaat bij hen ook nog de vreselijke angst voor prestigeverlies wanneer zij de waarheid zouden toegeven.

Deze voorstanders van vaccinaties zeggen ook dat het volkomen toevallig is dat vergelijkbare reacties met vergelijkbare resultaten op lange termijn zich vlak na een injectie met het BMR vaccin hebben voorgedaan bij miljoenen andere peuters overal ter wereld. Zij verdedigen zich tegen het onder ogen zien van de waarheid door te beweren dat zij in 'wetenschap' geloven en niet in anekdotische meldingen. Maar de 'wetenschap' waaraan zij refereren bestaat uit een serie slechte onderzoeken waarin het percentage autisme bij gevaccineerden en ongevaccineerden niet wordt vergeleken. De bestaande onderzoeken gebruiken absurde methoden, zoals kijken naar de leeftijd waarop het autisme wordt vastgesteld, of het vergelijken van autistische kinderen die oudere broers of zusjes hebben die autistisch zijn met autistische kinderen wiens oudere broers of zusjes dat niet zijn. Dr. Paul Offit, de kerel die zegt dat aluminium een voedingsstof is en geen neurotoxine, deed zijn bazen geen plezier toen hij toegaf dat het gebrek aan onderzoeken die gevaccineerden met ongevaccineerden met elkaar vergelijken betekent, dat 'er een beperkte mogelijkheid is om het verband te beoordelen tussen vaccinatie en ongewenste bijwerkingen met een vertraagd of verraderlijk begin, zoals bijvoorbeeld autisme'.[546]

De vaccinindustrie gebruikt een variëteit aan excuses om dergelijke onderzoeken naar de incidentie van chronische ziekten bij gevaccineerde en ongevaccineerde personen niet te uit te voeren. Het meest lachwekkende excuus is wel dat het onethisch zou zijn een dergelijk onderzoek te doen. De makers van een dergelijk excuus variëren van hysterische bloggers tot would-be wetenschappers van het Institute of Medicine. In haar rapport van 2013 geeft het Institute of Medicine toe dat het beste onderzoek een vergelijkend onderzoek tussen gevaccineerde en ongevaccineerde kinderen zou zijn en geeft ook toe dat het bestaande onderzoek naar vaccinveiligheid niet adequaat is, maar zegt vervolgens dat het onethisch en te duur zou zijn om vergelijkende onderzoeken te doen.[547] Een andere reden die door het Institute of Medicine wordt gegeven om vergelijkende onderzoeken niet uit te voeren is dat 'er een erg lage graad van ongewenste bijwerkingen bij vaccinatie wordt gezien'.[548] Fout! Er wordt een zeer hoge graad van ongewenste bijwerkingen gezien, maar deze worden niet als zodanig erkend en worden weggezet als 'toevalligheid'. Het komt er dus op neer dat er zeer vaak ongewenste bijwerkingen worden gevonden, maar dat er slechts weinigen als zodanig worden erkend. Het is nogal ironisch dat het Institute of Medicine zich, wanneer het spreekt over 'de graad van geobserveerde schadelijke werkingen door vaccinatie', baseert op anekdotisch bewijs. Zij stellen dat er geen anekdotisch bewijs bestaat dat het rechtvaardigt wetenschappelijk onderzoek te doen. Weer fout. Zelfs het lage aantal bijwerkingen die aan de officiële instituten wordt gemeld, is voldoende om degelijk onderzoek naar de autismegraad bij gevaccineerde en ongevaccineerde kinderen te rechtvaardigen.

De verdedigers van vaccinatie beweren herhaaldelijk dat een onderzoeker in Denemarken deze vergelijkende studie heeft uitgevoerd,[549] en dat in dit onderzoek werd bewezen dat het BMR vaccin geen autisme veroorzaakt. Zij noemen het 'het Madsen onderzoek' of 'het Deense onderzoek' en ze zijn er dol op. In de inleiding staat dat in het onderzoek het percentage autisme bij gevaccineerde en ongevaccineerde kinderen werd vergeleken, maar wanneer je de tekst doorleest, zie je dat dit niet zo is. Een heleboel goed geschreven kritieken betreffende deze lachwekkende onwetenschappelijke studie is op het net te vinden, maar het punt dat ik wil maken is, dat wanneer de onderzoekers werkelijk dit vergelijk tussen ongevaccineerde en gevaccineerde kinderen hadden willen maken, zij dit hadden kunnen doen. Elke burger en iedere ingezetene van Denemarken heeft een burger service nummer, waardoor onderzoekers in staat zijn informatie te verkrijgen over de vaccinatiestatus van individuen. De Madsen onderzoekers hadden gemakkelijk gevaccineerde met ongevaccineerde kinderen kunnen vergelijken als zij dat hadden gewild.

Wanneer er een nieuw autisme - BMR onderzoek in het arsenaal van de vaccinatoren verschijnt, rapporteren journalisten overal ter wereld dat er een nieuw onderzoek is gepubliceerd waarin gevaccineerde kinderen worden vergeleken met ongevaccineerde kinderen en dat bewezen werd dat het BMR vaccin geen autisme veroorzaakt. Journalisten lezen deze onderzoeken niet door voordat zij er over schrijven, zij lezen alleen de persverklaring en herhalen wat er in staat. Een onderzoeksjournalist zou het onderzoek helemaal doorspitten in plaats van aan te nemen dat het onderzoek goed is uitgevoerd en dat de persverklaring op waarheid berust.

Anekdotische meldingen vertellen ons niet hoe vaak kwalijke bijwerkingen voorkomen en dat doen de meldingen van artsen ook niet. Het Hepatitis-B vaccin is in medische vakbladen gedocumenteerd als de veroorzaker van het Guillain-Barré Syndroom (een vorm van verlamming), optische neuritis, transverse myelitis, demyeliniserende laesies in de hersenen en progressieve demyelinisatie.[550,551,552] Deze casusbeschrijvingen geven echter niet aan hoe groot het risico van dit vaccin is voor het individu.

Het immuunsysteem van de mens beperkt zichzelf niet tot het maken van antistoffen tegen de ziekteverwekker in het vaccin. Het immuunsysteem maakt ook antistoffen tegen alle andere inhoudsstoffen die het vaccin bevat zoals kwik, formaldehyde, antibiotica, dierlijk weefsel, menselijk weefsel, plantaardige stoffen en aluminium. Bij sommige mensen die na het rabiësvaccin, dat was gemaakt van hersenweefsel, verlamd raakten vond men dat zij antistoffen hadden ontwikkeld tegen hersenweefsel.[553] Wanneer hersenweefsel in iemands bloed wordt geïnjecteerd gaat het immuunsysteem hiertegen automatisch antistoffen aanmaken. Indien deze

271

antistoffen vrijelijk in het bloed rondzweven bezitten zij in potentie de mogelijkheid iemands hersenen aan te vallen. Als iemand zou aanbieden mij te injecteren met hersenweefsel zou ik zeggen: 'Nee, bedankt. Ik wil geen antistoffen tegen mijn hersenen in mijn bloed hebben zitten'. En het wordt mensen die een vaccin krijgen dat hersenweefsel bevat niet verteld dat dit het geval is.

Het behoort tot de verantwoordelijkheid van regeringen te zorgen dat vaccins absoluut veilig zijn voordat zij worden toegevoegd aan de vaccinatieschema's die worden gehanteerd en niet gewoon maar de vaccinfabrikanten te geloven die zeggen dat hun vaccin veilig is. Elke regering die een vaccinatieprogramma heeft opgezet zou een uitgebreide database moeten hebben om alle schadelijke werkingen die op een later tijdstip optreden te kunnen ontdekken. Sommige landen hebben een database opgezet om vast te leggen wie wel en wie niet is gevaccineerd. Het plan dat hierachter zit is, dat het voor hen daardoor gemakkelijker is gezinnen die niet willen vaccineren te kunnen vervolgen. Zij zijn helemaal niet van plan om de database te gebruiken om schadelijke werkingen en de effectiviteit van vaccins te kunnen evalueren. Het is echter mogelijk dat deze databases in de toekomst door mensen, die bezorgd zijn over het welzijn van kinderen, kunnen worden gebruikt om de feiten en cijfers die tot nu toe door regeringsinstanties zo hardnekkig onder het tapijt werden geschoven boven water te krijgen.

HET NEGEREN VAN CONTRA-INDICATIES

In 1953 publiceerde een Zwitserse kinderarts een artikel dat betrekking had op zijn persoonlijke ervaring met de factoren die een baby kwetsbaar maken voor hersenbeschadiging ten gevolge van het kinkhoestvaccin en ook op hetgeen hij over dit onderwerp in de medische literatuur had gevonden.[554] Hij publiceerde een lijst met vijf factoren waardoor het risico van een baby op hersenbeschadiging door het vaccin sterk wordt verhoogd: een familieverleden van neurologische ziekten, een kind met een voorgeschiedenis van stuipen, allergieën, een slechte algemene conditie en wanneer er bewijs wordt gevonden van een acute besmettelijke ziekte.[554] De medische gevestigde orde nam er als geheel kennis van dat de aanwezigheid van deze en sommige andere factoren betekende dat een kind niet zou moeten worden gevaccineerd. Elk Engels sprekend land nam het officiële beleid over dat kinderen met een contra-indicatie voor een vaccinatie niet mochten worden gevaccineerd. Een Brits onderzoek dat in 1974 werd gepubliceerd bevestigde het feit dat een kind gevoeliger is

272

voor neurologische schade ten gevolge van een vaccinatie wanneer hij of zij een voorgeschiedenis van stuipen heeft, van stuipen bij familieleden in de eerste graad, wanneer hij of zij een reactie heeft gehad op een eerdere vaccinatie, recent een infectie heeft doorgemaakt, of lijdt aan neurologische afwijkingen.[555]

De vaccinindustrie heeft niet toegestaan dat dit beleid bleef bestaan omdat zij iedere keer dat iemand niet wordt gevaccineerd geld verliezen. In 1989 kondigde het Amerikaanse Immunization Practices Advisory Committee aan dat sommige contra-indicaties niet echt contra-indicaties voor vaccinatie waren.[556] Ik schreef dit comité aan en vroeg hen om bewijs voor deze bewering en zij stuurden mij 18 referenties toe. Sommige referenties verwezen naar artikelen die niet bestonden en geen van de artikelen die wel bestonden ondersteunden de bewering dat de bekende contra-indicaties geen contra-indicaties waren. Echter, het was interessant dat in een van de referenties werd vermeld dat een hypotonische hyporesponsieve episode (slapheid, een bleke of blauwe verkleuring van de huid en verminderde responsiviteit of niet-responsiviteit) na vaccinatie wel degelijk een contra-indicatie is voor latere vaccinaties.[557] Momenteel hebben veel landen het standpunt overgenomen dat een hypotonische hyporesponsieve episode geen contra-indicatie voor verdere vaccinatie vormt. De Amerikaanse bureaucraten hebben de ministeries voor Volksgezondheid overal ter wereld ervan overtuigd geen aandacht te schenken aan contra-indicaties en baby's waarvan bekend is dat zij een risico lopen op ernstige schadelijke effecten gewoon te laten vaccineren.

Een voorbeeld van die harteloze onverantwoordelijkheid van de tegenwoordige medische autoriteiten is, dat zij aanraden het vaccinatieschema van premature baby's aan te houden vanaf hun geboortedatum en niet vanaf de dag dat zij eigenlijk geboren hadden moeten worden. Een goed onderzoek werd in 2001 gedaan en daarin werd gevonden dat premature baby's erg gevoelig zijn voor ernstige reacties op vaccinaties.[558] De auteurs van deze studie wijzen er op dat het onderzoek waarop het tegenwoordige Britse beleid om premature baby's te vaccineren is gebaseerd ondeugdelijk is en zij roepen het Britse Ministerie van Volkgezondheid op hun beleid te wijzigen.[558]

Toen ik in Nieuw Zeeland woonde kreeg ik een keer om acht uur 's avonds een telefoontje van een vrouw die wilde dat ik haar de naam zou geven van een homeopaat die bereid zou kunnen zijn naar het ziekenhuis in Auckland te komen en daar haar nichtje te behandelen. Ze vertelde dat het meisje zeer heftig op de BMR vaccinatie die ze die dag op school kreeg had gereageerd en dat 'haar toestand met het uur erger werd'. Ze zei dat de artsen in het ziekenhuis hadden gezegd dat dit kwam omdat het meisje was gevaccineerd terwijl ze kou had gevat en dat er met het vaccin niets mis was. Wanneer zij met een vaccin leuren zeggen ze dat het volkomen veilig is iemand te vaccineren die een kou heeft. Wanneer men echter de reputatie van een vaccin wil beschermen wordt de zaak omgedraaid en wordt er gezegd dat het verkeerd is iemand die kou heeft gevat te vaccineren.

De meeste gevallen van vaccinatieschade resulteren uiteindelijk in symptomen die er voortdurend zijn. Bijvoorbeeld het kind kan niet lopen of heeft last van oorontstekingen of is steeds gewelddadig. Vreemd genoeg hebben sommige kinderen last van symptomen die op geregelde tijden komen en gaan. Dat kan eens in de maand zijn of elke zes weken. Het kind zit dan enkele dagen in een gezondheidscrisis, daarna lijkt alles weer normaal te zijn totdat deze crisis weer terugkeert. Soms zijn de klachten zo hevig en beangstigend dat ouders met hun kind naar het ziekenhuis snellen. Bij aankomst wordt vaak op een agressieve manier gevraagd of de vaccinatiestatus van het kind up-to-date is. Wanneer de ouders dan net zo agressief antwoorden dat het de vaccinatie is die om te beginnen het probleem heeft veroorzaakt, kijkt de ziekenhuismedewerker geschokt en houdt verder zijn mond. Maar er zijn gevallen waarin ouders hardnekkig wordt voorgehouden dat er nog een dosis van het vaccin nodig is en hen wordt verteld dat hun gedachte dat een vaccinatie zulke ernstige en vreemde symptomen kan veroorzaken onjuist is.

Ouders wordt vaak aangeraden om de koorts na een vaccinatie met medicatie te onderdrukken. Een farmaceutisch bedrijf gaat zelfs zo ver om in de bijsluiter te zeggen dat wanneer aan de baby 'salicylen, barbituraten of antihistaminica' wordt gegeven in combinatie met een vaccin, dit zal helpen de reactie 'goedaardig en van voorbijgaande aard' te laten zijn en het risico op hersenontsteking en hersenschade vermindert. Ik schreef dit bedrijf en vroeg hen hoe zij weten dat het geven van deze medicaties vlak na een vaccinatie hersenschade voorkomt. Ik kreeg geen antwoord van hen. Ze kunnen geen enkel bewijs hebben om deze bewering te onderbouwen, omdat het geven van deze medicatie op dezelfde dag als de vaccinatie hersenschade niet kan voorkomen. Het is schandalig dat een farmaceutisch bedrijf zoiets in een bijsluiter mag beweren. En het ergste is nog dat deze medicaties in werkelijkheid een baby juist meer gevoelig maken voor vaccinatieschade.

Er is een onderzoek gedaan naar de effecten van paracetamol tijdens de eerste 24 uur na vaccinatie.[559] Met paracetamol was er minder koorts, minder pijn op de injectieplaats, minder onrust. Paracetamol werd door de auteurs van dit onderzoek, waarvan sommigen publiekelijk werden ontmaskerd als betaald door de farmaceutische industrie, tot een groot succes verklaard. Een ander onderzoek keek naar het effect van paracetamol tijdens de eerste 48 uur na vaccinatie.[560] Baby's met een contra-indicatie voor vaccinaties werden van dit onderzoek uitgesloten. Hier word ik echt heel kwaad van, omdat het laat zien dat zij weten dat contra-indicaties het risico op ernstige bijwerkingen verhogen en dat zij niet willen dat dit invloed heeft op de resultaten van hun onderzoek. Maar zij sluiten vaccinaties voor baby's met contra-indicaties niet uit omdat elk niet-gevaccineerd kind hen geld kost. In deze studie staat dat paracetamol koorts en pijn op de injectieplaats vermindert, maar er werd ook gekeken naar het symptoom 'sufheid, slaperigheid'. Hierin werd geen verschil gevonden. We hebben eerder gezien hoe koorts het lichaam beschermt. Koortsonderdrukkende medicaties maken de hersenen van een baby kwestbaarder voor een aanval van ziektekiemen, evenals voor de eiwitten en toxinen die in het vaccin zitten. Tegelijkertijd maskeren zij elke reactie die mogelijk kort na de vaccinatie kan optreden, zodat de ouders minder kans op succes hebben wanneer zij het farmaceutische bedrijf aanklagen voor schade op lange termijn. Het is van belang dat de medicatie het symptoom 'sufheid, slaperigheid' niet kan verbergen. Sufheid of slaperigheid na een vaccinatie kennen sinistere gevolgen met betrekking tot hersenbeschadiging.

Het voorschrijven van paracetamol om hersenbeschadiging te voorkomen is even onwetenschappelijk als de bewering van 200 jaar geleden dat het slikken van kwik mensen zou beschermen tegen een slechte reactie op de vaccinatie tegen pokken. De wetenschap vormt het probleem niet. Het naleven van de voorschriften is het probleem. Het laatstgenoemde onderzoek sluit af met de volgende verklaring:

> Het gebruik van acetaminophen [paracetamol] kan op die
> manier de bezorgdheid van ouders verlichten en op die manier
> de naleving van de aanbevolen vaccinatieprogramma's
> verbeteren.[560]

En dit naleven van de vaccinatieprogramma's en niet het voorkomen van schadelijke effecten is wat de vaccinindustrie wenst. De bevindingen van dit onderzoek werden vermeld in een vakblad voor artsen met de vet gedrukte titel 'Paracetamol Increases Immunisation Compliance'.[561]

Soms worden de hersenen door een vaccinatie beschadigd zonder dat iemands lichaam in staat is koorts te maken om zichzelf zo te beschermen, zelfs ook wanneer er geen koortsonderdrukkende medicatie wordt gegeven. Dan is de eerste reactie van een kind iets anders, zoals bijvoorbeeld een hypotonische hyporesponsieve episode of slaperigheid, zonder koorts. Een Zweeds onderzoek uit 1960 vond dat er in 35 procent van de gevallen van reacties in de hersenen geen koorts was en er was ook geen koorts bij 55 procent van de gevallen van een shock na het kinkhoestvaccin.[562]

Het krijgen van tanden op het moment van vaccinatie verhoogt eveneens het risico op vaccinschade, maar die contra-indicatie is nooit officieel vastgelegd. Sinds men begon met vaccineren is het een zichtbaar feit dat wanneer een kind tanden krijgt het gevoeliger is voor het oplopen van nare reacties op het vaccin en het is tegenwoordig bekend dat de bloed-hersen-barrière in die periode meer open staat dan anders. Om de een of andere reden zit er in medische dogma's iets dat ontkent dat kinderen de periode van tanden krijgen kwetsbaar zijn voor elke aanval op hun gezondheid. Er staan veel artikelen in medische bladen waarin wordt ontkend dat het krijgen van tandjes bij een baby welke symptomen dan ook kan veroorzaken. Die auteurs hebben psychotherapie nodig. Hun redenering is dat baby's ook ziek worden wanneer zij geen tanden krijgen, dus wanneer zij in die periode ziek worden is dat een toevalligheid. Een arts gaat zelfs zo ver te zeggen dat 'verlichting van symptomen door het gebruik van een antihistaminicum kan bijdragen tot zijn kalmerende en anti-allergische eigenschappen, want het medicijn heeft geen effect op tanden, tandvlees of het doorkomen van de tand'.[563] Dit is nogal ironisch omdat er sedertdien is ontdekt dat 'het doorkomen van de tand' ervoor zorgt dat het lichaam histamine produceert,[564] dus uiteraard zal een anti-histaminicum ervoor zorgen dat de baby zich dan beter voelt. (*Chamomilla 30* is trouwens een betere en niet-giftige optie). De stijging van histamine is significant omdat histamine de bloed-hersenbarrière opent.[565,566,567] Op die manier worden baby's tijdens de periode van tanden krijgen gevoeliger voor vaccinatieschade, maar er bestaan waarschijnlijk ook andere redenen die nog ontdekt moeten worden. Geen enkel gezwets van de dinosaurussen uit de medische wereld kunnen het feit verbloemen dat baby's die tanden krijgen in de tijd dat ze ook worden gevaccineerd, gevoeliger zijn voor het oplopen van hersenschade ten gevolge van vaccinatie.

Het herhalen een vaccinatie na 7 dagen, 14 dagen of 21 dagen verhoogt ook het risico. Vertel dat aan een enthousiaste vaccinator en de minachting verspreidt zich over zijn gezicht. Mensen die de BMR willen scheiden in B, M en R maken een vreselijke vergissing.

Gelukkig zijn er nog artsen die genoeg gezond verstand hebben om contra-indicaties te zien en die daarom geen kinderen vaccineren die duidelijk een hoog risico vormen. Jammer genoeg betekent de afwezigheid van contra-indicaties niet dat er geen risico bestaat. Ook een baby die honderd procent gezond is en tot een familie behoort van robuuste personen kan tragisch genoeg ernstige vaccinatieschade oplopen. De British Medical Journal documenteert het geval van een jongen die uit een gezin zonder enig ziekteverleden kwam en die perfect gezond was totdat zijn eerste dosis van het kinkhoest vaccin toen hij acht maanden oud was ernstige hersenschade veroorzaakte.[568]

INHOUDSSTOFFEN VAN VACCINS

Een van de opmerkelijke zaken rondom vaccinatie is dat het overgrote deel van artsen en verpleegsters die baby's, kinderen en volwassenen een vaccinatie geven, absoluut geen idee hebben wat zij hen inspuiten. De inhoudsstoffen die het antigeen uitsluit dat wordt verondersteld antilichamen aan te maken die immuniteit moeten creëren tegen de ziekte, omvatten formaldehyde, aluminium, kwik (ja, er zit nog steeds kwik in de vaccins), gelatine, glycerine, ricinus-olie, ammoniumsulfaat, kippenembryo, kip, kippenei, eendenei, hondenhersenen, apennieren, muizenbloed, schapenbloed, ovaria van rupsen (de fabrikant is hier erg trots op), longcellen van geaborteerde baby's, varkensvlees, runderbouillon, polysorbate 80, borax, gist, antibiotica, siliconen, sucrose, lactose, caseïne, bicarbonaat, monosodium glutamaat (MSG), glutaraldehyde, B-propriolactone, detergentia, oplosmiddelen, chelaatvormers, polydimethylsilocane, gehydroliseerde gelatine, sodium chloride, dibasic sodiumfosfaat, monobasic potassium fosfaat, potassium chloride, EDTA (Ethyleendiaminetetra-azijnzuur om het lichaam te helpen kwik en aluminium weer kwijt te raken), neomycine, foetaal runderserum, monosodiumfosfaat, fenol, sorbitol, sodiumboraat, sojaboon-pepton en aceton. Deze bizarre ingrediënten zouden ons echter niet moeten afleiden van het gevaar dat gevormd wordt door het antigeen zelf.

Boze voorstanders van vaccinaties vertellen ons dat de hoeveelheid aluminium die wordt geïnjecteerd in kinderen die volgens schema worden gevaccineerd lager is dan de hoeveelheid die zij uit andere bronnen binnenkrijgen. Maar in werkelijkheid is die hoeveelheid hoger.[569] Het is nooit wetenschappelijk vastgesteld wat de veilige hoeveelheid aluminium is dat wordt geïnjecteerd in een kind. Men claimt dat aluminium al heel lang in vaccins wordt toegevoegd, dus daarom moet het wel veilig zijn. Dat is niet logisch en is weer een bewijs dat het vaccineren niet op wetenschap is gebaseerd. Wetgevende instanties laten toe dat de hoeveelheid aluminium die mag worden toegevoegd steeds weer wordt verhoogd zonder daar ook maar enig onderzoek naar te doen.[570]

Er bestaan geen onderzoeken naar de effecten van het injecteren van MSG in mensen en hetzelfde geldt voor de meeste stabilisatoren, adjuvantia, residuen, buffers en conserveringsmiddelen die in de vaccins zitten. Er zijn tal van onderzoeken die aantonen dat het injecteren van MSG in ratten hersenschade veroorzaakt en één daarvan toont aan dat het injecteren van ratten met Calendula Officinalis een uur na het injecteren van MSG de omvang van de hersenschade die was aangericht door MSG sterk verminderde.[571]

Een allergie voor gelatine of gist is een officiële contra-indicatie voor vaccins die deze ingrediënten bevatten,[570] maar er wordt niet tegen ouders gezegd dat men deze inhoudsstoffen gaat injecteren in hun baby. Dus zelfs wanneer ouders zouden weten dat hun baby allergisch is voor gelatine of gist, is deze officiële contra-indicatie van geen enkel nut.

Uit sommige vaccins is kwik officieel verwijderd, terwijl andere vaccins nog steeds officieel kwik bevatten. In de Verenigde Staten vereist de wet dat alle inhoudsstoffen vermeld moeten staan in de bijsluiter, tenzij de inhoudsstof een bedrijfsgeheim is, of DNA of een endotoxine.[570] Twee vaccin-merken die in de Verenigde Staten werden getest en die beweerden vrij van kwik te zijn bleken kwik te bevatten.[572] Ook in Australië werd een vaccin onderzocht waarvan men beweerde dat het kwik-vrij was en ook dat vaccin bleek kwik te bevatten.[573]

In de jaren zestig en zeventig bevatten experimentele vaccins aardnotenolie, maar deze vaccins werden in de USA niet toegestaan. Aardnotenolie staat niet in de lijst van inhoudsstoffen van moderne vaccins, maar de verdenking bestaat dat sommige vaccins het wel bevatten.

De eiwitbasis waarop ziektekiemen voor entstoffen groeien worden substraat genoemd. Oorspronkelijk werden substraten uit dierlijk materiaal gemaakt, maar in de jaren 1960 begon de industrie voor substraten weefsel te gebruiken van geaborteerde baby's en maligne menselijke tumoren. Voor de fabricage van kindervaccins zijn geen substraten van deze maligne menselijke tumoren gebruikt. Er gingen jaren en jaren voorbij zonder dat de consument zich bewust was van dit gebruik van menselijke cellen en nu dit bewustzijn enorm is gegroeid, zijn de farmaceutische bedrijven en hun medestanders druk bezig met het beperken van de schade aan hun winst. Er wordt op het internet een verhitte discussie gevoerd over de mogelijke gevolgen voor de gezondheid en hoe ethisch een en ander wel is.

Mensen die tegen abortus maar voor vaccinatie zijn voeren een hele serie excuses aan voor het gebruik van vaccins die weefsels bevatten van geaborteerde baby's. 'De baby's werden niet geaborteerd met de bedoeling hun lichaam te gebruiken om vaccins te maken'. Dat is waar. 'Er zijn maar twee baby's gebruikt om vaccins te maken'. Niet waar. 'De baby's zijn lang geleden gestorven en wanneer de baby toch al dood is mag zijn of haar lichaam gebruikt worden om de mensheid te dienen',

278

'De cellen hebben zich vermenigvuldigd sinds ze uit de foetus werden gehaald, dus het zijn niet de oorspronkelijke cellen', 'het Vaticaan heeft officieel toestemming gegeven'. Waar. 'Geen enkele religieuze leider heeft het gebruik van geaborteerde baby's veroordeeld'. Dit laat alleen maar zien hoe weinig ruggengraat en hoe onethisch de meeste religieuze leiders zijn. Religieuze leiders die geacht worden bezwaar te maken tegen het feit dat hun kudde wordt geïnjecteerd met varkensvlees, rund en aap en dat niet doen, hebben ook geen ruggengraat.

Wanneer het gaat om de gevolgen voor de gezondheid, zeggen amateur vaccin verdedigers dat alle menselijke cellen helemaal zijn verwijderd voordat het vaccin ingespoten wordt, professionele verdedigers van vaccinatie zeggen dat het gehalte achtergebleven DNA te laag is om enige schade te veroorzaken en in bijsluiters staat dat het vaccin hele cellen bevat. Uiteraard heeft de vaccinindustrie geen onderzoeken uitgevoerd naar het effect van het injecteren van menselijke cellen of delen van menselijke cellen in baby's. De bewering dat dit veilig is, wordt gebaseerd op het argument dat menselijke cellen en delen van menselijke cellen al in miljoenen mensen zijn ingespoten en dat die allemaal in orde zijn. De fout in deze redenering is dat zij helemaal niet allemaal in orde zijn. Sommigen leven zelfs niet meer. Wanneer schrijvers verklaren dat het gebruik van menselijk weefsel in de vaccinproductie als veilig wordt beschouwd omdat deze vaccins al een lange tijd worden gebruik door een heleboel mensen, geven zij gewoonlijk een referentie op. Deze referenties refereren echter alleen aan iemand anders die hetzelfde verklaart, zonder enig wetenschappelijk onderzoek om deze verklaring te staven. Er zijn conferenties gehouden en er zijn beoordelingen gepubliceerd, maar er zijn geen wetenschappelijke onderzoeken gedaan. In 2005 verklaarde de World Health Organisation dat 'het potentiële risico van dit cellulaire DNA meer dan 40 jaar onderwerp van het debat is geweest zonder dat er een oplossing is gekomen'.[574] Het debat ging over de vraag of deze cellen wellicht kanker konden veroorzaken, terwijl de mogelijkheid dat zij autisme of auto-immuunziekten zouden kunnen veroorzaken niet werd besproken.

Dr. Paul Offit is een hooggeplaatste verdediger van vaccins en hij is een van de auteurs van het 1513 pagina's tellende boek van de vaccinindustrie dat 'Vaccines' heet.[575] Het onderwerp inhoudsstoffen van vaccins wordt behandeld in twee hoofdstukken die heten 'Evolution of adjuvants across the centuries' en 'Vaccine additives and manufacturing residuals in the United States'. In deze twee hoofdstukken wordt bevestigd dat noch hulpstoffen, toevoegingen, noch residuale cellen op veiligheid zijn getest. Een ander hoofdstuk dat is getiteld 'Vaccin Safety', geschreven door Dr. Paul Offit en Dr. Frank DeStephano, vermeldt niets over de veiligheid van het gebruik van menselijke cellen. Een subrubriek in dit hoofdstuk heet '*Vaccins contain DNA from aborted human fetuses*'. Deze subrubriek bevat twee paragrafen. In de eerste paragraaf wordt wat gebabbeld over de twee cellijnen die worden gebruikt in de Verenigde Staten en in de andere over de toestemming die het Vaticaan aan de procedure heeft gegeven. Over veiligheid wordt niet gesproken. Iemand had de schrijvers er op moeten wijzen dat een gegeven toestemming niet hetzelfde is als wetenschappelijk onderzoek.

Verdedigers van vaccinaties wijzen er op dat het menselijk DNA in de vaccins waarschijnlijk in kleine stukjes is gebroken en waarschijnlijk niet in staat is te integreren met het DNA van hun gastheer. Echter, kleine deeltjes DNA kunnen het DNA van de gastheer veranderen door ermee te integreren.[576,577]

Menselijke cellen hebben voedsel nodig om te kunnen groeien en dus worden ze gevoed met runderbouillon dat ook in de vaccins terecht komt. In het laboratorium gaat de kerndeling van de cellen door zo lang zij maar gevoed worden. Een vaak gebruikte cellijn wordt WI-38 genoemd omdat het is genomen uit de 38ste baby waarmee geëxperimenteerd werd op het Wistar Institute. MRC-5 is genomen van de vijfde baby die werd gebruikt door de Medical Research Council. WI-38 was vrouwelijk en geaborteerd in Zweden, terwijl MRC-5 mannelijk was en geaborteerd in Engeland.

Nadat deze cellijnen gedurende zes decennia in laboratoria gerepliceerd waren, verouderden zij en begonnen tumoren te vormen. Dus is er een nieuwe menselijke cellijn ontwikkeld in China. De baby 'was geaborteerd om de aanwezigheid van een litteken op de uterus vanwege een eerdere keizersnede',[578] en de waterbag method werd hierbij gebruikt zodat de baby nog steeds in leven was toen de longen werden verwijderd.[578] Deze cellijn wordt Walvax-2 genoemd en hiermee worden virussen gemakkelijker gekweekt en sneller gerepliceerd dan met de zestig jaar oude cellen.[578]

'WETENSCHAPPELIJK ONDERZOEK HEEFT BEWEZEN DAT VACCINATIES HET RISICO OP WIEGENDOOD NIET VERHOGEN'

Vaccin Mythe Nummer Dertien: Sommige ouders geloven dat hun kind ten gevolge van een vaccinatie is overleden, omdat dit na een vaccinatie gebeurde. Maar het wil niet zeggen dat de vaccinatie de oorzaak is wanneer dit tijdstip overeen komt met het tijdstip van overlijden. Wetenschappelijke studies tonen aan dat vaccinatie geen SIDS (wiegendood) veroorzaakt.

Overal ter wereld vertellen de medische autoriteiten aan ouders dat het wetenschappelijk bewezen is dat vaccinatie geen wiegendood veroorzaakt en soms zeggen ze zelfs dat wiegendood door de vaccinaties wordt voorkomen. De onderzoeken die zijn gebruikt om deze beweringen te staven zijn echter foutief en er werden onderzoeksmethoden gebruikt die niet adequaat de mogelijkheid onderzoeken of vaccinatie het risico van wiegendood bij gevoelige baby's daadwerkelijk kan vergroten.

SIDS staat voor Sudden Infant Death Syndrome, een fenomeen dat elk jaar het leven kost van duizenden baby's die volkomen gezond lijken te zijn. Bij een echt geval van SIDS is er geen enkele waarschuwing dat de baby kan gaan sterven en bij een autopsie wordt geen enkele oorzaak voor het overlijden gevonden. In Nederland wordt het 'wiegendood' genoemd.

Het is een mysterie waarom een baby die perfect in orde lijkt te zijn plotseling niet meer in leven is. Sommige van deze baby's overlijden omdat zij ophouden met ademhalen, anderen stoppen met ademhalen omdat zij sterven. Deze onverklaarbare sterfgevallen kwamen lang voordat vaccinaties waren uitgevonden al voor[579] en omdat er tot voor kort geen rapportages werden bijgehouden van de incidentie is het niet mogelijk te weten of het aantal gevallen van SIDS tegenwoordig anders is dan in een ver verleden. Totdat de natuurlijke oorzaak van SIDS wordt begrepen is het belangrijk uit te vinden welke externe factoren het risico op wiegendood verhogen. Enkele onderzoeken zijn uitgevoerd en

281

daaruit maakt men op dat het risico wordt verhoogd door roken tijdens de zwangerschap, een baby te warm inpakken en een baby op zijn buik laten slapen. Eigenschappen en gedragspatronen van ouders, zoals leeftijd en huwelijkse staat van de moeder, zijn onderzocht, maar de medische onderzoekers kijken weg van een onderzoek naar mogelijke praktijken en gewoonten van het medisch establishment die zouden kunnen bijdragen aan de incidentie van SIDS. Toen ik een arts aan de Auckland universiteit die SIDS bestudeert hierop wees, raakte hij in paniek en zei dat het absoluut alleen aan het gedrag van ouders ligt als er een wiegendood optreedt. Andere impopulaire onderwerpen om onderzoek naar te doen zijn onder andere het gebruik geneesmiddelen op recept tijdens de zwangerschap, de gewoonte om tijdens de bevalling aan het hoofd van de baby te trekken (waardoor cervicale subluxaties worden veroorzaakt) en het injecteren van vaccins in de baby. Een onderzoek waarin het aantal gevallen van SIDS bij baby's die zijn gevaccineerd wordt vergeleken met het aantal gevallen bij ongevaccineerde baby's is nooit gedaan.

De handelwijze om baby's op hun buik te leggen werd eigenlijk door artsen geïntroduceerd, maar het medisch establishment lijdt wat dat betreft aan gemeenschappelijk geheugenverlies. Het werd pas normaal gedrag van ouders toen artsen hen vertelden dat zo te doen. In het midden van de 20e eeuw begonnen artsen er mee moeders te vertellen alle baby's op hun buik te leggen omdat men had gezien dat premature baby's het zo beter deden.[580,581] Tot die tijd werden baby's bij alle volkeren in de wereld op hun zij, of op hun rug gelegd, of zij werden rechtop in een draagzak meegedragen. Chiropractors waarschuwden dat wanneer een baby met zijn gezicht naar beneden ligt het autonome zenuwstelsel slechter functioneert, maar zij werden genegeerd. Medici deden hier eindelijk wat onderzoek naar en deze handelwijze wordt nu ontmoedigd.

ONEERLIJKE DIAGNOSE

Een van de schandalige zaken rondom SIDS is, dat veel kindersterfte die heel duidelijk vaccin gerelateerd is uiteindelijk als SIDS op de overlijdensakte vermeld staat. Artsen doen dit opzettelijk om het feit dat een vaccin de dood heeft veroorzaakt te verbergen. Als er dramatische symptomen aanwezig waren voordat de baby overlijdt kan de dood, als men nauwgezet is, niet worden aangemerkt als SIDS. Symptomen als een vreemde en hardnekkige huiduitslag, langdurige hoge koorts, bleekheid of blauwe verkleuring van het gezicht, niet goed kunnen bewegen, heftige e diarree, de mond niet kunnen openen, stuipen en hard, hoog en ontroostbaar huilen zijn allemaal tekenen dat er iets niet goed zit. Wanneer er sprake is van SIDS dan is er sprake van een overlijden dat plaatsvindt zonder dat er ook maar iets mis is.

Wanneer een arts besluit om 'SIDS' op de overlijdensakte te schrijven en in het rapport aan de lijkschouwer geen melding doet van ernstige symptomen die aanwezig waren voor het overlijden van de baby, kan de lijkschouwer alleen maar tot de conclusie komen dat er sprake is van SIDS. Ik heb ouders gesproken die hun artsen gesmeekt hebben de lijkschouwer op de hoogte te brengen van de ernstige symptomen die aanwezig waren voordat de baby overleed, maar hun artsen weigerden dat. Lijkschouwers kunnen geen juist oordeel vellen wanneer hen door artsen informatie wordt onthouden. Er kan ook geen sprake zijn van SIDS wanneer de baby voor het overlijden de stille symptomen van vaccinatieschade heeft laten zien zoals overmatige slaperigheid, sufheid, niet reageren en aanvallen van afwezigheid (epilepsie), of het maken van vreemde bewegingen met de armen.

Dat sterfgevallen ten gevolge van vaccinaties in de doofpot worden gestopt, gebeurt niet alleen in Nieuw Zeeland. Toen Barbara Loe Fisher de rapporten van het FDA bekeek, kwam zij er, naast andere schandalige zaken, achter dat de dood van baby's die ontroostbaar urenlang bleven huilen en schreeuwen en dat iedere dag vanaf de dag dat zij werden gevaccineerd tot de dag dat zij stierven, als SIDS werden aangemerkt.[582]

NEPONDERZOEK

Hoewel veel sterfgevallen die als SIDS worden geregistreerd dat niet echt zijn, zitten we nog steeds met de echt mysterieuze en onverklaarbare gevallen en zou het fantastisch zijn wanneer we alle factoren die het risico op SIDS verhogen zouden kennen. Natuurlijk zijn vaccinaties een verdachte factor die het risico op SIDS verhoogt en de vaccinindustrie heeft een aantal onderzoeken gepresenteerd om daarmee ouders ervan te overtuigen dat vaccinatie dat risico niet met zich meebrengt.

Een soort onderzoek dat vaak wordt aangehaald om te bewijzen dat vaccinatie geen SIDS veroorzaakt is temporeel onderzoek. Centraal staat in dit type onderzoek de veronderstelling dat wanneer een vaccinatie een plotseling onverklaarbaar overlijden tot gevolg zou hebben, dit binnen 12 uur, of 24 uur, of 7 dagen of 14 dagen zou moeten gebeuren.[583,584,585,586] Niemand weet wat vaccins doen wanneer zij het lichaam zijn binnengedrongen, dus niemand weet iets af van de tijdspanne waarbinnen een negatief effect zich openbaart. Wat inhoudt dat wanneer producenten zeggen dit te weten, dat frauduleus is. Antistoffen verschijnen pas twee weken na de vaccinaties en de productie hiervan gaat nog een paar weken langer door. De onderzoekers, die soms door de vaccinproducent betaald worden voor hun onderzoekwerk, hebben geen gegronde reden voor hun veronderstelling dat de ontwikkeling van een negatief effect van de inhoudsstoffen van vaccins minder tijd in beslag zou nemen dan nodig is voor de productie van antistoffen.

Een van de onderzoeken[586] die veronderstellingen betreffende de tijdspanne gebruikten, werd gedaan in de Amerikaanse staat Tennessee. Het onderzoek werd gesteund door de FDA en de CDC, gedeeltelijk gesponsord door de NCHSR en twee van de vier artsen waren Burroughs Welcome Scholars in farmaco-epidemiologie.[586] Burroughs Welcome is een vaccinfabrikant die het DPT vaccin maakte. Het plan was te bewijzen dat het DPT vaccin geen SIDS veroorzaakt, maar, hoe ironisch, het tegendeel werd uiteindelijk bewezen. Een kenmerkende verklaring over dit onderzoek is:

> Een Amerikaans onderzoek onder 129.834 baby's keek naar de mogelijke risicofactoren tussen het Sudden Infant Death Syndrome en de immunisatie tegen difterie, tetanus en kinkhoest. In een tien jaar durende periode werden in totaal 109 sterfgevallen geclassificeerd als SIDS. Het in 1988 gepubliceerde onderzoek concludeerde dat er geen verhoogd risico op SIDS was na immunisatie met het DPT vaccin.[587]

Dit klinkt heel indrukwekkend, maar wanneer je het onderzoek doorleest zie je dat dit helemaal niet zo indrukwekkend is. Om te beginnen is er geen sprake van 129.834 baby's, het is een onderzoek van 109 baby's. Alle andere baby's zijn om de een of andere reden van het onderzoek uitgesloten. De auteurs vergelijken het aantal SIDS niet in gevaccineerde en ongevaccineerde baby's en zij gebruiken een dubieuze methode om te proberen te bewijzen dat vaccinaties geen SIDS veroorzaken. Ironisch genoeg leidt de gebruikte methode er toe dat het laat zien dat vaccinaties wèl het risico op SIDS verhogen.

De onderzoekers hadden toegang tot alle gegevens van alle baby's die in vier districten van de staat Tennessee waren geboren. In die tijd waren het polio-vaccin en het DPT vaccin (soms ook DTP vaccin genoemd) de enige vaccins die aan baby's werden gegeven.

Bij de start van het onderzoek sloten de auteurs 1,9% van de baby's die volgens het schema te vroeg waren gevaccineerd uit, evenals de 9% waarvan de vaccinaties niet waren geregistreerd en de 14% waarvan men wist dat ze niet gevaccineerd waren. Die 14% zouden als controlegroep hebben moeten dienen om ze te kunnen vergelijken met de gevaccineerde baby's. En de 1,9% die te vroeg was gevaccineerd zou niet genegeerd mogen worden, omdat in de echte wereld baby's vaak eerder worden ingeënt dan op het schema wordt aangegeven en dit mogelijk een factor kan zijn die bijdraagt tot SIDS.

Vervolgens werden alle baby's die niet aan SIDS waren overleden ook uitgesloten en zo bleven er 109 baby's over. Toen werd de tijdsduur gemeten tussen de datum van de laatste vaccinatie en het moment van overlijden. In plaats daarvan had men de incidentie van sterfgevallen in de gevaccineerde groep moeten vergelijken met die van de 14% ongevaccineerde baby's.

Volgens het onderzoek was er geen stijging van sterfgevallen in de 7 dagen na de vaccinatie, dus de auteurs concludeerde dat het DPT vaccin geen SIDS veroorzaakt. Pseudo-wetenschappers die vooral een bepaald standpunt willen promoten doen doorlopend ongegronde veronderstellingen. In dit onderzoek is het de stelling dat als de DPT SIDS zou kunnen veroorzaken, dit binnen zeven dagen na de vaccinatie gebeurt. Er bestaat geen wetenschappelijke basis voor de stelling dat negatieve effecten van het DPT vaccin, of welk ander vaccin dan ook, zullen verschijnen in de eerste zeven dagen na de vaccinatie. De tijd dat het DPT vaccin nodig heeft om het immuunsysteem te onderdrukken is niet onderzocht. Echter, diverse onderzoeken naar de provocatie van ziekte laten zien dat in de tweede week na een vaccinatie de onderdrukking van het immuunsysteem meer uitgesproken is. Eerder gaf ik al aan dat wanneer zich een virulent poliovirus in de omgeving bevindt de vaccinaties tegen andere ziekten het immuunsysteem onderdrukken, waardoor mensen die anders niet ziek zouden worden nu wel polio krijgen. Ik heb het eerder ook over een onderzoek naar polio gehad dat in 1949 in Groot-Brittannië werd gedaan. Hier werd gevonden dat de meeste poliogevallen die waren uitgelokt door een vaccinatie zo'n 8 tot 17 dagen na de vaccinatie begonnen.[352] Een ander onderzoek dat tussen 1951 en 1953 door de Medical Research Council in Groot-Brittannië werd gedaan, toonde aan dat het grootste aantal geprovoceerde gevallen zo'n 8 tot 14 dagen na de vaccinatie begon en het op één na grootste aantal gevallen in de 15 tot 21 dagen erna.[588] In Bayern (Duitsland) piekten de schadelijke reacties op de pokkenvaccinatie 8 tot 13 dagen na het vaccineren.[430]

Deze en andere onderzoeken geven aan dat er geen basis is om te veronderstellen dat wanneer het DPT vaccin een sterfgeval veroorzaakt, dit binnen zeven dagen het geval zal zijn. Feitelijk wijzen zij er op dat het waarschijnlijker is dat de dood vanaf dag 8 kan voorkomen. Overeenkomstig dit patroon laat het onderzoek uit Tennessee zien dat er in de 8 tot 15 dagen en in de periode van 16 tot 30 dagen na de vaccinatie meer gevallen van SIDS voorkomen dan wat het landelijk gemiddelde is. Dit suggereert dat het DPT vaccin wel SIDS kan veroorzaken. Zoals ik eerder zei is het ironisch dat met hun poging te bewijzen dat DPT geen SIDS veroorzaakt, de auteurs van het Tennessee onderzoek juist data verzamelden die de hypothese dat het DPT vaccin SIDS veroorzaakt ondersteunen.

In een poging de vaccinatiegraad in Nieuw Zeeland te verhogen gaf een hoge piet uit de reguliere medische wereld een gedrukte folder uit die aan ouders moest worden gegeven om hen er van te overtuigen dat vaccinaties geen SIDS veroorzaken. Hierin werden enkele onderzoeken vermeld en naast het onderzoek uit Tennessee schreef hij dat het aantoonde 'dat er geen stijging van het aantal SIDS doden was wanneer gevaccineerde en ongevaccineerde kinderen werden vergeleken'. Dit is een vreemde uitspraak wanneer je weet dat het onderzoek geen gevaccineerde en ongevaccineerde kinderen met elkaar vergeleek. Je vraagt je werkelijk af of die hoge pieten uit de medische wereld wel artikelen in medische tijdschriften lezen terwijl ze daarvoor forse salarissen krijgen, betaald door belastingbetalers.

Het onderzoek in Tennessee werd gedaan in een poging ouders te overtuigen van het feit dat het DPT vaccin geen SIDS veroorzaakt nadat er onder de bevolking onrust was ontstaan over een groep sterfgevallen die vlak na het toedienen van de DPT in een deel van Tennessee gebeurden. Er waren elf baby's overleden en negen van hen waren gevaccineerd uit flesjes vaccin van dezelfde partij. De autoriteiten voelden toen de noodzaak de bevolking er van te overtuigen dat deze groep sterfgevallen toeval was en niet was veroorzaakt door 'een verkeerde partij'. De fabrikant van het vaccin had echter zijn eigen strategie om het vertrouwen van de bevolking in het vaccin te behouden. Zij stuurden een intern memo rond waarin werknemers werden geïnstrueerd dat vanaf dat moment flesjes met vaccin uit dezelfde partij verspreid moesten worden geleverd. Dus dat niet zoals eerder elke partij naar één verkooppunt werd verstuurd. Het doel hiervan was partijen die veel meer toxisch waren dan officieel wordt toegestaan geografisch te verspreiden. Wanneer zij geografisch verspreid werden en er opnieuw een groot aantal doden volgen, zijn deze doden niet meer in een gebied geclusterd en trekken dus niet de aandacht van een specifiek publiek in een bepaalde regio. Dit memo is gedateerd op 27 augustus 1979 en de eerste zin is 'Na de melding van SIDS gevallen in Tennessee hebben we het nut, om de distributie van een groot aantal flesjes van een enkele partij naar het departement van gezondheid van een enkele staat, provincie of stad te beperken, besproken en hebben van het hoger management hiervoor groen licht gekregen.' De laatste zin eindigt met de woorden 'regelingen treffen voor een gesplitste levering'.

Je zou toch verwachten dat Dr. Paul Offit, de meest beruchte verdediger van vaccinaties, deze onderzoeken echt zou bestuderen voordat hij er commentaar op levert, doch in 1999 verklaarde hij schaamteloos dat

286

Mr. Larry Hewlett	from	Alan Bernstein
WLD located Radnor	company WLI located Marietta
DTP Vaccine	date August 27, 1979

After the reporting of the SID cases in Tennessee, we discussed the merits of limiting distribution of a large number of vials from a single lot to a single state, county or city health department and obtained agreement from the senior management staff to proceed with such a plan.

This subject has been discussed with Charlie Young and the following guidelines were developed by FSRD. I would appreciate your comments concerning this procedure and the advisability of formalizing these guidelines.

Interim Measures in Affect

1. Allocation of stock to Distribution Centers is designated by lot number in a manner designed to leave the maximum variety of lot numbers in Great Valley and Marietta to service substantial orders.

2. Managers in D.C.'s carrying average inventories of over 3000 packages (approximate) have been requested to advise FSRD of any orders exceeding 2000 vials. FSRD will then designate shipment by lot number, furnishing additional stock as needed.

Permanent Policy Proposal

1. A D.C. will not fill any order with stock exceeding 2000 packages of one lot number before clearing with FSRD.

2. When additional stock is needed for compliance, FSRD will make necessary arrangements.

3. In the event that the national inventory does not permit compliance, FSRD will clear exception with Marietta management, or make arrangements for split delivery.

Alan

Alan Bernstein

AB/tja
cc: Mr. Gray
   Dr. Shaw
   Dr. Bielly, Dr. McCarthy

verschillende onderzoeken die de laatste 10 jaar zijn gedaan waarbij kinderen die het DTP vaccin kregen werden vergeleken met kinderen die niet hiermee werden gevaccineerd, bewezen dat het DTP vaccin geen SIDS veroorzaakte'.[589] Zulke onderzoeken werden die afgelopen 10 jaar helemaal niet gedaan, noch zijn ze in andere jaren gedaan.

Een ander soort onderzoek dat gebruikt wordt door wetenschappers die naar de relatie tussen vaccinatie en SIDS zoeken is het case-control onderzoek. Hierin worden baby's die zijn overleden vergeleken met baby's die dat niet zijn. De onderzoekers selecteren een groep baby's die aan SIDS zijn overleden binnen een bepaald geografisch gebied en deze baby's worden 'cases' genoemd. Elke 'case' wordt gekoppeld aan twee of drie levende baby's die de 'controls' worden genoemd. De vaccinatiegeschiedenis van de baby die is overleden wordt dan vergeleken met die van de twee of drie baby's die niet dood zijn gegaan. Baby's die geen vaccinaties hebben gekregen worden uitgesloten van het onderzoek.

In de case-control onderzoeken die zijn gepubliceerd, hebben onderzoekers gezien dat wanneer de levende baby's even oud waren als de gestorven baby zij veel meer vaccins hadden gekregen dan de baby die was overleden. Dit leidde er toe dat de onderzoekers de conclusie trokken dat vaccinatie geen SIDS veroorzaakt. Een prettige conclusie voor degenen die vaccinaties promoten, maar een die ver van een deugdelijke wetenschap af staat.

Een probleem met de case-control methode is, dat het kwetsbare baby's die gevoelig zijn voor sterfte ten gevolge van een aanslag op hun immuunsysteem zou kunnen vergelijken met baby's die sterker zijn en die het geïnjecteerd worden met dierlijk en menselijk weefsel, verzwakte ziektekiemen, toxische metalen, toxische chemische stoffen en genetisch gemodificeerd gist kunnen verdragen. Case-control onderzoek kan nuttig zijn wanneer je iets wilt onderzoeken dat op het moment van overlijden een statisch gebeuren is, bijvoorbeeld als de baby op dat moment op een fopspeen zoog, of met het gezicht naar beneden lag. Maar de effecten van een vaccinatie zijn niet statisch, ze gaan door en ze zijn onbekend.

Case-control onderzoek kan ook nuttig zijn als je rekening houdt met alle verwarrende factoren die er zijn. Wanneer het echter gaat om de gevoeligheid voor vaccins, weet niemand precies welke factoren dat dan zijn. Controle op de bekende factoren die het risico op SIDS vergroten betekent niet dat je controleert welke factoren het risico op SIDS na vaccinatie verhogen.

In het meest recente case-control onderzoek, dat in Duitsland werd gedaan, ontdekte men dat de baby's die waren overleden minder vaccinaties hadden gehad en dat zij die op latere leeftijd hadden gekregen dan de baby's die nog steeds in leven waren.[590] Die laatste bevinding zou significant kunnen zijn. Ouders kunnen aarzelen om volgens schema te laten vaccineren wanneer zij het idee hebben dat hun baby op dat moment ongewoon kwetsbaar is, of wanneer vervelende reacties op vaccinaties in de familie vaker voorkomen. Sommige ouders die hun kind liever niet laten vaccineren geven uiteindelijk toch toe omdat er heel veel druk op hen wordt uitgeoefend, maar laten later vaccineren dan is voorgeschreven.

Het is interessant dat de onderzoekers een statistisch significant hoger aantal ontwikkelingsproblemen, opnames in het ziekenhuis en specialistische onderzoeken als röntgenfoto's en electrocardiogrammen vonden bij de aan SIDS overleden baby's dan bij levende baby's.[591] Deze ontdekking zou kunnen betekenen dat de baby's die dergelijke problemen hadden en die slechts deel uitmaakten van 22% van de SIDS-baby's, er gevoeliger voor waren om onverwacht te overlijden en dat het vaccineren bij hun dood geen rol speelde. Aan de andere kant zou het kunnen betekenen dat deze baby's gevoeliger waren voor een onbekend effect van vaccinaties en dat de vaccinatie hen heeft gedood. Het feit dat deze kinderen minder vaccins kregen dan de levende baby's met wie zij werden vergeleken betekent niet dat de vaccins die in hen werden geïnjecteerd niet de druppels waren die de emmer heeft doen overlopen. Het is onlogisch te zeggen dat 'Baby A 6 vaccins kreeg en is overleden terwijl Baby B 11 vaccins kreeg en nog steeds leeft. En dat dit dan het bewijs moet zijn dat vaccins met de dood van Baby A niets van doen hebben'.

Tabakswetenschap vergelijkt rokers die zijn overleden met rokers die dat niet zijn, in plaats van rokers met niet-rokers te vergelijken. Vaccin case-control onderzoeken zijn tabakswetenschap.

Een ander probleem met case-control onderzoek is het feit dat men vaak begint met de data van alle baby's in een van tevoren geselecteerd geografisch gebied waarvan men zegt dat zij aan SIDS zijn overleden en men vervolgens alle baby's die niet echt duidelijk een geval van SIDS waren uit die data verwijderd. Terug in de echte wereld staat er op de overlijdensakte nog steeds 'SIDS' en blijven ouders achter met de gedachte dat hun kind aan SIDS is overleden. Een van die onderzoeken sloot 5% van de baby's waarvan officieel verklaard werd dat zij aan SIDS waren overleden uit.[584]

Een laag bloedsuikergehalte vormt mogelijk een significante factor bij SIDS. Gedurende drie jaar werd in Nieuw Zeeland bij de autopsie het bloedsuikergehalte gemeten van 84 baby's die op een onverklaarbare manier waren overleden. Bij 81 van hen werd een lager dan normaal bloedsuikergehalte gemeten.[592] Andere onderzoeken hebben laten zien dat een laag bloedsuikergehalte sterk aan SIDS is gerelateerd.[593,594,595,596] Het cellulaire kinkhoestvaccin veroorzaakt een laag bloedsuikergehalte doordat het de insuline productie stimuleert.[299,597] De daling zet ongeveer acht dagen na de injectie in, bereikt het diepste punt na 12 dagen en wordt zo ongeveer 24 dagen daarna weer normaal.[598] Wanneer iemand sterft ten gevolge van een laag bloedsuikergehalte gaat hij of zij op een rustige manier dood. Voor de toeschouwer is het niet duidelijk waarom die persoon is gestorven. Wanneer een baby door een laag bloedsuikergehalte sterft passen de symptomen bij de criteria die voor SIDS worden aangehouden. Elk vaccin dat wordt aanbevolen voor kinderen zou moeten worden getest om te kunnen zien of het na vaccinatie op een bepaald moment een daling in het bloedsuikergehalte veroorzaakt. Er is anekdotisch bewijs dat het kinkhoestvaccin dat gebruikt wordt voor volwassenen een daling veroorzaakt in het bloedsuikergehalte van zwangere vrouwen. Een volwassene is in staat om die toestand een halt toe te roepen terwijl een baby dat niet kan.

In 2020 publiceerde een groep Canadese artsen een artikel waarin zij de mogelijkheid overwogen dat sommige kinderen met een aangeboren stofwisselingsziekte na de cellulaire kinkhoestvaccinatie zouden zijn overleden.[599] Er zijn veel verschillende stofwisselingsziekten, maar elke ziekte komt maar bij enkele kinderen voor. De Canadese artsen keken vooral naar een stofwisselingsziekte die Medium-chain acyl-CoA hydrogenase (MCADD) heet. Nadat zij de manier waarop bij kinderen met deze afwijking de signalen binnen het zenuwstelsel worden doorgegeven hadden bekeken, concludeerden zij dat een derde van de kinderen die zo geboren waren en die ook waren geïnjecteerd met het cellulaire kinkhoestvaccin, ten gevolge van een laag bloedsuikergehalte overleden konden zijn.[599] Omdat Medium-chain acyl-CoA hydrogenase erg zeldzaam is, kwam dit in de USA per jaar slechts bij ongeveer 39 baby's voor. Men nam deze mogelijkheid pas zeven decennia na de invoering van het cellulaire kinkhoestvaccin in overweging. Er bestaan meer dan vierhonderd stofwisselingsziekten die wat dit betreft bestudeerd zouden moeten worden. Er kunnen andere gevoeligheden zijn, afgezien van stofwisselingsziekten, die er voor zorgen dat baby's stilletjes overlijden na een vaccinatie. Met case-control onderzoeken kan men sterfgevallen ten gevolge van individuele gevoeligheden niet ontdekken.

Ik liet ooit een kinderarts die artikelen over SIDS publiceert weten dat ik case-control onderzoeken beschouwde als een ontoereikende manier om uit te testen of vaccinaties het risico op SIDS verhoogden. Hij antwoordde: 'Dat is nu eenmaal de manier waarop het altijd gedaan is'.

Valentina A. Soldatenkova is een wiskundige en fysicus die ook van mening is dat case-control onderzoek niet adequaat is om de relatie tussen vaccinatie en SIDS te beoordelen. Zij publiceerde haar kritiek op de bestaande case-control onderzoeken. Zij bekritiseert de manier waarop de onderzoeken zijn opgezet en de statistische methoden die worden gebruikt.[600] Het Institute of Medicine in de USA is de taak toebedeeld om gecompliceerde opgepoetste stukken te publiceren betreffende vaccinatie bijwerkingen. Hun omvangrijke rapport over de bestaande onderzoeken concludeert dat 'het bewijs geen causaal verband ondersteunt' tussen vaccinatie en SIDS. Soldatenkova zegt dat hun rapport had moeten verklaren dat 'het bewijs ontoereikend is om een causaal verband tussen vaccinatie en SIDS te accepteren of af te wijzen'.[600]

De laatste jaren hebben veel landen een wet aangenomen waarin staat dat er na elk SIDS-overlijden een autopsie moet plaatsvinden en er zijn protocollen vastgesteld die gevolgd moeten worden. Dit is een grote stap vooruit. Eerder werden autopsies alleen gedaan wanneer men daar toevallig zin in had en kon men besluiten wat er moest worden onderzocht en wat men kon negeren. In Duitsland, bijvoorbeeld, bleek 11,2% van de sterfgevallen die als SIDS waren bestempeld, in werkelijkheid geen SIDS te zijn geweest, dit als gevolg van de invoering van autopsieprotocollen.[601] In de toekomst zullen de protocollen helpen om manieren te vinden SIDS te voorkomen. In de tussentijd helpen ze om eventuele kindermishandeling aan te tonen en kan zo ook worden voorkomen dat ouders vals beschuldigd worden. Deze protocollen zorgen er ook voor dat artsen niet langer schaamteloos duidelijke reacties op vaccinaties afdoen als SIDS. Het nut van deze autopsies zou worden vergroot wanneer hierbij ook het bloedsuikergehalte ten tijde van het overlijden zou worden vastgesteld. Dat kan, ook al gaat de afbraak van glucose in het bloed enige tijd na overlijden nog door.[593,602]

Er zijn enkele belachelijke onderzoeken gedaan om te 'bewijzen' dat vaccinatie geen SIDS veroorzaakt. Een van deze onderzoeken[603] vergeleek het aantal SIDS-doden, die in een bepaalde geografische streek voorkwamen gedurende de tijd dat een bepaalde partij van het DPT-vaccin was gebruikt, met het aantal doden dat in hetzelfde gebied waren voorgekomen toen een vorige partij van het DPT-vaccin werd gebruikt. Het aantal sterfgevallen was in beide perioden gelijk, dus de conclusie werd getrokken dat het DPT-vaccin geen SIDS veroorzaakt. Het feit dat de ene partij DPT niet laat zien dat er meer sterfgevallen zijn dan bij een andere partij bewijst niet dat het DPT-vaccin geen SIDS veroorzaakt. Een ander absurd onderzoek bekeek de ademhalingspatronen van baby's die risico liepen gedurende twaalf uur na de DPT-vaccinatie.[583] Er werd verklaard dat er niet meer gevallen van een periodieke ademhaling gedurende deze periode werden gevonden dan anders en daaruit werd geconcludeerd dat vaccinatie geen SIDS veroorzaakt. Een periode van twaalf uur is belachelijk en een periodieke ademhaling is geen aanwijzing voor SIDS. De meeste baby's die aan SIDS overlijden hebben geen voorgeschiedenis van apneu[604,605] en in de meeste gevallen is verstikking geen primaire doodsoorzaak. Van de 629 onderzochte autopsierapporten van SIDS gevallen in Nieuw Zeeland laat slechts 4,9% bewijs zien van zuurstofgebrek.[592]

INDIRECT BEWIJS

In 1988 had Nieuw Zeeland het hoogste aantal SIDS-doden ter wereld. Het DPT vaccin werd op de prille leeftijd van zes weken gegeven samen met het Hepatitis-B vaccin en Maori-baby's en baby's uit de Pacifische Eilanden kregen bij de geboorte ook nog de BCG. Het aantal SIDS-doden was in Nieuw Zeeland tien keer zo hoog als in Zweden. Er bestonden significante verschillen in de vaccinatieschema's van beide landen.

Zweden haalde de kinkhoestcomponent uit de DPT, dus dit werd een DT vaccin. Zij gebruikten het Hepatitis-B vaccin helemaal niet en de eerste dosis DT werd gegeven op de leeftijd van drie maanden.

Tegelijkertijd was het aantal SIDS-doden in Nieuw Zeeland vier keer hoger dan in Groot-Brittannië. In Groot-Brittannië gebruikten zij wel de kinkhoestcomponent in het DPT vaccin, maar men begon met vaccineren op de leeftijd van 3,5 maand en gebruikten het Hepatitis-B vaccin niet.

Het verschil in vaccinatieschema was niet alleen zichtbaar in het aantal baby's dat overleed, het had ook invloed op de leeftijd waarop zij stierven. In Groot-Brittannië, waar men met de DPT op de leeftijd van 3,5 maand begon, werd er tijdens de vierde maand een piek in SIDS gezien. In Nieuw Zeeland, waar men met zes weken begon te enten, piekte SIDS gedurende de tweede maand. Het medisch establishment claimt dat SIDS voorkomt op de leeftijd wanneer er vaccinaties worden gegeven omdat dit de 'natuurlijke leeftijd' is voor SIDS. Als er zoiets bestaat als 'een typisch patroon voor SIDS' zou de leeftijd waarop er een piek is in het aantal SIDS doden in Nieuw Zeeland hetzelfde geweest zijn als in Groot-Brittannië.

MEDISCHE KWAADAARDIGHEID

Sommige artsen wreken zich op ouders van door vaccinaties beschadigde kinderen die hen ervan beschuldigen de klachten van het kind te hebben veroorzaakt. In sommige landen zorgen valse beschuldigingen aan het adres van ouders er voor dat het door een vaccin beschadigd kind en zijn of haar broertjes en zusjes uit huis geplaatst worden. Soms veroorzaakt een vaccinatie een hersenbloeding en wanneer dit gebeurt zeggen artsen dat hiervoor geen aanwijsbare oorzaak was en dat het feit dat dit vlak na een vaccinatie gebeurde toeval is. Echter, soms wordt een arts razend op de ouder die gelooft dat het vaccin de oorzaak is en besluit de ouder te straffen door te verklaren dat de bloeding veroorzaakt moet zijn doordat de ouder de baby heeft mishandeld. Dit kan grote problemen opleveren voor zo'n ouder.

Een andere situatie die kan optreden wanneer er over vaccinschade wordt geklaagd is, dat de moeder ervan wordt beschuldigd psychisch ziek te zijn en aan het 'Münchhausen-by-proxy syndroom' lijdt. Moeders die echt aan deze ziekte lijden maken hun kinderen vrijwillig ziek om op die manier de aandacht op te kunnen eisen van medische autoriteiten. Münchausen-by-proxy syndroom bestaat inderdaad echt, maar wordt soms helaas door artsen die een onschuldige moeder willen vervolgen als wapen misbruikt.

In Wellington, Nieuw Zeeland, bracht een jonge moeder haar door een vaccinatie beschadigd kind naar het ziekenhuis in het vertrouwen dat de staf van het ziekenhuis haar zou willen helpen. In plaats van haar te helpen vermeldden zij de term 'ongeschikte ouder' in de rapportage over de baby. Dit bracht de moeder in een kwetsbare positie omdat wanneer een dergelijk commentaar in een medisch rapport wordt vermeld het een rechtvaardiging kan vormen om het kind van haar af te nemen. Ze vroeg Hilary Butler haar te helpen deze vermelding uit het medisch rapport te laten schrappen. Uiteindelijk slaagde Hilary Butler daar in, maar het kind kreeg nooit enige compensatie voor de vaccinatieschade die het heeft opgelopen.

Hilary zegt dat het heel gewoon is dat een moeder die vaccinatieschade bij haar kind rapporteert wordt doorgestuurd voor psychologisch onderzoek, omdat medici er vanuit gaan dat je wel psychisch instabiel moet zijn wanneer je niet in vaccineren gelooft. Een juist uitgevoerde psychische evaluatie kan echter zijn nut hebben want het zorgt voor bewijs dat de moeder gezond van geest is en dat zij daardoor minder kans heeft op een later tijdstip voor haar overtuiging te worden gestraft. Artsen die de realiteit van de vaccinatieschade niet onder ogen willen zien zijn degenen met een psychisch probleem, niet de ouders. Ik stel voor het label 'Denialus Medicalus Arrogantus' op dit probleem van deze artsen te plakken.

Veel ouders en verzorgers van baby's zijn vals beschuldigd en sommigen werden zelfs veroordeeld voor mishandeling van een baby nadat vaccinatie lichamelijk trauma of dood had veroorzaakt. Sommige onrechtmatige veroordelingen zijn in hoger beroep nietig verklaard, terwijl andere slachtoffers nog steeds op gerechtigheid wachten.

Alan Yurko is zo'n ouder die onterecht werd beschuldigd van mishandeling van zijn babyzoontje nadat de baby ten gevolge van vaccinatie overleed. Vaccin-voorstanders hebben een aantal websites gecreëerd die Alan Yurko belasteren, dus laten we eens kijken wat er nu echt is gebeurd. De baby was prematuur geboren en had geleden aan een longontsteking en het Respiratory Distress Syndrome. Ondanks deze contra-indicaties werd hij toen hij acht weken oud was geïnjecteerd met vijf vaccins. De volgende dag kreeg hij koorts en werd lastig. Tien dagen later liet hij hoog gegil horen, maar tegen de ouders werd gezegd zich geen zorgen te maken. Een paar dagen later hield de baby op met ademhalen en Alan haastte zich met hem naar het ziekenhuis waar hij werd onderworpen aan nare interventies. De baby stierf en Alan kreeg de schuld van zijn dood omdat hij met de baby alleen was toen deze stopte met ademhalen. Alan werd van moord beschuldigd en tot levenslang veroordeeld zonder kans op voorwaardelijke vrijlating. Dit gebeurde in de staat Florida in 1997.

Na zes jaar gevangenschap kreeg Alan het recht tegen de veroordeling in beroep te gaan. 150 Artsen uit vijftien landen reisden af naar Florida om te getuigen dat de baby door een vaccinatie was gedood. De meeste artsen verschenen echter niet voor de rechtbank omdat een rechter snel een eind aan de rechtszaak maakte en het bevel gaf Alan vrij te laten. Op dat moment zou Alan helemaal vrijuit moeten gaan, maar de aanklagers dienden meteen een nieuwe aanklacht tegen hem in. Zij noemden het 'doodslag door nalatigheid'. Aanklagers vinden het fijn een lijst van succesvolle veroordelingen te hebben, dus hun motivatie dit te doen kwam voort uit het verlangen hun carrière een zetje te geven en niet om de reputatie van vaccins te beschermen.

Alan's advocaten adviseerden hem om 'no challenge' te registreren, omdat dat zou betekenen dat hij onmiddellijk zou worden vrijgelaten vanwege de reeds uitgediende tijd, terwijl het niet registreren van 'no challenge' hem voor altijd in de gevangenis zou zetten, omdat de zaak nooit voor de rechter zou komen omdat de autopsie onvolledig was geweest. Alan vond echter dat hij nalatig was geweest door toe te staan dat zijn zoon werd gevaccineerd en dat hij niet had voorkomen dat artsen de baby in het ziekenhuis slecht hadden behandeld. Zo drukte Alan zijn geloof dat hij voor een deel schuld had aan de dood van zijn baby uit:

> Ik aanvaard de verantwoordelijkheid voor het feit dat ik als ouder een grotere rol kon spelen en ook had moeten spelen in de zorg voor zijn gezondheid. Ik had de vaccinaties kunnen stoppen, ik had meer moeten onderzoeken en meer moeten vragen over de zorg die hij kreeg in het ziekenhuis en ik had de gezondheids- en wetenschappelijke vraagstukken grondiger moeten onderzoeken. Ik deed dit allemaal niet en daarom kan ik niet ontkomen aan het feit dat ik tot op zekere hoogte schuldig ben aan nalatigheid waardoor hij is overleden.[606]

Ik ben het niet met hem eens. Hij is opgevoed met het idee dat dokters weten wat ze doen en dat geloofde hij ook. Dat is geen misdaad.

Australië's eigen Archie Kalokerinos was een van de artsen die naar Florida reisden om te helpen deze onschuldige man vrij te krijgen. Archie was teleurgesteld omdat hij de gelegenheid niet kreeg om het hof zijn vele bewijzen dat vaccinaties hersenbloedingen kunnen veroorzaken te presenteren. De supporters van Alan en de artsen die van plan waren namens hem te getuigen richten hun energie nu op hulp aan andere ouders die in de gevangenis zitten omdat een vaccin hun baby doodde. Sommige van deze ouders kunnen de doodstraf krijgen.

VERONTREINIGINGEN EN DE OORSPRONG VAN AIDS

Wanneer de kweekbodem voor vaccins bestaat uit dierlijk weefsel, kunnen er per ongeluk bacteriën en virussen in terecht komen die niet in een vaccin thuis horen. In 2010 werden deeltjes van een varkensvirus gevonden in beide merken van het rotavirus vaccin, maar de FDA was van mening dat het virus niet schadelijk was voor mensen. In 1993 werd het virus dat de klassieke zwijnenkoorts in biggen veroorzaakt en diarree en onvruchtbaarheid bij koeien, gevonden in het BMR vaccin[607] en de onderzoekers wezen er op dat het virus wordt geassocieerd met microcefalie en gastro-enteritis bij mensen.[608,609]

Vaccins die inhoudsstoffen als bloed of pus van mensen bevatten zijn soms ook onbedoeld verontreinigd. In 1942 kregen 28.585 Amerikaanse mannen die op het punt stonden de Atlantische oceaan over te steken als voorbereiding op D-Day Hepatitis-B door een vervuild vaccin tegen Gele Koorts en 62 van hen stierven.[610,611] De inhoud van dat bewuste vaccin bestond onder andere uit kippenembryo's (waarvan kop en ruggengraat waren verwijderd), muizenhersenen en 'normaal menselijk serum'.[612]

Van het pokkenvaccin zei men dat het uit koepokken was gemaakt, maar fabrikanten voegden soms menselijk pus toe om er voor te zorgen dat de reactie daarop meer indruk zou maken. Met als resultaat dat het vaccin soms was vervuild met ziekteverwekkers van menselijke ziekten als syfilis[613] of lepra.[614,615,616] In 1884 stierven 1773 baby's omdat het pokkenvaccin dat zij kregen de menselijke syfilisbacterie bevatte.[617]

Er is een virus dat men 'stealth virus' noemt (een virus dat in staat is onontdekt te blijven) en dat men associeert met het Chronisch Vermoeidheidssyndroom bij mensen. Een geneticus die dit virus onderzoekt heeft gevonden dat het meer lijkt op een apenvirus dan op een menselijk virus.[618,619] Deze vondst impliceert dat het poliovaccin mogelijk de tegenwoordige epidemie van het Chronisch Vermoeidheidssyndroom heeft veroorzaakt.

Aziatische apen dragen een virustype bij zich dat SV 40 heet. Eind 1950 werd ontdekt dat het Amerikaanse poliovaccin het SV 40 virus bevatte,[620] en dat dit virus bij laboratoriumdieren kanker veroorzaakte.[621,622] Zo deed Time Magazine verslag van het vangen en het transport van Aziatische apen in 1954:

Vorige week zetten moslim jagers met een team van vier man in de staat Uttar Predesh, in het noorden van India, voor het ochtendgloren hun netten uit. Terwijl drie van hen zich verborgen, liep een man naar een groepje bomen. Luidkeels riep hij 'Ao! Ao! Ao!' (Kom! Kom! Kom!) en strooide intussen graan in het rond. Resusaapjes klauterden naar beneden en volgden het graanspoor. Zodra de aapjes dan bij het graan in de val waren beland, trok een verborgen persoon aan een touw en zo werden ze in een net gevangen en opgehesen, gemiddeld zo'n twaalf aapjes per keer.

De moslims (geen hindoe zal dit werk doen vanwege hun religieuze overtuiging) propten de aapjes in een bamboe kooi en droegen ze vervolgens naar Lucknow. Vandaar werden ze 260 mijl per trein naar New Delhi vervoerd. Daar werden 1000 exemplaren verzameld, zorgvuldig uitgezocht op gezondheid en gewicht (4 tot 8 pond per stuk). Vervolgens werden zij met een viermotorig transportvliegtuig 4000 mijl naar Londen vervoerd, met aan boord een fulltime verzorger die hen drie keer per dag van voedsel en water voorzag. Daarna bracht een ander vliegtuig en een andere verzorger hen 3000 mijl verder naar New York's Idlewild Airport en vrachtwagens brachten hen van de luchthaven naar het 700 mijl verderop gelegen Okatie Farms in South Carolina. Daar werden deze Indiase Resusaapjes opgehokt met grote aantallen 'Java' (Cynomolgus)- apen uit de Filipijnen, om als munitie te worden gebruikt in de grote strijd die nu door de medische wetenschap wordt uitgevochten. De vijand: Polio.

Hoewel Okatie Farms per maand zo'n 5000 of meer apen binnen krijgt, weegt het aanbod nooit op tegen de vraag.[623]

In de poging dit virus te vermijden gingen de fabrikanten hun apen uit Afrika halen in plaats van uit Azië, omdat het SV 40 virus in Afrika niet bestaat. Zij verkochten alle overgebleven besmette partijen aan andere landen. Ondanks dat zij van deze besmetting afwisten kochten ook Australië en Nieuw Zeeland partijen hiervan in, het was tenslotte goedkoop. In veel onderzoeken is de aanwezigheid van het SV-virus in kwaadaardige tumoren bij mensen gevonden en ook in andere vormen van kanker, maar dat is geen bewijs dat het virus de schuld is van de ontwikkeling van een tumor. Echter, recente vooruitgang in de techniek heeft wetenschappers in staat gesteld aan te tonen dat SV40 inderdaad een tumor in menselijk weefsel kan veroorzaken.[624] Het zal waarschijnlijk onmogelijk zijn te berekenen hoeveel gevallen van kanker veroorzaakt zijn door de verontreiniging van het poliovaccin met SV40.[625]

De verontreiniging die in 1957 in Centraal Afrika heeft plaatsgevonden en die de meest verstrekkende gevolgen van allemaal heeft gehad, was toen het HIV virus, dat AIDS veroorzaakt, in de mens terecht kwam ten gevolge van het gebruik van een experimenteel poliovaccin.[626] HIV is geen apenvirus, het is een chimpansee-virus. In 1957 bouwden een paar Amerikaanse en Europese vaccinfabrikanten een omheinde nederzetting. Hun bedienden vingen in het oerwoud chimpansees en brachten deze naar de nederzetting, waar de chimpansees in kooien werden gehouden totdat zij werden doodgemaakt. De nieren van deze chimpansees werden gebruikt voor het maken van een experimenteel poliovaccin, waarvan zij hoopten dat het door de FDA zou worden goedgekeurd voor gebruik in Amerika. Men wist toen nog niet dat het HIV virus bestond en de vaccinfabrikanten waren zich er niet van bewust dat een van de chimpanseenieren die zij hadden gebruikt het HIV virus bevatte. Meer dan een miljoen mensen in Centraal Afrika werden met het experimentele vaccin gevaccineerd, maar niet iedereen met het vervuilde vaccin. In het Britisch Medical Journal werd in 1958 een kaart gepubliceerd van het gebied dat door het experimentele vaccin was bestreken.[627] Het vroegste bewijs van HIV in een mens werd gevonden in een bloedmonster dat in 1959 in Belgisch Congo was genomen.[628,629,630] Het zoeken naar AIDS gevallen die stammen van vòòr 1957 heeft geen enkel geval boven water gebracht.

De vaccinatiecampagne voor de poliovaccinatie heeft een poel van besmette Afrikanen veroorzaakt en het virus werd verder verspreid toen de World Health Organisation 96 miljoen mensen in hetzelfde gebied vaccineerde tegen pokken. Toen de World Health Organisation met hun pokken- vaccinatiecampagne begon, gebruikten zij jet-injectiesspuiten. Deze spuiten hoeven niet na elke vaccinatie te worden gesteriliseerd omdat zij de pokken door de huid kunnen 'schieten', zonder met de huid in contact te komen. Alleen het pus gaat door de huid heen en de jet-injectiespuit kan niet besmet worden met het bloed van de ontvanger. Deze jet-injectiespuiten gingen echter steeds kapot, dus in 1968 werd overgestapt op de 'vertakte' injectiespuit. Zo'n injectiespuit heeft aan het uiteinde twee 'tandjes' met daartussen een u-vormige ruimte. Een klompje pus hangt vast tussen de tandjes. Wanneer deze tandjes in iemands huid worden geprikt, gaat wat pus door diens huid heen en een beetje bloed van die persoon blijft daarna aan de tandjes kleven. Het duurt 20 minuten om zo'n vertakte naald te steriliseren, dus tussen het vaccineren door werd dit gewoon niet gedaan.

> De vertakte naald werd ontwikkeld door Wyeth Laboratories in Philadelphia die hen toestemming gaf dit product bij hun programma om polio uit te roeien zonder patentkosten te gebruiken. De naald werd een onmisbaar onderdeel van het programma en stelde de vaccinator in staat zo'n 1500 vaccinaties per dag uit te voeren.[631]

Op deze manier kwamen kleine hoeveelheden bloed van mensen die het HIV virus al bij zich droegen in mensen terecht die achter hen in dezelfde rij stonden en plotseling verschenen er een miljoen gevallen van AIDS in Centraal Afrika. Ed Hooper, de auteur van *The River: A journey to the source of HIV and AIDS,* interviewde een arts die 'persoonlijk getuige was geweest van de uitvoering van pokkenvaccinaties in de Ruzizi Vallei, waarbij er geen enkele poging werd gedaan de naalden na een vaccinatie te steriliseren'.[632] Op een feest in Johannesburg 1982 hoorde ik een groepje artsen praten over de onhygiënische manier waarop in Centraal Afrika met de pokkenvaccinaties was omgegaan.

In 1986 stelde de World Health Organisation een onafhankelijke onderzoeker aan om naar Centraal Afrika te vertrekken en te zoeken naar de reden waarom AIDS juist daar was opgedoken. Deze onderzoeker realiseerde zich dat deze explosie van AIDS gevallen zich voordeed nadat er door de WHO een intensieve pokkenvaccinatiecampagne was uitgevoerd in Zaïre, Oeganda, Tanzania, Zambia, Malawi, Rwanda en Burundi. In het WHO presentatieboek over deze vaccinatiecampagne staat het volgende:

> In Afrikaans gebied had Zaïre strategisch gezien de hoogste prioriteit bij de verdeling van hulpbronnen van het WHO.[633]

Deze onafhankelijke onderzoeker concludeerde dat de vaccinatiecampagne AIDS had aangewakkerd. Toen hij zijn bevindingen aan de WHO presenteerde werd hij ontslagen. Dus hij ging met zijn verhaal naar de London Times. Op 11 mei 1987 bracht de London Times een voorpagina artikel uit met de kop *Smallpox vaccine 'triggered Aids virus'* (*'Pokkenvaccinatie heeft AIDS-virus aangewakkerd'*). In het artikel staat dat de landen waar tegen pokken was gevaccineerd ook de landen waren waar AIDS plotseling de kop op stak en hoe de onderzoeker na de openbaarmaking van zijn onderzoek plotsklaps door de WHO was ontslagen.

Op dit punt wordt de zaak duister. Het is normaal dat elk nieuwsbericht dat in de Britse pers verschijnt op dezelfde dag aan hun netwerk in de USA wordt doorgegeven, zodat de ochtendkranten daar het al hebben gedrukt als de zon in Amerika opkomt. Maar dit artikel werd onderschept. Amerikaanse lezers mochten niet op de hoogte worden gebracht van deze informatie. Jon Rappaport deed hier onderzoek naar en vond uit dat het nieuws in Londen was geblokkeerd, zodat het noch de distributeurs van het nieuws bij Associated Press en Reuters en noch bij United Press International ooit bereikte.[634]

Een van de redenen waarom de vaccinfabrikanten steeds meer neigen naar het gebruik van geaborteerde baby's bij de vervaardiging van vaccins is, dat het niet zo waarschijnlijk is dat menselijk materiaal geïnfecteerd is met ongewenste ziektekiemen. De voornaamste reden bestaat er echter uit dat het veel goedkoper is geaborteerde baby's te kopen dan daarvoor dieren te moeten fokken of in het wild te vangen. Gestolen organen van baby's die aan SIDS zijn overleden zijn niet bruikbaar voor het maken van vaccins omdat baby's die een tijdje in de buitenwereld hebben vertoefd, ziektekiemen en antistoffen in hun weefsel hebben. Het poliovaccin gemaakt van geaborteerde baby's was al in 1962 in gebruik.[635] Natuurlijk wil de vaccinindustrie niet dat hun klantenbestand weet dat zij en hun kinderen gevoed of geïnjecteerd worden met cellen van geaborteerde baby's. Daarom wordt deze zaak ook niet in de mainstream media besproken.

HOE OM TE GAAN MET AFKEURING
UIT JOUW OMGEVING

Wanneer je de beslissing neemt jouw kind zonder vaccinaties te laten opgroeien, of sommige vaccinaties die op het programma staan te weigeren, vecht je niet alleen tegen woedend ambtenaren. Je krijgt ook te maken met familieleden en vrienden die hun ongenoegen daarover laten blijken en die zullen proberen je van mening te laten veranderen. Dat kan emotionele spanningen veroorzaken en de energie van jonge ouders uitputten. Neem de reden waarom zij jou veroordelen in overweging voordat je besluit hoe je met deze criticasters moet omgaan. Maak een onderscheid tussen de mensen die jou willen overtuigen van het nut je kind te 'immuniseren' want die zijn werkelijk bezorgd voor het welzijn van jouw kind en degenen die alleen maar kwaad zijn omdat je hun geloof in de moderne geneeskunde bedreigt. Voor sommige mensen is vaccinatie een religie en zij raken heel erg van streek wanneer zij een ongelovige tegen komen.

Wanneer iemand er zich werkelijk zorgen over maakt dat jij je baby door niet te vaccineren blootstelt aan gevaarlijke ziekten, verdienen zij dat je hen uitlegt waarom je dat besluit hebt genomen. Dat betekent niet dat zij daar noodzakelijkerwijs naar zullen luisteren, maar geef hen daartoe de kans. Mogelijk kunnen zij toch op een beschaafde manier met jou van gedachten wisselen. Het is niet zo gemakkelijk je met de feiten te verzoenen wanneer men de eigen kinderen heeft laten vaccineren, maar sommige mensen kunnen dat wel. Je zult merken dat oudere mensen die kinderen kregen in de tijd voordat de vaccinindustrie het voor het ging ongebreideld, zich waarschijnlijk minder vaak bedreigd voelen door jouw beslissing. Ik heb gemerkt dat oudere mensen die ten tijde van de pokkenvaccinaties verpleegkundige waren, de neiging hebben ernstig te twijfelen aan de vaccinatiepraktijken.

Het heeft geen zin te proberen jouw besluit over vaccineren te verdedigen tegenover een vaccinatiefanaticus die boos op je is en niet echt geïnteresseerd in jouw redenen om niet te vaccineren. Dit soort mensen is er alleen maar op uit om je te conformeren zodat zij zich veilig in hun overtuiging kunnen wentelen. Waarschijnlijk zullen zij er eerder mee stoppen jou lastig te vallen dan degenen die echt bezorgd zijn over jouw baby, maar wanneer zij jou lastig vallen zullen zij meer spanning veroorzaken. Het is geen grapje wanneer jij verwijten naar je hoofd geslingerd krijgt en vervolgens niet de kans de dingen uit te leggen. Wanneer je zo iemand treft is het beter afstand te nemen van de emotionele bagger die je over je heen krijgt en te proberen de reden te achterhalen waarom die persoon zich zo slecht gedraagt. Dat komt misschien omdat zij achter de moderne geneeskunde staan en niet kunnen accepteren dat een onderdeel daarvan niet perfect is, of omdat zij niet willen nadenken over wat zij met hun kinderen hebben gedaan, of misschien zijn ze er bang voor dat jij een epidemie gaat veroorzaken. Jezelf verdedigen gaat niet werken omdat zij niet geïnteresseerd zijn in jouw beweegredenen.

De mensen die jou het meest van alles zullen veroordelen zijn degenen die het minst willen kijken naar de wetenschappelijke informatie over vaccinatie. Wanneer je hen literatuur en documentatie aanbiedt om te lezen en zij dat niet willen doen, dan heb jij een grondige reden hen te zeggen dat zij over dit onderwerp hun mond moeten houden totdat zij de aangeboden documentatie hebben gelezen. Welk bewijs je sommige mensen ook laat zien, zij zullen blijven vasthouden aan de vaccinatiemythe. Wanneer je fotokopieën van artikelen uit medische tijdschriften laat zien, zullen ze er niet naar willen kijken. Wanneer je hen over iemand vertelt waarvan je weet dat die ernstige bijwerkingen van een vaccin heeft gekregen, zullen ze daar spottend over doen. Wanneer je probeert te vertellen over de geschiedenis van ziekten of het falen van vaccins, dan willen zij daar niets over horen.

Sommige mensen worden kwaad omdat jij hun kinderen 'in gevaar brengt'. Veel ouders die in het heil van vaccinatie geloven denken dat ongevaccineerde kinderen ziekteverwekkers in de rondte strooien en dat hun gevaccineerde kinderen zo de ziekten krijgen waartegen zij zijn gevaccineerd. Dit is natuurlijk heel irrationeel wanneer zij geloven dat vaccins werken. Maar al weet je dat zij irrationeel zijn, toch kan hun aanval op jou behoorlijk veel stress veroorzaken. Een kind opvoeden is al stressvol genoeg zonder dat je moet omgaan met een spervuur van kritiek. Wanneer je getreiterd wordt door mensen die je vertellen dat je een slechte ouder bent omdat je jouw kind niet met vaccinaties 'beschermt', kan het je helpen in contact te komen met andere gezinnen die vaccin vrij zijn. Die werden ook beschuldigd en bekritiseerd en dus zullen zij begrip hebben voor jouw situatie.

Op de website https://stichtingvaccinvrij.nl vind je informatie over de situatie in Nederland en wordt ouders de mogelijkheid geboden hun verhaal te vertellen. Je kunt in contact komen met ouders die er net zo over denken als jij op VaccinVrij-Vaccine Free op https://www.facebook.com/

vaccinvrij en https://mewe.com/join/vaccinvrij-vaccinefree.

Een van de gemene tactieken van de vaccinindustrie is het aanjagen van de angst van jonge ouders voor mensen, hoe oud ze ook zijn, die niet tegen kinkhoest zijn gevaccineerd. Dit heeft tot veel pijn geleid bij familieleden die daarom niet naar de nieuwe baby niet mochten komen kijken.

Sommige mensen willen de verantwoordelijkheid voor de gezondheid van hun kinderen niet op zich nemen en laten beslissingen liever over aan de bureaucratie. Mijn echtgenoot bood een zakencollega wat informatie over vaccinatie aan en deze legde een ongewone eerlijkheid aan de dag toen hij weigerde die te lezen. Hij zei: 'Als ik mijn kinderen niet immuniseer en zij worden ziek, dan zou dat mijn schuld zijn. Als ik ze wel immuniseer en ze worden ziek, dan is het de schuld van de dokter. Daarom is het beter het wel te laten doen'.

VACCINATIESCHADE BEHANDELEN

Sinds de tijd dat Edward Jenner er voor zorgde dat er vaccinatieschade bestaat, hebben homeopaten vaccinatieschade behandeld. Tegenwoordig zijn er echter meer manieren om de slachtoffers van vaccinatieschade te behandelen. Ik ga in dit hoofdstuk drie behandelmethoden bespreken waarvan ik heb gezien dat zij effectief zijn: Homeopathie, Conductive Education en Craniale Osteopathie.

De homeopathische behandeling van vaccinatieschade berust over het algemeen op het gebruik van een homeopathische potentie van het vaccin dat de schade veroorzaakte, maar sommige homeopaten geven er de voorkeur aan eerst een constitutioneel homeopathisch geneesmiddel voor te schrijven. Een gepotentieerd vaccin levert doorgaans verbetering op in de toestand van de patiënt. Soms is de verbetering dramatisch en totaal, maar vaak is dat ook niet het geval. De gepotentieerde vorm van het DPT vaccin is bijvoorbeeld vaak effectief als het gaat om chronische oorproblemen en astma bij gevaccineerde kinderen, maar ernstige hersenbeschadiging kan er niet door worden opgelost. Ook helpt het gepotentieerde BCG vaccin vaak het door het BCG vaccin beschadigde lymfesysteem te herstellen.

Het is verstandig de vaccins een voor een homeopathisch te ontstoren, in de omgekeerde volgorde waarop zij werden toegediend. Tussen elke ontstoring moet er enige tijd rust worden genomen, zodat alle symptomen die met dat vaccin geassocieerd worden, uit het lichaam kunnen worden verwijderd. Soms verdwijnen er, naast de symptomen die na de vaccinatie waren verschenen, ook symptomen waarvan men dat niet had verwacht. En het slachtoffer of de ouders van het slachtoffer realiseren zich dan pas achteraf dat die symptomen kort na de vaccinatie verschenen en dat die dus ook door dat vaccin veroorzaakt werden.

Het zou ideaal zijn wanneer het gepotentieerde vaccin van hetzelfde merk gemaakt zou worden als het gebruikte vaccin. Dit omdat de verschillende fabrikanten verschillende inhoudsstoffen in hun vaccins stoppen, dit samen met de antigenen die gebruikt worden om antistoffen tegen die bepaalde ziekte aan te maken. Inhoudsstoffen als aluminium, formaldehyde, kwik, dierlijk weefsel, dierlijk bloed, menselijk weefsel, menselijk bloed en emulgatoren kunnen aan de schadelijke werking hebben bijgedragen. Het zou nog beter zijn wanneer het gepotentieerde vaccin van dezelfde partij was gemaakt als het vaccin dat oorzaak was van de opgelopen schade. Dit omdat vaccins ook van partij tot partij verschillen en, nog belangrijker, wanneer er een vervuilende microbe in een bepaalde partij zit, zou het nuttig zijn wanneer ook de vervuiling werd gepotentieerd. Wanneer bijvoorbeeld iemand na het mazelenvaccin het chronisch vermoeidheidssyndroom ontwikkelt, zouden de extra virussen in het gecombineerde vaccin kunnen bijdragen aan de langzame, maar onverbiddelijke aanval op de spieren. Het ontstoren van het mazelenvaccin met het homeopathisch gepotentieerde mazelenvaccin van een andere partij die het vervuilende virus niet bevat, kan mogelijk slechts een deel van het probleem oplossen.

Toen ik in Nieuw Zeeland woonde zag ik dat het gepotentieerde BMR vaccin goed werkte bij een jongetje dat twee dagen na de vaccinatie reacties ontwikkelde. Vanaf het moment dat hij wakker werd was hij hyperactief. 'Hij gaat helemaal uit zijn bol', zei zijn moeder. Hij had ook last van een vreemde huiduitslag. Die nacht sliep hij slecht en de volgende dag veranderde hij en was lusteloos en slap, wreef over zijn hoofd alsof hij pijn had en leek soms maar half bij bewustzijn te zijn. Hij kreeg koorts en in de middag een heftige koortsstuip. Hij werd met een ambulance naar het ziekenhuis gebracht en daar gaf men hem paracetamol. Een van de artsen vertelde de ouders dat reacties op een vaccinatie zich pas na een dag of drie, vier ontwikkelen, dus de symptomen van hun zoontje konden niet door het vaccin veroorzaakt zijn. (Wanneer de reactie inderdaad na drie of vier dagen begint, vertelt men ouders dat het geen reactie op het vaccin is omdat die niet meteen na de vaccinatie is begonnen.) Uit het bloedonderzoek en het röntgenonderzoek kwam niets naar voren en de peuter was de volgende dag behoorlijk opgeknapt, dus hij mocht naar huis. Hij kreeg geen stuipen meer en de moeder dacht dat hij weer beter was omdat de vreemde huiduitslag ook was verdwenen. Bovendien richtte hij thuis geen ravage meer aan en was hij ook niet meer slap en bewegingsloos.

De arts die het vaccin had toegediend weigerde het incident aan het Adverse Reactions Committee te melden. De moeder nam contact met mij op om haar woede over wat er met haar zoon was gebeurd te uiten. Bovendien was ze vooral kwaad dat ze voor de vaccinatie niet was gewaarschuwd voor de mogelijkheid dat een kind stuipen krijgt. 'Als ik geweten had dat dit kon gebeuren, zou ik hem niet hebben laten inenten,' zei ze.

'Daarom vertellen ze het je niet', antwoordde ik.

Zij wilde andere ouders via de media waarschuwen. Television New Zealand had na het nieuws op Chanel One een programma dat *The Holmes*

Show heet, dat zichzelf presenteert als een programma dat zonder angst misstanden in de wereld openbaar maakt. Een junior journalist uit het team zou het verhaal graag vertellen en zij was optimistisch over de kans dat dit zou mogen. Ik waarschuwde hen ervoor dat Paul Holmens, de programmadirecteur, een vurig voorstander van vaccinatie was. Zij bleven verwoede pogingen doen om het verhaal de lucht in te krijgen, maar het werd niet toegestaan.

Tijdens mijn eerste gesprek met de moeder vroeg ik tactvol maar gericht naar de conditie van het kind. Zij voelde zich op dat moment heel erg opgelucht dat de narigheid over was, maar ik wist dat het allesbehalve zeker was dat alles nu inderdaad voorbij was. Zoals zo vaak het geval is waren de subtiele vroege symptomen van hersenletsel op lange termijn aanwezig, maar zij had deze niet herkend. De peuter was onhandig en ongecoördineerd en hij was ook niet alert. Hij was onrustig, lusteloos en niet in staat iets af te maken. Nu zat ik in de positie om een homeopathische behandeling voor deze symptomen aan te bevelen zonder haar angst aan te jagen. Maar zij was een intelligente vrouw en mijn voorzichtige vragen maakten haar inderdaad bang.

Ik gaf haar het telefoonnummer van de dichtstbijzijnde homeopathische apotheek en zij bestelde zes doses BMR 30. Al na een dosering veranderde hij in hetzelfde jongetje dat hij was voordat hij gevaccineerd werd. Zijn onhandig gebrek aan coördinatie verdween als sneeuw voor de zon, hij sliep weer de hele nacht door en hij begon weer te spelen. Toen zag ze pas de dramatische verandering die het homeopathische geneesmiddel had gebracht en realiseerde zij zich ten volle hoe haar zoon ten gevolge van de reacties op het vaccin was veranderd. Ik sprak haar weer drie dagen nadat hij de gepotentieerde BMR had gekregen.

'Hij speelt weer met zijn speelgoed. Ik had niet gemerkt dat hij dat niet meer deed. Het verschil is behoorlijk opmerkelijk. Het is heerlijk hem weer te zien spelen. Ik kan weer wat doen'. Wauw. Deze moeder had door haar spoedcursus vaccinatieschade genoeg geleerd om te beseffen dat de veranderingen ten gevolge van het homeopathische geneesmiddel betekenden dat de verraderlijke ontwikkeling van hersenschade een halt was toegeroepen en dat hun gezin hieraan op het nippertje was ontsnapt. Mogelijk is een van de redenen waarom de ontstoring in dit geval zo succesvol was het feit dat het middel was gemaakt van hetzelfde partij als het vaccin dat de jongen had gekregen, wat betekent dat het dezelfde eierdooiers, dezelfde toxische metalen en zo meer bevatte als het vaccin. Ik wist dat het van dezelfde partij vaccin was gemaakt omdat ik de persoon kende die een flacon met het vaccin van een arts had gekregen en het naar de homeopathische drogist had gebracht om het te laten potentiëren.

Een andere factor kan de timing zijn. De vibratie van het homeopathische geneesmiddel kapte de aantasting van het centrale zenuwstelsel af voordat het te laat was.

Toen ik 26 jaar was en zo'n zes maanden onder homeopathische behandeling stond, besloot mijn behandelaar dat het tijd was om de tien pokkenvaccinaties die ik had gekregen in de tijd tussen mijn twaalfde en vierentwintigste jaar te ontstoren. Negen van de vaccinaties waren gegeven met de smerige vaccins die in Johannesburg waren gemaakt. De andere kreeg ik op Heathrow Airport, dus ik weet niet in welk land dat vaccin was gemaakt. Ik weet dat het niet in Engeland was gemaakt omdat de Britse regering de fabricage van het pokkenvaccin in 1932 had verbannen omdat de manier waarop dat gebeurde erg wreed was voor de koeien. Het pokkenvaccin werd gemaakt door lange gleuven in de flanken van de koeien te maken en vervolgens pus in de wonden te smeren. De koppen van de koeien werden vastgebonden zodat zij niet aan hun wonden konden likken. Het pus ging schuimen en nam in volume toe, werd van de flank van de koeien afgenomen en in flessen opgeslagen. Het werd in die flessen bewaard totdat het in de huid van mensen werd gekrast. Hoewel deze procedure uit Engeland werd verbannen, was de Britse regering niet zo bezorgd over de wreedheid tegenover buitenlandse koeien, dus kochten zij het vaccin van andere landen.

Het homeopathische geneesmiddel dat de homeopaat mij gaf was gemaakt door het pokkenvaccin van het merk dat in Johannesburg was gemaakt te potentiëren. Ik kreeg maar een dosis, ik weet niet in welke potentie en het veroorzaakte een radicale verbetering van mijn gezondheid. Het ging met mijn gezondheid al in stijgende lijn omdat ik al zes maanden homeopathisch werd behandeld, maar dat gepotentieerde pokkenvaccin bracht genezing met ferme stappen dichterbij.

Een Nederlandse arts en homeopaat heeft ontdekt dat de voordelen van het ontstoren van vaccins door het gebruik van de gepotentieerde vaccins kan worden versterkt door ook de andere toxische stoffen waaraan iemand gedurende zijn of haar vroege jeugd is blootgesteld te ontstoren.[636] Zijn naam is Tinus Smits en hij en de mensen die zijn manier van werken gebruiken hebben spectaculaire successen behaald met het aanpakken van zaken als vaccin-gerelateerd autisme en ADHD. Dr. Smits noemde deze behandeling CEASE-therapie en vele homeopaten in de hele wereld gebruiken zijn methode. Dr. Smits stelt dat echte hersenschade niet behandelbaar is, maar ' dat de meeste autistische kinderen behandelbaar zijn omdat hun hersenen niet zijn beschadigd, maar geblokkeerd'.[636] Orthomoleculaire middelen en dieetmaatregelen worden gebruikt in combinatie met een homeopathische behandeling. Het doel van de orthomoleculaire behandeling is om daarmee het genezingsproces te ondersteunen, niet om tekorten aan te vullen, omdat wat wordt behandeld geen gebreksziekte is.

Met CEASE-therapie wordt niet alleen vaccinschade behandeld, ook schade ten gevolge van andere chemische stoffen kan worden aangepakt. Soms verlaten giftige stoffen door deze therapie het lichaam tegelijkertijd met de schade die door die stoffen is veroorzaakt. Soms, wanneer kinderen ziek worden na een vaccinatie of blootstelling aan een ander gif, is een van de tekenen van opgelopen schade dat zij geen koorts meer kunnen maken wanneer zij een infectie te lijf moeten gaan. Door de CEASE-therapie kunnen zij weer gezond worden en koorts ontwikkelen wanneer dat nodig is om een infectie te bestrijden.

Ergotherapeuten die een Hongaarse methode gebruiken om de hersenen te trainen hebben daarmee grote verbeteringen teweeg gebracht bij kinderen die door vaccinaties schade hebben opgelopen. Deze methode is in de veertiger jaren ontwikkeld door Professor András Petö, die het 'Conductieve Educatie' noemde. Hij maakte al gebruik van de neuroplasticiteit van de hersenen lang voordat het medisch establishment werd ingehaald door het feit dat de hersenen neuroplasticiteit bezitten. De Hongaarse regering richtte in 1950 het *Peto Instituut* in Budapest op dat in deze methode gespecialiseerd was. Het is de bedoeling van deze behandeling om het beschadigde zenuwstelsel te trainen in het vormen van nieuwe neurale verbindingen. De meest voorkomende oorzaak van schade aan het centrale zenuwstelsel bij jonge kinderen is een beroerte die soms ook voor de geboorte voorkomt. Het centrale zenuwstelsel kan echter ook beschadigd worden door een ernstige reactie op vaccinatie. Kinderen uit de hele wereld worden op het *Peto Instituut* behandeld en er bestaat ook een netwerk van satellietklinieken in andere landen.

Het *Peto Instituut* neemt geen patiënten aan die niet door Conductieve Educatie kunnen worden geholpen. Gevallen die onder de noemer 'cerebrale parese' vallen worden in overweging genomen, maar kinderen met het Rett syndroom, autisme, myopathie, progressieve neurologische ziekten of ernstige intellectuele handicaps kunnen zij niet helpen. Professionals zoals onderwijzers, verpleegkundigen en fysiotherapeuten die Conductieve Educatie met hun werk kunnen combineren, kunnen in Boedapest of in een van hun satellietklinieken een training krijgen.

Sommige kinderen die na een vaccinatie neurologische problemen hebben ontwikkeld kunnen ook door Craniale Osteopathie worden geholpen. Sommige osteopaten hebben extra trainingen gevolgd om zich in Craniale Osteopathie te specialiseren. Zij zijn er in getraind de schedelbotten op een zachte manier in de juiste positie te plaatsen. De behandeling is pijnloos, het voelt alsof de osteopaat alleen maar heel zachtjes hoofd en nek aanraakt, maar er gaat een diepe werking van uit. De farmaceutische geneeskunde gaat uit van het middeleeuwse geloof dat de schedelbotten aan elkaar vastzitten en zo een vaste plaat vormen. Het is echter zo dat de schedelbotten niet met elkaar versmolten zijn en ze kunnen daarom ook weer verschuiven. De beweging kan minder dan een millimeter zijn en dat is dan toch genoeg om een negatieve invloed uit te oefenen op de rest van het lichaam. Soms komen de schedelbotten van een baby na de geboorte niet in de goede positie terug en hierdoor kunnen zaken als het immuunsysteem of het endocriene systeem worden beïnvloed. Een lichte klap op het hoofd van een volwassene kan een schedelbot uit positie brengen en verschillende gezondheidsproblemen, migraine incluis, kunnen hiervan het resultaat zijn. Het is logisch dat het weer in de juiste positie brengen van de schedelbotten bepaalde problemen kan oplossen, maar waarom het helpt bij de neurologische problemen na vaccinatie, daarover blijft men speculeren totdat wetenschappelijk onderzoek voor een antwoord heeft gezorgd.

Sommige baby's die op het DPT vaccin reageren, gaan heel hoog gillen wanneer zij in de acute fase van die reactie zitten. Ik weet van een meisje van twee jaar dat als baby zo op het DPT vaccin had gereageerd en die, toen een craniaal osteopaat een bepaalde spanning in haar hoofd losmaakte, een lange, hoge gil slaakte. Haar moeder was geschokt omdat het precies zo klonk als dat vreselijke gillen dat zij in de dagen na de DPT vaccinatie had gehoord. Na de behandeling was de coördinatie van het kind verbeterd op een manier die ze voor de behandeling niet liet zien.

DE MYTHE DAT DOOR THUJA VACCINATIESCHADE KAN WORDEN VOORKOMEN

Er is een mythe opgedoken dat het homeopathische geneesmiddel *Thuja* alle vaccins zou antidoteren. Deze mythe is zo overtuigend dat sommige ouders denken dat wanneer zij hun kind een paar minuten nadat het is gevaccineerd *Thuja 30* geven, ongewenste reacties onmogelijk zijn. *Thuja* is vaak, maar lang niet altijd, het juiste geneesmiddel om de ongewenste werkingen van het pokkenvaccin te behandelen, maar het past vaak niet bij de symptomen die door de moderne vaccins worden veroorzaakt. *Thuja* wordt door gekwalificeerde homeopaten voor een aantal aandoeningen gebruikt, vaccinatieschade incluis, wanneer het daarvoor passend is. Er is helemaal niets verkeerd aan het homeopathische geneesmiddel *Thuja* als het maar op de goede manier wordt ingezet.

De mogelijke oorsprong van de mythe dat *Thuja* allerlei soorten vaccinatieschade kan genezen is waarschijnlijk te vinden in een klein boekje uit 1880, geschreven door J. Compton Burnett, MD, dat 'Vaccinosis' heet.[637] In dit boekje wordt beschreven hoe de auteur veel mensen genas die leden aan de lange termijn effecten van het pokkenvaccin. Deze beschrijvingen zijn fascinerend, maar nergens doet de auteur de suggestie dat een eeuw later ouders in staat zouden zijn hun baby's tegen een brouwsel van DaKTP/Hib/Pneu/Hep-B/BMR/Men-ACWY te beschermen door hen een dosis *Thuja* te geven wanneer zij de kliniek verlaten.

In dit boekje beschrijft Compton Burnett de casus van een klein meisje met ringworm die gecompliceerd werd doordat er na het pokkenvaccin een verstoring van het immuunsysteem had plaatsgevonden. De ringworm reageerde niet op *Baccillinum 30* dat gewoonlijk bij een geval van ringworm aan de patiënt wordt gegeven. Toen het meisje echter *Thuja* kreeg veranderde het schurftige karakter van de ringworm en daarna was *Baccillinum 30* alsnog in staat genezing te brengen. Dit principe is nog steeds van kracht: wanneer men zorgt dat de vaccinatieschade uit de weg wordt geruimd staat de deur open voor andere homeopathische geneesmiddelen om effectief te kunnen zijn.

Een andere patiënt van Compton Burnett was een meisje van negentien die als baby tegen pokken was gevaccineerd, nogmaals gevaccineerd werd toen ze zeven jaar oud was, vervolgens op haar negende pokken kreeg en toen ze veertien jaar oud was nog weer een keertje tegen pokken werd gevaccineerd. Ze had twee keer per week last van hevige hoofdpijnen, had een vergrote lever, van tijd tot tijd puisten en ze leed aan wat we nu het chronisch vermoeidheidssyndroom zouden noemen. Burnett schreef een constitutioneel geneesmiddel voor en een maand later was er een lichte verbetering opgetreden. Toen gaf hij haar een lage potentie Thuja, een maal daags gedurende een maand en in die tijd had ze slechts één keer hoofdpijn gehad. Ook haar energieniveau ging omhoog. Vervolgens kreeg zij een hogere potentie Thuja en ontwikkelde zij misselijkheid en koorts en er braken pokachtige puisten uit. Haar moeder vertelde dat deze puisten precies leken op de puisten die op haar huid te zien waren toen zij pokken had. Het duurde vijf dagen voordat de puisten geel werden en vervolgens verdwenen. Hierna was het meisje helemaal genezen. Het verloop van de gebeurtenissen wijst er duidelijk op dat ze leed aan de restverschijnselen van de ziekte zelf evenals aan die van de vaccinaties.

Compton Burnett vertelt ook over een baby die heel erg ziek werd na het drinken van melk van een min (dat is een vrouw die in plaats van de moeder baby's de borst geeft) die tegen pokken was gevaccineerd. De vrouw had alleen last van een pijnlijke arm en een etterige plek op de vaccinatieplaats, maar de baby was behoorlijk in de problemen gekomen. Zowel de baby als de min werden met Thuja behandeld en zij herstelden allebei snel.

DE MYTHE DAT VACCINS DOOR "ONTGIFTEN" KUNNEN WORDEN GEANTIDOTEERD

Doordat veel mensen zich steeds meer bewust worden van het feit dat vaccins veel giftige stoffen bevatten, geloven sommigen dat de toxinen in vaccins het enige probleem zijn en dat vaccinaties geantidoteerd kunnen worden door een ontgiftingsproces. Natuurlijk wordt de gezondheid van iemand niet beter door hem of haar te injecteren met giftige stoffen als kwik, aluminium en formaldehyde, maar deze stoffen zijn slechts een deel van het probleem. Elke inhoudsstof van een vaccin is een antigeen dat een immuunrespons veroorzaakt en de gevolgen van die respons kunnen behoorlijk gecompliceerd zijn. Vaccinatieschade is niet eenvoudigweg een kwestie van een overbelasting door gifstoffen.

Sommige inhoudsstoffen die in vaccins zitten zijn niet giftig wanneer men ze eet, maar duidelijk niet geschikt om in een baby te injecteren. Gelatine is bijvoorbeeld niet giftig wanneer het wordt gegeten, maar is potentieel schadelijk wanneer het wordt geïnjecteerd. Er wordt maar een klein beetje ingespoten, maar wanneer het een verraderlijke reactie van het immuunsysteem veroorzaakt waardoor er iets in het lichaam verandert, keert het lichaam wanneer men deze stof verwijdert niet zomaar terug naar de staat waarin het verkeerde voordat er werd gevaccineerd. De stoffen die aan vaccins worden toegevoegd om daarmee antistoffen aan te maken worden adjuvantia genoemd en zelfs wanneer men alleen zo'n adjuvans injecteert kan deze immuungemoduleerde- of auto-immuunreacties veroorzaken.[638,639,640] De rol die adjuvantia spelen bij het veroorzaken van vaccinreacties wordt onderzocht en voorlopige onderzoeken suggereren dat adjuvantia ernstige auto-immuun- en ontstekingsreacties kunnen veroorzaken, evenals hersenschade.[641,642] Het alleen verwijderen van het adjuvans uit het lichaam, als zoiets al door een ontgiftingskuur zou kunnen worden gedaan, zou het auto-immuun proces dat in gang is gezet niet stoppen.

CEASE-therapie kan er voor zorgen dat schadelijke stoffen uit het lichaam verdwijnen en kan ook de veranderingen die door die stoffen zijn veroorzaakt corrigeren.

Niemand heeft het effect van het injecteren van humane cellen in baby's onderzocht. Het heeft op veel kinderen kennelijk geen vervelend effect, maar bij de kinderen die wel worden getroffen is ontgiften niet de oplossing. Terwijl ontgifting in onze vervuilde wereld wel degelijk zijn plaats heeft, vormt het niet het antwoord op vaccinatieschade.

311

CONCLUSIE

Ten tijde van de geboorte van ons eerste kind woonden wij in een politiestaat waar vaccinatie verplicht was. Ik was me er van bewust dat sommige vaccins ernstige bijwerkingen veroorzaken en omdat ik van plan was een paar vaccins die op het programma stonden te weigeren, dacht ik dat ik me maar beter wat in de statistieken kon verdiepen, mocht ik voor de rechter moeten verschijnen. Mijn onderzoekingen leidden tot de ontdekking dat de vaccinindustrie nooit moeite heeft gedaan correcte gegevens over bijwerkingen te verzamelen, dat vaccinatie niet de oorzaak is van het afnemen van de incidentie van ziekten als difterie en kinkhoest en dat vaccinaties verantwoordelijk zijn voor het veroorzaken van een grote verscheidenheid aan chronische ziekten. Ik ontdekte ook dat het geen goed idee is te proberen die infectueuze kinderziekten die uit zichzelf kunnen genezen te voorkomen en dat de infectieziekten die interventie nodig hebben kunnen worden voorkomen door methoden te gebruiken die veel betrouwbaarder zijn dan vaccinatie. Ik had gehoord dat natuurgeneeskundigen zeggen dat het verkeerd is koorts te onderdrukken en ik was verbaasd toen ik ontdekte dat er deugdelijk wetenschappelijk bewijs bestaat dat deze zienswijze ondersteunt. Later leerde ik dat het onderdrukken van koorts een van de meest gevaarlijke dingen is die de moderne geneeskunde doet. Door in de geschiedenis van vaccinatie te duiken ontdekte ik dat het een procedure is die is gebaseerd op valsheid in geschrifte, wreedheid en veronderstellingen.

Voor mijn echtgenoot en mij hield het beschermen van onze kinderen tegen de willekeur van de vaccinindustrie meer in dan het maken van keuzes die goed waren voor hun gezondheid. Toen zij opgroeiden zorgden we er voor dat ze begrepen waarom wij die keuzes voor hen hebben gemaakt. We zorgden er ook voor dat zij begrepen waarom onze keuzes op gespannen voet stonden met de op een agressieve manier uitgedragen ideeën van de wereld om hen heen. Op dezelfde manier hielpen wij hen, toen zij de leeftijd hadden om bepaalde stukjes informatie te snappen, te begrijpen waarom wij het niet eens waren met de heersende ideologie van de apartheid die ons omringde. Nu, als volwassenen, zijn ze zelf verantwoordelijk voor de beslissingen die zij nemen met betrekking tot hun eigen lichaam.

Al sinds de vaccinindustrie pogingen deed om in elke beschikbare arm koepokpus te krassen, zijn er kritische geluiden over vaccinatie geuit. Maar pas in de laatste decennia is de farmaceutische industrie wereldwijd bezig met pogingen de oppositie monddood te maken. Artsen die een probleem met vaccinatie melden worden als verraders gezien en zij riskeren vervolging. Zelfs wanneer een arts de suggestie doet kinderen tegen dertien ziekten te vaccineren in plaats van tegen veertien, reageert de industrie hysterisch op zo'n arts. De mainstream media weigeren negatieve informatie over vaccinaties te publiceren, maar schrikken er niet voor terug de onredelijke angst voor infectieziekten op te kloppen. Journalisten die proberen een uitgebalanceerd rapport te publiceren worden door hun bazen met ontslag bedreigd, zelfs bij media die geen financiële banden hebben met de farmaceutische industrie.

In steeds meer landen worden draconische wetten uitgevaardigd die er voor zorgen dat ouders die niet laten vaccineren geen gebruik kunnen maken van kinderopvang en scholing voor hun kinderen. Landen die geen of slechts een kort democratisch verleden hebben vinden het gemakkelijk vaccinatie verplicht te stellen. In Turkije en Letland heeft het hooggerechtshof echter bepaald dat de wetten die vaccinatie verplicht stellen illegaal zijn en moeten worden afgeschaft. De vaccinproducenten verachten zaken als de grondwet en het kost ouders altijd veel moeite en geld om hun recht te halen. In 1982 stelde de provincie Ontario vaccinatie verplicht om naar school te kunnen gaan. Deze wet was ongrondwettelijk, maar het kostte een groep ouders twee jaar tijd, een heleboel werk en heel veel geld voordat de wet werd afgeschaft. Nu zijn de politici die in Ontario voor vaccinatie zijn er weer mee bezig en moet een nieuwe generatie ouders kwalijke wetten bevechten om het recht te houden hun kinderen gezond te laten opgroeien. Italië, Argentinië, Australië, Californië en New York hebben fascistische wetten goedgekeurd en de vaccinindustrie motiveert andere regeringen hetzelfde te doen.

De vaccinindustrie richt "non-profit" organisaties op die campagne voeren om vaccins verplicht te stellen voor mensen die in de gezondheidszorg werken en kinderen alleen naar school te laten gaan wanneer zij gevaccineerd zijn.[643] Deze organisaties worden in werkelijkheid gefinancierd door vaccinfabrikanten,[643] en zij verspreiden ongefundeerde beweringen over de effectiviteit van vaccins.[643] Vaccinfabrikanten financieren ook non-profitorganisaties die campagne voeren om regeringen meer geld te laten uitgeven aan de aanschaf van vaccins,[643] en zij financieren nepblogs die waarin wordt gedaan alsof die geschreven werden door zorgzame moeders.[643]

Er bestaat ook een groot leger onbetaalde burgerwachten die het internet afschuimt en ongelovigen op sociale media maakt. Zij geven mensen die geloven dat vaccins wetenschappelijk onderzocht moeten worden het etiket 'anti-wetenschap'. Een van hun favoriete slogans is dat het kennelijk 'beter voor een kind is levenslang autistisch te zijn dan een week mazelen te hebben'. Bloggers schrijven artikelen waarin artsen en activisten die tegen vaccinaties zijn worden gemaakt. Ook over mij bestaan een aantal blogs, vol leugens en in elkaar gedraaide quotes. Sommige van deze valse quotes zijn door journalisten gefabriceerd en vervolgens word ik dan door bloggers aangevallen op dingen die ik niet heb gezegd. Trollen die pretenderen tegen vaccinaties te zijn schrijven gemene, negatieve reviews over dit boek bij Amazon. Waarbij uit hun commentaren duidelijk blijkt dat zij het boek niet hebben gelezen.

In de USA heeft men wetten die ervoor zorgen dat de vaccinindustrie niet aansprakelijk gesteld kan worden. Andere landen hebben deze wetten niet en toch is de vaccinindustrie ook daar niet aansprakelijk. De universiteiten van Connecticut en Londen hebben goed gefinancierde spionagebureau's opgezet om alles wat over vaccinaties op het internet wordt gezegd te monitoren, met het doel om op lange termijn het gevoel van het publiek te controleren. Vaccinfanaten hebben Amazon gevraagd boeken en films die de waarheid over vaccinatie vertellen uit de verkoop te halen. Het doel van deze fanatici is alle discussie over vaccinatieschade en de corruptie van de vaccinindustrie te stoppen. Het tegenwoordige klimaat van onderdrukking levert voor veel ouders moeilijkheden op, maar het zal er niet in slagen de kritiek op vaccinatie de mond te snoeren. Zolang vaccins kinderen blijven beschadigen, zolang zullen ouders hierover blijven praten.

REFERENTIES

1. Miller, D.L., Frequency of Complications of Measles, 1963 - Report on a National Inquiry by the Public Health Laboratory Service in Collaboration with the Society of Medical Officers of Health. *Brit Med J.* 1964 July 11;2(5401):75-8.
2. Australian Government Department of Health and Ageing, *Understanding Childhood Immunisation*, Department of Health and Ageing Publications, Approval number 3744, Revised October 2005.
3. Therapeutic Goods Administration, Medicine Summary, Haemophilus Influenzae Type B Vaccine, 17 August 2004.
4. Cockburn, A., Ridgeway J., Scientist J. Anthony Morris - He fought the flu shots and the US fired him. *Washington Post.* 13 March 1977.
5. Researcher Denied Funds to Study DPT. *NVIC News.* October1991;1(3):3.
6. Thompson, N.P., Montgomery, S.M., et al., Is measles vaccination a risk factor for inflammatory bowel disease? *Lancet.* 1995 April 29;345:1071-4.
7. Wakefield, A.J., Pittilo, R.M., et al., Evidence of Persistent Measles Virus Infection in Crohn's Disease. *J Med Virol.* 1993 Apr;39(4):345-53.
8. Lewin, J., Dhillon, A.P., et al., Persistent measles virus infection of the intestine: confirmation by immunogold electron microscopy. *Gut.* 1995 Apr;36940:564-9.
9. Barton, J.R., Gillon, S., Ferguson, A., Incidence of inflammatory bowel disease in Scottish children between 1968 and 1983: marginal fall in ulcerative colitis, three fold rise in Crohn's disease. *Gut.* 1989 May;30(5):618-22.
10. Measles Vaccines Committee. Vaccination against measles: a clinical trial of live measles vaccine given alone and live vaccine preceded by killed vaccine. A report to the Medical Research Council. *Brit Med J.* 1966 Feb 19;1(5485):441-6.
11. Patriarca, P.A., Beeler, J.A., Measles vaccination and inflammatory bowel disease. *Lancet.* 1995 Apr 29;345(8957):1062-3.
12. Farrington, P., Miller, E., Measles vaccination as a risk factor for inflammatory bowel disease. *Lancet.* 1995 May 27;345(8961):1362
13. Calman, K.C., Measles vaccination as a risk factor for inflammatory bowel disease. *Lancet.* 1995 May 27;345(8961):1362.
14. Minor, P.D., Measles vaccination as a risk factor for inflammatory bowel disease. *Lancet.* 1995 May 27;345(8961):1362-3.
15. MacDonald, T.T., Measles vaccination as a risk factor for inflammatory bowel disease. *Lancet.* 1995 May 27;345(8961):1363.

16. Miller, D., Renton, A., Measles vaccination as a risk factor for inflammatory bowel disease. *Lancet.* 1995 May 27;345(8961):1363.
17. Baxter, T., Radford, J., Measles vaccination as a risk factor for inflammatory bowel disease. *Lancet.* 1995 May 27;345(8961):1363.
18. Thompson, N.P., Montgomery, S.M., et al., Authors' Reply. *Lancet.* 1995 May 27;345(8961):1364.
19. Sienkiewicz, D., Kułak, W., et al., Neurologic adverse events following vaccination. *Prog Health Sci.* 2012;2:129-41.
20. Dyer, C., Families win support for vaccine compensation claim. *BMJ.* 1994 Sep 24;309(6957):759.
21. Benjamin, C.M., Chew, G.C., Silman, A.J., Joint and limb symptoms in children after immunisation with measles, mumps, and rubella vaccine. *BMJ.* 1992 Apr 25;304(6834):1075-8.
22. Weibel, R.E., Benor, D.E., Chronic arthropathy and musculoskeletal symptoms associated with rubella vaccines. A review of 124 claims submitted to the National Vaccine Injury Compensation Program. *Arthritis Rheum.* 1996 Sep;39(9):1529-34.
23. Cooper, L.Z., Ziring, P.R., et al., Transient Arthritis After Rubella Vaccination. *Amer J Dis Child.* 1969 Aug;118(2):218-25.
24. Hoefs, J., Sapico, F.L., et al., The Relationship of White Blood Cell (WBC) and Pyrogenic Response to Survival in Spontaneous Bacterial Peritonitis (SBP). *Gastroenterology.* 1980;78(5)Part 2:1308.
25. Weinstein, M.P., Iannini, P.B., et al., Spontaneous bacterial peritonitis. A review of 28 cases with emphasis on improved survival and factors influencing prognosis. *Am J Med.* 1978 Apr;64(4):592-8. De aanwezigheid van koorts met temperaturen hoger dan 38°C werd werd geassocieerd met een significant lager mortaliteit (P=0.0240).
26. Bryant, R.E., Hood, A.F., et al., Factors Affecting Mortality of Gram-Negative Rod Bacteremia. *Arch Intern Med.* 1971 Jan;127(1):120-8. In dit onderzoek stierf van de mensen die geen koorts hadden 71%, terwijl van de mensen met koorts 27% stierf.
27. Mackowiak, P.A., Browne, R.H., et al., Polymicrobial Sepsis: An Analysis of 184 Cases Using Log Linear Models. *Am J Med Sci.* 1980 Sep-Oct;280(2):73-80. In dit onderzoek het verband tussen het hebben van koorts met kans op overleving werd sterker wanneer er bij de patient geen sprake was van een onderliggende terminale ziekte.
28. Swenson, B.R., Hedrick, T.L., et al., Is fever protective in surgical patients with bloodstream infection? *J Am Coll Surg.* 2007 May;204(5):815-21
29. Arons, M.M., Wheeler, A.P., et al., Effects of ibuprofen on the physiology and survival of hypothermic sepsis. Ibuprofen in Sepsis Study Group. *Crit Care Med.* 1999 Apr;27(4):699-707.
30. Sugimura, T., Fujimoto, T., et al., Risks of antipyretics in young children with fever due to infectious disease. Acta Paediatr Jpn. 1994 Aug;36(4):375-8.
31. Kluger, M.J., Fever. *Pediatrics.* 1980 Nov;66(5):720-4.
32. Mackowiak, P.A., Boulant, J.A., Fever's glass ceiling. Clin Infect Dis. 1996 Mar;22(3):525-36.

33. Nahas, G.G., Tannieres, M.L., Lennon, J.F., Direct measurement of leukocyte motility: effects of pH and temperature. *Proc Soc Exp Biol Med.* 1971 Oct;138(1):350-2.

34. Bernheim, H.A., Bodel, P.T., et al., Effects of Fever on Host Defence Mechanisms after Infection in the Lizard Diposaurus Dorsalis. *Br J Exp Pathol.* 1978 Feb;59(1):76-84.

35. Ellingson, H.V., Clark, P.F., The Influence of Artificial Fever on Mechanisms of Resistance. *J Immunol.* 1942;43:65-83.

36. Bodel, P., Atkins, E., Release of Endogenous Pyrogen by Human Monocytes. *New Engl J Med.* 1967 May 4;276(18):1002-8.

37. Cranston, W.I., Goodale, F., et al., The Role of Leukocytes in the Initial Action of Bacterial Pyrogens in Man. *Clin Sci (Lond).* 1956 May;15(2):219-26.

38. Weinberg, E.D., Iron and Infection. *Microbiol Rev.* 1978 Mar;42(1):45-66.

39. Bullen, J.J., The Significance of Iron in Infection. *Rev Infect Dis.* 1981 Nov-Dec;3(6):1127-38.

40. Kluger, M.J., Rothenburg, B.A., Fever and Reduced Iron: Their Interaction as a Host Defense Response to Bacterial Infection. *Science.* 1979 Jan 26;203(4378):374-6.

41. Ballantyne, G.H., Rapid Drop in Serum Iron Concentration as a Host Defense Mechanism. *Am Surg.* 1984 Aug;50(8):405-11.

42. Kluger, M.J., Fever: Role of Pyrogens and Cryogens. *Physiol Rev.* 1991 Jan;71(1):93-127.

43. Rager-Zisman, B., Bloom, B.R., Interferons and Natural Killer Cells. *Brit Med Bull.* 1985 Jan;41(1):22-7.

44. Heron, I., Berg, K., The actions of interferon are potentiated at elevated temperature. *Nature.* 1978 Aug 3;274(5670):508-10.

45. Roberts, N.J., Temperature and Host Defense. *Microbiol Rev.* 1979 Jun;43(2):241-59.

46. Manzella, J.P., Roberts, N.J., Human Macrophage and Lymphocyte Responses to Mitogen Stimulation after exposure to influenza virus, ascorbic acid, and hyperthermia. *J Immunol.* 1979 Nov;123(5):1940-4.

47. Smith, J.B., Knowlton, R.P., Agarwal, S.S., Human Lymphocyte responses are enhanced by culture at 40°C. *J Immunol.* 1978 Aug;121(2):691-4.

48. Roberts, N.J., Sandberg, K., Hyperthermia and Human Leukocyte Function: II. Enhanced Production of and Response to Leukocyte Migration Inhibition Factor (LIF). *J Immunol.* 1979 May 1;122(5):1990-3.

49. Duff, G.W., Durum, S.K., The pyrogenic and mitogenic actions of interleukin -1 are related. *Nature.* 1983 Aug 4-10;304(5925):449-51.

50. Duff, G.W., Durum, S.K., Fever and immunoregulation: hyperthermia, interleukins 1 and 2, and T cell proliferation. *Yale J Biol Med.* 1982 Sep-Dec;55(5-6):437-42.

51. Hanson, D.F., Murphy, P.A., et al., The effect of temperature on the activation of thymocytes by interleukins I and II. *J Immunol.* 1983 Jan;130(1):216-21.

52. Mackowiak, P.A., Marling-Cason, M., Cohen, R.L., Effects of Temperature on Antimicrobal Susceptibility of Bacteria. *J Infect Dis.* 1982

317

Apr;145(4):550-3.

53. Sande, M.A., Sande, E.R., et al., The Influence of Fever on the Development of Experimental Streptococcus Pneumoniae Meningitis. *J Infect Dis.* 1987 Nov;156(5):849-50.

54. Kluger, J.M., Ringler, D.H., Anver, M.R., Fever and Survival. *Science.* 1975 Apr 11;188(4184):166-8.

55. Carmichael, L.E., Barnes, F.D., Percy, D.H., Temperature as a Factor in Resistance of Young Puppies to Canine Herpesvirus. *J Infect Dis.* 1969 Dec;120(6):669-78.

56. Bernheim, H.A., Kluger, M.J., Fever: Effect of Drug-Induced Antipyresis on Survival. *Science.* 1976 Jul 16;193(4249):237-9.

57. Vaughn, L.K., Veale, W.L., Cooper, K.E., Antipyresis: Its effect on mortality rate of bacterially infected rabbits. *Brain Res Bull.* 1980 Jan-Feb;5(1):69-73.

58. Schulman, C.I., Namias, N., Doherty, J., et al. The effect of antipyretic therapy upon outcomes in critically ill patients: a randomized, prospective study. *Surg Infect (Larchmt).* 2005 Winter;6(4):369-75.

59. Kiekkas, P., Fever treatment in critical care: when available evidence does not support traditional practice. Nurs Crit Care. 2012 Jan-Feb;17(1):7-8.

60. Saxena, M., Young, P., et al., Early peak temperature and mortality in critically ill patients with or without infection. *Crit Care.* 2011;15(Suppl 3):24.

61. Schmitt, B.D., Fever Phobia: Misconceptions of Parents About Fevers *Am J Dis Child.* 1980 Feb;134(2):176-81.

62. Schmitt, B.D., Fever in Childhood. *Pediatrics.* 1984 Nov;74(5 Pt 2):929-36.

63. Crocetti, M., Moghbeli, N., Serwint, J., Fever Phobia Revisited: Have Parental Misconceptions About Fever Changed in 20 Years? *Pediatrics.* 2001 Jun;107(6):1241-6.

64. Lenhardt, R., Negishi, C., et al., The effects of physical treatment on induced fever in humans. Am J Med.1999 May;106(5):550-5.

65. Doran, T.F., De Angelis, C., et al., Acetaminophen: More harm than good for chickenpox? *J Pediatr.* 1989 Jun;114(6):1045-8. (Acetaminophen and paracetamol are the same thing.)

66. Graham, N.M., Burrell, C.J., et al., Adverse effects of aspirin, acetaminophen, and ibuprofen on immune function, viral shedding, and clinical status in rhinovirus-infected volunteers. *J Infect Dis.* 1990 Dec;162(6):1277-82.

67. Shalabi, E.A., Acetaminophen inhibits the human polymorphonuclear leukocyte function in vitro. *Immunopharmacology.* 1992 Jul-Aug;24(1):37-45.

68. Carr, D.J.J., Gebhardt, B.M., Paul, D., a-Adrenergic and m2 opioid receptors are involved in morphine-induced suppression of splenocyte natural killer activity. *J Pharmacol Exp Ther.* 1993 Mar;264(3):1179-86.

69. Carpenter, G.W., Breeden, L., Carr, D.J.J., Acute exposure to morphine suppresses cytotoxic T-lymphocyte activity. *Int J Immunopharmacol.* 1995 Dec;17(12):1001-6.

70. Sacerdote, P., Manfredi, B., et al., Antinociceptive and immunosuppressive

effects of opiate drugs: a structure-related activity study. *Br J Pharmacol.* 1997 Jun;121(4):834-40.

71. Bancos, S., Bernard, M.P., et al., Ibuprofen and other widely used non-steroidal anti-inflammatory drugs inhibit antibody production in human cells. *Cell Immunol.* 2009;258(1):18-28.

72. Poston, R.N., *Nutrition and Immunity,* in, Jarrett, R.J., (ed), *Nutrition and Disease.* Croom Helm, London, 1979, 199.

73. Scrimshaw, N.S., Béhar, M., Malnutrition in Underdeveloped Countries. *New Engl J Med.* 1965 Jan 28;272(4):193-8.

74. Ebrahim, G.J., *The Problems of Undernutrition,* in, Jarrett, R.J., (ed), *Nutrition and Disease.* Croom Helm, London, 1979, 85-6.

75. Hanson, D.F., Fever, Temperature and the Immune Response. *Ann NY Acad Sci.* 1997 mar 15;813:453-64.

76. Stuart, J., and Malcolm, D.McK., (eds), *The Diary of Henry Francis Fynn.* Shuter and Shooter, Pietermaritzburg, 1969, 42-43. Er was sprake van een internationale distributie van een tv-miniserie genaamd Shaka Zulu, waarvan werd beweerd dat die gebaseerd was op de dagboeken van Dr. Fynn, maar die in feite een racistische verbastering van Fynn's dagboek was. Gemaakt door het Botha-regime in 1986, was het gebaseerd op een Stalineske "geschiedenis" uit de tijd van Verwoerd. Niet te verwarren met de films Zulu, Zulu Dawn, of Shaka.

77. Arnold, Nell, *Rye - A book of Memories.* Rye - Tootagarook Area Committee, 1989, 27.

78. Kluger, M.J., Kozak, W., et al., The adaptive value of fever. *Infect Dis Clin North Am.* 1996 Mar;10(1):1-20.

79. Spock, Benjamin, *Baby and Child Care.* W. H. Allen and Co, London,1983, 497-502.

80. Stanton, A.N., Scott, D.J., Downham, M.A., Is overheating a factor in some unexpected infant deaths? *Lancet.* 1980 May 17;1(8177):1054-7.

81. Fleming, P.J., Gilbert, R., et al., Interaction between bedding and sleeping position in the sudden infant death syndrome: a population based case-control study. *BMJ.* 1990 Jul 14;301(6743):85-9.

82. Ponsonby, A.L., Dwyer, T., et al., Thermal environment and sudden infant death syndrome: case-control study. *BMJ.* 1992 Feb 1;304(6822):277-82.

83. Nelson, K.B., Ellenberg, J.H., Prognosis in Children with Febrile Seizures. *Pediatrics.* 1978 May;61(5):720-7.

84. Verity, C.M., Greenwood, R., Golding, J., Long-term Intellectual and Behavioral Outcomes of Children with Febrile Convulsions. *N Eng J Med.* 1998 Jun;338(24):1723-8.

85. Annergers, J.H., Hauser, W.A., et al., The risk of epilepsy following febrile convulsions. *Neurology.* 1979 Mar;29(3):297-303.

86. Camfield, P., Camfield, C., et al., What types of epilepsy are preceded by febrile seizures? A population based study of children. *Dev Med Child Neurol.* 1994 Oct;36(10):887-92.

87. Sofijanov, N., Sadikario, A., et al., Febrile Convulsions and Later Development of Epilepsy. *Am J Dis Child.* 1983 Feb;137(2):123-6.

88. Verity, C.M., Golding, J., Risk of epilepsy after febrile convulsions; a national cohort study. *BMJ.* 1991 Nov 30;303(6814):1373-6.
89. Knüdsen, F.U., Paerregaard, A., et al., Long term outcome of prophylaxis for febrile convulsions. *Arch Dis Child.* 1996 Jan;74(1):13-8.
90. Hirtz, D.G., Febrile Seizures. *Pediatr in Rev.* 1997 Jan;18(1):5-8.
91. Engel, P., Ueber den Infektionsindex der Krebskranken. *Wien Klin Wschr.* 1934;47:1118-9.
92. Engel, P., Ueber den Einfluss des Alters auf den Infektionsindex der Krebskranken. Wien Klin Wschr. 1935;48:112-3.
93. Sinek, F., Versuch einer statistischen Erfassung endogener Faktoren bei Carcinomkranken. Z Krebsforsch. 1936;44:492-527.
94. Witzel, L., Anamnese und Zweiterkrankungen bei Patienten mit bsartigen Neubildungen. Med Klin. 1970;65:876-9.
95. Remy, W., Hammerschmidt, K., et al. Tumorträger haben selten Infekte in der Anamnese. Med Min. 1983;78:95-8.
96. Albonico, H.U., Bräker, H.U., Hüsler, J., Febrile infectious childhood diseases in the history of cancer patients and matched controls. Med Hypotheses. 1998 Oct;51(4):315-20.
97. Montella, M., Maso, L.D., et al., Do childhood diseases affect NHL and HL risk? A case-control study from northern and southern Italy. Leuk Res. 2006 Aug;30(8):917-22.
98. Hoption Cann, S.A., van Netten, J.P., van Netten C., Acute infections as a means of cancer prevention: opposing effects to chronic infections? Cancer Detect Prev. 2006;30(1):83-93.
99. West, R., Epidemiologic study of malignancies of the ovaries. Cancer. 1966 Jul;19(7):1001-7.
100. Newhouse, M.L., Pearson, R.M., et al., A case control study of carcinoma of the ovary. *Brit J Prev Soc Med.* 1977 Sep;31(3):148-53.
101. Cramer, D.W., Vitonis, A.F., et al., Mumps and ovarian cancer: modern interpretation of an historic association. Cancer Causes Control. 2010 Aug;21(8):1193-201.
102. Wrensch, M., Lee, M., et al., Familial and personal medical history of cancer and nervous system conditions among adults with glioma and controls. *Am J Epidemiol.* 1997 Apr 1;145(7):581-93.
103. Wrensch, M., Weinberg, A., et al., Does prior infection with varicella-zoster virus influence risk of adult glioma? Am J Epidemiol. 1997 Apr 1;145(7):594-7.
104. Wrensch, M., Weinberg, A., et al., Prevalence of antibodies to four herpes viruses among adults with glioma and controls. *Am J Epidemiol.* 2001 Jul 15;154(2):161-5.
105. Wrensch, M., Weinberg, A., et al., History of chickenpox and shingles and prevalence of antibodies to varicella-zoster virus and three other herpesviruses among adults with glioma and controls. *Am J Epidemiol.* 2005 May 15;161(10):929-38.
106. Pesonen E, Andsberg E, et al. Dual role of infections as risk factors for coronary heart disease. Atherosclerosis. 2007 Jun;192(2):370-5.

107. Kubota, Y., Iso, H., Tamakoshi, A.; JACC Study Group. Association of measles and mumps with cardiovascular disease: The Japan Collaborative Cohort (JACC) study. Atherosclerosis, 2015 Aug;241(2):682-6.
108. Sasco, A.J., Paffenbarger, R.S., Measles infection and Parkinson's disease. Am J Epidemiol. 1985 Dec;122(6):1017-31.
109. Silverberg, J.I., Kleiman, E., et al., Chickenpox in childhood is associated with decreased atopic disorders, IgE, allergic sensitization, and leukocyte subsets. Pediatr Allergy Immunol. 2012 Feb;23(1):50-8.
110. Silverberg, J.I., Norowitz, K.B., et al., Varicella zoster virus (wild-type) infection, but not varicella vaccine, in late childhood is associated with delayed asthma onset, milder symptoms, and decreased atopy. *Pediatr Asthma Allergy Immunol*. 2009 Mar; 22:15-20.
111. Farooqi, I.S., Hopkin, J.M., Early childhood infection and atopic disorder. *Thorax*. 1998 Nov;53(11):927-32.
112. Kucukosmanoglu, E., Cetinkaya, F., et al., Frequency of allergic diseases following measles. Allergol Immunopathol (Madr). 2006 Jul-Aug;34(4):146-9.
113. Rosenlund, H., Bergström, A., et al., Allergic disease and atopic sensitization in children in relation to measles vaccination and measles infection. Pediatrics. 2009 Mar;123(3):771-8.
114. Shaheen, S.O., Aaby, P., et al. Measles and atopy in Guinea-Bissau. *Lancet*. 1996 Jun 29;347(9018):1792-6.
115. Paunio, M., Heinonen, O.P, et al. Measles history and atopic diseases: a population-based cross-sectional study. JAMA. 2000 Jan 19;283(3):343-6.
116. Burgess, J.A., Abramson, M.J., et al., Childhood infections and the risk of asthma: a longitudinal study over 37 years. Chest. 2012 Sep;142(3):647-54.
117. Chakravarti, V.S., Lingam, S., Measles induced remission of psoriasis. Ann Trop Paediatr. 1986 Dec;6(4):293-4.
118. Lintas, N., Case of psoriasis cured after intercurrent measles. Minerva Dermatol. 1959 Apr;34(4):296-7.
119. Fomin, K.F., Cure if psoriasis after co-existing measles. *Vestn Dermatol Venerol*. 1961 Jun;35:66-8.
120. Bonjean, M., Prime, A., Suspensive effect of measles on psoriasic erythroderma of 12 years' duration. *Lyon Med*. 1969 Nov 9;222(40):839.
121. Thiers, H., Normand, J., Fayolle, J., Suspensive effect of measles on chronic psoriasis in children: 2 cases *Lyon Med*. 1969 Nov 9;222(40):839-40.
122. Agarwal, V., Singh, R., Chauhan, S., Remission of rheumatoid arthritis after acute disseminated varicella-zoster infection. Clin Rheumatol. 2007 May;26(5):779-80.
123. Urbach, J., Schurr, D., Abramov, A., Prolonged remission of juvenile rheumatoid arthritis (Still's disease) following measles. Acta Paediatr Scand. 1983 Nov;72(6):917-8.
124. Pasquinucci, G., Possible Effect of Measles on Leukaemia. *Lancet*. 1971 Jan 16;1(7690):136.
125. Gross, S., Measles and Leukaemia. *Lancet*. 1971 Feb 20;1(7695):397-8.
126. Hutchins, G., Observations on the relationship of measles and remissions in

the nephrotic syndrome. *Am J Dis Child.* 1947 Feb;73(2):242-3.

127. Blumberg, R.W., Cassady, H.A., Effect of Measles on the Nephrotic Syndrome. *Am J Dis Child.* 1947 Feb;73(2):151-66.

128. Barnett, H.L., Forman, C.W., Lauson, H.D., The nephrotic syndrome in children. Adv Pediatr. 1952 Jan;5:53-128.

129. Saeed, M.A., Varicella-Induced Remission of Steroid-Resistant Nephrotic Syndrome in a Child. *Saudi J Kidney Dis Transpl.* 2004 Oct-Dec;15(4):486-8.

130. Zygiert, Z., Hodgkin's disease: remissions after measles. Lancet. 1971 Mar 20;1(7699):593.

131. Taqi, A.M., Abdurrahman, M.B., et al., Regression of Hodgkin's disease after measles. *Lancet.* 1981 May 16;1(8229):1112.

132. Hernández, S.A., Observación de un caso de enfermedad de Hodgkin, con regresion at los sitomas e infartos ganglionares, post-sarampión. *Arch Cubanos Cancer.* 1949;8:26-31.

133. Mota, H.C., Infantile Hodgkin's disease: remission after measles. Br Med J. 1973 May 19;2(5863):421.

134. Ziegler JL. Spontaneous remission in Burkitt's lymphoma. Natl *Cancer* Inst Monogr. 1976 Nov;44:61-5.

135. Bluming, A.Z., Ziegler, J.L., Regression of Burkitt's Lymphoma in association with measles infection. *Lancet.* 1971 July 10;2(7715)105-6.

136. Burnet, F.M., Measles as an Index of Immunological Function. *Lancet.* 1968 Sep 14;2(7568):610-3.

137. Olding-Stenkvist, E., Bjorvatn, B., Rapid Detection of Measles Virus in Skin Rashes by Immunoflourescence. *J Infect Dis.* 1976 Nov;134(5):463-9.

138. Dossetor, J., Whittle, H.C., Greenwood, B.M., Persistent measles infection in malnourished children. *Brit Med J.* 1977 Jun 25;1(6077):1633-5.

139. Persoonlijke communicatie, Dr. J. Anthony Morris.

140. Pharmacy Guild of New Zealand (Inc.), *Your Health Update,* Issue No.3. Undated.

141. Cantacuzène, J., *Ann Inst Pasteur.* 1898, 12: Paris, 273, cited in Silverstein, A.M., *A History of Immunology,* Academic Press Inc., San Diego, 1989, 49.

142. Graham, N.M, Burrell, C.J., et al, Adverse effects of aspirin, acetaminophen, and ibuprofen on immune function, viral shedding, and clinical status in rhinovirus-infected volunteers. *J Infect Dis.* 1990 Dec;162(6):1277-82.

143. Viken, K.E., Effect of Sosium-salicylate on the function of cultured, human mononuclear cells. *Acta Pathol Microbiol Scand [C].* 1976 Dec;84C(6):465-70.

144. van Zyl, J.M., Basson, K., van der Walt, B.J., The inhibitory effect of acetaminophen on the myeloperoxidase-induced antimicrobal system of the polymorphonuclear leukocyte. *Biochem Pharmacol.* 1989 Jan 1;38(1):161-5.

145. Opelz, G., Terasaki, P.L., Hirata, A.A., Suppression of lymphocyte transformation by aspirin. *Lancet.* 1973 Sep 1;2(7827):478-480.

146. Crout, J.E., Hepburn, B., et al, Suppression of lymphocyte transformation after aspirin ingestion. *New Engl J Med.* 1975 Jan 30;292(5):221-3.

147. Morely, D., Severe Measles in the Tropics. - I. *Brit Med J.* 1969 Feb 1;1(5639)297-300.
148. Hardy, I.R.B., Lennon, D.R., Mitchell, E.A., Measles epidemic in Auckland 1984-85. *NZ Med J.* 1987 May 13;100(823)273-5.
149. Lydall, W., Scaremongering about measles. *Soil and Health* 1992;51(1):55.
150. Sanchez, A., Reeser, J.L., et al., Role of sugars in human neutrophilic phagocytosis. *Am J Clin Nutr.* 1973 Nov;26(11):1180-4.
151. Mole, B., Cold viruses thrive in frosty conditions: Icy temperatures chill the immune response that thwarts the common cold. *Nature.* 20 May 2013.
152. Johnson, C., and Eccles, R., Acute cooling of the feet and the onset of common cold symptoms. *Fam Prac.* 2005 Dec;**22(6):**608-13.
153. Ronne, T., Measles virus infection without rash in childhood is related to disease in adult life. *Lancet.* 1985 Jan 5;1(8419)1-5.
154. Kalokerinos, Archie, *Every Second Child.* Keats Publishing, Inc., New Canaan, Connecticut, 1981.
155. Kalokerinos, Archie, *Science Friction.* International Symposium, The Vaccination Dilemma, Auckland, 1992.
156. Kalokerinos, Archie, *Experience with Immunisation Reactions.* International Symposium, The Vaccination Dilemma II, Auckland,1995.
157. Zahorsky, J., Roseola Infantum. *JAMA.* 1913 Oct 18;61(16):1446-50.
158. Koplik, H., The Diagnosis of the Invasion of Measles from a Study of the Exanthema as it Appears on the Buccal Membrane. *Arch Pediatr.* 1896;12:918-22.
159. Beckford, A.P., Kaschula, R.O., Stephen, C., Factors associated with fatal cases of measles. A retrospective autopsy study. *S Afr Med J.* 1985 Dec 7;68(12):858-63.
160. Hussey, G.D., Clements, C.J., Clinical problems in measles case management. *Ann Trop Paediatr.* 1996;16(307):17.
161 Cole, T.J., Relating Growth Rate to Environmental Factors - Methodological Problems in the Study of Growth-Infection Interaction. *Acta Paediatr Suppl.* 1989;350:14-20.
162. Ebrahim, G.J., *The Problems of Undernutrition,* in, Jarrett, R.J., (ed), *Nutrition and Disease.* Croom Helm, London, 1979, 60 & 74.
163. Von Pirquet, C., Verhalten der kutanentuberkulin-reaktionwahrend der Masern. *Deutsch Med Wochenschr.* 1908;34(30):1297–1300.
164. Griffin, D.E., Measles virus-induced suppression of immune responses. Immunol Rev. 2010 Jul;236:176-89.
165. Griffin, D.E., Ward, B.J., et al., Natural killer cell activity during measles. *Clin Exp Immunol.* 1990 Aug;81(2):218-24.
166. Ellison, J., Intensive vitamin therapy in measles. *Brit Med J.* 1932 Oct 15;II(3745):708-11.
167. Fawzi, W.W., Chalmers, T.C., et al., Vitamin A supplementation and child mortality, a meta-analysis. *JAMA.* 1993 Feb 17;269(7):899-903.
168. Barclay, A.J., Foster, A., Sommer, A., Vitamin A supplements and mortality related to measles: a randomised clinical trial. Br Med J (Clin Res Ed.). 1987 Jan 31;294(6567):294-6.

169. Hussey, G.D., Klein, M., Routine high-dose vitamin A therapy for children hospitalized with measles. J Trop Pediatr. 1993 Dec;39(6):342-5.

170. D'Souza, R. M., D'Souza, R., Vitamin A given to children with measles - Does dose make a difference? *8th Cochrane Colloquium*, Cape Town, 25-29 October 2000.

171. Hussey, G.D., Klein, M., A randomized, controlled trial of vitamin A in children with severe measles. N Engl J Med. 1990 Jul 19;323(3):160-4.

172. Florentino, R.F., Tanchoco, C.C., et al., Tolerance of preschoolers to two dosage strengths of vitamin A preparation. *Am J Clin Nutr.* 1990 Oct;52(4):694-700.

173. Imdad, A., Herzer, K., et al., Vitamin A supplementation for preventing morbidity and mortality in children from 6 months to 5 years of age. Cochrane Database Syst Rev. 2010 Dec 8;(12):CD008524.

174. Harris, H.F., A Case of Diabetes Mellitus Quickly Following Mumps. *Boston Med Surg J.* 1899;140(20):465-9.

175. Swartout, H.O., *Modern Medical Counsellor.* Signs Publishing Company, Warburton, Australia, 1958, 715.

176. Das, B.D., Lakhani, P., et al., Congenital rubella after previous maternal immunity. *Arch Dis Child.* 1990 May;65(5):545-6.

177. Partridge, J.W., Flewett, T.H., Whitehead, J.E., Congenital rubella affecting an infant whose mother had rubella antibodies before conception. *Brit Med J (Clin Res Ed).* 1981 Jan 17;282(6259):187-8.

178. Bott, L.M., Eizenberg, D.H., Congenital rubella after successful vaccination. *Med J Aust.* 1982 Jun 12;1(12):514-5.

179. Strannegård, Ö., Holm, S.E., et al., Case of Apparent Reinfection with Rubella. *Lancet.* 1970 Jan 31;1(7640)240-1.

180. Ushida, M., Katow, S., Furukawa, S., Congenital Rubella Syndrome due to Infection after Maternal Antibody Conversion with Vaccine. *Jpn J Infect Dis.* 2003 Apr;56(2):68-9.

181. Numazaki, K., Fujikawa, T., Intracranial calcification with congenital rubella syndrome in a mother with serologic immunity. *J Child Neurol.* 2003 Apr;18(4):296-297.

182. American College of Obstetricians and Gynecologists, ACOG Committee Opinion: number 281, December 2002. Rubella vaccination. *Obstet Gynecol.* 2002 Dec;100(6):1417.

183. Tingle, A.J., Mitchell, L.A., et al., Randomised double-blind placebo controlled study on adverse effects of rubella immunisation in seronegative women. *Lancet.* 1997 May 3;349(9061):1277-81.

184. Geier, D.A., Geier, M.R., A one year follow up of chronic arthritis following rubella and hepatitis B vaccination based upon analysis of the Vaccine Adverse Events Reporting System (VAERS) database. *Clin Exp Rheumatol.* 2002 Nov-Dec;20(6):767-71.

185. Plotkin, S.A., Cornfeld, D., Ingalls, T.H., Studies of Immunization with Living Rubella Virus. *Amer J Dis Child.* 1965 Oct;110(4):381-9.

186. Plotkin, S.A., Farquhar, J.D., et al., Attenuation of RA 27/3 Rubella Virus in WI-38 Human Diploid Cells. *Amer J Dis Child.* 1969 Aug;118(2):178-85.

187. Bell, J.A., Pittman, M., Olson, B.J., Pertussis and aureomycin. *Public Health Rep.* 1949 May 13;64(19):589-98.

188. Bass, J.W., Erythromycin for treatment and prevention of pertussis. *Ped Infect Dis J.* 1986 Jan-Feb;5(1):154-7.

189. Altunaiji, S., Kukuruzovic, R., et al., Antibiotics for whooping cough (pertussis). Cochrane Database Syst Rev. 2007 Jul 18;(3):CD004404.

190. Bartkus, J.M., Juni, B.A., et al., Identification of mutation associated with erythromycin resistance in Bordetella pertussis: implications for surveillance of antimicrobial resistance. J Clin Microbiol. 2003 Mar;41(3):1167-72.

191. Silver, H.K., Kempe, C.H., Bruyn, H.B., *Handbook of Pediatrics,* 14th Edition. Lange Medical Publications, Los Altos, California, 1977, 507.

192. Cherry, J.D., Xing, D.X., et al. Determination of serum antibody to Bordetella pertussis adenylate cyclase toxin in vaccinated and unvaccinated children and in children and adults with pertussis. Clin Infect Dis. 2004 Feb 15;38(4):502-7.

193. Cherry, J.D., Heininger, U., et al. Antibody response patterns to Bordetella pertussis antigens in vaccinated (primed) and unvaccinated (unprimed) young children with pertussis. Clin Vaccine Immunol. 2010 May;17(5):741-7.

194. Mullan, B., *The Enid Blyton Story.* Boxtree Ltd., London, 1987, 15.

195. Otani, T., Concerning the vitamin C therapy of whooping cough. *Klinische Wochenschrift.* 1936 Dec 19;15(51):1884-5.

196. Persoonlijke communicatie, Dr. Suzanne Humphries.

197. Theilen, U., Johnston, E.D., Robinson, P.A., Rapidly fatal invasive pertussis in young infants - how can we change the outcome? BMJ. 2008 Nov 27;337:a343.

198. 60 Minutes, New Zealand TV. The Alan Smith Story; recovery from terminal viral pneumonia with high dose IV Vitamin C, Denying the Obvious.

199. Centers for Disease Control, Pertussis Surveillance - United States, 1986 - 1988. *MMWR Morb Mortal Wkly Rep.* 1990 Feb 2;39(4):57-66.

200. Taranger, J., Mild Clinical Course of Pertussis in Swedish Infants of Today. *Lancet.* 1982 June 12;1(8283):1360.

201. Pollock, T.M., Miller, E., Lobb, J., Severity of whooping cough in England before and after the decline in pertussis immunisation. *Arch Dis Child.* 1984 Feb;59(2):162-5.

202. Marin, M., Güris, D., et al., Prevention of varicella: recommendations of the Advisory Committee on Immunization Practices (ACIP). Advisory Committee on Immunization Practices, Centers for Disease Control and Prevention (CDC) MMWR Recomm Rep. 2007 Jun 22;56(RR-4):1-40.

203. Meyer, P.A., Seward, J.F., et al., Varicella mortality: trends before vaccine licensure in the United States, 1970-1994. J Infect Dis. 2000 Aug;182(2):383-90.

204. Takahashi, M., Okuno, Y., et al., Development of a Live Attenuated Varicella Vaccine. *Biken J.* 1975 Mar;18(1):25-33.

205. Takahashi, M., Development and Characterization of a Live Varicella Vaccine (Oka strain). *Biken J.* 1984 Sep;27(2-3):31-6.
206. Krause, P.R., Klinman, D.M., Efficacy, immunogenicity, safety, and use of live attenuated chickenpox vaccine. J Pediatr. 1995 Oct;127(4):518-25.
207. Goldman, G.S., Adverse effects of varicella vaccination are under-reported in VAERS, mitigating against discovery of the true-cost benefit. Medical Veritas. 2005 2:1;406-8.
208. Goldman, G.S., The case against universal varicella vaccination. Int J Toxicol. 2006 Sep-Oct;25(5):313-7.
209. Guris D, Jumaan AO, Mascola L, et al. Changing varicella epidemiology in active surveillance sites - United States, 1995-2005. J Infect Dis. 2008 Mar 1;197 Suppl 2:S71-5.
210. Redondo Granado, M.J., Vizcaíno López, I., et al., Early presentation of breakthrough varicella in vaccinated children. An Pediatr (Barc). 2013 May;78(5):330-4.
211. Zhou, F., Ortega-Sanchez, I.R., An economic analysis of the universal varicella vaccination program in the United States. J Infect Dis. 2008 Mar 1;197 Suppl 2:S156-64.
212. Lopez, A.S., Guris, D., et al., One dose of varicella vaccine does not prevent school outbreaks: is it time for a second dose? Pediatrics. 2006 Jun;117(6):e1070-7.
213. Kelly, H., Grant, K., et al., Decreased varicella and increased herpes zoster incidence at a sentinel medical deputising service in a setting of increasing varicella vaccine coverage in Victoria, Australia, 1998 to 2012. Euro Surveill. 2014 Oct 16;19(41).
214. Nowgesic, E., Skowronski, D., et al., 1999. Direct costs attributed to chickenpox and herpes zoster in British Columbia - 1992 to 1996. *Can Commun Dis Rep.* 1999 Jun 1;25(11):100-4.
215. Rolfe, M., Measles immunization in the Zambian Copperbelt: cause for concern. *Trans Royal Soc Trop Med Hyg.* 1982;76(4):529-30.
216. Poland, G.A., Jacobson, R.M., Failure to Reach the Goal of Measles Elimination. *Arch Intern Med.* 1994 Aug 22;154(16):1815-20.
217. Hartley, P., Tulloch, W.J., et al., *A Study of Diphtheria in Two Areas of Great Britain.* Medical Research Council, Special Report Series No 272, His Majesty's Stationary Office, London, 1950, 4.
218. De officiële statistieken die vanaf 1866 voor Engeland en Wales zijn verzameld, vermelden de leeftijden van de slachtoffers.
219. Joint Committee on Vaccination and Immunisation, *Immunisation against Infectious Disease.* Her Majesty's Stationary Office, London, 1988, 19.
220. Ibid., 22.
221. Hartley, P., Tulloch, W.J., et al., *A Study of Diphtheria in Two Areas of Great Britain.* Medical Research Council, Special Report Series No 272, His Majesty's Stationary Office, London, 1950.
222. Linklater, A., *An Unhusbanded Life, Charlotte Despard, Suffragette, Socialist and Sinn Feiner.* Hutchinson, London, 1980.
223. Ibid., 98-99.

224. Ibid., 99.
225. Douglas Hume, Ethel, *Béchamp or Pasteur? A Lost Chapter in the History of Biology.* C. W. Daniel, Ashingdon, Rochford, Essex, Fourth Edition, 1963, 217-8.
226. Ibid,, 207.
227. Centers for Disease Control, Diphtheria Outbreak - Russian Federation, 1990 - 1993. *MMWR Morb Mortal Wkly Rep.* 1993 Nov 5;42(43):840-1 & 847.
228. Centers for Disease Control, Diphtheria Epidemic - New Independent States of the Former Soviet Union, 1990-1994. *MMWR Morb Mortal Wkly Rep.* 1995 Mar 17;44(10):177-81.

Bibliografie over builenpest en cholera;

Philip Ziegler, The Black Death. Collins, London, 1969.
Arthur M. Silverstein, A History of Immunology. Academic Press, Inc., San Diego, 1989.
Stanley L. Robbins, M.D., The Pathologic Basis of Disease. W. B. Saunders Company, Philadelphia, 1974.
Folke Henschen, The History of Disease. Longmans Green and Co. Ltd., London, 1966.
Norman Longmate, King Cholera. Hamish Hamilton, London, 1966.
George Deaux, The Black Death. Hamish Hamilton, London, 1969.
Charles E. Rosenberg, The Cholera Years. University of Chicago Press, Chicago, 1962.

229. Hedrich, A.W., The corrected average attack rate from measles among city children. *Amer J Hyg.* 1930;11:576-600.
230. Hedrich, A.W., Monthly estimates of the child population "susceptible" to measles, 1900-1931, Baltimore, MD. *Amer J Hyg.* 1933;17:613-36.
231. Cherry, J.D., The 'New' Epidemiology of Measles and Rubella. *Hospital Practice.* July 1980;49-57. Wat de kudde-immuniteit betreft verdraait Cherry niet alleen de betekenis van de bevindingen in dit onderzoek, hij verandert ook het percentage in 68%. Cherry zegt oneerlijk: 'Hij (Hedrich) rapporteerde dat wanneer 68% van de kinderen jonger dan 15 jaar immuun waren voor mazelen er geen epidemieën ontstonden.' Wat Hedrich feitelijk rapporteerde is dat wanneer mazelenepidemieën uitsterven, het percentage kinderen dat immuun is nooit hoger is dan 53% en nooit lager dan 32%. Het onderzoek van Hedrich toont aan dat wanneer een uitbraak tot een einde komt, het aantal mensen in een gemeenschap dat immuun is, absoluut niets te maken heeft met het feit dat het mazelenvirus in virulentie is afgenomen. In feite zegt Hedrich: 'Het is duidelijk, zoals Brownlee en vele anderen hebben opgemerkt, dat mazelenepidemieën de niet-immune bevolking niet elimineren.' De door Hedrich verzamelde gegevens tonen aan dat het concept van kudde-immuniteit fundamenteel onjuist is.
232. Fine, P.E.M., Herd Immunity: History, Theory, Practice. *Epidemiol Rev.*

327

1993;15(2):265-302.

233. Centers for Disease Control, Measles Outbreak among Vaccinated High School Students - Illinois. *MMWR Morb Mortal Wkly Rep.* 1984 June 22;33(24):349-51.

234. Wang, Z., Yan, R., et al., Difficulties in Eliminating Measles and Controlling Rubella and Mumps: A Cross-Sectional Study of a First Measles and Rubella Vaccination and a Second Measles, Mumps, and Rubella Vaccination. PLoS One. 2014 Feb 20;9(2):e89361.

235. Davis, R.M., Whitman, E.D., et al., A persistent outbreak of measles despite appropriate prevention and control measures. *Am J Epidemiol.* 1987 Sep;126(3):438-49.

236. Gustafson, T.L., Brunell, P.A., et al., Measles outbreak in a 'fully immunized' secondary school population. *New Eng J Med.* 1987 Mar 26;316(13):771-4.

237. Nkowane, B.M., Bart, S.W., et al., Measles outbreak in a vaccinated school population: epidemiology, chains of transmission and the role of vaccine failures. *Am J Pub Health.* 1987 Apr;77(4):434-8.

238. Chen, R.T., Goldbaum, G.M., et al., An explosive point-source measles outbreak in a highly vaccinated population: modes of transmission and risk factors for disease. *Am J Epidemiol.* 1989 Jan;129(1):173-82.

239. Boulianne, N., De Serres, G., Major measles epidemic in the region of Quebec despite a 99% vaccine coverage. *Can J Public Health.* 1991 May-Jun;82(3):189-90.

240. Anderson, R.M., May, R. M., Immunisation and herd immunity. *Lancet.* 1990 March 17;335(8690):641-5.

241. Paunio, M., Peltola, H., et al., Explosive school-based measles outbreak: intense exposure may have resulted in high risk, even among revaccinees. *Am J Epidemiol.* 1998 Dec 1;148(11):1103-10.

242. Centers for Disease Control, International Notes: Measles - Hungary. *MMWR Morb Mortal Wkly Rep.* 1989 Oct 6;38(39):665-8.

243. Williams, P.J., and Hull, H.F., Status of Measles in the Gambia, 1981. *Rev Infect Dis.* 1983 May-Jun;5(3):391-4.

244. Lamb, W.H., Epidemic Measles in a Highly Immunized Rural West African (Gambian) Village. *Rev Infect Dis.* 1988 Mar-Apr;10(2):457-62.

245. Norby, E., The Paradigms of Measles Vaccinology. *Curr Top Microbiol Immunol.* 1995;191:167-80.

246. Markowitz, L.E., Preblud, S.R., et al., Patterns of Transmission in Measles Outbreaks in the United States, 1985 - 1986. *New Engl J Med.* 1989 Jan 12;320(2):75-81.

247. Cogger, H.G., *Reptiles and Amphibians of Australia*, 5th Edition. Reed Books of Australia, 1996, 121-2.

248. Gay, N.J., Eliminating measles - no quick fix. *Bull World Health Organ.* 2000;78(8):949.

249. *Global measles and rubella strategic plan : 2012-2020.* World Health Organization, 2012.

250. World Health Organisation, Global Eradication of Poliomyelitis by the Year

2000. *Wkly Epidemiol Rec.* 1988;63:161-2.
251. Persoonlijke communicatie, Ministry of Health, Fiji.
252. Samuel, R., Balraj, V., John, T.J., Persisting poliomyelitis after high coverage with oral polio vaccine. *Lancet.* 1993 Apr 3;341(8849):903.
253. Sutter, R.W., Patriarca, P.A., et al., Outbreak of paralytic poliomyelitis in Oman: evidence for widespread transmission among fully vaccinated children. *Lancet.* 1991 Sep 21;338(8769):715-20.
254. Williams, G.D., Matthews, N.T., et al., Infant pertussis deaths in New South Wales 1996-1997. *Med J Aust.* 1998 Mar 16;168(6):281-3.
255. Stewart, G.T., Whooping cough and whooping cough vaccine: the risks and benefit debate. *Am J Epidemiol.* 1984;119(1):135-7.
256. Fine, P.E.M., Clarkson, J.A., The recurrence of whooping cough: possible implications for assessment of vaccine efficacy. *Lancet.* 1982 Mar 20;1(8273):666-9. De auteurs stellen: "Aangezien de epidemiefrequentie een functie is van de instroom van vatbare individuen, is het verrassend dat de inter-epidemieperiode niet afnam na de daling van de vaccinopname in 1974." Epidemie frequentie is geen functie van de instroom van vatbare individuen. Dit waanidee is absolute onzin.
257. Stewart, G.T., Whooping cough and pertussis vaccine: A comparison of risks and benefits in Britain during the period 1968 - 83. *Dev Biol Stand.* 1985;61:395-405.
258. Romanus, V., Jonsell, R., Bergquist, S., Pertussis in Sweden after the cessation of general immunization in 1979. *Ped Infect Dis J.* 1987 Apr;6(4):364-71.
259. Trollfors, B., Rabo, E., Whooping cough in adults. *Brit Med J (Clin Res Ed).* 1981 Sep 12;283(6293):696-7.
260. Miller, E., Acellular pertussis vaccines. *Arch Dis Child.* 1995 Nov;73(5):390-1.
261. Nielsen, A., Larsen, S.O., Epidemiology of Pertussis in Denmark: The Impact of Herd Immunity. *Int J Epidemiol.* 1994 Dec;23(6):1300-7.
262. Mortimer, E.A., Immunization Against Infectious Disease. *Science.* 1978 May 26;200(4344):902-7.
263. *What Doctors Don't Tell You,* 4(4):10. 4 Wallace Rd, LondonN1 2PG,UK.
264. van Rensburg, J.W.J., Whooping Cough in Cape Town. *Epidemiological Comments.* April 1992;19(4):69-75.
265. De historische details van dit verhaal zijn gebaseerd op hoofdstuk 3 van Silverstein, A.M. 'A History of Immunology, Academic Press Inc., San Diego, 1989, maar de interpretatie van de commerciële betekenis is van mijzelf.
266. Hartley, P., Tulloch, W.J., et al., *A Study of Diphtheria in Two Areas of Great Britain.* Medical Research Council, Special Report Series No272, His Majesty's Stationary Office, London, 1950, 1.
267. Ibid., 16.
268. Ibid., 81.
269. Ibid., 37.
270. Ibid., 39.

271. Nossal, G.J.V., *Antibodies and Immunity*. Basic Books Inc., New York,1978.

272. Burnet, M., *The Integrity of the Human Body*. Harvard University Press, Cambridge, 1962, 42-3.

273. Good, R.A., Zak, S.J., Disturbances in Gamma Globulin Synthesis as "Experiments of Nature". *Pediatrics*. 1956 Jul;18(1):109-49.

274. Ruata, C., Vaccination in Italy. *NY Med J.* 1899 July 22;133-4.

275. Johnson, S., Schoub, B.D., et al., Poliomyelitis outbreak in South Africa, 1982. II. Laboratory and vaccine aspects. *Trans R Soc Trop Med Hyg.* 1984;78(1):26-31.

276. Connor, J.D., Evidence for an etiologic role of adenoviral infection in pertussis syndrome. N Engl J Med. 1970 Aug 20;283(8):390-4.

277. Department of National Health and Population Development - Pretoria, Poliomyelitis Epidemic in Natal and Kwazulu. *Epidemiological Comments*. March 1988;15(3):28-9.

278. Schoub, B., Johnson, S., McAnerney, J.M., Immunity to poliomyelitis. *Lancet.* July 14 1990;336(8707):126.

279. Measles Striking More Under Age 1. *Washington Post*, November 22, 1992;a17.

280. Albonico, H., Klein, P., Grob, Ch., Pewsner, D., Vaccination against measles, mumps and rubella. A constraining project for a dubious future? *IAS Newsletter.* December 1991;4(3):4.

281. Waaijenborg, S., Hahné, S.J., et al., Waning of maternal antibodies against measles, mumps, rubella, and varicella in communities with contrasting vaccination coverage. J Infect Dis. 2013 Jul;208(1):10-6.

282. Gans, H.A., Maldonado, Y.A., Loss of passively acquired maternal antibodies in highly vaccinated populations: an emerging need to define the ontogeny of infant immune responses. J Infect Dis. 2013 Jul;208(1):1-3.

283. Douglas Hume, Ethel, *Béchamp or Pasteur? A Lost Chapter in the History of Biology.* C. W. Daniel, Ashingdon, Rochford, Essex, Fourth Edition, 1963, 198.

284. Campos-Outcalt, D., Measles Outbreak in an Immunized School Population. *New Engl J Med.* 1987 Sep 24;317(13):834-5.

285. Panum, P.L., *Observations Made During The Epidemic Of Measles On The Faroe Islands In The Year 1846.* Originally published in the Bibiliothek for Laeger, Copenhagen, 3R., 1:270-344, 1847, translated by Ada S. Hatcher.

286. Dew, Kevin, *The Measles Vaccination Campaigns In New Zealand,1985 and 1991: The Issues Behind the Panic.* Department of Sociology and Social Policy, Working Papers No 10, 1995, Victoria University of Wellington.

287. Measles end Nikki's hopes for Olympics. *North Shore Times Advertiser*, September 12 1991; 1.

288. Galloway, Y., Stehr-Green, P., Measles in New Zealand, 1991. *CDNZ:communicable disease New Zealand.* December 1991;91(12):107-9.

289. Markowitz, L.E., Preblud, S.R., et al., Duration of live measles vaccine-induced immunity. *Pediatr Infect Dis J.* 1990 Feb 9;9(2):101-10.

290. Ammari, L.K., Bell, L.M., Hodinka, R.L., Secondary measles vaccine failure in healthcare workers exposed to infected patients. Infect Control Hosp Epidemiol. 1993 Feb;14(2):81-6.

291. American Academy of Pediatrics: Committee on Infectious Diseases, Age for Routine Administration of the Second Dose of Measles-Mumps-Rubella Vaccine. *Pediatrics.* 1998 Jan;101(1 Pt 1):129-33.

292. Markowitz, L.E., Albrecht, P., Persistence of Measles Antibody after revaccination. *J Infect Dis.* 1992 Jul;166(1)205-8.

293. Huiss, S., Damien, B., et al., Characteristics of asymptomatic secondary immune responses to measles virus in late convalescent donors. *Clin Exp Immunol.* 1997 Sep;109(3):416-20.

294. Pedersen, I.R., Mordhorst, C.H., et al., Subclinical measles infection in vaccinated seropositive individuals in arctic Greenland. *Vaccine.* 1989 Aug;7(4):345-8.

295. Damien, B., Huiss, S., et al., Estimated susceptibility to asymptomatic secondary immune response against measles in late convalescent and vaccinated persons. *J Med Virol.* 1998 Sep;56(1):85-90.

296. Lambert, S., Lynch, P., Measles Outbreak - Young Adults at High Risk. *Victorian Infectious Diseases Bulletin* May 1999;2(2):21-2.

297. Another Measles Outbreak in Young Adults in Melbourne. *Victorian Infectious Diseases Bulletin* December 2001;4(4):52.

298. Guidelines for the control of measles outbreaks in Australia. *Communicable Diseases Intelligence.* Technical Report Series No. 5,2000, 10.

299. Stewart, G.T., Vaccination against whooping-cough. Efficacy versus risks. *Lancet.* 1977 Jan 29;1(8005):234-7.

300. Mansoor, O., and Durham, G., Does Control of Pertussis Need Rethinking? *CDNZ: communicable disease New Zealand.* April1991;91(4):43-5,48.

301. Centers for Disease Control, Pertussis Outbreak - Oklahoma. *MMWR Morb Mortal Wkly Rep.* 1984 Jan 13;33(1):2-10.

302. Centers for Disease Control, Pertussis Outbreaks - Massachusetts and Maryland, 1992. *MMWR Morb Mortal Wkly Rep.* 1993 Mar 26;42(11): 197-200.

303. Keitel, W.A., Edwards, K.M., Acellular Pertussis Vaccines in Adults. *Infectious Dis Clin North Am.* 1999 Mar 1;13(1):83-94.

304. de Melker, H.E., Schellekens, J.F., et al., Reemergence of pertussis in the highly vaccinated population of the Netherlands: observations on surveillance data. Emerg Infect Dis. 2000 Jul-Aug;6(4):348–357.

305. Laing, J., Hay, M., Whooping-cough: Its prevalence and mortality in Aberdeen *Public Health.* 1902;14:584-99.

306. Versteegh, F.G., Schellekens, J.F., et al., Laboratory-confirmed reinfections with Bordetella pertussis. *Acta Paediatr.* 2002;91(1):95-7.

307. Wirsing von König, C.H., Postels-Multani, S., et al., Pertussis in adults: frequency of transmission after household exposure. Lancet. 1995 Nov 18;346(8986):1326-9.

308. Broutin, H., Rohani, P., et al. Loss of immunity to pertussis in a rural community in Senegal. Vaccine. 2004 Jan 26;22(5-6):594-6.

309. Wendelboe, A.M., Van Rie, A., et al. Duration of immunity against pertussis after natural infection or vaccination. Pediatr Infect Dis J. 2005 May;24(5 Suppl):S58-61.

310. Wearing, H.J., Rohani, P., Estimating the duration of pertussis immunity using epidemiological signatures. PLoS Pathog. 2009 Oct;5(10):e1000647.

311. Dajani, N.A., Scheifele, D., How long can we expect pertussis protection to last after the adolescent booster dose of tetanus-diphtheria-pertussis (Tdap) vaccines? Paediatr Child Health. 2007 Dec;12(10):873-4.

312. Mills, K.H., Immunity to Bordetella pertussis. Microbes Infect. 2001 Jul;3(8):655-77.

313. Douglas Hume, Ethel, *Béchamp or Pasteur? A Lost Chapter in the History of Biology.* C. W. Daniel, Ashingdon, Rochford, Essex, Fourth Edition, 1963, 198 & 201.

314. Ibid., 201.

315. Wilson, Graham S., *The Hazards of Immunization.* The Athlone Press, London, 1967, 180.

316. Douglas Hume, Ethel, *Béchamp or Pasteur? A Lost Chapter in the History of Biology.* C. W. Daniel, Ashingdon, Rochford, Essex, Fourth Edition, 1963, 202.

317. Hier zijn vier voorbeelden van proeven die aantonen dat homeopathie effectief is:

Jacobs, J., Jonas, W.B., et al., Homeopathy for childhood diarrhea: combined results and metaanalysis from three randomized, controlled clinical trials. Pediatr Infect Dis J. 2003 Mar;22(3):229-34.

Bell, I.R., Lewis, D.A., et al., Improved clinical status in fibromyalgia patients treated with individualized homeopathic remedies versus placebo. Rheumatology (Oxford). 2004 May;43(5):577-82.

Kundu, T., Shaikh, A., et al., Homeopathic medicines substantially reduce the need for clotting factor concentrates in haemophilia patients: results of a blinded placebo controlled cross over trial. *Homeopathy.* 2012 Jan;101(1):38-43.

Danno, K., Colas, A., et al., Homeopathic treatment of migraine in children: results of a prospective, multicenter, observational study. J Altern Complement Med. 2013 Feb;19(2):119-23.

318. Persoonlijke communicatie, Dr. Boiron.

319. Dennehy, P.H., Transmission of rotavirus and other enteric pathogens in the home. Pediatr Infect Dis J. 2000 Oct;19(10 Suppl):S103-5.

320. The information about how Hahnemann discovered homoeopathy comes from; Cook, T.M., *Samuel Hahnemann, The Founder of Homoeopathic Medicine.* Thorsons Publishers Ltd., Wellingborough, Northamptonshire, 1981. Een ander boek over het leven van Hahnemann (in twee delen) is Haehl, Richard, *Samuel Hahnemann: His Life and Work.* London, Homoeopathic Publishing Co., 1922.

321. Hahnemann, Samuel, *Organon of Medicine*, 6th edition. 10, J P Tarcher, Inc., 9110 Sunset Blvd, Los Angeles, CA90069, USA, 1982.

322. Pauling, Linus, *Vitamin C, the Common Cold and the Flu.* Berkley Books,

New York, 1983, 167-8.

323. Stone, Irwin, *The Healing Factor, Vitamin C against Disease.* Grosset and Dunlap, New York, 1972.

324. Cheraskin, E., Ringsdorf, W.M., Sisley, E.L., *The Vitamin C Connection: Getting well and staying well with Vitamin C.* Thorsons, Wellingborough, Northamptonshire, 1983.

325. Chan, R.C., Penney, D.J., et al., Hepatitis and death following vaccination with 17D-204 yellow fever vaccine. *Lancet.* 2001 Jul 14;358(9276):121-2.

326. Ayvazian, L.F., Risks of Repeated Immunization. *Ann Intern Med.* 1975 Apr;82(4):589.

327. Thomas, R.E., Lorenzetti, D.L., et al., Reporting rates of yellow fever vaccine 17D or 17DD-associated serious adverse events in pharmacovigilance data bases: systematic review. Curr Drug Saf. 2011 Jul;6(3):145-54.

328. Cello, J., Paul, A.V., Wimmer, E., Chemical synthesis of poliovirus cDNA: generation of infectious virus in the absence of natural template. *Science.* 2002 Aug 9;297(5583):1016-8.

329. Wimmer, E., The test-tube synthesis of a chemical called poliovirus: The simple synthesis of a virus has far-reaching societal implications. *EMBO Rep.* 2006 Jul;7(SI):S3-S9.

330. Churchill, Allen, *The Roosevelts.* Frederick Muller Limited, London,1966.

331. Horstmann, D.M., Acute poliomyelitis. Relation of physical activity at the time of onset to the course of the disease. JAMA. 1950 Jan 28;142(4):236-41.

332. Russell, W.R., Poliomyelitis: The Pre-Paralytic Stage, and the Effect of Physical Activity on the Severity of Paralysis. *Br Med J.* 1947 Dec 27;2(4538):1023-8.

333. Russell, W.R., Paralytic poliomyelitis: The early symptoms, and the effect of physical activity on the course of disease. *Br Med J.* 1949 Mar 19;1(4602):465-471.

334. Hargreaves, E. R., Poliomyelitis: Effect of Exertion During the Pre-Paralytic Stage. *Br Med J.* 1948 Dec 11;2(4588):1021-2.

335. Deerr, Noel, *The History of Sugar.* Chapman and Hall, London, 1949.

336. Sheridan, Richard, Sugar and Slavery: An Economic History of the British West Indies, 1623 – 1775. The John Hopkins University Press, 1974.

337. Dunbabin, Thomas, *Slavers of the South Seas.* Angus and Robertson, Sydney, 1935.

338. Docker, Edward, *The Blackbirders: A brutal story of the Kanaka Slave Trade.* Angus and Robertson, London, 1970.

339. Huggins, Hal, *Why Raise Ugly Kids?* Arlington House, Westport, Connecticut, 1981.

340. Price, Weston, *Nutrition and Physical Degeneration.* The Price-Pottinger Nutrition Foundation, Inc, La Mesa, California, 1982. Ik leende dit boek uit aan een orthodontist en nadat hij het had gelezen zei hij 'Maar hij levert helemaal geen bewijs'. Hiermee gaf hij blijk van extreem ontkenningsgedrag.

341. Smith, Lendon, *Feed Your Kids Right.* Dell Publishing Co, New York,

1981.

342. Yudkin, John, *Sweet and Dangerous*. Bantam Books, New York, 1977.

343. Yudkin, John, *Pure, White and Deadly: The Problem of Sugar.* Davis-Poynter Ltd, London, 1972.

344. Smith, Lendon, *Improving Your Child's Behaviour Chemistry*. Pocket Books, New York, 1977.

345. Jarrett, R.J., (ed), *Nutrition and Disease*. Croom Helm, London, 1979.

346. Atkins, Robert C., Linde, Shirley, *Dr. Atkins' Super-Energy Diet*. Bantam Books, New York, 1978, 279-89.

347. Weinstein, L., Aycock, W.L., Feemster, R.F., The relation of sex, pregnancy and menstruation to susceptibility in poliomyelitis. *N Engl J Med.* 1951 Jul 12;245(2):54-8.

348. Paffenbarger, R.S., Wilson, V.O., Previous tonsillectomy and current pregnancy as they affect risk of poliomyelitis. Ann N Y Acad Sci. 1955 Sep 27;61(4):856-68.

349. Anderson, G.W., Anderson, G., et al., Poliomyelitis in pregnancy. *Am J Hyg.* 1952 Jan;55(1):127-39.

350. Wright, A.E., The Changes Effected by Anti-typhoid Inoculation in the Bactericidal Power of the Blood: with Remarks on the Probable Significance of These Changes. *Lancet.* 1901 Sep 14;2(4072):715-23.

351. Wilson, Graham S., *The Hazards of Immunization.* The Athlone Press, London, 1967, 265.

352. Hill, A.B., Knowelden, J., Inoculation and Poliomyelitis: A statistical investigation in England and Wales in 1949. *Br Med J.* 1950 Jul 1;2(4669):1-6.

353. Shelton, H.N., *Serums and Polio.* Dr Shelton's Hygienic Review, August 1951, reprinted in McBean, E., *The Poisoned Needle.* Health Research, 1974, 164.

354. Shepherd, Dorothy, *Homoeopathy in Epidemic Diseases.* Health Science Press, Rustington, Sussex, 1967, 76.

355. Shelton, H.N., *Serums and Polio*, Dr Shelton's Hygienic Review, August 1951, reprinted in McBean, E., *The Poisoned Needle.* Health Research, 1974, 165.

356. Wilson, Graham S., *The Hazards of Immunization*. The Athlone Press, London, 1967, 273.

357. Sutter, R.W., Patriarca, P.A., et al., Attributable Risk of DPT (Diphtheria and Tetanus Toxoids and Pertussis Vaccine) Injection in Provoking Paralytic Poliomyelitis during a Large Outbreak in Oman. *J Infect Dis.* 1992 Mar;165(3):444-9.

358. Aycock, W.L., Tonsillectomy and poliomyelitis. *Medicine.* 1942;21(65): 65-94.

359. Weinstein, L., Vogel, M.L., Weinstein, N., A study of the relationship of the absence of tonsils to the incidence of bulbar poliomyelitis. J Pediatr. 1954 Jan;44(1):14-9.

360. Southcott, R.V., Studies on a long range association between bulbar poliomyelitis and previous tonsillectomy. *Med J Aust.* 1953 Aug

22;2(8):281-98.

361. Mills, C. K., The tonsillectomy-poliomyelitis problem; a review of the literature. *Laryngoscope.* 1951 Dec;61(12):1188-96.

362. Shepherd, Dorothy, *Homoeopathy in Epidemic Diseases.* Health Science Press, Rustington, Sussex, 1967, 76-8.

363. Honorof, I., McBean, E., *Vaccination the Silent Killer: A Clear and Present Danger.* Honor Publications, Sherman Oaks, California, 1977,32-3.

364. Jungeblut, C.W., Inactivation of Poliomyelitis Virus by Crystalline Vitamin C (Ascorbic Acid). J Exp Med. 1935 Sep 30;62(4):517-21.

365. Pauling, Linus, *Vitamin C and the Common Cold and the Flu.* Berkley Books, New York, 1983, 52. Linus Pauling geeft 11 verwijzingen naar Klenners documentatie van de behandeling in medische tijdschriften.

366. Davis, Adelle, *Let's Eat Right to Keep Fit.* Unwin Paperbacks, London, 1984, 111-2.

367. Klenner, F.R., The treatment of poliomyelitis and other virus diseases with vitamin C. *South Med Surg.* 1949 Jul;111(7):209-14.

368. Klenner, F.R., Massive doses of vitamin C and the virus diseases. *South Med Surg.* 1951 Apr;103(4):101-7. (PubMed geeft het verkeerde volume nummer.)

369. Greer, E., Vitamin C In Acute Poliomyelitis, *Med Times.* 1955 Nov;83(11):1160-1.

370. Pauling, Linus, *Vitamin C, the common cold and the flu.* Berkley Books, New York, 55.

371. Jahan, K., Ahmad, K., Ali, M.A., Effect of Ascorbic Acid in the Treatment of Tetanus. *Bangladesh Med Res Counc Bull.* 1984 June;10(1):24-8.

372. Judd, L.D., Calomel as a curative agent in diphtheria. *Trans Am Climatol Assoc.* 1897;13:206-13. Calomel is een ander woord voor kwik.

373. Judd, L.D., Remarks based upon a further experience with calomel in diphtheria. *Trans Am Climatol Assoc.* 1899;15:197-202.

374. Lagget, M., Rizetto, M., Current pharmacotherapy for the treatment of chronic hepatitis B. Expert Opin Pharmacother. 2003 Oct;4(10):1821-7.

375. Statement of the Association of American Physicians and Surgeons to the Subcommittee on Criminal Justice, Drug Policy, and Human Resources of the Committee on Government Reform U.S. House of Representatives Re: Hepatitis B Vaccine. Submitted by Jane Orient, M.D. June 14, 1999.

376. Hernán, M.A., Jick, S.S., et al., Recombinant hepatitis B vaccine and the risk of multiple sclerosis – A prospective study. Neurology. 2004 Sep 14;63(5):838-42.

377. Le Houézec, D. Evolution of multiple sclerosis in France since the beginning of hepatitis B vaccination. Immunol Res. 2014 Dec;60(2-3):219-25

378. Langer-Gould, A., Qian, L., et al., Vaccines and the risk of multiple sclerosis and other central nervous system demyelinating diseases. JAMA Neurol. 2014 Dec;71(12):1506-13.

379. Wood, H., Demyelinating disease: new study refutes link between vaccines and demyelination. Nat Rev Neurol. 2014 Dec;10(12):673.

380. Girard, M, Autoimmune hazards of hepatitis B vaccine. *Autoimmun Rev.*

2005 Feb;4(2):96-100.
381. Lee, C., Gong, Y., et al., Effect of hepatitis B immunisation in newborn infants of mothers positive for hepatitis B surface antigen: systematic review and meta-analysis. *BMJ.* 2006 Feb 11;332(7537):328-36.
382. Kids don't spread hepatitis B. *Australian Doctor Weekly.* 6 November 1992.
383. Burgess, M.A., McIntosh, E.D.G., et al., Hepatitis B in urban Australian school children - No evidence of horizontal transmission between high-risk and low-risk groups. *Med J Aust.*1993 Sep 6;159(5):315-9.
384. Sarter, B., Banerji, P., Banerji, P., Successful Treatment of Chronic Viral Hepatitis with High-dilution Medicine. *Glob Adv Health Med.* 2012 Mar;1(1):26–29.
385. Dye, C., Scheele, S., et al., Consensus statement. Global burden of tuberculosis: estimated incidence, prevalence, and mortality by country. WHO Global Surveillance and Monitoring Project. *JAMA.* 1999 Aug 18;282(7):677-86.
386. Balasubramanian, R., Garg, R., et al. Gender disparities in tuberculosis: report from a rural DOTS programme in south India. *Int J Tuberc Lung Dis.* 2004 Mar;8(3):323-32.
387. Lin, P.L., Flynn, J.L., Understanding latent tuberculosis: A moving target. *J Immunol.* 2010 Jul 1;185(1):15-22.
388. Lönnroth, K., Raviglione, M., Global epidemiology of tuberculosis: prospects for control. *Semin Respir Crit Care Med.* 2008 Oct;29(5):481-91.
389. Horsburgh, C.R., Priorities for the treatment of latent tuberculosis infection in the United States. *N Engl J Med.* 2004 May 13;350(20):2060-7.
390. Koch, R., Die Aetiologie der Tuberculose. *Berl Klin Wochenschr. 1882* 19;221-30.
391. Bhargava, A., Chatterjee, M., et al. Nutritional status of adult patients with pulmonary tuberculosis in rural central India and its association with mortality. PLoS One. 2013 Oct 24;8(10):e77979.
392. Cegielski, J.P., McMurray, D.N., The relationship between malnutrition and tuberculosis: evidence from studies in humans and experimental animals. *Int J Tubercul Lung Dis.* 2004 Mar;8(3):286-98.
393. Onwubalili, J.K., Malnutrition among tuberculosis patients in Harrow, England. Eur J Clin Nutr. 1988 Apr;42(4):363-6,
394. Karyadi, E., Schultink, W., et al., Poor Micronutrient Status of Active Pulmonary Tuberculosis Patients in Indonesia. *J Nutr.* 2000 Dec;130(12):2953-8.
395. Tuberculosis Prevention Trial, Madras. Trial of BCG vaccines in South India for tuberculosis prevention. *Indian J Med Res.* 1979;70:349-63.
396. Tuberculosis Prevention Trial, Madras. Trial of BCG vaccines in South India for tuberculosis prevention. *Indian J Med Res.* 1980;72:suppl.,1-74.
397. Böttiger, M., Romanus, V., et al., Osteitis and Other Complications Caused by Generalised BCG-itis: Experiences in Sweden. *Acta Paediatr Scand.* 1982 May;71(3):471-8.
398. Daoud, W., Control of an outbreak of BCG complications in Gaza. Respirology. 2003 Sep;8(3):376-8.

399. Tshabalala, R.T., Anaphylactic Reactions to BCG in Swaziland. *Lancet.* 1983 Mar 19;1(8325):653.

400. Pichat, P., Reveilleau, A., Bactericidal action for Koch's bacilli of massive doses of vitamin C; comparison of its action on a certain number of other microbes. *Ann Inst Pasteur (Paris).* 1950 79;342-4.

401. Pichat, P., Reveilleau, A., Comparison between the in vivo and in vitro bactericidal action of vitamin C and its metabolite, and ascorbic acid level. *Ann Inst Pasteur (Paris).* 1951 80;212-3.

402. Vilchèze, C., Hartman, C., et al., Mycobacterium tuberculosis is extraordinarily sensitive to killing by a vitamin C-induced Fenton reaction. *Nat Commun.* 2013 May 21; 4:1881.

403. Albrecht, E., Vitamin C as an Adjuvant in the Therapy of Pulmonary Tuberculosis. *Med Klin.* 1938;39:972-3.

404. Roy, S.K., Hossain, M.J., et al., Zinc supplementation in children with cholera in Bangladesh: randomised controlled trial. *BMJ.* 2008 Feb 2;336(7638):266-8.

405. Cook, T.M., *Samuel Hahnemann, The Founder of Homoeopathic Medicine.* Thorsons Publishers Ltd., Wellingborough, Northamptonshire, 1981, 146.

406. Blackie, Margery G., *The Patient, Not The Cure.* Macdonald and Jane's, London, 1976, 32.

407. Ibid., 1976, 31.

408. Cook, T.M., *Samuel Hahnemann, The Founder of Homoeopathic Medicine.* Thorsons Publishers Ltd., Wellingborough, Northamptonshire, 1981, 148.

409. Blackie, Margery G., *The Patient, Not The Cure.* Macdonald and Jane's, London, 1976, 34.

410. Fisher, P., The World's Most Famous Homoeopathic Hospital. *Homoeopathy Today.* 1989;2(12):6.

411. Butler, A.G., *The Australian Army Medical Services in the war of 1914-1918.* Australian War Memorial, Melbourne, 1930.

412. Hurst, A., *Diseases of the War.* London, Arnold, 1917.

413. Martin, C.J., Upjohn, W.G.D., The distribution of typhoid and paratyphoid infections amongst enteric fevers at Mudros. *Br Med J.* 1916 Sep 2;2(2905):313-6.

414. Engels, E.A., Falagas, M.E., et al. Typhoid fever vaccines: a meta-analysis of studies on efficacy and toxicity. *BMJ.* 1998 Jan 10;316(7125):110-6.

415. Butler, A.G., *The Australian Army Medical Services in the War of 1914-1918.* Australian War Memorial, Melbourne, 1930, 364.

416. Cook, T.M., *Samuel Hahnemann, The Founder of Homoeopathic Medicine.* Thorson's Publishers, 1981, 103-4.

417. Swartout, H.O., *Modern Medical Counsellor.* Signs Publishing Company, Warburton, Victoria, Australia. 1958, 763.

418. Clarke, John Henry, *Dictionary of Materia Medica.* Health Science Press, Bradford, Holsworthy, Devon, 1977, 211. (First printed in 1901.)

419. Blackie, Margery G., *The Patient, Not the Cure.* MacDonald and Jane's, London, 1976, 39 & 81-2.

420. Carmichael, A.E., Silverstein, A.M., Smallpox in Europe before the

Seventeenth Century: Virulent Killer or Benign Disease? *J Hist Med Allied Sci.* 1987;42(2):147-68.

421. Observations by Mr. Fosbrooke. *Lancet.* 1829 Aug 8;2(310):582-5.

422. Douglas Hume, Ethel, *Béchamp or Pasteur? A Lost Chapter in the History of Biology.* C. W. Daniel, Ashingdon, Rochford, Essex, Fourth Edition, 1963, 171.

423. Jenner, E., *Facts, for the most part unobserved, or not duly noticed, respecting variolous contagion.* S. Gosnell, London, 1808. Er bestaat een origineel exemplaar hiervan in Melbourne waarop Jenner heeft geschreven: "A. Cooper Esq, with the best wishes of the Author."

424. Vaccination Tracts: Opinions of Statesmen, Politicians, Publicists, Statisticians, and Sanitarians. No 1. Second Edition. William Young, London, 1879.

425. Wilson, Graham S., *The Hazards of Immunization.* The Athlone Press, London, 1967, 256.

426. Marmelzat, W.L., Malignant tumors in smallpox vaccination scars: a report of 24 cases. *Arch Dermatol.* 1968 Apr;97(4):400-6.

427. Lane, J.M., Ruben, F.L., et al., Complications of Smallpox Vaccination, 1968: Results of Ten Statewide Surveys. *J Infect Dis.* 1970 Oct;122(4):303-9.

428. Rich, J.D., Shesol, B.F., Horne, D.W., Basal cell carcinoma arising in a smallpox vaccination site. J Clin Pathol. 1980 Feb;33(2):134-5.

429. Crookshank, E.M., *History and Pathology of Vaccination.* Vol 1. H. K. Lewis, 1889, 74.

430. Stickl, H., Die Nichtenzephalitischen Erkrankungen nach der Pockenschutzimpfung. *Deutsche Medizinische Wochenschrift.* 1968;93:511-7.

431. Wolfe, R.M., Sharp, L.K., Anti-vaccinationists past and present. *BMJ.* 2002 August 24;325(7361):430-2.

432. Het manuscript van het artikel dat Jenner aan de Royal Society voorlegde in de hoop dat zij het zouden publiceren in hun Transactions of the Royal Society, bleef in een la liggen tot het in januari 1888 door de bibliothecaris van het Royal College of Surgeons aan E.M. Crookshank werd getoond. E.M. Crookshank zorgde ervoor 'dat het zorgvuldig bewaard is gebleven en opgenomen in de catalogus van de Bibliotheek en geraadpleegd kan worden door een ieder die dat wenst.' Crookshank, E.M., History and Pathology of Vaccination, Deel 1. H. K. Lewis, 1889, blz. viii. Het werd later gepubliceerd in de Lancet van 20 januari 1923, op de pagina's 137-41.

433. Jenner, Edward, *An Inquiry into the Causes and Effects of the Variolae Vaccinae, a disease discovered in some of the western counties of England, particularly Gloucestershire, and known by the name of the Cow Pox.* Sampson Low, London, 1798. Facsimile Reprint, An Inquiry into the Causes and Effects of the Variolae Vaccinae. Dawsons of Pall Mall, London, 1966.

434. Ibid., 37.

435. Crookshank, E.M., *History and Pathology of Vaccination.* H. K. Lewis, 1889, 1:270.

436. Ibid., 269-73.

437. *Further Observations on the Variole Vaccinae, or Cow Pox*. Edward Jenner, M.D., F.R.S., &c, in Crookshank, E.M., *History and Pathology of Vaccination*. Vol 1. H. K. Lewis, 1889, 2:155-190. Op pagine 169 wordt de dood genoemd.
438. Fenner, F., Henderson, D.A., et al., *Smallpox and its Eradication*. World Health Organization, Geneva, 1988.
439. Jenner, Edward, *An Inquiry into the Causes and Effects of the Variolae Vaccinae, a disease discovered in some of the western counties of England, particularly Gloucestershire, and known by the name of the Cow Pox*. Sampson Low, London, 1798. Facsimile Reprint, *An Inquiry into the Causes and Effects of the Variolae Vaccinae*. Dawsons of Pall Mall, London, 1966, 6.
440. Fenner, F., Henderson, D.A., et al., *Smallpox and its Eradication*. World Health Organization, Geneva, 1988, 271.
441. Ibid., 273.
442. Thagard, Paul, *How Scientists Explain Disease*. Princeton University Press, Princeton, 1999, 155-6.
443. Trusted, Jennifer, *Theories and Facts, Unit 7, The Germ Theory of Disease*. The Open University Press, Milton Keynes, 1981, 10.
444. Dobell, C., *Antony van Leewenhoek and his "Little Animals"*. Russel and Russel Inc., New York, 1958.
445. Geison, G.L., *The Private Science of Louis Pasteur*. Princeton University Press, Princeton, New Jersey, 1995, 267.
446. Ibid., 267-9.
447. Douglas Hume, Ethel, *Béchamp or Pasteur? A Lost Chapter in the History of Biology*. C. W. Daniel, Ashingdon, Rochford, Essex, Fourth Edition, 1963.
448. Geison, G. L., *The Private Science of Louis Pasteur*. Princeton University Press, Princeton, New Jersey, 1995.
449. Katz Miller, S., The Daring and Devious Father of Vaccines. *New Sci.* 20 February 1993;137:10.
450. Anderson, C., Pasteur Notebooks Reveal Deception. *Science.* 19 February 1993;259:1117.
451. Geison, G. L., *The Private Science of Louis Pasteur*. Princeton University Press, Princeton, New Jersey, 1995, 3.
452. Douglas Hume, Ethel, *Béchamp or Pasteur? A Lost Chapter in the History of Biology*. C. W. Daniel, Ashingdon, Rochford, Essex, Fourth Edition, 1963, 38.
453. Ibid., 58.
454. Ibid., 101.
455. Ibid., 90.
456. Ibid., 92.
457. Ibid., 93.
458. The World Book Encyclopedia 1994;15:212. World Book International.
459. Geison, G. L., *The Private Science of Louis Pasteur*. Princeton University Press, Princeton, New Jersey, 1995, 145-76.

460. Douglas Hume, Ethel, *Béchamp or Pasteur? A Lost Chapter in the History of Biology.* C. W. Daniel, Ashingdon, Rochford, Essex, Fourth Edition, 1963, 185-6.
461. Ibid., 191-2.
462. Ibid., 192.
463. Nass, M., Anthrax Vaccine; Model of a Response to the Biologic Warfare Threat. *Infect Dis Clin North Am.* 1999 Mar;13(1):187-208.
464. Pearson, R.B., *Pasteur, Plagiarist, Imposter.* 1942. Reprinted by Health Research, Mokelumne Hill, California, 1964, 95.
465. Ad Hoc Group for the study of pertussis vaccines, Placebo-Controlled Trial of two acellular pertussis vaccines in Sweden - Protective Efficacy and Adverse Events. *Lancet.* April 30 1988;955-60.
466. Geison, G. L., *The Private Science of Louis Pasteur.* Princeton University Press, Princeton, New Jersey, 1995, 240-5.
467. Ibid., 240.
468. Ibid., 240-1.
469. Ibid., 241.
470. Ibid., 243.
471. Ibid., 189.
472. Ibid., 191.
473. Ibid., 213.
474. Ibid., 213-4.
475. Douglas Hume, Ethel, *Béchamp or Pasteur? A Lost Chapter in the History of Biology.* C. W. Daniel, Ashingdon, Rochford, Essex, Fourth Edition, 1963, 196.
476. Human Viral and Rickettsial Vaccines. *Wld Hlth Org Tech Rep Ser.* 1966;325:31.
477. Dole, Lionel, *The Blood Poisoners.* Gateway Book Company, Croydon, Surrey, 1965, 58.
478. Douglas Hume, Ethel, *Béchamp or Pasteur? A Lost Chapter in the History of Biology.* C. W. Daniel, Ashingdon, Rochford, Essex, Fourth Edition, 1963, 195.
479. Ibid., 200.
480. Geison, G. L., *The Private Science of Louis Pasteur.* Princeton University Press, Princeton, New Jersey, 1995, 221.
481. McBean, E., *The Poisoned Needle.* Health Research, 1974, 188.
482. Plotkin, S.A., Vaccine production in human diploid cell strains. *Am J Epidemiol.* 1971 Oct;94(4):303-6.
483. Koprowski, H., Laboratory techniques in rabies: vaccine for man prepared in human diploid cells. *Monogr Ser World Health Organ.* 1973;(23):256-60.
484. Plotkin, S.A., Wiktor, T.J., et al., Immunization Schedules for the new human diploid cell vaccine against rabies. *Am J Epidemiol.* 1976 Jan;103(1):75-80.
485. Oelofsen, M.J., Gericke, A., et al., Immunity to rabies after administration of prophylactic human diploid cell vaccine. *S Afr Med J.* 1991 Aug 17;80(4):189-90.

486. Mansour, A.B., Abrous, M., Properties and potency of a rabies vaccine produced on the brain matter of young goats and inactivated by betapropiolactone. *Dev Biol Stand.* 1978;41:217-24.

487. Lin, F., Zeng, F., et al., The primary hamster kidney cell rabies vaccine: adaptation of viral strain, production of vaccine and pre- and post exposure treatment. *J Infect Dis.* 1983 Mar;147(3):467-73.

488. Wasi, C., Chaiprasithikul, P., et al., Purified chick embryo cell rabies vaccine. *Lancet.* 1986 Jan 4;1(8471):40.

489. van Wezel, A. L., van Steenis, G., Production of an inactivated rabies vaccine in primary dog kidney cells. *Dev Biol Stand.* 1978;40:69-75.

490. Wilson, Graham S., *The Hazards of Immunization.* The Athlone Press, London, 1967, 255.

491. Kaufmann S.H.E., Robert Koch's highs and lows in the search for a remedy for tuberculosis. *Nature Medicine.* 2000. Special Web Focus: Tuberculosis.

492. Coulter, H.L., Loe Fisher, B., *DPT A Shot in the Dark.* Warner Books, New York, March 1986, 294.

493. Ibid. 298.

494. Ibid. 296.

495. Gary Hughes, Polio vaccine tested at orphanages. *The Age*, October 25, 2004.

496. Coulter, H.L., Loe Fisher, B., *DPT A Shot in the Dark.* Warner Books, New York, March 1986, 44.

497. Whooping Cough Immunization Committee of the Medical Research Council, Vaccination Against Whooping-Cough. *Br Med J.* 1956 Aug 25;2(4990):454-62.

498. Coulter, H.L., Loe Fisher, B., *DPT A Shot in the Dark.* Warner Books, New York, March 1986, 34.

499. Ibid., 32.

500. Cody, C.L., Baraff, L.J., et al., Nature and Rates of Adverse Reactions Associated with DTP and DT Immunizations in Infants and Children. *Pediatrics.* 1981 Nov;68(5):650-60.

501. Coulter, H.L., Loe Fisher, B., *DPT A Shot in the Dark.* Warner Books, New York, March 1986, 243-54.

502. Dellepiane, N., Griffiths, E., Milstien, J.B., New Challenges in assuring vaccine quality. *Bull World Health Organ.* 2000;78(2):155-62.

503. Coulter, H.L., Loe Fisher, B., *DPT A Shot in the Dark.* Warner Books, New York, March 1986, 28-31.

504. Pittman, M., *Bordatella Pertussis - Bacterial and Host Factors in the Pathogenesis and Prevention of Whooping Cough*, in, Mudd, S., *Infectious Agents and Host Reactions*, W.B. Saunders Co, Philadelphia,1970, 261.

505. Ibid., 259.

506. Dick, G., Convulsive disorders in young children. *Proc Roy Soc Med.* 1974 May;67:371-2.

507. Brian McDonald, *Drugs firm withheld key results of vaccine test.* Irish Independent, 29 June 2001.

508. *Against All Odds - Margaret's Story*, Jan 1994, BBC.

509. Neville Hodgkinson, Mother wins 20-year battle against vaccine drug giant. *The Sunday Times.* 25 April 1993.
510. Stuart-Smith, Lord Justice. Judgement, Susan Jaqueline Loveday v. Dr. GH Renton and The Wellcome Foundation Limited, 29-30 March 1988. London, Chilton Vint and Co.
511. Dyer, C., Judge "not satisfied" that whooping cough vaccine causes permanent brain damage. *Br Med J (Clin Res Ed).* 1988 Apr 23;296(6630):1189-90.
512. Cutts, F.T., Zaman, S.M., et al., Gambian Pneumococcal Vaccine Trial Group. Efficacy of nine-valent pneumococcal conjugate vaccine against pneumonia and invasive pneumococcal disease in The Gambia: randomised, double-blind, placebo-controlled trial. Lancet. 2005 Mar 26-Apr 1;365(9465):1139-46.
513. Golomb, B.A., Erickson, L.C., What's in placebos: who knows? Analysis of randomized, controlled trials. *Ann Intern Med.* 2010 Oct 19;153(8):532-5.
514. Fuhr, U., Tuculanu, D., et al., Bioequivalence between novel ready-to-use liquid formulations of the recombinant human GH Omnitrope and the original lyophilized formulations for reconstitution of Omnitrope and Genotropin. Eur J Endocrinol. 2010 Jun;162(6):1051-8.
515. Golomb, B.A., Paradox of Placebo Effect. *Nature.* 1995 Jun 15;375(6532):530.
516. Golomb, B.A., When are medication side effects due to the nocebo phenomenon? JAMA. 2002 May 15;287(19):2502-4.
517. Gorman, C., Drug Safety; Can Drug Firms Be Trusted? *Time.* February10, 1992, 33.
518. Braithwaite, J., *Corporate Crime in the Pharmaceutical Industry.* Routledge and Kegan Paul, London, 1984.
519. McCarthy, M., Conflict of interest taints vaccine approval process, charges US report. *Lancet.* 2000 Sep 2;356(9232):838.
520. *Vaccination, The Choice is Yours* 6(2):2000, 38, quoting Kathi Williams of NVIC. The congressman was Dan Burton of Indiana.
521. *Total Recall,* Four Corners, 11 April 2005.
522. Child vaccine may be delayed. *New Zealand Herald.* 8 September, 1992.
523. Stewart, G.T., Toxicity of pertussis vaccine: frequency and probability of reactions. *J Epidemiol Comm Health.* 1979 Jun;33(2):150-6.
524. Official Line on Vaccine Does U-turn. *New Zealand Herald.* 11 July, 1987.
525. Giarnia Thompson - An Innocent Bystander. Hilary Butler, *IAS Newsletter.* April 1992;4(5):2-6.
526. Hood, A., Edwards, I. R., Meningococcal vaccine - do some children experience side effects? *NZ Med J.* 1989 Feb 22;102(862):65-7.
527. *IAS Newsletter.* August 1989;2(1):12.
528. Persoonlijke mededeling, Hilary Butler, nadat zij met de Medisch Adviseur had gesproken.
529. Butler, H., Introducing the New Zealand Department of Health's Meningococcal Meningitis Immunisation Campaign. IRONI, 1987.
530. Ibid., 24.

531. President Reagan Signs Vaccine Injury Compensation and Safety Bill Into Law. *DPT News*, Spring 1987;3(1):1, 10-6.

532. Centers for Disease Control, Vaccine Adverse Events Reporting System – United States. *MMWR Morb Mortal Wkly Rep.* 1990 Oct 19;39(41):730-3.

533. Persoonlijke communicatie, Hilary Butler, na een telefoongesprek met Dr. Morris.

534. Morris, J. Anthony, *Childhood Vaccine Injury Compensation Programme in the US; Hope Versus Reality.* International Symposium, The Vaccination Dilemma, Auckland, 1992.

535. Annex 1, Q and A's: Vaccine Adverse Event Reporting System (VAERS).

536. NVIC/DPT Investigation Shows That Doctors And Government Fail To Report And Monitor Vaccine Death And Injury Reports. *NVIC News.* August 1994;4(1).

537. National Health and Medical Research Council, *The Australian Immunisation Handbook*, 7th Edition. March 2000, 22.

538. Persoonlijke communicatie, Meryl Dorey.

539. Grimsey, L., Our trip to Canberra. *Vaccination, The Choice is Yours.* 4(2):1998, 22.

540. Mehta, U., Milstien, J.B., et al., Developing a national system for dealing with adverse events following immunization. *Bull World Health Organ.* 2000,78(2):170-5.

541. Kearney, M., Yach, D., et al., Evaluation of a mass measles immunisation campaign in a rapidly growing peri-urban area. *S Afr Med J.* 1989 Aug 19;76(4):157-9.

542. Coulter, H.L., Loe Fisher, B., *DPT; A Shot in the Dark.* Warner Books, New York, March 1986, 100.

543. Offit, P.A., Bell, L.M., *Vaccines: What every parent should know.* IDG Books, New York, 1999, 44.

544. Floersheim, G.L., Facilitation of Tumour Growth by Bacillus pertussis. *Nature.* 1967;216(5121):1235-6.

545. Moskowitz, R., The Case Against Immunizations. Reprinted from the *Journal of the American Institute of Homeopathy*, 1983.

546. Offit, P.A., DeStefano, F., *Vaccine Safety*, in Plotkin, S.A., Orenstein, W., Offit, P.A., (eds.) *Vaccines*, 6th Edition. Elsevier Saunders, 2013, 1468, printed in China.

547. Institute of Medicine, *Childhood Immunization Schedule and Safety: Stakeholder Concerns, Scientific Evidence, and Future Studies.* January 16, 2013.

548. Ibid., 133.

549. Madsen, K.M., Hviid, A., et al., A Population-Based Study of Measles, Mumps, and Rubella Vaccination and Autism. *New Engl J Med.* 2002 Nov 7;347(19):1477-82.

550. Shaw, F.E., Graham, D.J., et al., Postmarketing surveillance for neurologic adverse events reported after Hepatitis B vaccination. Experience of the first three years. *Am J Epidemiol.* 1988 Feb;127(2):337-52.

551. Hepatitis B vaccines: reported reactions. *WHO Drug Inf.* 1990;4(3):129.

552. Herroelen, L., De Keyser, J., Ebinger, G., Central-nervous-system demyelination after immunisation with recombinant hepatitis B vaccine. *Lancet.* 1991 Nov 9;338(8776):1174-5.

553. Kaprowski, H., Lebell, I., The presence of complement-fixing antibodies against brain tissue in sera of persons who had received antirabies vaccine treatment. *Am J Hyg.* 1950 May;51(3):292-9.

554. Kong, Von E., Zur Pertussisimpfung und ihren Gegenindikationen. *Helv Paediatr Acta.* 1953 Mar;8(1):90-8. The summary is given in German, French, Italian and English.

555. Kulenkampff, M., Schwartzman, J. S., Wilson, J., Neurological complications of pertussis inoculation. *Arch Dis Child.* 1974 Jan;49(1):46-9.

556. Centers for Disease Control, Recommendations of the Immunization Practices Advisory Committee (ACIP): Misconceptions Concerning Contraindications to Vaccination. *MMWR Morb Mortal Wkly Rep.* 1989 Apr 7;38(13):223-4.

557. Baraff, L.J., Cody, C.L., Cherry, J.D., DTP-Associated Reactions: An Analysis by Injection Site, Manufacturer, Prior Reactions, and Dose. *Pediatrics.* 1984 Jan;73(1):31-6.

558. Sen, S., Cloete, Y., et al., Adverse events following vaccination in premature infants. *Acta Paediatr.* 2001 Aug;90(8):916-20.

559. Lewis, K., Cherry, J. D., et al., The effect of Prophylactic Acetaminophen Administration on Reactions to DTP Vaccination. *Am J Dis Child.* January 1988 Jan;142(1):62-5.

560. Ipp, M.M., Gold, R., et al., Acetaminophen prophylaxis of adverse reactions following vaccination of infants with diphtheria-pertussis-tetanus toxoids-polio vaccine. Pediatr Infect Dis J. 1987 Aug;6(8):721-5.

561. Paracetamol Increases Immunisation Compliance. *Current Therapeutics.* 1988 Sep;29(9):12.

562. Strom J., Further Experience of Reactions, Especially of a Cerebral Nature, in Conjunction with Triple Vaccination: A Study Based on Vaccinations in Sweden 1959 - 65. *Brit Med J.* 1967 Nov 11;4(5575):320-3.

563. Van Der Horst, R.L., On teething in infancy. Clin Pediatr (Phila). 1973 Oct;12(10):607-10.

564. Cerri, P.S., Pereira-Júnior, J.A., et al., Mast cells and MMP-9 in the lamina propria during eruption of rat molars: quantitative and immunohistochemical evaluation. J Anat. 2010 Aug;217(2):116-25.

565. Schilling, L., Wahl, M., Opening of the blood-brain barrier during cortical superfusion with histamine. Brain Res. 1994 Aug 8;653(1-2):289-96.

566. Abbott, N.J., Inflammatory mediators and modulation of blood-brain barrier permeability. Cell Mol Neurobiol. 2000 Apr;20(2):131-47.

567. Stamatovic, S.M., Keep, R.F., Andjelkovic, A.V., Brain Endothelial Cell-Cell Junctions: How to "Open" the Blood Brain Barrier. *Curr Neuropharmacol.* 2008 September;6(3): 179-92.

568. Berg, J.M., Neurological Complications of Pertussis Immunization. *Brit Med J.* 1958 Jul 5;2(5087)24-7.

569. Keith, L.S., Jones, D.E., Chou, C.H., Aluminum toxicokinetics regarding

infant diet and vaccinations. Vaccine. 2002 May 31;20 Suppl 3:S13-7.

570. Finn, T.M., Egan, W., *Vaccine additives and manufacturing residuals in the United States,* in Plotkin, S.A., Orenstein, W., Offit, P.A., *Vaccines,* 6th Edition. Elsevier Saunders, 2013, printed in China.

571. Shivasharan, B.D., Nagakannan, P., et al., Protective Effect of Calendula officinalis L. Flowers Against Monosodium Glutamate Induced Oxidative Stress and Excitotoxic Brain Damage in Rats. Indian J Clin Biochem. 2013 Jul;28(3):292-8.

572. *Vaccines Not Mercury Free.* Health Advocacy in the Public Interest, Press Release, August 12, 2004.

573. Austin, D.W.,Shandley, K.A.,Palombo, E.A., Mercury in vaccines from the Australian childhood immunization program schedule. *J Toxicol Environ Health A.* 2010;73(10):637-40.

574. Shin, J., Wood, D., et al., WHO informal consultation on the application of molecular methods to assure the quality, safety and efficacy of vaccines, Geneva, Switzerland, 7–8 April 2005. Biologicals. 2007 Mar;35(1):63-71.

575. Plotkin, S.A., Orenstein, W., Offit, P.A., *Vaccines,* 6th Edition. Elsevier Saunders, 2013, printed in China.

576. Koyama, K., Deisher, T.A., Spontaneous Integration of Human DNA Fragments into Host Genome. Sound Choice Pharmaceutical Institute, Seattle, WA.

577. Murnane, J.P., Yezzi, M.J., Young, B.R., Recombination events during integration of transfected DNA into normal human cells. *Nucleic Acids Res.* 1990 May 11;18(9):2733-8.

578. Ma, B., He, L.F., et al., Characteristics and viral propagation properties of a new human diploid cell line, Walvax-2, and its suitability as a candidate cell substrate for vaccine production. *Hum Vaccin Immunother.* 2015;11(4):998-1009.

579. Limerick, S.R., Sudden infant death in historical perspective. *J Clin Pathol.* 1992 Nov;45(11 Suppl):3-6.

580. Stewart-Brown, S., Cot death and sleeping position. *BMJ.* 1992 Jun 6;304(6840):1508.

581. Hiley, C., Babies' sleeping position. *BMJ.* 1992 Jul 11;305(6845):115.

582. Statement to the National Vaccine Advisory Committee by Barbara Loe Fisher, Co-Founder & President National Vaccine Information Center September 26, 1994. *NVIC News.* November 1994;4(2).

583. Keens, T.G., Ward, S.L., et al., Ventilatory Pattern Following Diphtheria-Tetanus-Pertussis Immunization in Infants at Risk for Sudden Infant Death Syndrome. *Am J Dis Child.* 1985 Oct;139(10):991-4.

584. Hoffman, H.J., Hunter, J.C., et al., Diphtheria-Tetanus-Pertussis Immunization and Sudden Infant Death: Results of the National Institute of Child Health and Human Development Cooperative Epidemiological Study of Sudden Infant Death Syndrome Risk Factors. *Pediatrics.* 1987 Apr;79(4):598-611.

585. Brotherton, J.M., Hull, B.P., et al., Probability of coincident vaccination in the 24 or 48 hours preceding sudden infant death syndrome death in

Australia. *Pediatrics.* 2005 Jun;115(6):643-6.

586. Griffin, M.R., Wayne, M.P.H., et al., Risk of Sudden Infant Death Syndrome after immunization with the diptheria-tetanus-pertussis vaccine. *New Engl J Med.* 1988 Sep 8;319(10):618-23.

587. Editor's note in reply to letter from Wendy Baldock, *Little Treasures*, Christmas '90;53.

588. Medical Research Council Committee on Inoculation Procedures and Neurological Lesions, Poliomyelitis and Prophylactic Inoculation Against Diphtheria, Whooping-cough and Smallpox. *Lancet.* 1956 Dec 15;268(6955):1223-31.

589. Offit, P.A., Bell, L.M., *Vaccines: What every parent should know.* IDG Books, New York, 1999, 41.

590. Vennemann, M.M., Butterfaß-Bahloul, T., et al., Sudden infant death syndrome: No increased risk after immunization. *Vaccine.* 2007 Jan 4;25(2):336-40.

591. Vennemann, M.M., Findeisen, M., et al., Infection, health problems, and health care utilisation, and the risk of sudden infant death syndrome. *Arch Dis Child.* 2005 May;90(5):520-2.

592. Horvarth, C.H.G., Sudden infant death syndrome. *NZ Med J.* 1990 Mar 14;107.

593. Hirvonen, J., Jantti, M., et al., Hyperplasia of Islets of Langerhans and Low Serum Insulin in Cot Deaths. *Forensic Sci Int.* 1980 Nov-Dec;16(3)::213-26.

594. Read, D.J.C., Williams, A.L., et al., Sudden Infant Deaths: Some Current Research Strategies. *Med J Aust.* 1979 Sep 8;2(5):236-8, 240-1, 244.

595. Aynsley-Green, A., Polak, J.M., et al., Averted Sudden Neonatal Death Due to Pancreatic Nesidioblastosis. *Lancet.* 1978 Mar 11;311(8063):550-1.

596. Cox, J.N., Guelpa, G., Terrapon, M., Islet-cell Hyperplasia and Sudden Infant Death. *Lancet.* 1976 Oct 2;2(7988):739-40.

597. Hannik, C.A., Cohen, H., Changes in plasma insulin concentration and temperature of infants after Pertussis vaccination. 4th International Symposium on Pertussis, Bethesda, Md. USA, IABS Special publication, 1979, 297-299, cited in Hennessen, W., Quast, U., Adverse Reactions After Pertussis Vaccination. *Dev Biol Stand.* 1979;43:95-100.

598. Dhar, H.L., West, G.B., Sensitization procedures and the blood sugar concentration. *J Pharm Pharmacol.* 1972 Mar;24(3):249-50.

599. Wilson, K., Potter, B., et al., Revisiting the possibility of serious adverse events from the whole cell pertussis vaccine: Were metabolically vulnerable children at risk? *Med Hypotheses.* 2010 Jan;74(1):50-4.

600. Soldatenkova, V.A., Why case-control studies showed no association between Sudden Infant Death Syndrome and vaccinations. *Medical Veritas.* 2007;4:1411-3.

601. Findeisen,M., Vennemann, M.M., et al. German study on sudden infant death (GeSID): design, epidemiological and pathological profile. Int J Legal Med. 2004 Jun;118(3):163-9.

602. Palmiere, C., Mangin, P., Postmortem chemistry update part I. *Int J Legal*

Med. 2012;126(2):187-98.

603. Bernier, R.H., Frank, J.A., et al., Diphtheria-tetanus toxiods-pertussis vaccination and sudden infant deaths in Tennessee. *J Pediatr.* 1982 Sep;101(3):419-21.

604. Apnoea and Unexpected Child Death. *Lancet.* 1979 Aug 18;2(8138):339-40.

605. National Institutes of Health Consensus Development Conference on Infantile Apnea and Home Monitoring, Sept 29 to Oct 1, 1986. *Pediatrics.* 1987;79:292-9.

606. www.freeyurko.bizland.com

607. Harasawa R., Tomiyama T., Evidence of Pestivirus RNA in Human Virus Vaccines. *J Clin Microbiol.* 1994 Jun;32(6);1604-5.

608. Potts, B. J., Sever, J.L., et al., Possible role of pestiviruses in microcephaly. *Lancet.* 1987 Apr 25;i(8539):972-973.

609. Yolken, R., Dubovi, E., Infantile gastroenteritis associated with excretion of pestivirus antigens. *Lancet.* 1989 Mar 11;i(8637):517-520.

610. Seeff, L.B., Beebe, G.W., et al., A serologic follow-up of the 1942 epidemic of post-vaccination hepatitis in the United States Army. *New Engl J Med.* 1987 Apr 16;316(16):965-70.

611. Time Magazine, Monday, 3 August, 57-8, 1942.

612. Theiler, M., Smith, H.H., Use of yellow fever virus modified by in vivo cultivation for human immunization. J Exp Med. 1937 May 31;65(6):787-800.

613. Fenner, F., Henderson, D.A., et al., *Smallpox and its Eradication.* World Health Organization, Geneva, 1988, 264-5.

614. Dey, S.K., Choudhury, T.K., A case of tuberculoid leprosy following small pox vaccination. Indian J Dermatol. 1985 Jul;30(3):39-41.

615. Sehgal, V.N., Rege, V.L., Vadiraj, S.N., Inoculation leprosy subsequent to small-pox vaccination. Dermatologica. 1970;141(6):393-6.

616. Wilson, Graham S., *The Hazards of Immunization.* The Athlone Press, London, 1967, 238.

617. Schippell, T.M., Let us Face the Facts. *Herald of Health,* August 1955. Reprinted in McBean, E., *The Poisoned Needle,* Health Research, 1974, 160.

618. Martin, W.J., Zeng, L.C., et al., Cytomegalovirus-related sequences in an atypical cytopathic virus repeatedly isolated from a patient with the chronic fatigue syndrome. *Am J Pathol.* 1994 Aug;45(2):440-51.

619. Martin, W.J., Ahmed, K.N., et al., African green monkey origin of the atypical cytopathic stealth virus isolated from a patient with chronic fatigue syndrome. *Clin Diagn Virol.* 1995 Jul;4(1):93-103.

620. Sweet, B.H., Hilleman, M.R., The vacuolating virus, S.V. 40. Proc Soc Exp Biol Med. 1960 Nov;105:420-7.

621. Eddy, B.E., Borman, G.S., et al., Identification of the oncogenic substance in rhesus monkey kidney cell cultures as simian virus 40. *Virology.* 1962 May;17:65-75.

622. Girardi, A.J., Sweet, B.H., et al., Development of tumors in hamsters inoculated in the neonatal period with vacuolating virus, SV40. *Proc Soc Exp Biol Med.* 1962 Mar;109:649-60.

623. Closing in on Polio, *Time,* 29 March 1954, 30.

624. Carbone, M., Pass, H.I., et al., New developments about the association of SV40 with human mesothelioma. *Oncogene.* 2003 Aug 11;22(33):5173-80.

625. Dang-Tan, T., Mahmud, S.M., et al., Polio vaccines, Simian Virus 40, and human cancer: the epidemiologic evidence for a causal association. *Oncogene.* 2004 Aug 23;23(38):6535-40.

626. Hooper, E., *The River: A Journey to the Source of HIV and AIDS.* Little, Brown and Company, Boston, New York, London, 1999. ISBN0-316-37261-7 (hc) In the same year it was published in Britain by Allen Lane, The Penguin Press, with the same page numbering. ISBN0-713-99335-9.

627. Courtois, G., Flack, A., et al., Preliminary Report on Mass Vaccination of man with live attenuated poliomyelitis virus in the Belgian Congo and Ruanda-Urundi. *Brit Med J.* 1958 July 26;2(5090):187-90.

628. Nahmias, A.J., Weiss, J., et al., Evidence for Human Infection with an HTLV III/LAV-Like Virus in Central Africa, 1959. *Lancet.* 1986 May 31;1(8492):1279-80.

629. *The Sunday Times Magazine,* June 21, 1987, 66.

630. Brown, P., Polio vaccine 'did not cause AIDS epidemic'. *New Sci.* 1992 Oct 31;136(1845):8.

631. Technology, Determination Win Against Implacable Enemy. *Dateline:CDC.* October 1979;11(10):2, 8.

632. Hooper, E., *The River: A Journey to the Source of HIV and AIDS.* Little, Brown and Company, Boston, New York, London, 1999, 307.

633. Fenner, F., Henderson, D.A., et al., *Smallpox and its Eradication.* World Health Organization, Geneva, 1988, 911.

634. Rappaport, J., News Blackout on pox vaccine link to AIDS protecting WHO (World Health Organization)? *Easy Reader,* 4 June 1987. Reprinted in *Report to the Consumer.* September 1987;396:1.

635. Hooper, E., *The River: A Journey to the Source of HIV and AIDS.* Little, Brown and Company, Boston, New York, London, 1999, 329.

636. Smits, Tinus, *Autism; Beyond Despair.* Emryss Publishers, Netherlands, 2012.

637. Compton Burnett, J., *Vaccinosis* (reprint), 1960, Health Science Press.

638. Zafrir, Y., Agmon-Levin, N., et al., Autoimmunity following hepatitis B vaccine as part of the spectrum of 'Autoimmune (Auto-inflammatory) Syndrome induced by Adjuvants' (ASIA): analysis of 93 cases. Lupus. 2012 Feb;21(?):146-52.

639. Santoro, D., Stella, M., et al., Lupus nephritis after hepatitis B vaccination: an uncommon complication. Clin Nephrol. 2007 Jan;67(1):61-3.

640. Israeli, E., Agmon-Levin, N., et al., Adjuvants and autoimmunity. *Lupus.* 2009 Nov;18(13):1217-25.

641. Tomljenovic, L., Shaw, C.A., Mechanisms of aluminum adjuvant toxicity and autoimmunity in pediatric populations. Lupus. 2012 Feb;21(2):223-30.

642. Tomljenovic, L., Shaw, C.A., Do aluminum vaccine adjuvants contribute to the rising prevalence of autism? J Inorg Biochem. 2011 Nov;105(11):1489-99.

643. Doshi, P., The unofficial vaccine educators: are CDC funded non-profits sufficiently independent? *BMJ.* 2017 Nov 7;359.